DIE
KRANKHEITEN DES HERZENS UND DER GEFÄSSE

EIN KURZGEFASSTES PRAKTISCHES LEHRBUCH

VON

DR. HEINRICH HOCHHAUS †

GEH. MED.-RAT, PROFESSOR A. D. AKADEMIE F. PRAKTISCHE
MEDIZIN, DIREKTOR DES AUGUSTA-KRANKENHAUSES KÖLN

BEARBEITET UND HERAUSGEGEBEN VON

DR. G. LIEBERMEISTER

LEIT. ARZT DER INNEREN ABTEILUNG
DES STÄDT. KRANKENHAUSES DÜREN

MIT 72 TEXTABBILDUNGEN

SPRINGER-VERLAG BERLIN HEIDELBERG GMBH 1922

ALLE RECHTE, INSBESONDERE DAS DER ÜBERSETZUNG
IN FREMDE SPRACHEN, VORBEHALTEN.

COPYRIGHT SPRINGER-VERLAG BERLIN HEIDELBERG 1922
URSPRÜNGLICH ERSCHIENEN BEI JULIUS SPRINGER IN BERLIN 1922

ISBN 978-3-662-27492-7   ISBN 978-3-662-28979-2 (eBook)
DOI 10.1007/978-3-662-28979-2

Vorwort des Herausgebers.

Beim Ableben von HEINRICH HOCHHAUS fand sich das Manuskript eines Lehrbuches der Herzkrankheiten, an dem er, wie die ihm Nahestehenden wissen, während seiner letzten Lebensjahre mit großer Hingebung und Freudigkeit gearbeitet hat. Aus seinen Äußerungen war zu entnehmen, daß er damit rechnete, im Laufe eines Vierteljahrs das Werk abschließen zu können. Durch äußere Umstände, die weder in der Hand des SPRINGERschen Verlags noch des Herausgebers lagen, ist das Erscheinen des Buches verzögert worden.

Der Herausgeber sah sich vor zwei Aufgaben gestellt, einmal das Buch von HOCHHAUS herauszugeben und auf der anderen Seite dafür zu sorgen, daß ein brauchbares Buch herauskam.

Die erste Pflicht versuchte er dadurch zu erfüllen, daß er alles, was an dem Manuskript brauchbar war, erhalten hat. So wurde die ganze Einteilung des Buches beibehalten, wie sie von HOCHHAUS festgelegt war. Von einer Reihe von Kapiteln waren zwei oder drei Fassungen vorhanden, von denen die beste ausgewählt und, wo es nötig war, durch Zusätze aus den anderen Niederschriften ergänzt wurde. Aus dem ganzen vorhandenen Manuskript wurde zunächst der beste vorliegende Text festgestellt. Entsprechend der Aufgabe, das Buch HOCHHAUS' herauszubringen, wurden besonders auch alle die Stellen erhalten, wo er persönliche Ansichten äußert. So spricht überall da, wo die erste Form gebraucht ist — »ich«, »meine Erfahrungen« usw. — HEINRICH HOCHHAUS.

Der zweiten Aufgabe suchte der Herausgeber dadurch gerecht zu werden, daß er überall da, wo die Niederschrift unvollständig war, das Notwendige ergänzte. Einige Kapitel des zweiten Teils waren so skizzenhaft aufgeschrieben, daß eine freiere Neubearbeitung notwendig erschien. Auch dabei wurde das Vorhandene möglichst erhalten und benützt.

Die größte Genugtuung würde es dem Herausgeber bereiten, wenn es einigermaßen gelungen wäre, das Buch so einheitlich zu gestalten, daß der Leser nicht mehr empfindet, daß eine zweite Hand daran mitgearbeitet hat.

Während der Bearbeitung ist das ROMBERGsche Lehrbuch in dritter Auflage erschienen. Jeder, der eingehendere Auskunft sucht, als das kurzgefaßte HOCHHAUSsche Buch geben kann, wird in diesem vorzüglichen Werk ausführlichere Belehrung finden.

So möge das vorliegende Buch hinausgehen, zugleich als Zeichen der Erinnerung an HEINRICH HOCHHAUS und als kurzer Berater für Ärzte und Studierende, die sich für Herz- und Gefäßkrankheiten interessieren.

Düren, August 1922.

G. Liebermeister.

Inhaltsverzeichnis.

Seite

B. Spezieller Teil 140

A. Allgemeiner Teil.

I. Vorbemerkungen über Bau und Funktion des Herzens.

Unsere Kenntnisse über Struktur und Tätigkeit des Herzens haben Anatomischer Aufbau des Herzens durch neuere Forschungen bedeutungsvolle Bereicherung erfahren und unsere Einsicht in die normalen wie pathologischen Vorgänge am Herzen wesentlich erweitert; eine kurze Übersicht derselben dürfte daher wohl am Platze sein, wobei die allgemeinen, normalen Verhältnisse als bekannt vorausgesetzt werden.

Den groben muskulären Aufbau haben uns die Arbeiten von LUDWIG, HESSE, KREHL und ALBRECHT zum größten Teil erschlossen. Danach haben wir am linken Ventrikel eine äußere und innere mehr longitudinal gerichtete Muskelschicht zu unterscheiden, die an der Herzspitze, im Herzwirbel, vielfach ineinander übergehen. Zwischen beiden befindet sich die mittlere, kräftige, zirkuläre Muskellage, das eigentliche Triebwerk des Herzens. Diese Anordnung bedingt es, daß bei der Kontraktion des Ventrikels die Verkleinerung wesentlich nur im Dickendurchmesser geschieht, während die Länge ziemlich unverändert bleibt. Der rechte Ventrikel hat durchweg fast nur Längs- und Querfasern, von denen letztere zu einem Teil vom linken Herzen herüberziehen.

Von den Kammern durch den Annulus fibrosus getrennt sind die Vorkammern, deren Muskelschicht nur dünn ist.

Die Füllung des Herzens geschieht durch den geringen positiven Druck Blutbewegung in den Venen, und daneben durch Ansaugung vonseiten des Thorax und der Lungen; eine aktive Ansaugung durch die Diastole des Herzens ist bis jetzt noch nicht erwiesen.

Die Richtung der Blutbewegung bestimmen die als Ventile wirkenden Herzklappen Klappen: die Valvulae tricuspidalis und bicuspidalis, welche bei der Kontraktion der Ventrikel diese gegen die Vorhöfe abschließen, und die Semilunarklappen, welche die großen Gefäße von den Kammern trennen.

An der richtigen Stellung und Funktion der Klappen ist die Muskulatur Herzmuskulatur in hervorragender Weise beteiligt. Bei den Zipfelklappen, welche gegen Ende der Diastole schon durch den vom Vorhof eindringenden Blutstrom erheblich genähert sind, wird der feste Verschluß durch die Papillarmuskeln gleich zu Anfang der Systole bewirkt; zugleich ist auch die Muskulatur, welche den Klappenring umgibt, daran beteiligt. Die Kontraktion der Papillarmuskeln überdauert die Ventrikelsystole etwas und leitet dadurch die diastolische Bluteinströmung in den Ventrikel ein. An den arteriellen Ostien sind es zirkuläre Muskelbündel unterhalb der Semilunarklappen, welche durch ihr wulstartiges Vorspringen bei der Kontraktion das arterielle Lumen zweckmäßig verkleinern und dann beim Schluß der Klappe als kräftige Widerlager derselben dienen (KREHL).

Reiz-
leitungs-
system Außer dem vorhin beschriebenen Muskelsystem existiert am Herzen ein weiteres, das räumlich zwar viel weniger ausgedehnt, für die Tätigkeit des Herzens aber von größter Bedeutung ist. KENT und HIS wiesen zuerst ein Muskelbündel nach, das vom rechten Vorhof ausgehend die Vorhöfe unter Durchbrechung des Annulus fibrosus mit den Ventrikeln direkt verbindet (HISsches Bündel). Die genaue Kenntnis der Ausdehnung und Verbreitung dieses Bündels verdanken wir den Studien TAWARAS, der zeigte, daß dasselbe im rechten Vorhof mit einer größeren Anhäufung von Muskelfasern (dem TAWARAschen Knoten) in der Gegend des Sinus coronarius beginnt, sich

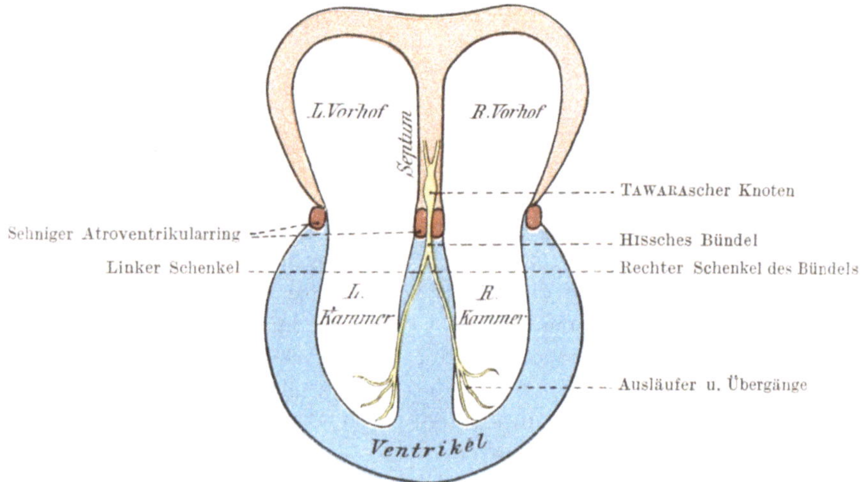

Abb. 1. Verlauf des HISschen Bündels (schematisch). (Nach KÜLBS.)

von dort in zwei Ästen, welche den Annulus fibrosus durchbrechen, weit in den rechten und linken Ventrikel erstreckt und zuletzt in feinen Fäden in der Muskulatur auflöst. Die gröberen Verzweigungen sind in den Ventrikeln schon makroskopisch unter dem Endokard kenntlich; diese fädigen Ausstrahlungen waren früher als PURKINJEsche Fasern bekannt.

Eine kleinere Ansammlung des gleichen eigenartigen Muskelgewebes befindet sich am rechten Vorhof in der Nähe der Mündung der oberen Hohlvene, der sog. KEITH-FLACKsche Knoten. Lage und Ausdehnung des HISschen Bündels zeigt in schematischer Weise die beistehende Abbildung 1.

Abbildung 2 bis 4 zeigen dieses Überleitungssystem den tatsächlichen Verhältnissen entsprechend.

Sowohl das HISsche Bündel als auch der TAWARAsche und der KEITH-FLACKsche Knoten sind als Reste des primitiven Herzschlauchs anzusehen, die an den Venen beginnend sich über die Vorhöfe bis in die Ventrikel hinein erstrecken. Die feinere Struktur dieses Muskelgewebes zeigt gewisse Besonderheiten, die sie von den übrigen Muskelzellen scharf trennen und mehr den Fasern des embryonalen Muskels nähern (Glykogenreaktion u. a.); reichliche Nervenfasern, Ganglienzellen und auch Gefäße begleiten sie.

Das exakte Zusammenarbeiten der Herzmuskulatur mit dem Spiel der Klappen bewirkt die normale, erfolgreiche Tätigkeit des Herzens. Daß diese

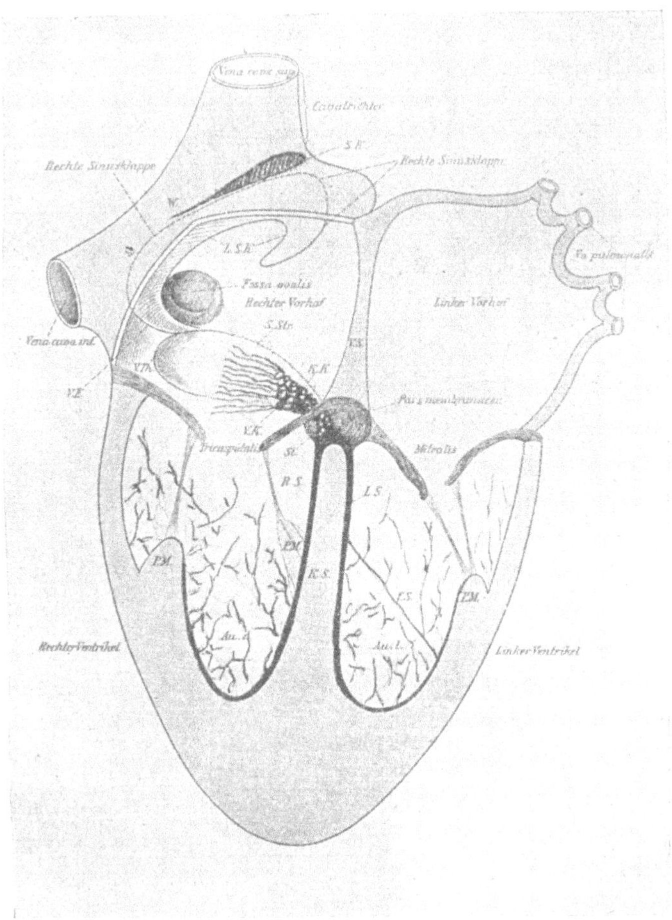

Abb. 2. Schema der spezifischen Muskulatur des Herzens. (Nach Koch.)

W. = Wenckebachscher Muskelzug; L. S. K. = Linke Sinusklappe; V. E. = Valvula Eustachii; V. Th. = Valvula Thebesii; S. Str. = Sinusstreifen; V. S. und K. S. = Vorhof- und Kammerscheidewand; S. K. (dunkel schraffiert) = Sinusknoten; V. K. = Vorhofanteil des Aschoff-Tawaraschen Knotens (Vorhofknoten, Koronarsinusknoten); K. K. = Kammeranteil des Aschoff-Tawaraschen Knotens (Kammerknoten); St. = Stamm des Reizleitungssystems (Hissches Bündel); R. S. und L. S. = Rechter und linker Schenkel des Reizleitungssystems; Au. r. und Au. l. = Ausbreitung des Reizleitungssystems; f. S. = falscher Sehnenfaden.

nur unter der direkten Einwirkung des Nervensystems möglich sei, war noch bis vor 2 Jahrzehnten die allgemeine Annahme. Experimentelle Beobachtungen (Gaskell, Engelmann) haben indes gezeigt, daß auch das von den extrakardialen Nerven getrennte Herz in normaler Weise sich zusammenziehen kann; daraus wurde gefolgert, daß die Bedingungen der rhythmischen Tätigkeit dem Herzmuskel selbst innewohnen müssen (Automatie). Sie

sind geknüpft an die dem Muskel zukommenden vier Eigenschaften der Reizerzeugung, der Reizbarkeit, der Reizleitung und der Kontraktionsfähigkeit.

Über diese Funktionen sind wir in den letzten Jahrzehnten besonders durch
die elektrokardiographische Untersuchungsmethode in vieler Richtung aufgeklärt worden; sie hat uns auch über viele krankhafte Funktions-
änderungen Aufschluß gegeben (s. u. S. 45). Der Ablauf der normalen
Reize beim Menschen ist folgender:

*Reiz-
erzeugung* Der Ort der normalen Reizerzeugung ist der schon erwähnte KEITH-
FLACKsche Knoten, die Gegend des sog. Sinusgebiets. Dort sammelt sich unter

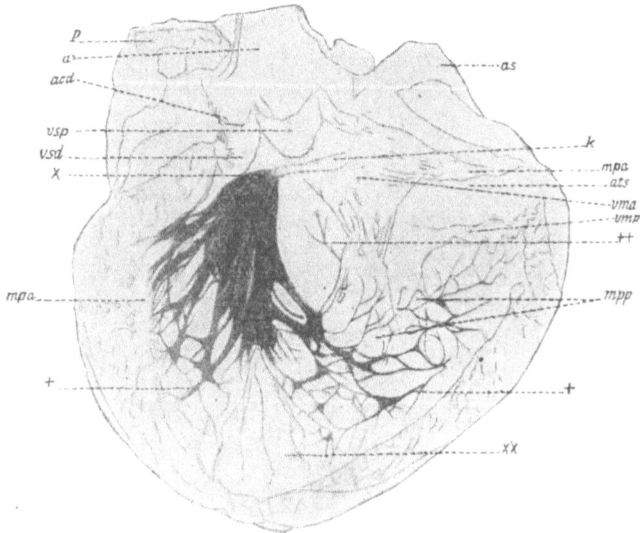

Abb. 3. Die Lage des Atrioventrikularsystems im linken Ventrikel des Menschen. (Nach
TAWARA). Der linke Ventrikel ist an der vorderen Wand zwischen beiden Papillarmuskeln von dem Aortenostium bis zur Spitze eröffnet nach beiden Seiten weit aufgeklappt.
a = Aorta, *as* = linkes Herzohr, *ats* = linker Vorhof, *p* = Art. pulmonalis, *acd* = Art. coron. dextra, *vsd* =
rechte Aortenklappe, *vsp* = hintere Aortenklappe, *mpa* = vorderer Papillarmuskel, *mpp* = hinterer Papilar-
muskel, *vma* = Valvul. mitral. aortic. (ant.), *vmp* = Valvul. mitral. parietalis (posterior), *k* = Knoten d. h.
Vorhofteil des Aortenbündels, *X* = Teilungsstelle des Bündels in den linken und den rechten Schenkel,
+ = Endausbreitung des Verbindungsbündels, ++ = ebenfalls.

Bedingungen, die wir im einzelnen noch nicht genau kennen, das Reizmaterial
an, welches dann, bis zu einer gewissen Höhe angekommen, die Kontraktion
auslöst; dabei wird das gesamte Reizmaterial vernichtet. Die an dieser Stelle
entstandenen Reize bezeichnet man nach HERINGS Vorschlag als nomotope.
Unter krankhaften Zuständen können indes auch andere Stellen, besonders
leicht die Gegend des HISschen Bündels, wirksames Reizmaterial ansammeln;
die dort entstandenen Reize heißen heterotope.

Reizbarkeit Die Fähigkeit der Reizbarkeit, d. h. auf einen Reiz mit einer Kontraktion zu antworten, ist am stärksten am Ende der Diastole, sie schwindet
vollkommen während der Systole und stellt sich erst allmählich während der
Diastole wieder her; während der Systole ist also der Herzmuskel für einen
anderen Reiz refraktär — »refraktäre Phase« —; es bestimmt diese
Eigenschaft im wesentlichen der Rhythmus des Herzens.

Die Reizleitung nimmt ihren Ursprung vom Sinusgebiet, geht von dort Reizleitung
über die Vorhöfe, den TAWARAschen Knoten durch das HISsche Bündel und
dessen Endverbreitung in die Ventrikelmuskulatur hinein; sie geht also im
wesentlichen die Bahnen des früher beschriebenen embryonalen Herzschlauchs;
die weite Endausbreitung des letzteren bringt es mit sich, daß der Reiz gleichzeitig dem größten Teil der Herzmuskulatur vermittelt wird. Nur in pathologischen Fällen geht der Reiz auch andere Muskelbahnen.

Die Zusammenziehung des Muskels erfolgt normalerweise auf jeden Kontraktilität
wirksamen Reiz mit optimaler Stärke (modifiziertes »Alles-oder-Nichts-

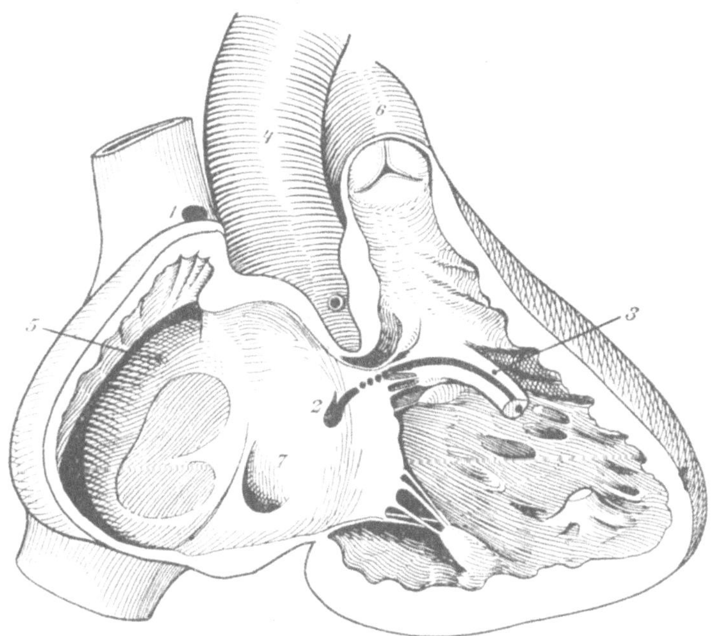

Abb. 4. Schnitt durch das Herz, zeigt die Septumwand des rechten Vorhofs und Ventrikels und die Lage eines Teiles der Überreste des primitiven Herzschlauchs.

1 Vena cav. sup. mit dem Sinoaurikularknoten. 2 Atrioventrikularknoten (Knoten von TAWARA), von
welchem das Atrioventrikularbündel entspringt. Der punktierte Teil stellt das Hauptbündel dar und die
Fortsetzung nach 3 ist der rechte Abschnitt desselben, der in dem durchgeschnittenen Moderatorband zu
sehen ist. 4 Aorta. 5 Rechter Vorhof unterhalb der Mündung der Vena cav. sup. und Taenia terminalis.
6 Pulmonalarterie. 7 Mündung d. Sinus coronarius. (Nach KEITH.)

Gesetz«); nach einer längeren Pause ist die Zusammenziehung in der Regel
eine entsprechend stärkere, bei vorzeitig einsetzenden Extrareizen eine geringere. Dabei ist die Stärke der Kontraktion keine Funktion der Zeit, sondern
von der Anfangsspannung abhängig (H. STRAUB).

Der Einfluß der extrakardialen Herznerven besteht nach ENGEL- Nerven-
einfluß
MANN in einer modifizierenden Wirkung auf die verschiedenen Grundeigenschaften des Herzmuskels und zwar entweder in fördernder oder hem-
mender Richtung; er trennt dieselbe als chronotrope bei Einwirkung auf
die Schlagfrequenz, als inotrope auf die Stärke der Kontraktion, als dro-
motrope auf die Leitung der Erregung und als bathmotrope auf die Reizbarkeit der Herzens.

Hemmungsnerv ist der N. vagus, dessen Kern in der Medulla oblongata sich befindet, Förderungsnerv der sympathische N. accelerans, der das Rückenmark mit dem 1.—5. Thorakalnerven verläßt, und dessen Ganglienzellen im Ganglion stellatum liegen; seine Fasern verlaufen zum Teil isoliert, zum Teil gemischt mit dem N. vagus zum Herzen. Beide Nerven gehören dem sog. autonomen Nervensystem an und befinden sich in steter tonischer Erregung (s. u. S. 216).

Das Herz selbst ist, wie namentlich neuere Forschungen gezeigt haben, in allen seinen Teilen durchsetzt von zahlreichen Nervenfasern und Ganglienzellen, in größerer Anhäufung besonders in der Gegend des KEITH-FLACKschen Knotens und in der Vorhofscheidewand; aber auch in der Muskulatur selbst unter dem Endokard und Epikard sind dieselben nachzuweisen. Die zahlreichen Ganglienzellen innerhalb des Herzens sowie das feine, ungemein reichhaltige Netz von Nervenfasern, welches alle Muskelfasern, besonders zahlreich die des Reizleitungssystems, umspinnt, gehören nach der Meinung vieler Autoren zu den Endausbreitungen der beiden genannten Nerven.

Außer diesen zentrifugalen Nerven gibt es im Herzen auch zentripetale, welche sensible und reflektorische Bahnen zum Zentralnervensystem bilden. Am bekanntesten und wichtigsten ist der N. depressor, der von der Aortenwurzel entspringt, im N. vagus verläuft und durch seine Einwirkung auf das Vasomotorenzentrum für die Blutdruckregulierung von Bedeutung ist.

Myogene
Theorie
Die Theorie und experimentelle Begründung der sog. myogenen Herztätigkeit durch GASKELL und ENGELMANN hat zweifellos unsere Einsicht in die normale, und besonders auch in die pathologische Tätigkeit des Herzens ganz bedeutend gefördert, wenn auch die Beweise für die myogene Automatie noch nicht so strikte sind, daß sie allgemeine Zustimmung gefunden hätten. Ob man ihr aber zustimmt oder nicht, tatsächlich liegen die Verhältnisse, wie HERING mit Recht bemerkt, so, daß das Herz beim Menschen stets nur in engster Abhängigkeit und unter steter Einwirkung des Nervensystems tätig ist. HERING schlägt vor, diese Tätigkeit als neuromyogen zu bezeichnen, ein Vorschlag, dem sich besonders alle die anschließen werden, welche mit GLASER schwer glauben können, daß ein »so ausgedehnter Nervenapparat in dem ausgesprochen motorischen Herzen vorwiegend sensibler Natur sein sollte«.

Reflekto-
rische Ein-
flüsse
Von Wichtigkeit für die Beurteilung der nervösen Beeinflussung der Herztätigkeit ist die experimentell und klinisch festgestellte Tatsache, daß die Zentren der Herznerven in weitestem Maße von anderen Organgebieten aus beeinflußt werden können, so besonders vom Herzen selber, dann vom zentralen Nervensystem, von peripheren Nerven, von der Lunge und den Baucheingeweiden (GOLTZscher Klopfversuch). Die Einwirkung des Nervensystems auf das Herz ist also beim Menschen eine ganz ausgedehnte und wichtige.

Gefäß-
system
Neben dem Herzen ist das Gefäßsystem für die Blutzirkulation von größter Bedeutung; durch seine Dehnbarkeit und Kontraktilität ist es von bestimmendem Einfluß auf den Blutdruck, die Geschwindigkeit der Blutströmung und die Füllungsgröße des arteriellen Systems.

Blutdruck
Der Blutdruck ist eine Funktion des durch die Ventrikelkontraktion bestimmten Schlagvolums und des Spannungsgrades der Gefäße und zwar

kommen hier in erster Linie die kleinen muskelkräftigen Arterien, welche zu den Kapillaren führen (die präkapillaren Arterien, Arteriolen) in Betracht, welche den Blutdruck im wesentlichen beherrschen; durch eine vollkommene Kontraktion würden sie den Druck so steigern, daß der Widerstand für das Herz nicht zu überwinden wäre. In Wirklichkeit wird durch einen komplizierten Gefäßnervenapparat (Vasomotoren) die Weite derselben in den einzelnen Organen so reguliert, wie es dem augenblicklichen Blutbedürfnis derselben entspricht; bei den Organen, die durch momentane Tätigkeit eines größeren Blutzuflusses bedürfen, werden dieselben erweitert und dafür an anderen entsprechend verengert in einer Weise, daß der gesamte Blutdruck durch diese Blutverteilung möglichst wenig geändert wird. Bedürfen größere Gefäßprovinzen stärkerer Durchströmung, so ist es meistens das Eingeweidegefäßsystem, welches regulierend eingreift und vermöge seiner großen Kapazität am besten dazu imstande ist.

Die Schnelligkeit des Blutstroms hängt ab von dem Druckgefälle und besonders der Weite der Arterien.

Die Fassungsgröße des gesamten arteriellen Gefäßsystems übersteigt die Menge des Blutes bedeutend; es würde der Mensch sich in seine Gefäße verbluten, wenn nicht die Kapazität derselben durch ihren Tonus erheblich beschränkt würde. Wie schon oben bemerkt, schwankt die Gefäßfüllung der einzelnen Gefäßgebiete je nach dem Blutbedürfnis des versorgten Organs beträchtlich.

Die Spannung und Weite der arteriellen Gefäße wird durch nervöse Einflüsse reguliert; das im verlängerten Mark liegende Vasomotoren-Zentrum wirkt durch konstriktorische und dilatatorische Fasern auf die Gefäßwand. Wahrscheinlich liegen auch in der Gefäßwand selber noch nervöse Zentren. Manche Drüsen mit innerer Sekretion können durch ihre Produkte den Blutdruck wesentlich beeinflussen, obschon das Wesen ihrer Einwirkung im einzelnen noch nicht bekannt ist. Das innere Sekret der Nebennieren (Adrenalin) z. B. macht plötzliche, rasch abklingende Blutdrucksteigerungen, das der Hypophyse (Pituitrin) langsamer einsetzende von längerer Dauer.

Druck, Pulsbewegung und Schnelligkeit des Blutstroms erschöpfen sich in den präkapillaren Arterien; in den Kapillaren strömt das Blut langsam und unter geringem Druck, wie es für den Austausch seiner Ernährungsstoffe mit der Gewebsflüssigkeit am vorteilhaftesten erscheint. Aber auch die Kapillaren selbst sind zur Zusammenziehung fähig. Wie namentlich die Arbeiten von BIER gezeigt haben, sind sie dadurch auch zu einer Regulierung der Blutströmung befähigt. Von manchen Forschern wird den kleinen Arterien sogar eine besondere, den Blutumlauf rhythmisch unterstützende Kontraktionsfähigkeit zugeschrieben (HASEBROEK), indes sind bindende Beweise dafür bis jetzt noch nicht geliefert.

Der Blutstrom in den Venen ist langsam und steht unter geringem Druck; am Beginn des Systems ist es wesentlich der Druck von den Kapillaren her, der einwirkt. An der Fortbewegung des Blutes sind die Kontraktionen der Körpermuskulatur mitbeteiligt, welche unter Unterstützung der Venenklappen die Strömung begünstigen. Erschwerend für dieselbe fällt an den unteren Extremitäten die Wirkung der Schwere ins Gewicht, der die hier sehr reichlichen Klappen entgegenwirken. Wo Arterien und Venen nebeneinander verlaufen unterstützt der Arterienpuls unter Mitwirkung der Venenklappen den Blutstrom in den Venen, was manchmal beim Aderlaß deutlich zu sehen ist.

Die Kapillaren in der Leber, soweit sie aus der Vena portae stammen, stellen ein Kapillarsystem zweiter Ordnung dar, da sie mit venösem Blut gespeist werden. Venöse Stauungen können sich in ihnen besonders leicht geltend machen. Ein ähnliches, aber wesentlich kleineres Kapillarsystem zweiter Ordnung, das von venösem Blut durchflossen wird, findet sich in den Nieren.

An den Mündungen der Venen in den rechten Vorhof ist der Druck gering und beträgt nach Moritz nur etwa 5 cm H_2O. Die Entleerung in den Thorax wird durch den Tonus der Bauchmuskulatur und durch die elastische Saugwirkung der Lungen begünstigt; die letztere beträgt bei Atmungsmittellage etwa 15 cm H_2O und schwankt bei gewöhnlicher Atmung nur um wenige mm H_2O (Brauer, G. Liebermeister).

Von dem großen Kreislauf unterscheidet sich der kleine (Lungen-) Kreislauf nach mancher Richtung. Die Kapillaren sind hier weniger eng und relativ kurz. Daher ist die Druckhöhe in den Lungenarterien erheblich geringer als in den Arterien des großen Kreislaufs. Der Druck in der Lungenarterie beträgt $1/_3$ bis $1/_4$ des Aortendrucks. Es fehlt anscheinend den kleinen Arterien der Lungen die Fähigkeit, in dem Maße ihr Lumen zu verengern, wie wir das von denen des großen Kreislaufs wissen und als so wichtig für die Verteilung des Bluts und Erhaltung des Blutdrucks kennen gelernt haben.

Noch nicht ganz geklärt ist der Grund der von Lichtheim experimentell gefundenen Tatsache, daß bis zu drei Viertel der Lungengefäßbahn verschlossen werden kann ohne wesentliche Drucksenkung in der Karotis und ohne erhebliche Erhöhung des Drucks in der Pulmonalarterie. Ob das durch eine Erweiterung der noch vorhandenen Bahnen oder durch Eröffnung neuer in bis dahin nicht benutzten Lungenpartien zustande kommt, steht noch dahin. Die Beobachtung selbst ist neuerdings von Herm. Straub bestätigt worden (s. u. S. 11). In pathologischen Fällen sehen wir im Gegensatz dazu bei erheblicher Einengung der Lungenblutbahn meist eine wesentliche Erhöhung des Blutdrucks im kleinen Kreislauf, die wir an der Hypertrophie des rechten Ventrikels und dem klappenden 2. Pulmonalton erkennen.

Daß die Atmung von einem gewissen Einfluß auf die Strömung des Bluts ist, haben wir schon betont, und zwar pflegt die Einatmung die Blutfülle und Geschwindigkeit der Strömung nach dem Herzen in den Venen in geringem Grade zu befördern, während die Exspiration gegenteilig wirkt. Durch Hindernisse in den Luftwegen wird diese Wirkung verstärkt.

Daß die Beschaffenheit des Blutes selber von Einfluß, besonders auf die Stromgeschwindigkeit sei, müssen wir mit Sicherheit annehmen. Die Viskosität des Bluts steigt z. B. mit der Zahl der Blutkörperchen, mit dem Gehalt an Eiweiß und Fett, an CO_2, sie nimmt ab bei stärkerem Wassergehalt des Bluts (Kochsalzinfusion, Hydrämie), bei Temperatursteigerung, nach Joddarreichung, unter dem Einfluß der Unterernährung; sie scheint vom Salzgehalt des Bluts unabhängig zu sein.

Die **Herzkontraktionen** entsprechen einzelnen Muskelzuckungen, wie wir sie vom Skelettmuskel kennen, und nicht tetanischen Zusammenziehungen.

Den genauen Ablauf der Blutströmung und des Blutdrucks am menschlichen Herzen kennen wir weder unter normalen noch unter pathologischen Verhältnissen. Alle weiter unten angegebenen Untersuchungsmethoden am Menschen sind mehr oder weniger Notbehelf und geben in der Hauptsache nur Einblicke in einzelne kleine Abschnitte aus den nur indirekt zu erschließenden Kurven dieser Vorgänge. Immerhin sind auch diese einzelnen Daten bis zu einem gewissen Grade brauchbar, weil sie Werte geben, die beim einzelnen Kranken während des Krankheitsablaufs und bei verschiedenen Kranken untereinander verglichen werden können.

Der exakten Darstellung von Strömungs-, Druck- und Volumkurven am normalen Säugetierherzen ist eine sehr große Anzahl von

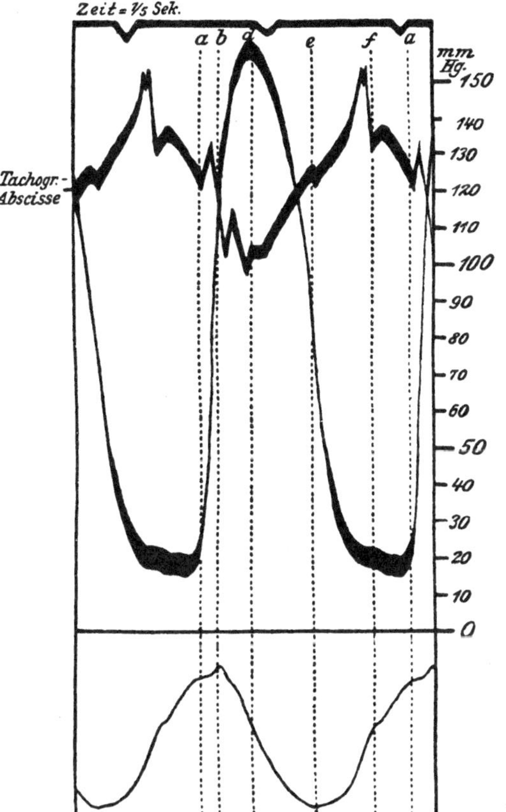

Abb. 5. Druckablauf im linken Ventrikel und Tachogramm der beiden Ventrikel (oben), die durch Integration des Tachogramms erhaltene Volumkurve der Ventrikel (unten). (Nach Herm. Straub.)

Untersuchungen gewidmet worden, die uns der Lösung dieser Fragen immer näher gebracht haben. Einen gewissen Abschluß und Auftakt zu neuen Forschungen bilden die experimentellen Untersuchungen von Herm. Straub aus der Rombergschen Klinik. Es ist diesem Forscher gelungen, auf tachographischem Wege den Ablauf der Blutströmung, mittels des Troikartmanometers den Druckablauf und durch Intergration des Tachogramms die Volumkurve der Ventrikel darzustellen, wie sie in Abbildung 5—7 wiedergegeben sind. An den Kurven entspricht die Strecke a—e der Ventrikelsystole, a—b der Anspannungszeit, die Strecke b—e der Austreibungszeit, die Strecke e—a der Ventrikeldiastole, f—a der Vorhofsystole.

Es ergibt sich, daß im Beginn der Ventrikeldiastole (e) das Blut mit allmählich zunehmender Geschwindigkeit aus dem Vorhof in den Ventrikel einströmt, während der Druck im Ventrikel zuerst noch rasch und dann langsamer abnimmt. Nachdem der Druck beinahe sein Minimum erreicht hat, setzt die Vorhofsystole ein (*f*), die etwa ein Drittel bis die Hälfte der diastolischen Ventrikelfüllung bewirkt. Dabei bleibt der Druck im Ventrikel bis zum Anfang der Ventrikelsystole (*a*) niedrig. Von ihrem Beginne an steigt der Ventrikeldruck steil an. Während der Anspannungszeit (*a — b*) findet noch eine geringe Blutbewegung in der Richtung nach dem Ventrikel zu statt, als Folge der Kontraktion der Papillarmuskeln. Mit der Eröffnung der Aortenklappen (*b*) strömt das Blut mit großer Geschwindigkeit in die Aorta. Der Strom erleidet eine Verzögerung und bewegt sich dann wieder rascher bis zu einem Maximum, das vor dem Maximum des Ventrikeldruckes erreicht wird. Der Blutstrom verlangsamt sich nun allmählich aber nicht gleichmäßig bis zum Schluß der Aortenklappen (*e*), während gleichzeitig der Ventrikeldruck, zuerst sehr rasch und dann langsamer, absinkt und bis kurz vor Beginn der neuen Systole sein Minimum mit geringen Schwankungen beibehält.

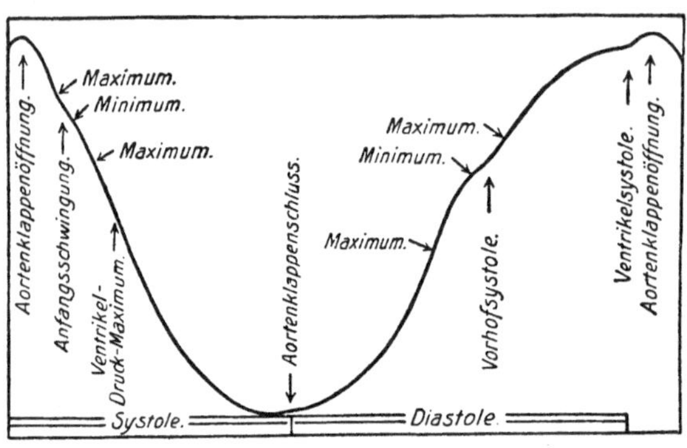

Abb. 6. Volumkurve der Ventrikel (auf Grund von Abb. 5). Horizontale Schrift: Maxima und Minima des Tachogramms. Vertikale Schrift: ausgezeichnete Punkte der Druckkurve.

Ob die Herzventrikel sich bei jeder Systole vollkommen entleeren, war bisher strittig; neuere Arbeiten (Frank und Moritz) machten es wahrscheinlich, daß immer ein Rest von Blut zurückbleibt, dessen Größe je nach der Stärke der Füllung und der Größe des Widerstands, verschieden ist, in einer Weise, die für die Blutversorgung des Organismus sehr zweckmäßig erscheint (Moritz). Weitere experimentelle Untersuchungen von Herm.

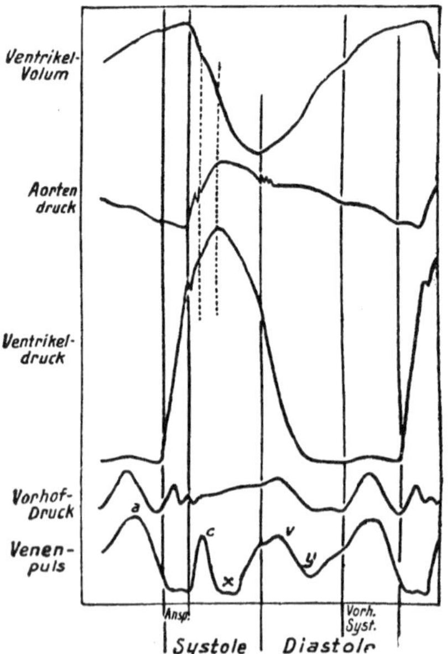

Abb. 7. Volumkurve der Kammern, Druck in Aorta, linker Kammer, Vorhof und Venenpuls nach tierexperimentellen Ergebnissen, entworfen von Herm. Straub. (Aus Rombergs Lehrbuch.)

Straub haben sichergestellt, daß bei erhöhtem Widerstand in der Aorta der Blutrückstand im linken Ventrikel zunimmt, dieser sich also erweitert, wodurch die Hubkraft des Muskels erhöht wird. Dabei steigt im normalen Säugetierventrikel sowohl der diastolische Minimaldruck, als der systolische Maximaldruck, während das Schlagvolumen sich nicht wesentlich ändert. Der vermehrte Widerstand wird durch die stärkere diastolische Erweiterung und den vermehrten systolischen Rückstand momentan kompensiert, weil durch die erhöhte Anfangsspannung die Arbeitsleistung gesteigert wird wie beim Skelettmuskel. Die Erhöhung der diastolischen Ventrikelfüllung und -anspannung wird durch die Vorhofsystole erreicht.

Somit wird die Arbeitsleistung des linken Ventrikels vorwiegend durch den Aortendruck reguliert. Vermehrter Zufluß aus dem Vorhof führt zur Vergrößerung des Schlagvolumens, die fast ausschließlich durch stärkere diastolische Erweiterung ohne wesentliche Zunahme des systolischen Rückstandes bewirkt wird.

Ganz anders verhält sich der Lungenkreislauf: Wir haben schon gesehen, daß hochgradige Einengung der Lungenarterienstrombahn einen erstaunlich geringen Einfluß auf die Dynamik des rechten Herzens hat. Diese ist dagegen in weitestem Maße von der Größe des venösen Zuflusses abhängig.

Weitere experimentelle Untersuchungen werden in Zukunft zu zeigen haben, wie sich der Ablauf der Blutbewegung im Herzen bei pathologischen Störungen verhält, besonders bei Klappendefekten.

Mit größter Wahrscheinlichkeit dürfen diese am Warmblüter, besonders der Katze, gewonnenen Kenntnisse auch auf die menschlichen Kreislaufverhältnisse übertragen werden. Es ist nicht anzunehmen, daß hier große prinzipielle Unterschiede bestehen. Vielleicht wird es auch gelingen, durch den Vergleich der verschiedenen Arten von Pulskurven mit diesen am Säugetierherzen festgestellten Verhältnissen auch für das menschliche Herz aus dem Verhalten der Peripherie die Kurven zu konstruieren.

Die Schwierigkeit, am Menschen die Zirkulationsverhältnisse genauer zu übersehen, besteht darin, daß uns hier bis jetzt genaue Maße für die Zirkulationsgröße und für die Leistung des Herzmuskels fehlen. Die Zirkulationsgröße richtet sich nach dem sogenannten Minutenvolumen, d. h. derjenigen Blutmenge, die in der Minute von den Ventrikeln ausgeworfen wird. Es sind schon die verschiedensten Versuche gemacht worden, dieses Minutenvolumen beim Menschen zu bestimmen, und es ist zu hoffen, daß dies durch neue Arbeitsweisen oder durch weitere Verbesserung der bisher bekannten Methoden im Laufe der Zeit gelingen wird.

Das Minutenvolumen kann auch bestimmt werden, durch Multiplikation der Pulsfrequenz mit dem durchschnittlichen Schlagvolumen, d. h. der Blutmenge, die durch jede Ventrikelsystole gefördert wird. Bis jetzt besitzen wir auch keine sichere Methode, das Schlagvolumen beim Menschen im Einzelfall zu bestimmen. Vielleicht wird dies mit der von KLEWITZ angewandten kardiopneumatischen Methode, eventuell unter Zuhilfenahme des Tachogramms, gelingen. Dadurch würde ein sehr großer Fortschritt für die Erkennung der Physiologie und Pathologie des Herzens geschaffen sein. Zurzeit wissen wir nur, daß das normale Schlagvolumen beim Menschen in der Nähe

von 60 ccm liegt. LUNDSGAARD hat es aus dem Minutenvolumen auf 80 ccm
beim Mann und 60 ccm bei der Frau berechnet. Ob seine unter pathologischen Verhältnissen bestimmten Minuten- und Schlagvolumina sich als richtig
erweisen, müssen weitere Untersuchungen erst zeigen; das gleiche gilt für die
Untersuchungen von A. MÜLLER, PLESCH, SONNE u. a.

Für die Leistung der Herzventrikel würden wir ebenfalls zahlenmäßige
Unterlagen bekommen, wenn das Schlagvolumen bekannt wäre. Sie würde
sich aus dem Produkt aus Schlagvolumen und Blutdruck in der
Aorta bestimmen lassen, so lange die Semilunarklappen normal schlußfähig sind.

Bis wir exakte Methoden zur Berechnung dieser Verhältnisse haben, müssen
wir uns mit den im folgenden Abschnitt angegebenen Untersuchungsmethoden am Menschen begnügen, die uns über eine Reihe einzelner
Teilfunktionen Aufschluß geben.

Literatur.

ALBRECHT, E., Der Herzmuskel. Berlin 1903. — BIER, A., Hyperämie als Heil-
mittel. Leipzig 1906. — CYON, E. VON, Die Nerven des Herzens. Berlin 1907. — ENGEL-
MANN, Zahlreiche Arbeiten in Pflügers Archiv. Deutsche Klinik, Bd. IV, 2, S. 215—264.
— FRANK, Zeitschr. f. Biologie, Bd. XXXII u. XLI. — GLASER, D. Arch. f. kl. Med.,
Bd. 117, H. 1. — HASEBROEK, D. Arch. f. kl. Med., Bd. 77. — HERING, H. E., Zahlreiche
Arbeiten in Pflügers Archiv und in der Zeitschr. f. exp. Path. u. Therapie. — HESSE,
Arch. f. Anat. u. Physiol. 1880. — HIS, Arbeiten aus der med. Klinik in Leipzig 1893. —
HOFFMANN, AUG., Lehrbuch der funktionellen Diagnostik und Therapie der Erkran-
kungen des Herzens und der Gefäße. 2. Aufl. Wiesbaden 1920. — KEITH u. FLACK,
The Lancet 1906, Journ. of Anat. a. Physiol. 1907. — KENT, Proc. of the phys. Soc.
1892, Journ. of Phys. 1893. — KLEWITZ, FELIX, D. Arch. f. kl. Med., Bd. 128. — KREHL,
Abhandl. d. sächs. Gesellsch. d. Wiss., math.-phys. Kl., 1890. XVII. — Ders., Patho-
logische Physiologie. — KÜLBS, F., Erkrankungen der Zirkulationsorgane in MOHR u.
STAEHELINS Handbuch d. inn. Med., Bd. II. Julius Springer 1914. — Lehrbücher der
Physiologie von LANDOIS, TIGERSTEDT, NAGEL. — LUDWIG, C., Zeitschr. f. rationelle
Med. 1849. VII. — MATTHES, M., Lehrbuch der Differentialdiagnose. Berlin, Julius
Springer, 1921. 2. Aufl. — MICHAILOW, Internat. Monatsschrift f. Anat. u. Physiol.,
Bd. XXV. 1908. — MORITZ, Handbuch d. allg. Pathologie von KREHL u. MARCHAND
1912, Bd. 2, Abt. 2. — ROMBERG, E., Lehrbuch der Herzkrankheiten. 3. Aufl. Stutt-
gart 1921. — STRAUB, HERM, D. Arch. f. kl. Med., Bd. 115, 116, 118. — TAWARA, Das
Reizleitungssystems des Säugetierherzens. Jena 1908.

II. Untersuchungsmethoden.

a) Inspektion und Palpation.

Besichti-
gung   Die Besichtigung der Herzgegend zeigt bei den meisten Menschen
nur eine periodische, der Systole des Herzens entsprechende, umschriebene
Erhebung im 5. linken Interkostalraum einwärts der Mamillarlinie, den sog. Herzspitzenstoß, im übrigen ist Form und Ausdehnung
des Thorax auf beiden Seiten gleich.

Eine stärkere, dauernde Vortreibung der Brustwand in der Herzgegend
(Voussure) deutet auf eine meist schon von Kind an bestehende Vergrößerung und Hypertrophie des Herzens, wenn nicht etwa Erkrankungen des
knöchernen Gerüstes (Rhachitis, Kyphoskoliose, Tumor u. dgl.) die Ursache
davon sind. Einsinken der gleichen Gegend ist durchweg auf retrahierende
Prozesse im benachbarten Lungengewebe mit Pleuraverwachsungen zu beziehen.

Außer der systolischen Vorwölbung können über der Herzgegend sowohl in normalen wie in krankhaften Zuständen die mannigfachsten Bewegungsvorgänge sichtbar sein. Neben einem sehr lebhaften, sonst normalen Spitzenstoß erscheinen bei flachem, nachgiebigem Brustkorb leichte systolische Einziehungen, besonders nach links und oben. Dieselben springen manchmal mehr in die Augen als die systolische Erhebung selbst und geben dann fälschlicherweise Anlaß zu der Annahme einer systolischen Einziehung der Herzspitze; ein genaueres Zusehen und Palpieren wird diesen Irrtum stets vermeiden lassen. Zuweilen sieht man sogar über der ganzen Herzgegend fortschreitende undulierende Bewegungen, besonders bei Retraktion der Lungen. Bei hypertrophischem Herzen sind diese Bewegungen stärker und lebhafter; eine diagnostische Bedeutung kommt ihnen für sich allein nicht zu.

Umschriebene Bewegungen im 2. linken Interkostalraum sind entweder auf den Schluß der Pulmonalklappen, auf Kontraktion des Konus arteriosus dexter oder des linken Vorhofs zu beziehen; in letzterem Fall ist der Stoß nur sehr schwach, während die Kontraktion des Conus arteriosus meist kräftig erscheint. Der Schluß der Pulmonalklappen wird als ganz kurzer Stoß gefühlt. Eine präzise Diagnose wird ermöglicht durch die genaue Festsetzung der zeitlichen Beziehungen zum Spitzenstoß oder zum Karotispuls, wofür die graphische Aufzeichnung das beste Mittel ist (s. u. Kardiographie S. 38).

Erhebungen im 2. rechten Interkostalraum rühren meist von der Aorta her.

Bei tiefstehendem Zwerchfell läßt die Regio epigastrica manchmal deutliche Pulsationen erkennen, die in der Regel auf den hypertrophischen rechten Ventrikel, zuweilen auch auf die Aorta oder die pulsierende Leber (Leberpuls) zurückzuführen sind. Große diagnostische Bedeutung kommt all diesen Bewegungen für sich allein nicht zu, so sehr sie auch dem weniger Erfahrenen beim ersten Anblick auffallen.

Als wichtig seien nur noch hervorgehoben: 1. Eine systolische Einziehung an Stelle des Spitzenstoßes, ein ziemlich sicheres Zeichen von Herzbeutelverwachsung, das dabei aber nicht immer vorhanden ist, 2. die viel seltenere diastolische Vorwölbung (BRAUER), die sich in der Regel an die erstere anschließt, aber auch bei anderen Erkrankungen, z. B. der Herzhypertrophie bei Nephritis vorkommt, wobei indes, wie SAHLI bemerkt, die systolische Vorwölbung nicht fehlt.

Die Betastung stellt zuerst den Ort des Spitzenstoßes fest, d. h. die Stelle, an der die Vorwölbung am stärksten ist; dies gelingt oft auch dann noch, wenn er nicht sichtbar ist. Der Spitzenstoß befindet sich, wie schon bemerkt, im linken 5. Interkostalraum einwärts der Mamillarlinie. Bei Kindern und jugendlichen Individuen liegt er häufig im 4. Interkostalraum und überschreitet die Mamillarlinie nicht so ganz selten, im Greisenalter steht er meist im 6. Interkostalraum. In der Regel ist er mit zwei Fingerkuppen zu überdecken und mit ganz mäßiger Kraftanstrengung zurückzuhalten. Wenn er nicht deutlich sichtbar ist, empfiehlt es sich, zuerst die Handfläche auf die Gegend des Spitzenstoßes aufzulegen; man fühlt so einen schwachen Spitzenstoß eher und kann ihn dann durch zwei Finger genauer abgrenzen.

Spitzenstoß   Auch bei ganz gesunden Menschen ist der Spitzenstoß nicht immer
vorhanden, nach KREHL fehlt er bei 37%; Enge der Interkostalräume, starrer
Brustkorb, Lage hinter den Rippen, Überlagerung durch die Lunge, starke
Fett- und Muskulaturentwicklung, bei Frauen starke Mammae sind daran
schuld. In diesen Fällen gelingt es zuweilen, ihn durch Vornüberneigen
oder durch Seitenlage noch zur Wahrnehmung zu bringen.

Die Ursachen des Spitzenstoßes sehen wir nach LUDWIG in der Er-
härtung und Formveränderung des Herzmuskels, dessen Spitze sich
bei der Systole auf der Basis aufrichtet, eine leichte Drehung macht und gegen
die Brustwand andrängt; dabei ist zu beachten, daß die Vorwölbung von einer
Stelle etwas einwärts und oben von der Herzspitze herrührt. Durch
die Untersuchungen von MARTIUS ist auch sichergestellt, daß der Spitzenstoß
meist in die erste Phase der Ventrikelsystole, die sog. Anspannungs-
oder Verschlußzeit fällt, wo der Ventrikel sich bei geschlossenen Klappen
über seinem Inhalt kontrahiert; indes dauert er auch noch während der nun
folgenden sog. Austreibungsperiode an (HOCHHAUS).

Der Spitzenstoß kann seine Lage unter Umständen erheblich verändern.
Schon in der Norm findet eine Verschiebung des Spitzenstoßes bei tiefer
Einatmung nach unten statt; bei Lagerung nach links verschiebt er
sich nach der Achselgegend zu um mehrere Zentimeter, in einzelnen Fällen
sogar bis zur mittleren Axillarlinie; man spricht dann von dem sogenannten
Wanderherzen (RUMPF und A. HOFFMANN), das sich relativ häufig bei
Herzneurosen findet; desgleichen geht er bei Rechtslage nach rechts,
wenn auch in geringerem Grad.

Am häufigsten sind Verschiebungen des Spitzenstoßes bedingt entweder
durch Erkrankung des Herzens selber oder seiner Nachbarorgane:
Verschiebungen nach oben durch Höhertreten des Zwerchfells bei den verschiedensten raumbeengenden Affektionen des Bauchraums (Aszites, Meteorismus, Tumoren); nach links durch Vergrößerung des Herzens selber, entweder des ganzen Herzens oder aber des rechten Ventrikels, dann durch rechts-
seitige Ergüsse und Tumoren; nach links und unten am häufigsten durch
Hypertrophie und Dilatation des linken Ventrikels; Verlagerungen des Herzens
und Spitzenstoßes nach rechts werden durch Ergüsse und Tumoren im linken
Brustraum und durch retrahierende Prozesse in der rechten Lunge bewirkt;
sie können so hochgradig sein, daß sich fast das gesamte Herz in der rechten
Brustseite befindet. Dabei sieht aber stets die Spitze nach links;
nur bei der sog. Dextrokardie, einer angeborenen Anomalie, findet eine
vollkommene Umkehr der Lagerung statt, so daß das Herz im rechten
Brustraum mit der Spitze nach der rechten Achselgegend zu liegt;
diese Anomalie ist aber äußerst selten. Nur durch eine genaue Untersuchung
der gesamten Brustorgane kann die Art der Veränderung im gegebenen Fall
sichergestellt werden.

Ein hoher, schnellender und kräftiger Spitzenstoß findet sich
meist bei aufgeregter Herztätigkeit und hat keine diagnostische Bedeutung; er kommt auch bei Erweiterung des Herzens vor. Dagegen
ist ein resistenter Stoß, der langsam ansteigt, die Brustwand in
größerer Ausdehnung hebt und nur mit größerem Kraftaufwand zu

unterdrücken ist, ein recht sicheres Zeichen einer linkseitigen Herzhypertrophie.

Ein schwacher oder fehlender Spitzenstoß kommt auch bei ganz
gesunden Leuten vor, er gewinnt nur dann diagnostische Bedeutung,
wenn eine frühere Untersuchung des Herzens eine größere Stärke desselben oder wenigstens sein Vorhandensein nachgewiesen hat. Dann ist man
berechtigt, ein Schwächerwerden der Herztätigkeit daraus zu schließen und
muß die Ursache durch weitere Untersuchung feststellen.

Bei Hypertrophie des rechten Herzens und Tiefstand des Zwerchfells fühlt man im Epigastrium einen sehr kräftigen Stoß, der von der
Wand des rechten Ventrikels herrührt. Pulsation der Aorta im Epigastrium
und der Leber sind meist durch die Palpation leicht davon zu unterscheiden.

Bei manchen Herzklappenfehlern und bei Perikarditis nimmt die aufgelegte
Hand eigentümliche Geräusche wahr, über deren Bedeutung später noch
gesprochen werden soll.

b) Perkussion.

Die Perkussion des Herzens wird durch eine genaue Kenntnis der Lage des
Lage des Herzens und seiner Teile und seiner Beziehungen zu den

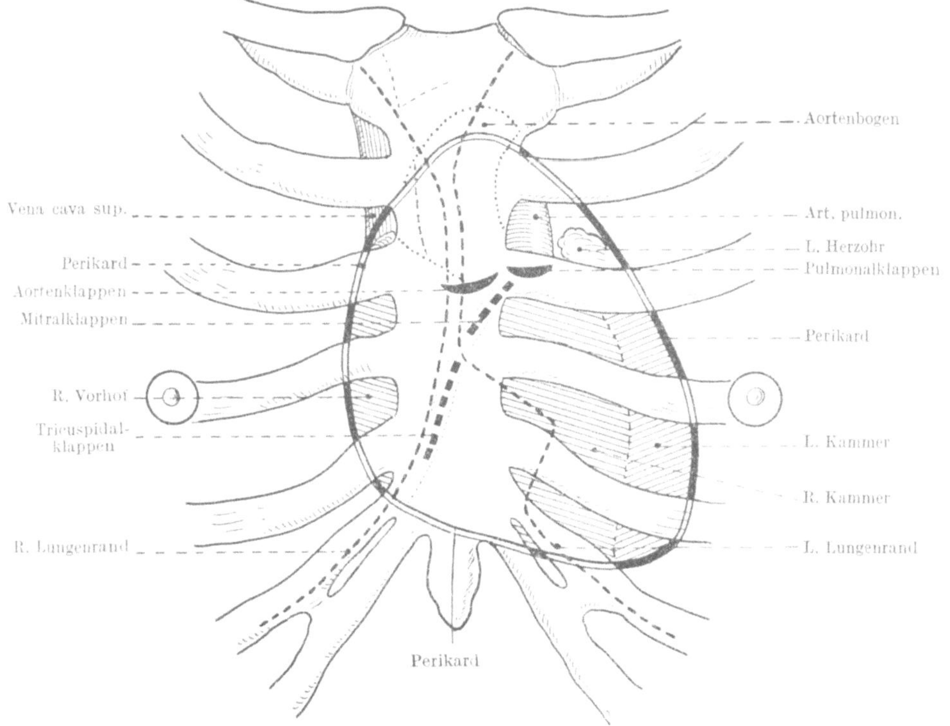

Abb. 8. Die Lage des Herzen im Thorax. (Nach Keith.)

angrenzenden Lungenrändern erleichtert; doch empfiehlt es sich sehr,
daß man die Objektivität seiner Perkussion durch häufiges Perkutieren
mit geschlossenen Augen dauernd unter strenger Kontrolle hält.

Die beigefügte Abbildung 8 gibt die hier in Frage kommenden Beziehungen deutlich wieder. Nur ein kleiner Teil des Herzens, der wesentlich dem rechten Ventrikel angehört, liegt der Brustwand direkt an; ihn suchen wir als sog. absolute Herzdämpfung durch leise Perkussion zu bestimmen. Daß diese in weitestem Maß von dem Zustand der Lungenränder und von dem Stand des Zwerchfells abhängig ist, muß bei ihrer diagnostischen Verwertung stets im Auge behalten werden.

Herzprojektion Die Projektion der ganzen Vorderfläche des Herzens auf die Brustwand geschieht als relative oder tiefe Herzdämpfung durch die laute Perkussion, die mittelstark an der rechten Herzgrenze, etwas weniger laut an der linken ausgeführt wird. Das Prinzip derselben beruht darauf, daß der volle Schall über der Lunge dort deutlich kürzer wird, wo das Herz beginnt und sich die Lunge in ihrem Durchmesser verkleinert.

Daß wir tatsächlich imstande sind, durch die relative Dämpfung, die Größe des ganzen Herzens mit einer für die Praxis genügenden Genauigkeit festzustellen, ist heute durch die Orthodiagraphie erwiesen; vorher wußten wir das schon durch die experimentellen und klinischen Erfahrungen von Jos. MEYER und L. RIESS, welche beide wohl am frühesten für den Wert dieser Perkussionsmethode eingetreten sind. Dabei sei hervorgehoben, daß letzterer zur Feststellung der relativen Dämpfung durchaus nicht stets eine besonders starke Perkussion vorgeschlagen hat, sondern eine solche, »die stärker sein muß als zur Auffindung der absoluten Dämpfung«; auch hat er stets gelehrt, daß die Stärke des Anschlags an den verschiedenen Grenzen und bei den einzelnen Individuen den Verhältnissen entsprechend variiert werden müsse. Praktisch deckte sich seine Methode der Perkussion mit der, die später als mittelstarke bezeichnet wurde. Zur Ausübung bedient man sich entweder der Finger-Fingeroder der Hammer-Plessimeterperkussion, je nach Gewohnheit und Übung.

Eigentümlich ist, daß bei der genaueren Kontrolle durch die Orthodiographie sich herausstellte, daß die Hauptschwierigkeit nicht, wie man früher annahm, in der Feststellung des rechten Herzrandes, sondern mehr in der des linken besteht, besonders dann, wenn dieser der seitlichen Umbiegung der Thoraxwand nahe rückt, wie es bei normalem Herz und Thorax bei Kindern häufig vorkommt, ferner bei Erwachsenen bei sagittal ovalem Thorax und bei linkseitiger Herzhyperthrophie auch bei normalem Thorax. Man wird dann leicht bei lauter Perkussion die Grenzen zu weit nach links setzen, weil, wie MORITZ bemerkt, die Perkussionsrichtung in diesen seitlichen Teilen zu der senkrechten an der vorderen Brustwand konvergiert und daher die Projektion eine divergente ist, welche das Herz nach links vergrößert erscheinen läßt. Die nebenstehende Abbildung 9 nach KÜLBS läßt diese Verhältnisse klar überschauen.

Schwellenwertperkussion In neuester Zeit wird vielfach nach EWALD und GOLDSCHEIDER die sog. Schwellenwertperkussion angewendet: Man perkutiert zuerst über der Lunge so leise, daß eben noch ein Ton gehört wird, und setzt beim Fortschreiten nach dem Herzen zu die Grenze dort, wo dieser Ton verschwindet. Der Methode, welche in der Weise geübt wird, daß man mit dem Finger

auf einen gebogenen Glasgriffel oder auf den im 1. Interphalangealgelenk ge-
krümmten und senkrecht aufgesetzten Mittelfinger den Interkostalräumen
entlang perkutiert, wird nachgerühmt, daß sie nicht nur die Grenzen des
ganzen Herzens, sondern auch die der großen Gefäße exakt zu fixieren
gestattet. Zugleich konnte MORITZ experimentell feststellen, daß auch diese
allerleiseste Perkussion viel weiter in die Tiefe dringt, als man
früher angenommen hatte. Nach
meinen eigenen Erfahrungen kann
ich bestätigen, daß die Resultate der Schwellenwertperkussion
durchweg mit denen der mittel-
starken Perkussion und der Orthodiagraphie übereinstimmen,
nur, glaube ich, wird sie dadurch
erschwert, daß die dazu nötige
Stille im Krankensaal selten
zu erzielen sein wird. Daß sie
unter Durchschnittsverhält-
nissen mehr leistet als die Perkussion der relativen Dämpfung,
kann ich ebensowenig wie SAHLI
sagen.

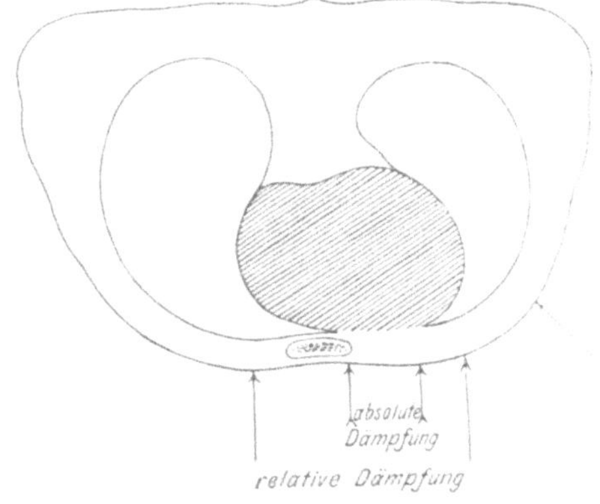

Abb. 9. Richtung des Perkussionsstoßes bei
der Perkussion der absoluten und der relativen
Herzdämpfung. (Nach KÜLBS.)

Von EBSTEIN ist dann noch die palpatorische Perkussion empfohlen
worden, wobei der Schwerpunkt auf das Resistenzgefühl des perku-
tierenden Fingers gerichtet ist; sicher spielt dieses Resistenzgefühl bei
jeder Perkussion eine gewisse Rolle und ich halte für möglich, daß bei
großer Ausbildung desselben auch durch diese Methode allein gute Resultate
zu erzielen sind.

Im einzelnen gestaltet sich praktisch die Perkussion des Herzens Perkussion
des Herzens
folgendermaßen: zuerst wird der Spitzenstoß markiert und die Lungen-
lebergrenze festgesetzt, um die Grenzen des Herzens nach links und die
Lage des Zwerchfells zu fixieren. Dann wird die absolute Herzdämpfung
bestimmt, mit leiser Perkussion zentral beginnend und peripher-
wärts fortschreitend; die Grenzen werden am besten mit farbigem Stift
durch Punkte auf der Haut aufgezeichnet, man erhält hierbei meist
eine unregelmäßige, viereckige Begrenzung, die auf der 4. Rippe
oder im 4. Interkostalraum beginnt, nach rechts bis zum linken
Sternalrand und nach links einige Zentimeter einwärts von der
Mamillarlinie reicht; zuweilen läßt sich auch auf dem unteren Sternalteil
eine kleine treppenförmige Dämpfung nachweisen (KRÖNIG). Die untere
Herzgrenze ist aus bekannten Gründen nicht festzustellen.

Dann wird die relative Dämpfung festgestellt, zuerst der rechte Rand,
indem man auf der vollen Lunge beginnt und nach dem Herzen zu
in den Interkostalräumen fortschreitet; dort wo eine merkbare
Schallabschwächung eintritt, setzt man die Grenze. Dann wird die obere
und zuletzt die linke Grenze perkutiert, und die einzelnen Marken
werden durch eine Linie verbunden. Die Stärke des Anschlags soll

eine mittlere sein, an der rechten und oberen Grenze etwas lauter als an der linken, wo eine geringere Stärke zu empfehlen ist (MORITZ); falsch ist es, sich sklavisch immer derselben Perkussionsstärke zu bedienen, man muß dieselbe häufiger variieren bis ein exaktes Resultat erzielt wird (SAHLI); daß dabei, wenn auch unbewußt, das Resistenzgefühl bestimmend mitwirkt, ist nach meiner Erfahrung unzweifelhaft (s. o.). Aus diesem Grund bevorzuge ich im allgemeinen die Finger-Fingerperkussion.

Die absolute Herzdämpfung beginnt auf der 4. Rippe oder im 4. Interkostalraum, ihre Breite beträgt meist 5—6 cm, die Höhe 6—7 cm. Bei der relativen Herzdämpfung mißt man nach dem Vorgang von RIESS die größten Entfernungen nach rechts und links von der Medianlinie. Die erstere schwankt normalerweise zwischen 3 und 4 cm, die letztere zwischen 7 und $9\frac{1}{2}$ cm; sie beginnt im 3. Interkostalraum oder auf der 3. Rippe. Daß diese Zahlen nach der Beschaffenheit der Hautdecken und Muskulatur und nach dem Bau des Thorax, nach dem Alter, dem Geschlecht und der ganzen Konstitution schwanken müssen, ist selbstverständlich und wird im folgenden Kapitel genauer erörtert.

Die Gegend über den großen Gefäßen soll nach der Schwellenwertmethode oder Orthoperkussion eine deutliche Schalldifferenz geben, so daß sie auch unter normalen Verhältnissen abgrenzbar sind. Ich kann das für manche Fälle bestätigen; dann war es mir aber auch immer möglich, das gleiche durch die lautere Perkussion zu erreichen.

Fixierung der ResultateBehufs Fixierung des Perkussionsresultats kann man die Figuren auf Ölpapier durchpausen und hat dadurch für spätere Nachuntersuchungen stets gute Vergleichsobjekte, oder man gibt nach QUINCKE zahlenmäßig die Größe des Herzens in folgender Weise an:

A. H.[1]): Beginn 4. Rippe, H.[2]) = 5 cm, B.[3]) = 6 cm.

R. H.[4]): Beginn 3. Rippe, $3\frac{1}{2} : 9$ cm; von den letzten Zahlen bedeutet die erste die Entfernung nach rechts von der Medianlinie, die zweite die nach links.

Für die Praxis empfiehlt sich die Feststellung sowohl der absoluten wie der relativen Herzdämpfung in jedem Fall, zur gegenseitigen Kontrolle, da es häufig vorkommt, daß bald die eine, bald die andere Bestimmung sich als unsicher erweist. So läßt sich z. B. die relative Dämpfung bei manchen Fällen von Lungenemphysem schwer herausfinden, ebenso bei starker Fettentwicklung der Mammae; in diesem Fall muß man sich eben auf die absolute Dämpfung verlassen, deren Feststellung hinwiederum in anderen Fällen durch tympanitischen Beiklang erschwert werden kann. Immer muß man aber im Auge behalten, daß nur die relative Herzdämpfung über die eigentliche Herzgröße Auskunft gibt. Wo diese unsicher ist, muß sie durch Orthodiagraphie oder Herzfernaufnahme gesichert werden. Die absolute Herzdämpfung bringt nur den Teil der Herzvorderfläche zur Darstellung, der der Brustwand direkt anliegt (s. o.) und orientiert daher mehr über den Stand der Lungenränder als über die wahre Größe des Herzens.

---

[1]) Absolute Herzdämpfung.
[2]) Höhe.
[3]) Breite.
[4]) Relative Herzdämpfung.

c) Untersuchung mit Röntgenstrahlen.

Die Röntgenuntersuchung unterrichtet am besten über Gestalt, Lage und Bewegung des Herzens. Wenn wir auch durch klinische Erfahrungen über diese Dinge schon früher recht gute und, wie sich jetzt zeigt, meist zutreffende Kenntnisse gehabt haben, so gibt die Durchleuchtung bei der Beurteilung doch eine Sicherheit, die wir früher nicht hatten.

Die Methoden, welche in Betracht kommen, sind die einfache Durchleuchtung, die Orthodiographie und die Teleröntgenographie.

Bei der Durchleuchtung sieht man das Herz mit den großen Gefäßen sich stark von den durchscheinenden Lungen nach rechts und links abheben, desgleichen seine Lagebeziehungen zum Zwerchfell und zu dem knöchernen Gerüst des Thorax. Bei genauerer Betrachtung unterscheidet man an der rechten Seite einen konvexen Bogen, der dem Rand des rechten Vorhofs entspricht, welcher nach oben in die gradlinige Begrenzung der Vena cava superior sich fortsetzt und nach unten in den unteren Herzrand umbiegt. Auf der linken Seite tritt oben die Umbiegung der Aorta hervor, der dann eine kleinere Vorbuchtung durch die A. pulmonalis und eine weitere durch das linke Herzohr folgen, an die sich die flachere und längere Begrenzung des linken Ventrikels anschließt. Letztere geht an der Herzspitze in den unteren Herzrand über. Herzspitze und unterer Herzrand sind für gewöhnlich nicht sichtbar, weil sie auf dem Zentrum tendineum des Zwerchfells aufruhen und durch die Zwerchfellkuppeln und die unter diesem liegenden Organe verdeckt werden. Nur bei stärkerem Tiefertreten des Zwerchfells, z. B. bei tiefer Inspiration, wird die Herzspitze und auch ein Teil des benachbarten Herzrandes frei und sichtbar (s. Abb. 12 und 13).

[Durchleuchtung]

An den Herzkonturen treten die Bewegungen des Herzens deutlich hervor, am stärksten am linken Ventrikel und an der Aorta; viel weniger am rechten Vorhof und an der Pulmonalis. Die Exkursionen sind weit geringer, als man wohl erwarten sollte; sie betragen am linken Ventrikel nicht mehr als 3—5 mm, wonach es wohl glaublich erscheint, daß auch in der normalen Systole eine vollkommene Entleerung nicht stattfindet. Auffallend ist, daß manche Herzen sich fast gar nicht, andere sich verhältnismäßig lebhaft zu bewegen scheinen, ohne daß ein Unterschied in der Funktion feststellbar ist.

Daß mit dem Zwerchfellstand und der Zwerchfellbewegung Größe und Lage des Herzschattens manchmal beträchtlich wechseln, läßt sich ebenfalls deutlich beobachten (s. Abbildung 10 und 11 nach MORITZ).

Ein genaues Bild von der Größe der Herzprojektion gibt uns die Orthodiagraphie, deren Ausbildung wir im wesentlichen MORITZ und seinen Schülern verdanken. Das Prinzip derselben besteht darin, daß sich Röntgenröhre, Fluoreszenzschirm und Zeichenstift, genau zentriert und unter sich fixiert, parallel dem Körper und der mit diesem feststehenden Zeichenebene verschieben lassen, und daß man mit einem zentralen Strahlenbündel, das senkrecht zum Körper und zur Zeichenebene steht, die Grenzen des Herzens umfährt und eine Anzahl Punkte, wo Strahl und Grenze zusammentreffen, entweder auf der Körperoberfläche oder besser noch auf einer besonderen

[Orthodiagraphie]

Zeichenplatte vermerkt. Die durch kontinuierliche Verbindung dieser Punkte gewonnene Umrißzeichnung wird Orthodiagramm genannt; zur Orientierung der Lage des Herzens im Körper werden noch die Körpermediane, die Zwerchfellkonturen, die Rippen und am besten auch die Umrißzeichnung des Thorax eingefügt.

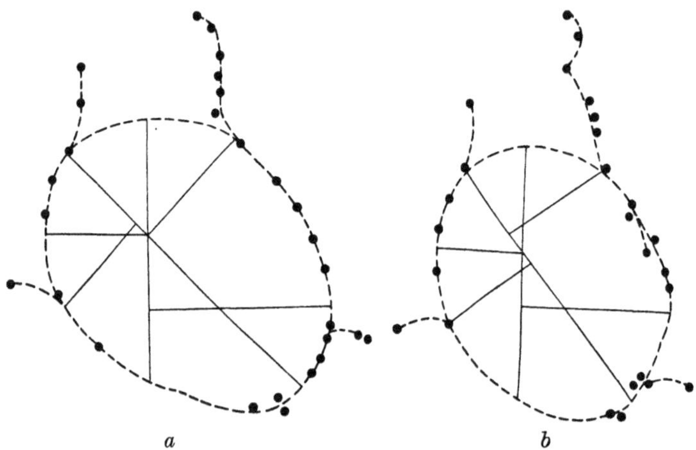

Abb. 10. *a*, Horizontalorthodiagramm (in Rückenlage aufgenommen), *b*, Vertikalorthodiagramm (im Stehen aufgenommen). (Nach Moritz.)

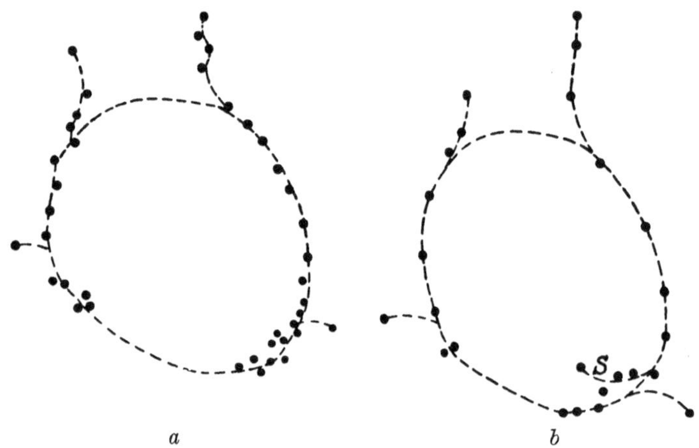

Abb. 11. Orthodiagramm in Rückenlage: *a*, bei ruhiger Atmung, *b*, in tiefster Inspirationsstellung. (Nach Moritz.)

Wenn diese Methode streng genommen nur über die Ausdehnung der Herzprojektion orientiert, so können wir doch aus ihr bindende Schlüsse auf die ganze Herzgröße ziehen. Die Sagittalaufnahmen können noch durch Frontalaufnahmen ergänzt werden, welche auch über die Tiefenausdehnung der Herzens und der Gefäßstämme instruktive Aufschlüsse geben. Technisch sind die Frontalaufnahmen allerdings erheblich schwieriger auszuführen. An der Umrißzeichnung erkennen wir die ovale Gestalt des Herzens, die eigentümlichen Begrenzungslinien, ferner seine

Neigung zur Mediane und seine Lage auf dem Zwerchfell. Beim
Vergleich derselben mit dem nebenstehenden Situsbild zeigt sich, wie genau die
tatsächlichen Verhältnisse wiedergegeben sind (s. Abbildung 12 und 13).

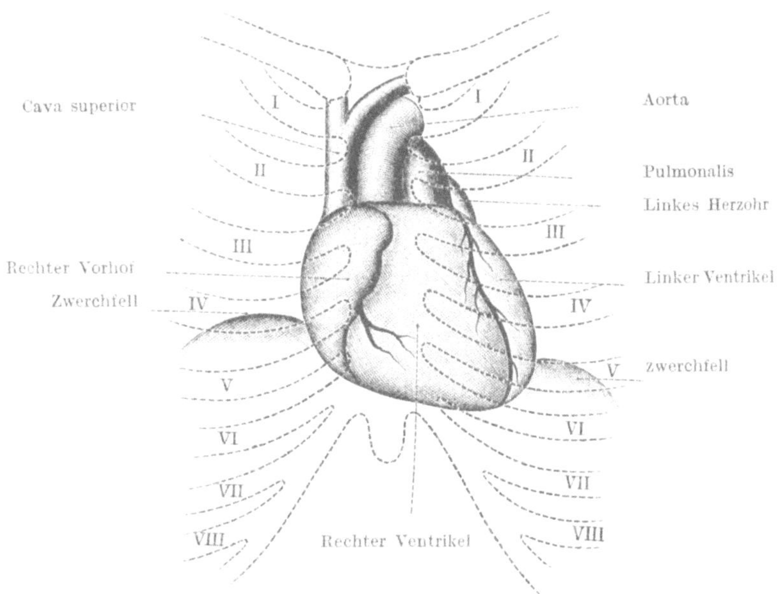

Abb. 12. Schema des Herzens von vorne. (Nach MORITZ.) (Vgl. Abb. 13.)

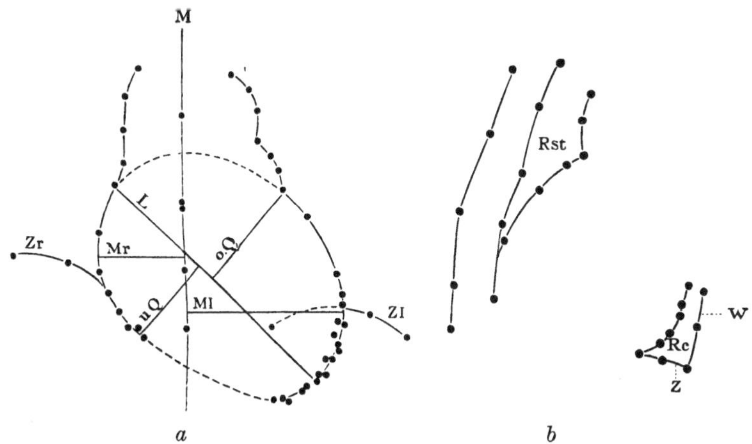

Abb. 13. a, Normales Orthodiagramm (vgl. mit Abb. 12). b, Frontaldiagramm.
(Nach MORITZ.)

Die Größe eines solchen Orthodiagramms wird bestimmt durch Ausmessung
einiger Linien, von denen die wichtigsten sind: (Abbildung 14) die Länge
des Herzens L, gemessen vom Ansatz der Vena cava superior an den rechten Vorhof bis zur Herzspitze, ferner die größte Entfernung des linken und des rechten Herzrandes von der Mediane: M.l. und M.r.;
MORITZ schlägt auch die Bestimmung der Breite vor durch je eine Senk-

Ausmes-
sung

rechte vom Herzpulmonaliswinkel auf den Längsdurchmesser und von der Übergangsstelle zwischen rechtem Vorhof und unterem Herzrand auf dieselbe Linie. Jedoch genügen für praktische Zwecke die Maße für Länge und größte Medianabstände. Mittels der Orthodiagraphie haben MORITZ und seine Schüler, besonders DIETLEN, und andere Forscher sehr exakte Feststellungen über Lage und Größe des Herzens gemacht. Die Größe des Herzens ist danach abhängig sowohl von der Körpergröße wie auch von dem Körpergewicht, und zwar scheint letzteres von entscheidendem Einfluß zu sein. Die nachstehende Tabelle nach DIETLEN ergibt für die einzelnen Lebensalter, Körpergröße und Körpergewicht die Mittelzahlen an.

Tab. I.

	Größe cm	Gewicht Kilo	Alter Jahre	Mr cm	Ml cm	Tr cm	L cm
Erwachsene Männer 20 Jahre und mehr	151	47	48	3,7	8,5	12,2	13,4
	159	57	24	4,2	8,7	12,9	14,0
	170	64	34	4,3	8,8	13,1	14,2
	182	71	29	4,5	9.3	13,8	14,9
Männer unerwachsen 15—19 Jahre	152	43	16	3,5	7,5	11,0	11,8
	159	48	17	3,8	8,0	11,8	12,7
	167	66	18	4,2	8,2	12,4	13,6
	178	58	19	4,0	7,9	11,9	13,7
Frauen erwachsen 17 Jahre und mehr	152	54	26	3,5	8,3	11,8	12,8
	159	57	26	3,5	8,5	12,0	13,3
	168	62	22	3,9	8,8	12,7	13,6
Frauen unerwachsen 15—16 Jahre	150	46	16	3,5	7,5	11,0	12,4
	158	48	16	3,5	8,0	11,5	13,2
	169	56	16	3,4	7,7	11,1	12,7

Die gewonnenen Maße sind zur Orientierung im einzelnen Falle sehr wichtig; sie stimmen im wesentlichen überein mit denen, welche man schon früher durch die relative Dämpfung gewonnen hatte (Jos. MEYER und RIESS). Bei Unerwachsenen ist das Herz relativ kleiner als bei Erwachsenen, ebenso ist das Herz bei Frauen meist kleiner als bei Männern. In Bezug auf den Spitzenstoß ist die Beobachtung von Wichtigkeit, daß derselbe meist einen Interkostalraum höher liegt, als die eigentliche Herzspitze und daß er meist innerhalb der orthodiagraphischen Herzgrenzen sich befindet.

DIETLEN hat auch die Herzsilhouette ausgemessen. Man hat dagegen eingeworfen, daß ein großer Teil des Herzschattens nicht sichtbar ist und die Umrisse ergänzt werden müssen; das kann eine erhebliche Fehlerquelle bedeuten. Das gleiche gilt von dem auf DIETLENS Flächenmaßen von GEIGEL aufgebauten reduzierten Herzquotienten, der durch die dritte Potenz der Wurzel aus der Herzfläche, dividiert durch das Körpergewicht, dargestellt wird. Hier werden die Fehler durch die Potenzierung noch gesteigert.

Die Form des Orthodiagramms ist die früher beschriebene ovale, Gestalt und Lage wechselt aber innerhalb kleiner Grenzen sehr häufig; besonders Lage des Herzens

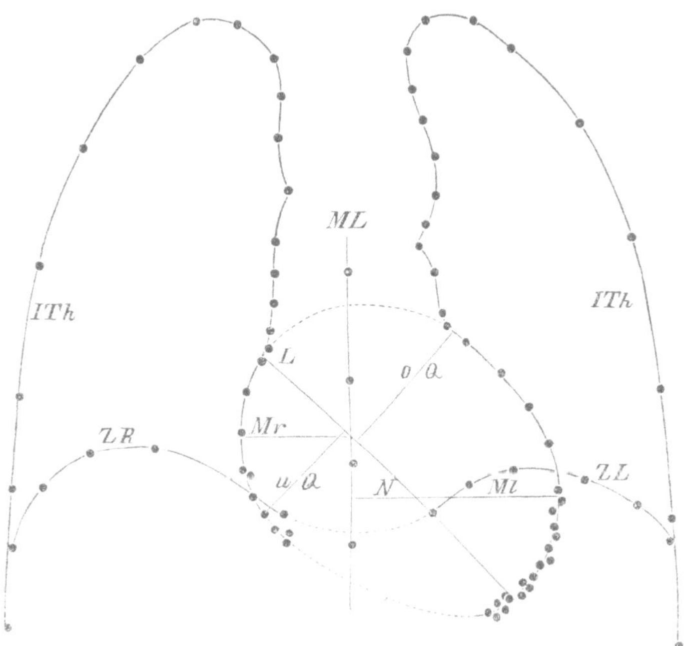

Abb. 14. *ML* Medianlinie, *Mr Ml* Medianabstand rechts und links, *N* Neigungswinkel, *L* Längsdurchmesser, *uQ* u. *oQ* unterer und oberer Querabstand, *ZR*, *ZL* Zwerchfell, *ITh* innere Thoraxwand. (Nach DIETLEN.)

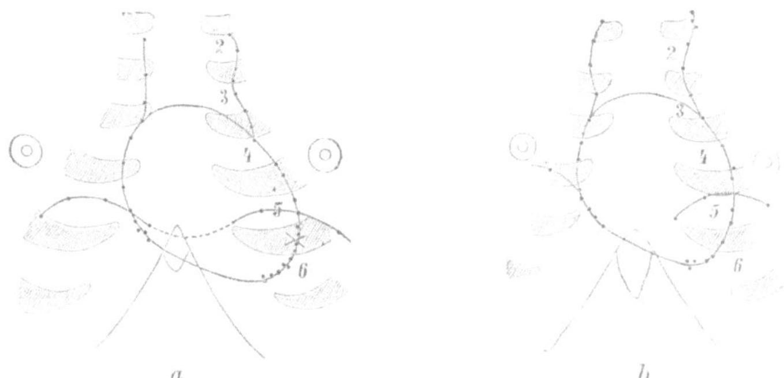

Abb. 15. Orthodiagramme: *a* Typisch schräg gestelltes Herz (28 jähr. Mann). *b* steil gestelltes Herz bei jungem Mann. (Nach DIETLEN.)

Brustkorb und Zwerchfellstand sind hier bestimmend (s. Abbildung 15—19). DIETLEN unterscheidet als am häufigsten vorkommend das schräg gestellte Herz, vorzugsweise bei normalen Männern, das steil gestellte bei langgestrecktem Thorax und tiefstehendem Zwerchfell (Tropfenherz) und das quergestellte häufig bei Frauen und bei hochstehendem Zwerchfell (s. Abb. 14—19).

Im Alter ist das Herz meist quergestellt durch die häufige Vergrößerung des linken Ventrikels und die Dehnung der als Aufhängebänder dienenden großen Gefäße. Ferner fand MORITZ im Stehen das Herz etwas steiler und die Vorderfläche kleiner (s. Abbildung 10, S. 20).

Teleröntgenographie Ähnliches wie die Orthodiagraphie leistet die Teleröntgenographie (KÖHLER), wobei die photographische Platte sich mit dem Objekt in Entfernung von 2 m von der Röhre befindet; durch diesen größeren Abstand

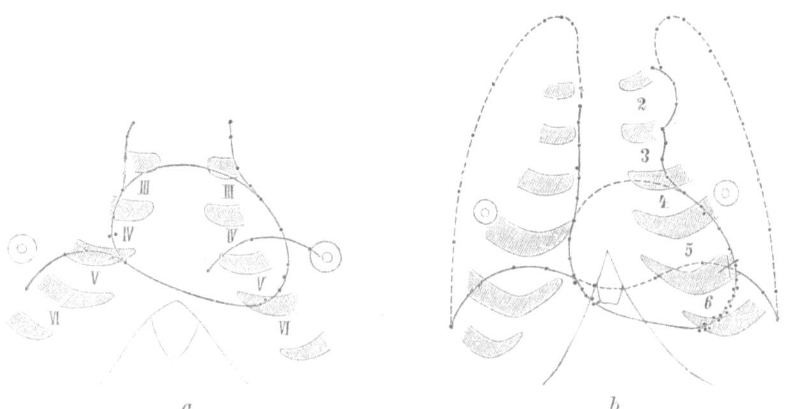

Abb. 16. Orthodiagramme: *a*) Quer gestelltes Herz bei erwachsenem Mann, *b*) Altersherz bei 60jährigem Mann. (Nach DIETLEN.)

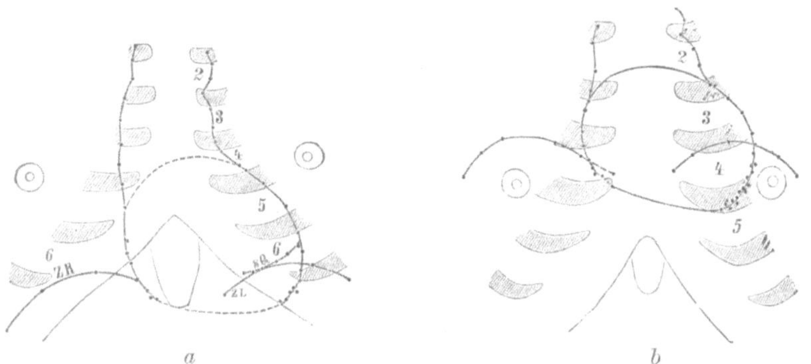

Abb. 17. Orthodiagramme: *a*) hochgradiges Emphysem mit Zwerchfelltiefstand (*ZR* u. *ZL* Zwerchfellkuppe), *b*) Zwerchfellhochstand bei Meteorismus. (Nach DIETLEN.)

fällt die Größenverzeichnung fast ganz weg, welche die gewöhnliche Nahphotographie ergibt. Man erhält so für praktische Zwecke ein recht genaues Abbild von der Herzgröße.

Neuerdings scheinen die Bestrebungen, durch sehr kurze Expositionszeit das Herz in seinen einzelnen Bewegungsphasen zu fixieren, von merklichem Erfolg begleitet zu sein (GROEDEL, HUYSMANS). Man kann mit dem DESSAUERschen Blitzapparat nach HUYSMANS die systolische und diastolische Herzgröße auf einer Platte festlegen. Es sind daraus noch interessante Aufschlüsse über die Mechanik des Herzens zu erwarten.

Für den Praktiker, der selbst nicht in der Lage ist, das Röntgenverfahren anzuwenden, ist das bedeutsamste Ergebnis, besonders der Orthodiagraphie, die Bestätigung, daß die durch die relative Herzdämpfung gelieferten Resultate der Wirklichkeit meist sehr nahe kommen, und daß er sich daher dieser altbewährten Methode mit größerer Sicherheit als früher bedienen wird. Indes wird auch er bei allen schwierigen und zweifelhaften Fällen von Herzerkrankung auf eine Röntgenuntersuchung durch einen in dieser Methode bewanderten Kollegen drängen müssen. Ganz unentbehrlich ist die Durchleuchtung für die Erkrankungen der großen Gefäße, bei denen die anderen physikalischen Untersuchungsmethoden weniger zuverlässige Resultate geben; — in einem späteren Kapitel wird darüber noch zu sprechen sein (s. S. 254 ff.).

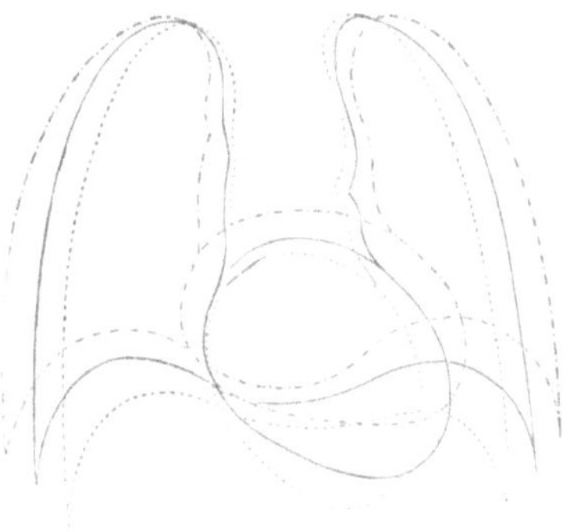

Praktisch empfiehlt es sich, nach dem Vorschlag von ERICH MEYER in jedem Fall anzugeben:

Körpergröße . . . .   m
Körpergewicht . . . .   kg

Herzmaße vertikal oder horizontal (nach Fernaufnahme oder Orthodiagramm):

Mr (rechter Medianabstand) . . . .   cm (normal   cm)
Ml (linker Medianabstand) . . . .   cm (normal   cm)
L (Längsdurchmesser) . . . .   cm (normal   cm).

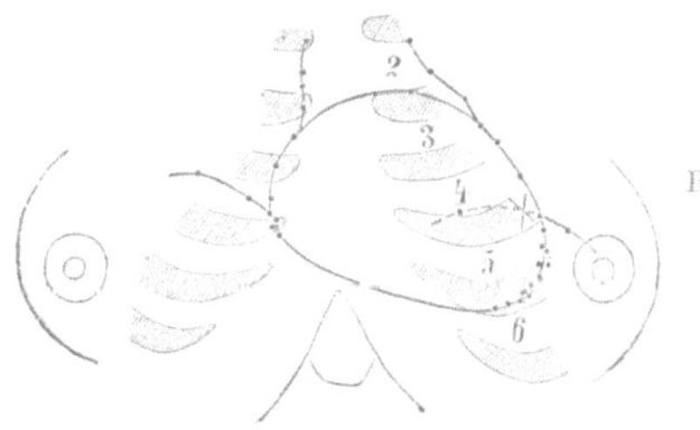

Abb. 18.
Die verschiedenen Herzlagerungsformen verschiedener Brustform.
———— schräg gestelltes Herz (Grundform).
·········· steil gestelltes Herz (Medianstellung).
—·—·— quer gelegtes Herz.
(Nach DIETLEN.)

Abb. 19. 20 jähriges Mädchen (typisches Frauenherz). (Nach DIETLEN.)

Bei jedem Fall ist die Körperlage und der Atmungszustand anzugeben, in denen die Aufnahme oder das Orthodiagramm gemacht worden ist. Auf diese Art hat man stets für spätere Untersuchungen Vergleichswerte.

d) Auskultation.

Über dem Herzen hört man allenthalben zwei kurze Schallerscheinungen, die man als Töne bezeichnet, obschon sie physikalisch den Geräuschen zuzurechnen sind. Diese Herztöne folgen sich in kurzem Intervall und sind durch eine längere Pause von den nächstfolgenden beiden getrennt.

Der 1. Ton entspricht dem Beginn der Systole und entsteht, wie die Arbeiten von MARTIUS dargetan haben, in der sog. Verschlußzeit der Ventrikel; der 2. entsteht im Beginn der Diastole. Beide sind für uns die wichtigen Marken der einzelnen Herzphasen.

Wenn man an der Herzspitze auskultiert, ist der Rhythmus der beiden Töne der trochäische ⌣⌣, dagegen über der Basis der jambische ⌣⌣.

Die Entstehung der Herztöne ist jetzt ziemlich klargestellt. Die zweiten Töne sind reine Klappentöne, hervorgerufen durch den plötzlichen Schluß der Aorten- und Pulmonalklappen. Der erste Ton ist zusammengesetzt und verdankt seine Entstehung dem Muskelton der Ventrikel und der Anspannung der atrioventrikulären Klappen; strittig ist nur, ob an dem ersten Ton über den großen Gefäßen nicht auch noch ein Gefäßton teilnimmt, der dann allerdings erst in der Austreibungszeit durch die Anspannung der großen Gefäße zustande käme; manche pathologische Erfahrungen sprechen dafür (SAHLI).

Da die Töne sich in beiden Herzhälften bilden, so entstehen im ganzen wenigstens vier systolische und zwei diastolische Töne; daß man trotzdem bei normalen Verhältnissen fast durchweg nur zwei Schallerscheinungen hört, zeigt, wie exakt die Zusammenarbeit der einzelnen Herzteile ist.

Die Möglichkeit, zu diagnostischen Zwecken die Schallerscheinungen, welche von den einzelnen Klappen herrühren, zu erkennen, ist dadurch gegeben, daß wir sie an Stellen auskultieren, wo sie möglichst isoliert gehört werden können, ohne daß die übrigen Schallerscheinungen zu sehr stören. Diese Stellen entsprechen nicht immer der anatomischen Lage der Klappen.

Wir auskultieren die Mitralklappe, welche unter dem 3. linken Rippenknorpel liegt, an der Herzspitze, die Trikuspidalklappe an dem unteren Teil des Sternums, was auch ungefähr ihrer Lage entspricht, die Pulmonalis im 2. linken Interkostalraum dort, wo sie liegt, und die Aortenklappe im 2. rechten Interkostalraum, während ihre anatomische Lage auf der Verbindung beider 3. Rippenknorpel sich befindet (s. Abbildung 20).

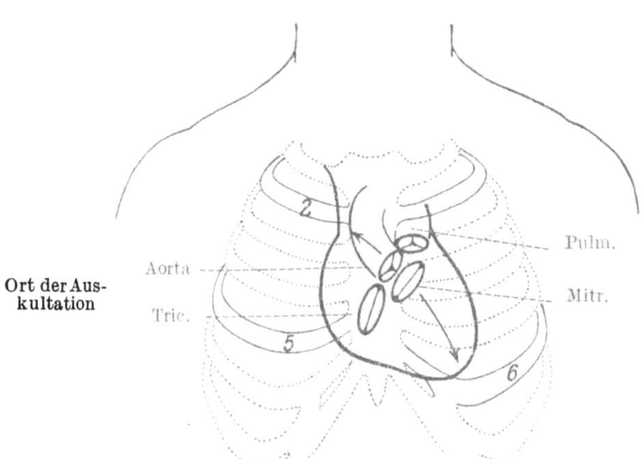

Abb. 20.   Anatomische Lage der Herzklappen und der Auskultationsstellen (→). (Nach KÜLBS.)

Hörrohr   In bezug auf die Technik der Auskultation sei bemerkt, daß man stets mit dem Hörrohr untersuchen muß, und zwar empfehlen sich die gewöhnlichen, aus Linden- oder Zedernholz am meisten; die vielfach angepriesenen Mikrophone sind keine Verbesserung, sondern stören durch Nebengeräusche.

Herztöne   Bei der Beurteilung der Herztöne hat man zu achten auf Lautheit, Klangcharakter, Zahl und Rhythmus derselben.

Die Intensität ist schon im gesunden Zustand bei den einzelnen Individuen sehr verschieden; bei dünnen Hautdecken, spärlicher Muskulatur, bei flachem, elastischem Thorax, bei retrahierten Lungen, bei schneller, kräftiger

Herzaktion hört man die Töne in der Regel sehr laut und deutlich; bei Kindern ist das durchweg der Fall. Auffallend laut und paukend ist besonders der 1. Ton häufig bei nervösen und aufgeregten Leuten. Auch die Beschaffenheit der Umgebung spielt eine Rolle mit; sind die benachbarten Lungenpartien infiltriert, ist der Magen gebläht, dann wird die Lautheit der Töne durch Resonanz verstärkt; sie erhalten dann manchmal sogar einen klingenden Charakter.

Bei dicken Hautdecken durch großen Fettreichtum, starke Muskulatur oder durch Ödem, bei Überlagerung durch Lunge bei Emphysem werden die Töne leiser; auch recht kräftige Herzen geben häufig nur leise Töne. Die Stärke beider Herztöne ist daher kein Maßstab für die Kraft der Herztätigkeit.

Bei pathologischen Veränderungen des Herzens entstehen häufiger Abschwächung oder Verstärkung einzelner Töne, die diagnostisch von größter Wichtigkeit sind; so die Verstärkung des 2. Aortentons bei Hypertrophie des linken und des 2. Pulmonaltons bei Hypertrophie des rechten Ventrikels, die Verstärkung des 1. Tons an der Herzspitze bei der Mitralstenose usw. Auf diese Veränderungen wird bei Besprechung der betreffenden Krankheitsbilder genauer eingegangen werden. Abschwächung der einzelnen Herztöne sehen wir häufig bei Herzschwäche, wenn auch nicht immer; ferner sind die 1. Töne bei manchen Herzfehlern (Mitral- und Aorteninsuffizienz) nur wenig oder schwach zu hören. Besonders leise sind die Herztöne oft bei Vagotonie.

Der Klangcharakter der Herztöne wechselt schon in der Norm. Manche völlig Gesunde haben sog. unreine Herztöne. Leichte Geräusche treten besonders bei schneller, aufgeregter Herzaktion auf, um bei ruhiger Tätigkeit zu schwinden; es spielen dabei wohl die Schnelligkeit des Blutstroms, vielleicht auch die überstürzte Kontraktion des Herzmuskels, möglicherweise auch geringe Rauhigkeiten an den Klappen eine Rolle. In der diagnostischen Verwertung solcher unreiner Herztöne muß man sehr vorsichtig sein.

Die Zahl der Herztöne erscheint schon bei Gesunden zuweilen dadurch vermehrt, daß der 1. oder der 2. Ton durch ein kurzes Intervall in zwei Schallmomente getrennt ist; man nennt dies gespaltene Herztöne. Die Ursache der systolischen Spaltung kann entweder nicht völlige Koinzidenz der Kontraktion beider Ventrikel sein oder besonders starkes Hervortreten des Gefäßtons an den großen Arterien, der dann ein kurzes Zeitintervall nachschleppt. Die Spaltung des diastolischen Tones ist, wie die einen annehmen, bedingt durch ungleichzeitigen Klappenschluß der Aorta und Pulmonalis oder durch Druckverstärkung in den Arterien, deren Klappen dann nicht gleichzeitig angespannt werden, wie die anderen glauben, durch Momente, welche die Ventrikeldiastole und damit die Druckdifferenz zwischen Ventrikel und Arterien verändern (SAHLI).

Derartige Spaltungen beobachtet man schon in der Norm besonders bei aufgeregter lebhafter Herztätigkeit; ihr Erscheinen ist dann sehr wechselnd. Bei pathologischen Zuständen hört man dieselben überall dort, wo die ursächlichen Momente zu ihrer Entstehung gegeben sind, so z. B. Spaltung des 1. Tones bei starker Erhöhung des arteriellen Druckes durch Hervortreten des Gefäßtons, bei Erkrankung des Reizleitungssystems durch ungleichzeitige Kontraktion der beiden Ventrikel, des 2. Tones besonders bei Mitralstenose und -Insuffizienz.

Das Auftreten eines neuen Tones beobachtet man am häufigsten bei dem sog. Galopprhythmus, so daß also deutlich drei Töne zu hören sind, wobei der neue Ton entweder kurz vor dem 1. Ton, also präsystolisch, oder gleich nach dem 2. Ton postdiastolisch gehört wird. Im ersten Fall wäre die Entstehung wohl durch die Kontraktion eines hypertrophischen Vorhofs, im zweiten Fall durch die diastolische Dehnung einer geschwächten Ventrikelwand durch das einströmende Blut erklärt; ganz sicher ist man in der Erklärung dieser Erscheinung, wie KREHL mit Recht hervorhebt, nicht. Man beobachtet das Auftreten am häufigsten bei Schwächezuständen des Herzens, bei Nephritis, bei Arteriosklerose und Mitralstenose.

Als seltenes Vorkommnis wäre dann noch das Auftreten eines diastolischen Tones durch das diastolische Zurückschleudern der Brustwand bei Pericarditis adhaesiva zu erwähnen (BRAUER).

Geräusche Statt und neben den Tönen hört man in krankhaften Zuständen, zuweilen auch bei Gesunden, Geräusche. Die Bedingungen für ihr Zustandekommen sind verschieden: am meisten in Betracht kommen große Stromgeschwindigkeiten, pathologische Veränderungen an den Klappenostien und mangelhafte Funktion der zugehörigen Muskulatur (KREHL), ferner noch die Beschaffenheit der strömenden Flüssigkeit. Für die Verhältnisse am Herzen selbst kommen wohl in erster Linie die Veränderungen des Lumens der einzelnen Ostien und seiner Höhlen in Betracht.

Bei der Beurteilung der Geräusche hat man zu achten:

1. auf den Zeitpunkt, in dem sie gehört werden, ob sie systolisch oder diastolisch sind. Die Entscheidung ist in vielen Fällen, wo der Rhythmus des Herzens erhalten ist, leicht, wo das nicht der Fall ist, recht schwierig; man sucht sich durch gleichzeitige Palpation des Spitzenstoßes oder der Carotis zu helfen, was manchmal gut gelingt, aber auch das läßt bei sehr irregulärer Herztätigkeit zuweilen im Stich; die Entscheidung wird dann sehr schwer, wenn nicht unmöglich. Nicht selten sind die Geräusche auch präsystolisch oder postdiastolisch.

2. auf Lautheit und Klangcharakter. Die Lautheit hängt im allgemeinen von der Stromgeschwindigkeit und dem Grad einer etwa vorhandenen Stenose ab, dann von den Bedingungen der Fortpflanzung nach außen. Im allgemeinen kann man sagen, daß je kräftiger die Herztätigkeit und damit, je schneller der Flüssigkeitsstrom, und je ausgesprochener die Änderung des Lumens ist, um so deutlicher und lauter das Geräusch. Bis zu einem gewissen Grad ist es also erlaubt, aus der Lautheit der Geräusche auf die Stärke einer Klappenveränderung zu schließen; doch ist der Schluß nicht immer zwingend. Daß bei der Beurteilung der Lautheit auch die Beschaffenheit der Hautdecken und die Überlagerung mit Lunge oder Exsudat zu berücksichtigen ist, erscheint selbstverständlich, ebenso daß Infiltration der Lunge oder Aufblähung des Magens den Charakter der Geräusche beeinflussen. Bei sehr verschlechterter Zirkulation können Geräusche, die vorher vorhanden waren, verschwinden. Weiter ist zu bemerken, daß die Lautheit der Geräusche bei den gleichen Patienten auch ohne erkennbare Ursache

wechseln kann; häufig läßt sich eine ausgesprochene Differenz bei verschiedener Körperhaltung konstatieren; daher die Regel, die Auskultation sowohl im Stehen wie im Liegen vorzunehmen.

Bisweilen sind die Geräusche so laut, daß man sie in einiger Entfernung wahrnehmen kann (Distanzgeräusche); dieselben haben dann auch zuweilen musikalischen Charakter. Dies wird besonders bei Aorteninsuffizienz beobachtet.

Dem Klangcharakter (TIMBRE) der Geräusche nach unterscheidet man: weiche, blasende, schwirrende, rollende, zischende, klingende, gießende Geräusche, ohne daß man berechtigt wäre, diese Eigentümlichkeiten als charakteristisch für irgendeine Affektion darzustellen; auch kommt diese Mannigfaltigkeit sowohl den organischen wie den akzidentellen Geräuschen zu; selbst die Fühlbarkeit kann nicht differentialdiagnostisch verwertet werden.

Diagnostisch am wichtigsten ist die Feststellung, ob es sich um ein organisches oder um ein akzidentelles Geräusch handelt, d. h. ob als Ursache eine organische Veränderung der Herzklappen anzusehen ist oder nicht. Die Entscheidung ist durch die Auskultation sehr schwierig, in vielen Fällen direkt unmöglich. Weder Lokalisation noch Lautheit, noch der Schallcharakter sind als Unterscheidungsmerkmal ganz zuverlässig, obwohl man im allgemeinen sagen kann, daß die akzidentellen Geräusche meist systolisch, schwächer und nicht so rauh sind wie die organischen und ferner, daß sie am häufigsten über der Herzspitze und an der Auskultationsstelle der A. pulmonalis gehört werden, in ihren Eigenschaften viefach wechseln und durch Körperstellung und Atmung leichter beeinflußbar sind. Immerhin gibt es Fälle genug, bei denen nur der Nachweis der sekundären Veränderungen, wie wir sie bei organischen Herzleiden kennen, die Entscheidung geben kann. Geräusche, die über allen Ostien in nahezu gleicher Weise zu hören sind, sind meist akzidentell.

Über die Entstehung der akzidentellen Geräusche ist man noch nicht ganz im Klaren; sicher sind manchmal unregelmäßige Kontraktionen der Muskeln, welche am Klappenschluß beteiligt sind, die Ursache, manchmal auch geringe Unebenheiten und Rauhigkeiten an den Klappen. Für andere Fälle muß man eine vermehrte Strömungsgeschwindigkeit annehmen, die besonders an der Ansatzstelle der großen Arterien, wo normalerweise schon eine Verengerung des Lumens durch die Klappen stattfindet, zu Stromwirbeln und Geräuschbildung führt, worauf LÜTHJE an der Pulmonalis die Entstehung der akzidentellen Geräusche zurückführt. Mit Recht betont SAHLI, daß eigentlich schon normalerweise dort Geräusche zu erwarten seien, was aber wohl wegen der mäßigen Geschwindigkeit des Blutstroms beim Gesunden nicht der Fall sei. Aber bei schneller Herzkontraktion, wie bei Fiebernden, Anämischen tritt dann Geräuschbildung ein. Bei Anämie mag dann auch die Beschaffenheit des Bluts die Geräuschbildung noch begünstigen.

Diastolische akzidentelle Geräusche sind sehr selten, ihre Erklärung sehr schwierig und nicht sicher; für einen Teil derselben gibt SAHLI an, daß sie mit Sicherheit als fortgeleitetes Nonnensausen zu erkennen seien.

Zuweilen hört man auch präsystolische akzidentelle Geräusche, die man nach SAHLI auf Verstärkung der Vorhofskontraktion zurückzuführen hat; ihre Unterscheidung von organischen Geräuschen ist nicht leicht.

Organische
Geräusche Organische Geräusche sind meist bedingt durch krankhafte Veränderungen an den Klappen, welche zu Wirbelbildungen im Blutstrom führen, und zwar deutet ein systolisches Geräusch über Mitralis und Tricuspidalis auf Insuffizienz, über Aorta und Pulmonalis auf Stenose hin, umgekehrt ein diastolisches über den Atrioventrikularklappen auf Stenose, über den arteriellen Klappen auf Insuffizienz. Die Gründe dafür ergeben sich leicht aus dem Klappenmechanismus an den betreffenden Herzabschnitten. Bei den Insuffizienzen findet stets eine Rückströmung des Bluts statt, bei den Stenosen eine Wirbelbildung hinter der verengten Stelle.

Für manche Geräusche kommen auch übermäßige Dehnung der Ansatzstellen und dadurch bedingte Schlußunfähigkeit der Klappen in Frage, so bei Arteriosklerose der Aorta, wo die Erweiterung des Lumens häufig so groß ist, daß die Klappen nicht mehr schließen; meist sind letztere dann auch verändert. Auf der anderen Seite kommt es hier zu Stenosengeräuschen, wenn der Klappenring an der Erweiterung der Aorta nicht teilnimmt. An den Atrioventrikularostien führt eine Dilatation der Ventrikel und Vorhöfe zuweilen denselben Zustand herbei. Im allgemeinen ist diese Entstehung aber selten; häufiger kommt wohl, wie schon früher bemerkt, ein mangelhafter Klappenschluß durch eine Insuffizienz der beim Verschluß tätigen Muskeln zustande.

Über die Geräusche bei den einzelnen Klappenfehlern wird später gesprochen werden.

Einzelne Geräusche sind so stark, daß sie auch mit der aufgelegten Hand als Schwirren deutlich gefühlt werden, besonders das präsystolische Geräusch bei Mitralstenose; jedoch kommt die Fühlbarkeit ausnahmsweise auch akzidentellen Geräuschen zu.

Pendel-
rhytmus Als Pendelrhythmus bezeichnet man die Erscheinung, wenn die beiden Herztöne sich in gleichen Intervallen folgen; meist ist damit eine erhebliche Frequenzerhöhung verbunden; man findet diese bei Drucksteigerung im Arteriensystem z. B. bei Nephritis. Dieses Phänomen soll durch die Verlängerung der Systole infolge einer größeren Verschlußzeit und durch die Verkürzung der Diastole infolge der Frequenzsteigerung bedingt sein. Früher bezeichnete man diese Rhythmusstörung als Embryokardie; wie aber H. Müller nachwies, handelt es sich bei der eigentlichen Embryokardie um ein Verschwinden des 2. Tones durch Sinken des arteriellen Druckes; man hört dabei also stets nur den 1. Ton. Pendelrhythmus und Embryokardie wären demnach zu unterscheiden.

Kardiopul-
monale Ge-
räusche Kardiopulmonale Geräusche entstehen durch den Einfluß der Herzbewegung auf die benachbarten Lungen; bei jeder Kontraktion des Herzens hört man neben diesem ein weiches systolisches Geräusch, das bedingt wird durch Luftaspiration in die benachbarten Lungenpartien. Andere (H. Müller) wollen die Entstehung durch die Reibung des Herzens an der Lunge erklären. Diese Geräusche schwinden, wenn nach starker Ausatmung der Atem angehalten wird.

Perikardiale
Geräusche Bei Entzündungen des Perikards entstehen durch fibrinöse Auflagerungen Rauhigkeiten und Unebenheiten, die zu perikardialen Reibegeräuschen Veranlassung geben. Diese sind ihrem Charakter nach meist rauh, häufig kratzend und schabend, so daß sie schon daraus manchmal sofort zu erkennen sind. Bei Druck mit dem Stethoskop werden sie stärker, ebenso bei Vornüberneigen des Kranken; am deutlichsten hört man sie im Bereich der absoluten Herzdämpfung. Ihr Hauptmerkmal und Erkennungszeichen ist, daß sie nicht an Systole und Diastole gebunden sind, sondern den Tönen häufig nachschleppen; zuweilen ist auch bei ihnen ein gewisser Rhythmus zu hören, wohl entsprechend den Bewegungen des Vorhofs und Ventrikels. Diese Merkmale machen die Unterscheidung meist leicht, obschon auch Fälle vorkommen, bei denen das Geräusch weich ist und sich exakt an Systole und Diastole hält.

Die Geräusche schwinden bei größeren Ergüssen, indes nicht immer (CURSCHMANN). Sie können auch bei starken Fibrinauflagerungen mit geringem Erguß fehlen. Ein ganz weiches Geräusch hört man zuweilen bei sehr trockenem Perikard und bei Miliartuberkulose des Herzbeutels.

Von den perikardialen Geräuschen zu unterscheiden sind die extraperikardialen, meist bedingt durch trockene Entzündung der benachbarten Pleura, welche Herzbeutel und Lunge überzieht; besonders am linken Herzrand treten diese häufig auf; bei genauem Zuhören läßt sich festellen, daß sie sowohl durch die Herztätigkeit, wie durch die Respiration beeinflußt werden; man kann sie daran erkennen, daß ihre Intensität bei Atemstillstand in starker Exspiration nachläßt, oder daß sie dann ganz verschwinden (s. auch S. 243).

Bei Mediastinalemphysem, wie es besonders bei Pneumothorax in seltenen Fällen entsteht, hört man ein Geräusch, das mit perikarditischen Geräuschen verwechselt werden kann, sich von diesen aber durch seinen deutlich klingenden und knisternden Charakter unterscheidet.

e) Untersuchung der Arterien, Venen und Kapillaren.

Die durch die Herzkontraktionen in die Aorta geworfene Blutmenge ruft im Arteriensystem eine Wellenbewegung hervor, die sich in dessen ganzer Ausdehnung geltend macht und erst gegen die Kapillaren hin erlischt. Sie ist als Puls an den Arterien fühlbar und gestattet durch ihre wahrnehmbaren Eigenschaften wichtige Schlüsse auf die Tätigkeit des Herzens und den Zustand der Arterien. Am deutlichsten kommen die Eigenschaften des Pulses durch die Sphygmographie zum Ausdruck (s. u. S. 40).

Die Palpation des Pulses wird am besten an der Arteria radialis in der Nähe des Handgelenks ausgeführt, dort wo sie zwischen Processus styloideus radii und Sehne des M. flexor carpi radialis am leichtesten zugänglich ist, und zwar mit dem 2. und 3. Finger der untersuchenden Hand. Um vor Irrtümern geschützt zu sein, muß man wissen, daß die Arterie gar nicht so selten eine hohe Teilung aufweist und schon am unteren Ende des Radius dorsalwärts verlaufen kann, so daß man dann an der gewöhnlichen Stelle des Radialpulses nur den Ramus volaris superficialis fühlt. Ist diese Anomalie einseitig vorhanden, so kann ein Verschiedensein des Radialpulses vorgetäuscht werden.

Wichtig ist auch die Prüfung, ob im Jugulum der Puls der Aorta fühlbar ist, was bei Verlängerung der Aorta durch Arteriosklerose und Aortenaneurysmen vorkommt. Die Prüfung des Pulses an der Arteria dorsalis pedis und tibialis posterior kann ebenfalls bei Arteriosklerose und ihren Folgezuständen wichtig sein.

Man prüft an der Radialarterie zuerst Weite und Beschaffenheit der Wand, indem man unter leichtem Druck quer über die Radialis fährt und sie dann langsam völlig komprimiert. Bei normalen Wänden fühlt man das Arterienrohr kaum; Verdickungen, Verhärtungen, herdförmige Kalkeinlagerungen (Gänsegurgelarterie), Schlängelung, ebenso abnorme Verlaufsarten lassen sich so leicht erkennen. Meist sind diese Veränderungen auf Arteriosklerose zu beziehen; daß dies indes bei jüngeren Individuen nicht immer der Fall zu sein braucht, wird später besprochen werden.

Beim Gesunden erfolgen die Pulse in fast gleichen Abständen (Pulsus regularis); geringe Unregelmäßigkeiten trifft man besonders bei Kindern, aber auch bei Erwachsenen, nicht selten ohne jede Herzerkrankung. Ist die Differenz in den Abständen eine erhebliche, dann spricht man von Irregularität des Pulses. Diese ist ein wichtiges Merkmal gestörter Herztätigkeit und bedarf deshalb stets eines sorgfältigen Studiums, das indes meist nur durch die graphischen Methoden vorgenommen werden kann (s. S. 36).

Auch die Größe des Pulses ist unter normalen Verhältnissen annähernd gleich (Pulsus aequalis). Größere Abweichungen sprechen ebenfalls für eine Störung der Herztätigkeit (Pulsus inaequalis). Der Pulsus irregularis ist meist gleichzeitig auch ein Pulsus inaequalis.

Pulsfrequenz Man achtet beim Puls ferner auf seine Frequenz und unterscheidet einen Pulsus frequens und rarus. Die Frequenz ist je nach dem Lebensalter und dem Temperament verschieden; beim Kind schwankt sie um 100, beim Erwachsenen um 70 Schläge in der Minute in der Ruhe. Sie ist höher bei hoher Außentemperatur und bei Wärmeapplikationen, niedriger bei Kälteeinwirkung.

Die Einflüsse, welche die Frequenz beherrschen, machen sich entweder auf nervösem Weg durch den N. vagus und sympathicus (accelerans) oder direkt auf die Muskulatur geltend. Es ist nicht immer leicht, im Einzelfall zu sagen, welcher Faktor hier einwirkt. Bei Vagotonikern (s. u. S. 216) ist die Frequenz besonders niedrig, bei Sympathikotonikern hoch. Durch den sog. Vagusdruckversuch wird in manchen Fällen die Pulsfrequenz herabgesetzt, und zwar häufiger bei Druck auf den rechten, als auf den linken Vagus. Es kann dabei sogar zu Herzstillstand von mehreren Sekunden kommen (KLEEMANN).

Ferner ist die Körpergröße von Einfluß — bei großen Leuten ist die Frequenz geringer als bei kleinen —, ferner die Körperstellung: im Liegen findet eine Abnahme um 5—6 Schläge statt. Bei psychischen Erregungen, bei Körperbewegungen, nach der Nahrungsaufnahme tritt Erhöhung der Pulszahl auf, manchmal in recht beträchtlichem Grad. Auch toxische Einflüsse (z. B. Alkohol, Kaffee, Zigarettenrauchen, Atropin) steigern die Pulsfrequenz beträchtlich. Die Erfahrungen des Krieges haben gelehrt, daß auch sehr hohe Pulzfrequenz kein Zeichen von verminderter Leistungsfähigkeit des Herzens zu sein braucht. Bei Menschen, die wenig an körperliche Bewegung gewöhnt sind, besteht eine starke

Neigung zu Pulsbeschleunigung, die durch vorsichtige Muskelübungen verringert wird. Bei der Inspiration ist der Puls frequenter als bei der Exspiration. Der Unterschied ist besonders bei Nervösen manchmal sehr auffallend. Erhöhung der Atmungsfrequenz geht regelmäßig mit Steigerung der Pulsfrequenz einher. Ebenso tritt erhöhte Pulsfrequenz beim Fieber und den meisten infektiösen Erkrankungen auf, bei fast allen akuten und chronischen Erkrankungen des Herzens, beim Kropfherzen und der Basedowschen Krankheit. Exzessive Pulsbeschleunigung sieht man bei der sog. paroxysmalen Tachykardie (s. S. 230).

Bradykardie ist eine Verlangsamung der Pulsfrequenz unter 60 Schläge in der Minute. Normalerweise tritt sie vereinzelt bei ganz gesunden Individuen auf (Vagotoniker), häufiger ist sie im Greisenalter und auch in der Rekonvaleszenz nach schweren akuten Erkrankungen. Pathologischerweise tritt sie auf bei manchen Gehirnerkrankungen, besonders Tumoren, Blutungen und Meningitis, ferner bei Ikterus, Bleikolik, manchen Erkrankungen der Bauchorgane und bei einzelnen Herzerkrankungen. Wichtig ist bei Bradykardie stets die genaue Kontrolle des Herzschlags, denn nicht selten ist jene eine scheinbare, indem bei höherer Herzfrequenz eine Anzahl Pulse an der Radialis nicht fühlbar ist. Auch Reizleitungsstörungen des Herzens führen zu symptomatischer Bradykardie. Den sichersten Aufschluß über die Art und Genese der Störung gibt die Aufzeichnung des Herzspitzenstoßes, des Arterien- und Venenpulses und das Elektrokardiogramm.

Von den einzelnen Qualitäten des Pulses unterscheidet man nach der Fülle des Arterienrohrs und der Höhe des Anschlags einen Pulsus magnus und parvus. Die Höhe hängt wohl in erster Linie von der Größe des in die Arterie geworfenen Blutquantums, des Schlagvolumens ab; indes spielen dabei auch die Kraft der Herzaktion und besonders die Spannung der Arterienwandungen mit. Es ist also auch bei der Bewertung dieses Symptoms eine Reihe von verschiedenen Faktoren mit abzuschätzen. Einem kleinen Puls wird häufig ein kleines Schlagvolumen entsprechen; aber auch hier wirkt neben der Herzkraft der Spannungszustand der Gefäße. Daß durch abnormen Gefäßverlauf eine Kleinheit des Pulses vorgetäuscht werden kann, wurde oben schon erwähnt.

Wenn der Puls rasch unter den Fingern ansteigt, und schnell wieder schwindet, spricht man von einem schnellenden Puls (Pulsus celer). Dieser tritt bei rascher, kräftiger Herzkontraktion bei leicht dehnbaren Arterien und guter Abflußmöglichkeit auf; also auch hier eine Mehrzahl von Ursachen. Bei der Aortenklappeninsuffizienz sind diese Bedingungen am ausgesprochensten, aber auch in fieberhaften Zuständen findet man den Pulsus celer fast regelmäßig. Im Gegensatz dazu steht der Pulsus tardus, der langsam ansteigt und langsam wieder abschwillt und besonders bei Aortenstenose und bei engen Arterien beobachtet wird.

Ein Puls ist gespannt (durus), wenn man relativ viel Kraft aufwenden muß, um ihn zu unterdrücken. Man prüft diese Pulsqualität am besten so, daß man den 2. und 3. Finger beider Hände auf die A. radialis auflegt und feststellt, welcher Druck der proximal aufgelegten Finger notwendig

ist, um unter den Fingern der distal aufgelegten Hand den Radialpuls zum
Verschwinden zu bringen. Man gewinnt dadurch einen subjektiven
Eindruck von dem herrschenden Blutdruck. Das Gegenteil des Pulsus
durus ist der Pulsus mollis.

Als eine häufig vorkommende Eigenschaft verdient noch die Dikrotie
(Doppelschlägigkeit) des Pulses hervorgehoben zu werden, die sich durch
eine bemerkenswerte Größe einer der Hauptwelle bald folgenden sekundären
Erhebung auszeichnet; letztere kann zuweilen der primären fast gleich kommen.
Im Fieber beobachtet man diesen Dikrotismus am häufigsten, wohl begünstigt
durch die frequente Herztätigkeit und die Erschlaffung der Gefäßwand. Die genaue Entstehung dieser zweiten Welle ist noch strittig; früher
bezeichnete man sie auch als Klappenstoßwelle und schrieb sie einer positiven
Welle zu, die dem Klappenschluß ihre Entstehung verdanke; jetzt nehmen
viele an, daß sie durch Reflexion an der Peripherie zustande komme.

Als Pulsus paradoxus wird ein Puls bezeichnet, der beim Inspirium
schwächer oder unfühlbar wird. Die Wahrnehmung der einzelnen Pulseigenschaften und ihre richtige Abschätzung durch die Palpation ist recht schwierig;
nur große Übung und lange Erfahrung am Krankenbett vermögen darin eine
gewisse Sicherheit zu geben. Für viele Fälle ist die Aufschreibung nicht zu
entbehren (s. u. S. 36).

Kapillar-
puls

Wie schon früher erwähnt, erlischt die Pulsbewegung in den kleinen Arterien
und Kapillaren; doch sieht man unter Umständen bei starker Erschlaffung
der Gefäßwände auch deutlich einen Kapillarpuls (Quincke). Bei Pneumonie ist beispielsweise ein solcher am Handrücken nicht selten wahrnehmbar, ebenso bei manchen Fällen von Aorteninsuffizienz, ferner im Elek-
trischlichtkastenbad usw. Man prüft auf diese Erscheinung, indem
man die Kapillaren an der Stirne durch Reiben erweitert oder am Handrücken durch Fingerdruck eine Stelle anämisch macht oder den Nagel
eines Fingers so drückt, daß er teilweise blaß wird, oder indem man
die Lippe so zwischen Zeigefinger und Daumen faßt, daß das Lippenrot
zum Teil weiß erscheint. Der Kapillarpuls ist dann an der Grenze zwischen dem durchbluteten und dem blassen Bezirk synchron mit
dem Arterienpuls zu beobachten.

Bei jedem Fall ist der Puls auf alle Qualitäten gleichzeitig zu prüfen, was
dem Geübten bei kürzestem Betasten gelingt. Nimmt man alle diese tast-
baren Eigenschaften zusammen, so geben sie sehr oft einen guten vorläufigen
Einblick in die Zirkulationsverhältnisse; doch muß man sich davor hüten,
zu weit gehende Verallgemeinerungen auf den örtlichen Befund an der
Radialarterie aufzubauen.

Die spezielle Beschreibung der Verhältnisse bei den einzelnen Formen der
Pulsirregularität wird in einem besonderen Kapitel erfolgen (s. S. 71).

Auskulta-
tion der
Arterien

Die Auskultation der Arterien ist von geringer Wichtigkeit; normalerweise hört man nur über den Carotiden einen systolischen und diastolischen
Ton; der erstere kommt durch die Ausdehnung der Arterienwand zustande,
der zweite ist der fortgeleitete Aortenklappenton, daher pflegt er beispielsweise
bei der Aortenklappeninsuffizienz auch zu schwinden. In krankhaften
Zuständen, besonders bei letzterer Erkrankung, hört man auch über den kleineren

Arterien einen lauten Ton bei der Ausdehnung der Gefäße, über der A. cruralis sogar mehrere Töne; auch Geräusche sind dann zuweilen wahrnehmbar. Weitere Einzelheiten darüber werden später in den betreffenden Kapiteln erörtert.

Die Venen am Hals sind beim gesunden Menschen nur als dünne blaue Stränge sichtbar, die zuweilen bei Anstrengungen mit heftiger Exspiration stärker hervortreten, auch bei Rückenlage mehr gefüllt sind. Bei Herzkranken fallen sie häufig durch ihre pralle Füllung und durch Bewegungserscheinungen auf. Einer genauen Analyse sind diese nur in den wenigsten Fällen durch Inspektion oder Palpation zugänglich; der Geübte kann zuweilen durch

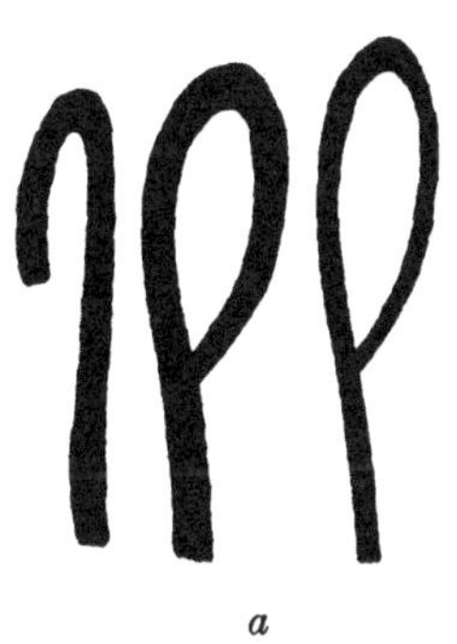

a

normal.

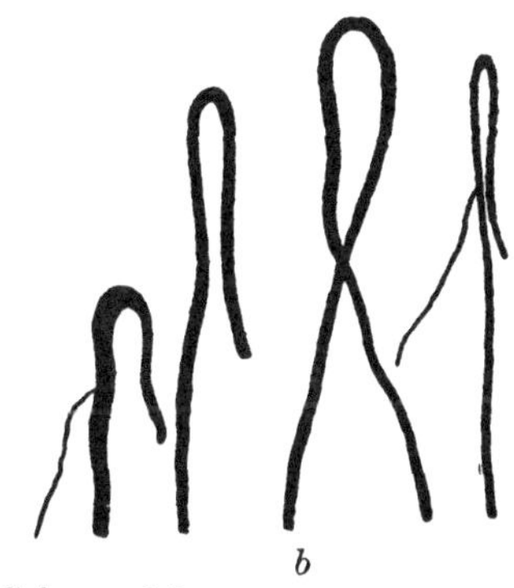

b

Schrumpfniere nach Arterioklerose.

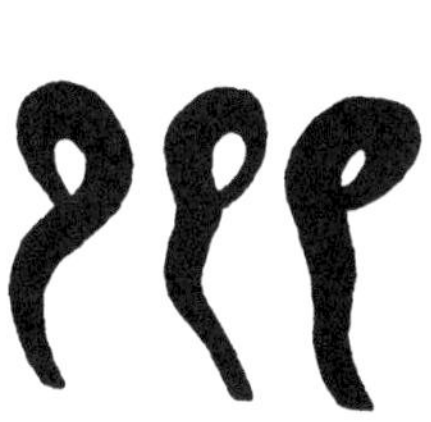

c

Diabetes mellitus.

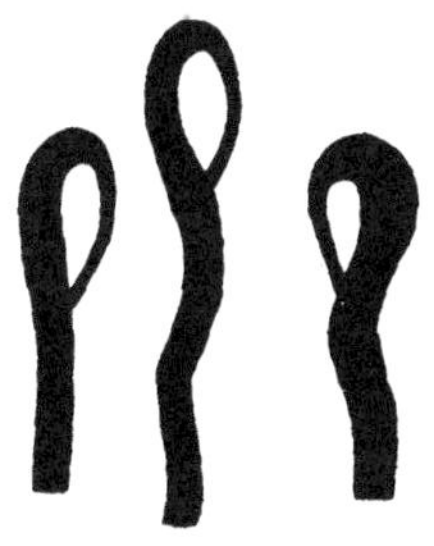

d

Stauung.

Abb. 21. Kapillarschlingenformen nach WEISS.

Vergleich mit der Carotis feststellen, ob die Pulsationen gleichzeitig mit derselben oder früher erfolgen. Erleichtert wird das, wenn man sich eines einfachen Apparates bedient, den VOLHARD angegeben hat. Derselbe besteht aus zwei kleinen, nebeneinander auf einem Brett befestigten Manometern, die mit verschieden gefärbter Flüssigkeit gefüllt sind. Mit jedem derselben ist ein Gummischlauch verbunden, der am freien Ende einen kleinen Trichter trägt; den einen setzt man auf die Carotis, den anderen auf die Vene und kann dann leichter das Verhältnis der Bewegungen in den Gefäßen nach den Pulsationen der Manometer beurteilen. Zu einer sicheren Diagnose wird man meist die Aufzeichnung durch geeignete Apparate nicht entbehren können (s. S. 36).

Von den auskultatorischen Erscheinungen über den Venen ist das sog. Nonnensausen beachtenswert, das man besonders deutlich bei Chlorotischen und Anämischen über den großen Halsvenen hört; indes kommt es auch bei anderen Erkrankungen vor, hat also keine besondere diagnostische Bedeutung. Man muß es kennen, weil durch dasselbe zuweilen Herzgeräusche vorgetäuscht werden können (SAHLI).

Kapillar-
mikroskopie

In neuerer Zeit sind auch die Hautkapillaren einer direkten Untersuchung zugänglich gemacht worden. Nach LOMBARDS Vorgang haben OTFR. MÜLLER und seine Schüler, besonders WEISS, ein Verfahren ausgearbeitet, das erlaubt, die Kapillaren in der durch Zedernöl homogen gemachten Haut bei Beleuchtung durch eine starke Lichtquelle direkt zu mikroskopieren. Abbildung 21 zeigt, daß die Methode greifbare Resultate gibt, und daß die Kapillaren sich bei verschiedenen Krankheiten verschieden verhalten.

Die letzten kapillarmikroskopischen Untersuchungen, vor allem von NIEKAU, legen großen Wert auf die Beobachtung der Blutströmung in den Kapillarschlingen und ergeben ebenfalls wichtige Resultate.

f) Die graphischen Methoden.

Graphische
Methoden

Die Bewegungserscheinungen am Herzen und an den Gefäßen sind für die Inspektion und Palpation zu einem Teil nur unvollkommen wahrnehmbar,

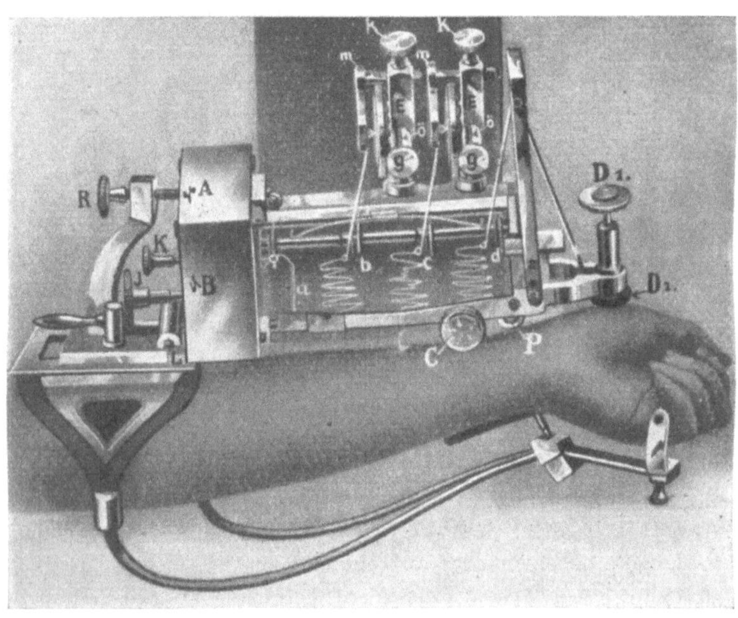

Abb. 22. Pansphygmograph nach JAQUET.

ein viel getreueres Abbild derselben, wie es zur sicheren Diagnose unerläßlich ist, liefert die graphische Aufzeichnung, welche in neuerer Zeit ganz besonders ausgebildet worden ist.

Am längsten wird die Aufzeichnung des Arterienpulses geübt. Das Prinzip des Pulszeichners (Sphygmograph) besteht darin, daß eine federnde Pelotte auf die Arterie, meist die Radialis, aufgesetzt wird und ihre Exkursionen auf einen Schreibhebel überträgt, der dieselben dann auf eine rotierende berußte

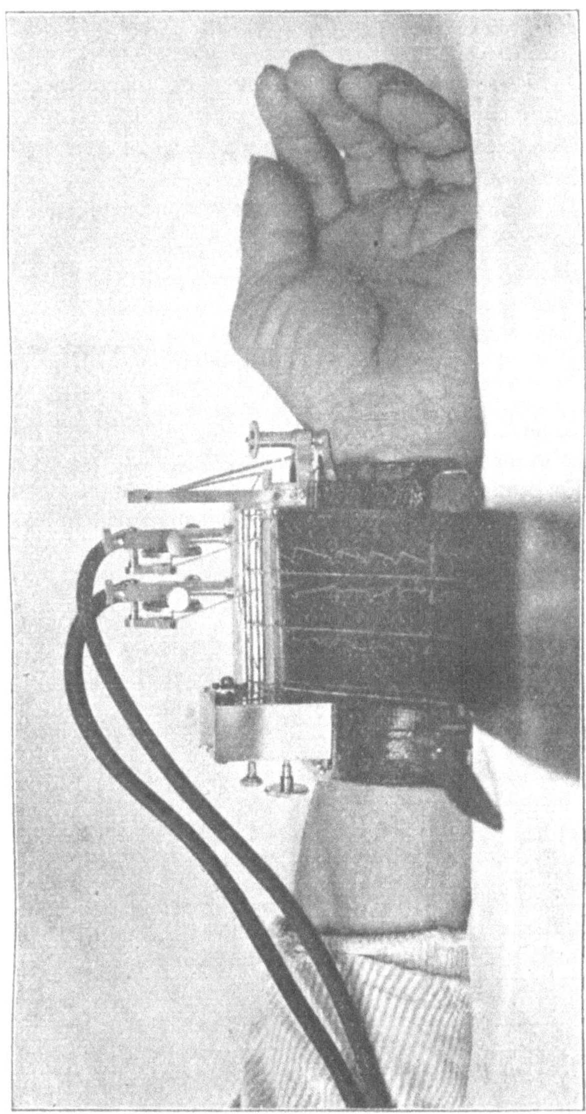

Abb. 23. Sphygmokardiochromograph nach Jaquet. (Links: Vene, mitte: Spitzenstoß, rechts: Radialis).

Trommel aufzeichnet. Marey hat zuerst einen sehr brauchbaren Apparat konstruiert, der in der Neuzeit vielfach, vor allem durch v. Frey, Dudgeon und besonders Jaquet modifiziert wurde.

Die Aufzeichnung des Spitzenstoßes geschieht meist durch einen geeigneten Aufnahmetrichter, der auf die Gegend des Spitzenstoßes aufgesetzt wird und durch einen Gummischlauch mit dem Schreibhebel verbunden ist. Die erschütterte Luft im Schlauch vermittelt hier die Übertragung der Bewegung. Auch eine mit dem Schreibhebel verbundene federnde Pelotte kann benutzt werden.

Apparate

Der gebräuchlichste und handlichste Apparat ist der Pansphygmograph von JAQUET, welcher ebenfalls nach dem Prinzip der Luftübertragung hergestellt ist; er ist so eingerichtet, daß gleichzeitig drei Bewegungen, also z. B. von Spitzenstoß, Radialis und Jugularvene aufgezeichnet werden können. Dadurch, daß die Schreibhebel genau übereinander angeordnet sind und die Zeit gleichzeitig durch ein Uhrwerk markiert wird, ist es mit Leichtigkeit ermöglicht, die sich gleichzeitig vollziehenden Bewegungen in den Kurven zu erkennen und sie zeitlich auszuwerten.

Viel gebraucht wird auch der von MACKENZIE angegebene Polygraph, der gleichzeitig zwei Bewegungen aufzuzeichnen erlaubt.

Wesentlich sicherere Resultate gibt der Spiegelsphygmograph von O. FRANK: auf die Arterie wird eine Pelotte gesetzt, deren Bewegungen durch einen Gummischlauch auf eine feine Membran übertragen werden. Auf diese Membran ist ein kleines Spiegelchen aufgestellt, von dem ein Lichtstrahl reflektiert wird, der alle Bewegungen der Membran und des Spiegelchens genau mitmacht; der reflektierte Lichtstrahl wird auf einen Spalt geleitet, hinter dem ein lichtempfindliches Papier rotiert, auf dem sich die Bewegungen der Arterie genau aufzeichnen. Die Resultate mit diesem Apparat sind nach den Erfahrungen der ROMBERGschen Klinik ausgezeichnet, doch ist der Apparat für den praktischen Gebrauch wohl zu umständlich.

Reichliche Übung im Gebrauch und besonders eine genaue Kenntnis der möglichen Fehlerquellen muß von jedem verlangt werden, der mit diesen graphischen Methoden arbeitet, sonst sind falsche Kurven und Schlüsse unvermeidbar; v. FREY hat mit Recht auf die zahlreichen Unsicherheiten hingewiesen, die auch den besten dieser Apparate anhaften, und die nur durch große Übung vermindert werden können. Nachdem wir jetzt durch die Untersuchungen mit der O. FRANKschen Methode fehlerfreie Kurven erhalten haben, sind wir in der Lage, an den mit den einfacheren Apparaten gezeichneten Kurven zu unterscheiden, was richtig und was durch die Eigenschaften jener Apparate fehlerhaft gezeichnet ist. Daher sind diese an sich nicht idealen Kurven praktisch und klinisch für uns ebenso brauchbar wie die Resultate der Perkussion, seit wir sie durch Fernaufnahme oder Orthodiagraphie kontrollieren und exakter gestalten können.

Kardiographie.

Kardiogramm

Die Aufzeichnung des Herzspitzenstoßes ergibt keine einheitliche Kurve. Die meisten gut gelungenen haben die Form eines Trapezes, andere die eines Dreiecks. Kurz vor dem Anstieg befindet sich dann noch eine kleine Erhöhung, die man der Vorhofskontraktion zuschreibt. Die spitzwinkeligen Kurven sind wohl meist durch Schleuderung entstellt. Irgendwelche diagnostische Schlüsse lassen sich aus dem Kardiogramm allein nicht ziehen, weil wir seine Beziehungen zu den einzelnen Phasen der Herztätigkeit nicht kennen. Eine Deutung desselben ist möglich, wenn man gleichzeitig die Carotis aufzeichnet oder nach der MARTIUSschen Markiermethode die

Stelle bezeichnet, wo die Herztöne gehört werden; wenn das Verfahren auch nicht sehr exakt ist, so haben doch Nachuntersuchungen mit feineren Methoden den Beweis erbracht, daß die Lage der Töne doch meist richtig angegeben wird.

Man unterscheidet zuerst die kleine Zacke a vor dem aufsteigenden Schenkel, die, wie oben erwähnt, der Vorhofskontraktion entspricht, dann den aufsteigenden Teil der Kurve 1—2, der bis zum Beginn des Carotisanstiegs reicht; es ist die sog. Verschlußzeit oder Anspannungszeit des Herzens, wobei letzteres sich über seinem Inhalt zusammenzieht, bis der Aortendruck überwunden ist und der Ventrikel sich entleert. Innerhalb dieser Zeit hört man den 1. Ton. Auf die Verschlußzeit folgt die Austreibungszeit, welche den flachen Teil der Kurve und einen kleinen Teil des absteigenden Schenkels umfaßt bis zu dem Punkte, wo der 2. Ton gehört wird: 2—3; dieser entspricht in

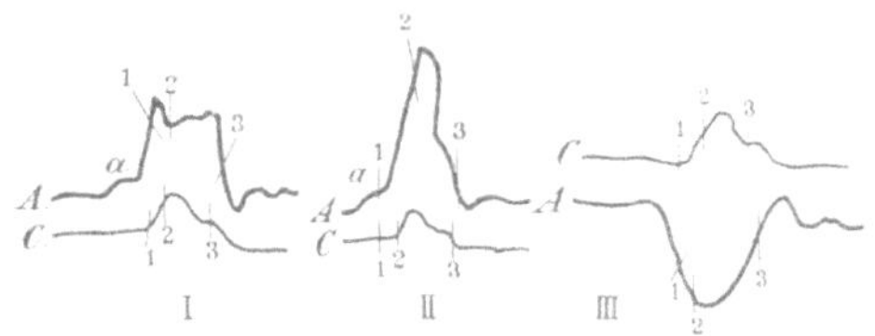

Abb. 24. Die verschiedenen Formen des Spitzenstoßes. A Apex cordis, C Carotis, a Vorhofzacke. (Nach A. Hoffmann.)

der Carotiskurve meist dem Beginn der Rückstoßelevation. Demnach hat man in der Kurvenstrecke der Carotis, welche bis zum Beginn der dikroten Erhebung reicht, ein gewisses Maß für die Dauer der Austreibungszeit des Herzens. Von dort ab beginnt dann die Diastole der Ventrikel.

Die Ausmessung der einzelnen Teile des Kardiogramms kann in manchen pathologischen Fällen von Vorteil sein und besonders interessante Aufschlüsse über die verschieden lange Dauer der Verschlußzeit geben, die sich in manchen Schwächezuständen des Herzens findet. Voraussetzung ist, daß die Aufnahme ganz korrekt ist; es muß die Pelotte ganz genau dem sich vorwölbenden Teil der Brustwand aufgesetzt werden; geringe Verschiebungen können die Kurve durch unter der Spitzenerhebung sich einstellende Senkungen derartig entstellen, daß jede Deutung illusorisch wird. Auch ist darauf zu achten, daß Schleuderungen des Schreibhebels vermieden werden, was nicht immer ganz leicht ist.

Eine durch ihre Form charakteristische Kurve gibt der negative Spitzenstoß, bei dem statt der Erhebung eine Senkung sich findet; am häufigsten sehen wir denselben bei der adhäsiven Perikarditis (Brauer, s. III der Abbildung 24).

Die andern über dem Herzen sichtbaren Bewegungen können durch den Kardiographen ebenfalls aufgezeichnet, und durch gleichzeitige Registrierung des Spitzenstoßes oder der Carotis kann auch die Entstehungsart sicher gestellt werden. So folgen die Bewegungen im rechten 2. Interkostalraum dem Spitzenstoß eine kleine Weile nach und müssen daher der Aorta zugeschrieben werden; die Erhebungen im 2. linken Interkostalraum sind entweder gleichzeitig mit dem Spitzenstoß und rühren dann von dem Conus arteriosus des rechten Ventrikels her, oder sie folgen kurz hinterher und sind auf die Art. pulmonalis zu beziehen.

Auf eine ingeniöse Art hat man neuerdings die Pulsationen des linken Vorhofs vom Ösophagus aus aufgezeichnet, von einer Stelle desselben, Ösophago-
kardio-
gramm die dem linken Vorhof unmittelbar anliegt. Man macht das in der Weise, daß man über das untere Ende des Magenschlauches eine Gummiblase bindet und diesen dann in den Magen einführt. Man bläst hierauf durch das obere Ende die Gummiblase auf und zieht den Schlauch langsam in den Ösophagus zurück bis zu der Stelle, von der man die deutlichsten Ausschläge erhält, welche durch eine mit dem oberen Ende des Schlauchs in Verbindung gesetzte Schreibvorrichtung aufgezeichnet werden. Die betreffende Stelle liegt etwa 8—9 cm oberhalb der Kardia. Man erhält so in der Kurve den Ausdruck der Bewegungen des linken Vorhofs. MINKOWSKI und E. RAUTENBERG haben sich um die graphische Darstellung und Deutung dieser Kurven besondere Verdienste erworben. Die Methode wurde von EDENS mit dem O. FRANKschen Spiegelsphygmographen kombiniert und dadurch wesentlich verbessert.

Pneumokardiogramm CREMER und MATTHES haben endlich versucht, die durch die Herzbewegungen verursachten Erschütterungen der Luft in der Trachea in Form des Pneumokardiogramms aufzuzeichnen. Auch diese Methode wird, wenn sie weiter ausgebaut wird, wichtige Aufschlüsse über die Bewegungsvorgänge am Herzen geben können.

Die Sphygmographie

Sphygmogramm gibt den Druckablauf in den Arterien zeitlich ziemlich genau wieder; über die Größe desselben lassen sich indes keine sicheren Schlüsse ziehen.

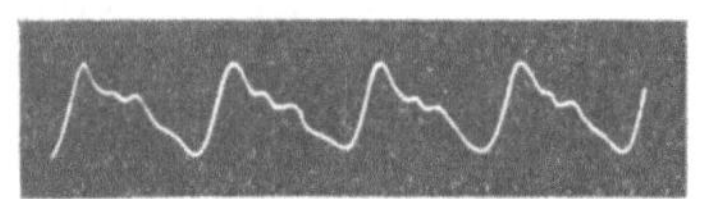

Abb. 25. Normaler Puls. (A. radialis). (Nach KÜLBS.)

Wir unterscheiden an der Kurve einen steil ansteigenden (anakroten) Schenkel und einen flachen, abfallenden (katakroten), welch letzterer durch mehrere kleinere Erhebungen unterbrochen ist; von diesen fällt eine meist durch ihre Größe auf, die sog. dikrote Welle. Ihre Entstehung verdankt sie dem Rückstoß des Blutes gegen die Aortenklappen und einer dadurch bewirkten zentrifugalen Welle; die kleineren werden als Elastizitätselevationen aufgefaßt.

Das Pulsbild wechselt nach den verschiedenen Qualitäten des Pulses.

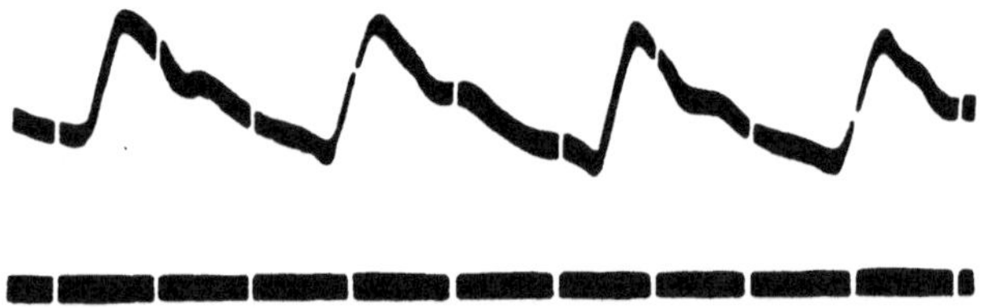

Abb. 26. Normaler Radialispuls. (Nach O. FRANK.)

Der Pulsus celer, welcher meist auch altus ist, zeigt eine sehr steil ansteigende und schnell abfallende Kurve, wie sie für Aorteninsuffizienz charakteristisch ist.

Beim gespannten Puls (Pulsus durus) steigt die Kurve flacher an, der Gipfel ist weniger spitz und ebenso ist der absinkende Schenkel flacher;

es treten bei ihm die Elastizitätselevationen stärker hervor, während beim weichen Puls dieselben geringer sind, dagegen die dikrote Welle stärker hervortritt.

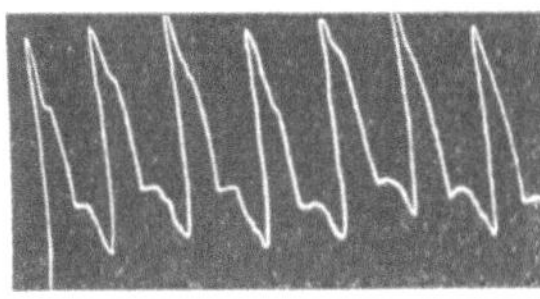

Abb. 27.
Pulsus celer. (Nach Külbs.)

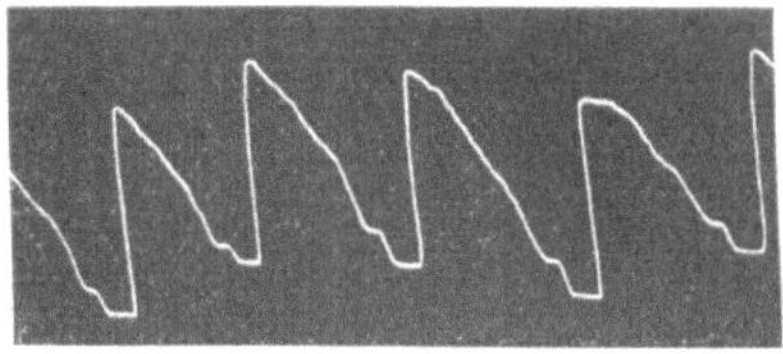

Abb. 28. Pulsus durus bei stark gespannter Arterie. (Nach Külbs.)

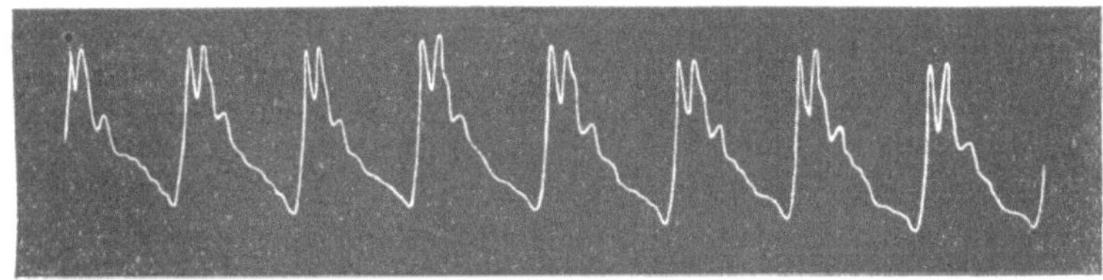

Abb. 29. Pulsus altus magnus tensus. (Nach Geigel.)

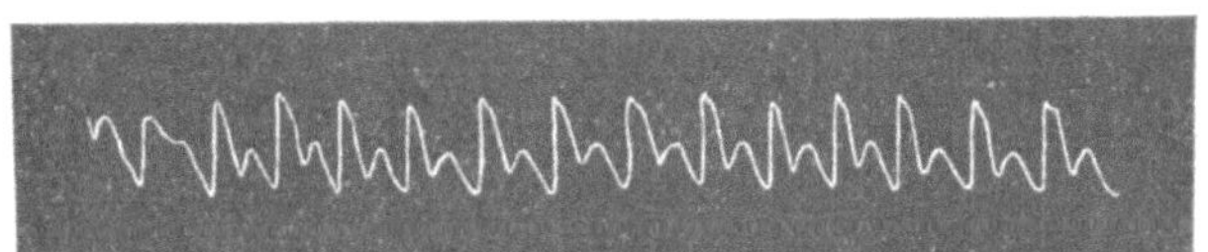

Abb. 30. Pulsus mollis (unterdikrot). (Nach Geigel.)

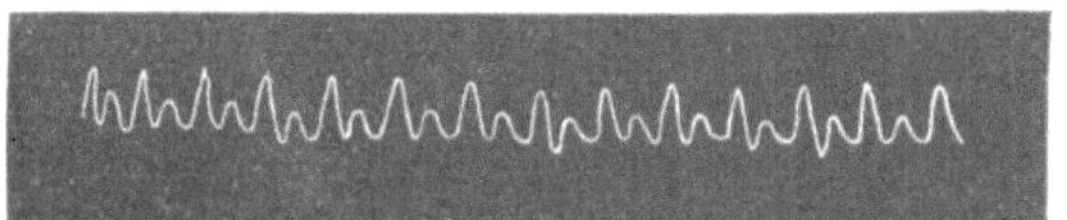

Abb. 31. Pulsus mollis (dikrot). (Nach Geigel.)

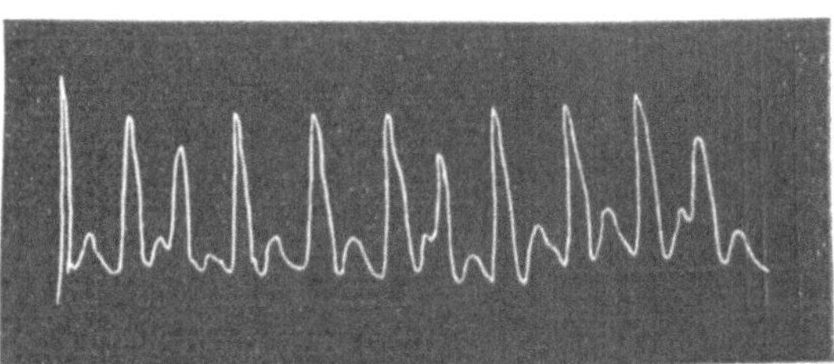

Abb. 32. Unterdikroter Puls. (Nach Geigel.)

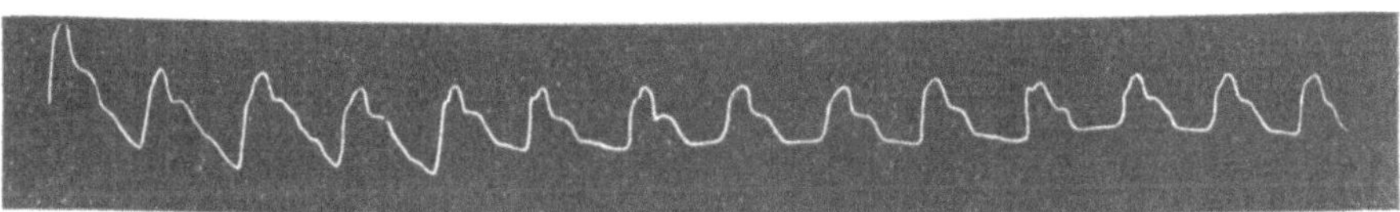

Abb. 33. Anakroter Puls. (Nach Geigel.)

Besonders im **Fieber**, wo der Gefäßtonus nachläßt, tritt die dikrote Welle häufig so stark auf, daß sie der Hauptwelle an Größe wenig nachsteht, man spricht dann von einem **dikroten Puls** (s. Abb. 25—33).

So prägnant diese Pulsbilder auch häufig erscheinen, so soll man doch in den Schlußfolgerungen aus der Gestalt auf die Herztätigkeit und Pulsqualität vorsichtig sein, da diese bei nicht ganz exakter Schreibung verzerrt wiedergegeben wird. Dagegen gibt der Pulszeichner über Frequenz und Rhythmus, besonders wenn zugleich die Zeit markiert wird, ganz genaue Auskunft. Bei Beurteilung des unregelmäßigen Pulses ist die Aufschreibung daher von ausschlaggebendem Wert, was in einem späteren Kapitel gezeigt wird (s. S. 71).

Die Phlebographie.

Technik

Zur Deutung des Venenpulses ist die Aufschreibung meist unerläßlich. Sie wird am besten vorgenommen von dem Bulbus der Vena jugularis, nahe dem proximalen Ende der Klavikula; nur bei stärkerer Füllung der Venen ist die Aufnahme auch von der Vena jugularis interna oder externa möglich. Man setzt dabei sanft, die Luft abschließend, auf die betreffende Stelle ein kleines Trichterchen aus Glas oder Metall, von dem ein Gummischlauch zu dem Schreibhebel des JAQUETschen Apparats führt; auch hier gibt der O. FRANKsche Spiegelsphygmograph die exaktesten Kurven. Gleichzeitig muß entweder die Carotis oder der Spitzenstoß aufgezeichnet werden, um eine richtige Erkenntnis der Beziehungen zu den einzelnen Phasen der Herztätigkeit zu ermöglichen. Die Aufschreibung der Radialis genügt bei regelmäßigem Puls ebenfalls, bei ausgesprochener Arhythmie macht die Verspätung derselben gegenüber der Herztätigkeit der Deutung Schwierigkeiten; gleichzeitige Zeitmarkierung ist von größtem Vorteil. Am besten geschieht die Aufnahme in Rückenlage und möglichst bei angehaltenem Atem.

Man erhält so bei Gesunden eine Kurve mit mehreren Erhebungen und Einsenkungen, deren Deutung am leichtesten ist, wenn man den gleichzeitigen Druckablauf im linken Ventrikel, im rechten Vorhof, an der Carotis und an der V. jugularis kennt. In der beistehenden Figur von LEWIS sind alle diese Kurven eingetragen und die zeitlich zusammenfallenden

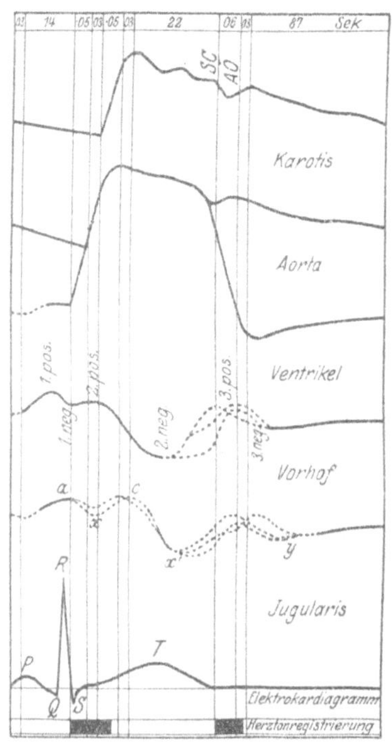

Phlebogramm

Abb. 34. Schema der Druckschwankungen in den Herzkammern und deren zeitliche Beziehungen zu Karotis-, Aorta-, Jugulariskurven, Elektrokardiogramm und Herztönen. (Nach LEWIS.)
SC-Linie = Seminularklappenschluß, *AO*-Linie = Öffnung der atrioventrikulären Klappen.

Punkte durch Ordinaten kenntlich gemacht. Außerdem finden sich in ihr noch ·das Elektrokardiogramm und die Herztöne eingetragen, so daß deren zeitliche Beziehungen ebenfalls ersichtlich sind.

Die normale Kurve beginnt mit einer positiven Welle *a*, deren Ent- Deutung stehung durch die Kontraktion des Vorhofs und der dadurch bewirkten Rückstauung des Bluts in den großen Venen nach der Meinung aller Autoren zu erklären ist. Darauf folgt eine tiefe Einsenkung *x*, welche in der Hauptsache bedingt ist durch die Ansaugung des Blutes durch die entleerten und nun erschlafften Vorhöfe, welche noch vermehrt wird durch die Herabziehung des atrioventrikulären Septums bei der nun beginnenden Kammerkontraktion. Darauf folgt wieder eine Erhebung *v*, welche ihre Entstehung in der Hauptsache der Stauung des Bluts

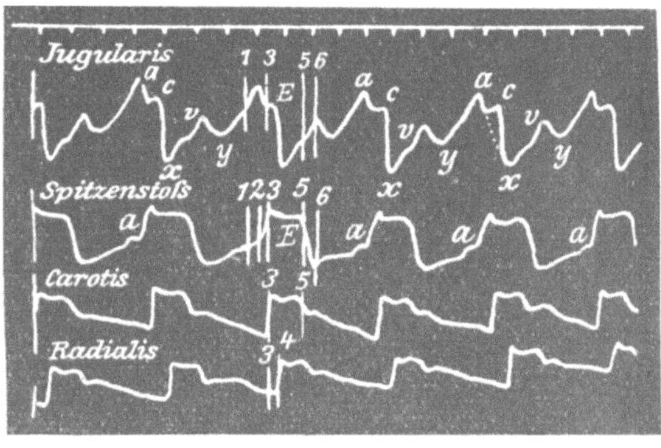

Abb. 35. Kurven des Spitzenstoßes des Jugularis-, Carotis- und Radialpulses. Die senkrechten Linien repräsentieren die folgenden Vorgänge: *1* Beginn der Vorhofssystole, *2* Beginn der Kammersystole, *3* Auftreten des Pulses in der Carotis, *4* Erscheinen des Pulses in der Radialis, *5* Schluß der Semilunarklappe, *6* Öffnung der Trikuspidalklappen. (Nach MACKENZIE.)

im Vorhof während der Ventrikelsystole verdankt. Nun folgt wieder eine tiefere Senkung.

Außer diesen beiden Haupterhebungen treten häufig noch einige kleinere hervor, deren Deutung noch strittig ist, und die in ihrer Lage auch wechseln können, was in dem obigen Schema durch die gestrichelte Kurve angedeutet ist. So folgt bald hinter *a* fast stets eine kleine Zacke *c*, die nach MACKENZIE von einem Stoß durch die benachbarte Carotis herrühren soll, nach HERING aber der Ausdruck einer kurzen Stauung des Venenbluts ist, welche durch den Schluß der Atrioventrikularklappen bedingt ist. Letztere Deutung trifft wohl für die meisten Fälle zu. Die Welle ist wichtig als Ausdruck der beginnenden Ventrikelkontraktion. Auch die *v*-Welle zeigt manchmal zwei Erhebungen (*v-s* und *v-d* Welle genannt), deren erste nach HERING eine Ventrikelstauungswelle ist, bedingt durch die größere Abflußbehinderung der Venen bei fortschreitender Kontraktion der Ventrikel und gesteigerter Füllung der Vorhöfe; die zweite soll durch das Heraufrücken der Atrioventrikulargrenze im Beginn der Diastole zustande kommen. Die gleichzeitigen Bewegungen an Spitzenstoß, V. jugularis, Carotis und A. radialis treten sehr klar hervor in der beistehenden Kurve, Abb. 35 von MACKENZIE.

Die Bezeichnungen des nach O. FRANK aufgezeichneten Venenpulses zum Arterienpuls und den Herztönen gibt die folgende Abbildung wieder (Abb. 36).

Zum Vergleich diene das Schema Abb. 37 des Venenpulses nach WENCKEBACH. Wie aus der vorstehenden Deutung der Venenkurve ersichtlich ist, kommen in dem Phlebogramm die Tätigkeit des rechten Vorhofs und rechten

Ventrikels zum prägnanten Ausdruck, wie wir aus dem Bilde des Arterienpulses auf die Funktion des linken Ventrikels schließen. Störungen in der Stärke der Vorhofkontraktion, in ihrem zeitlichen Verhältnis

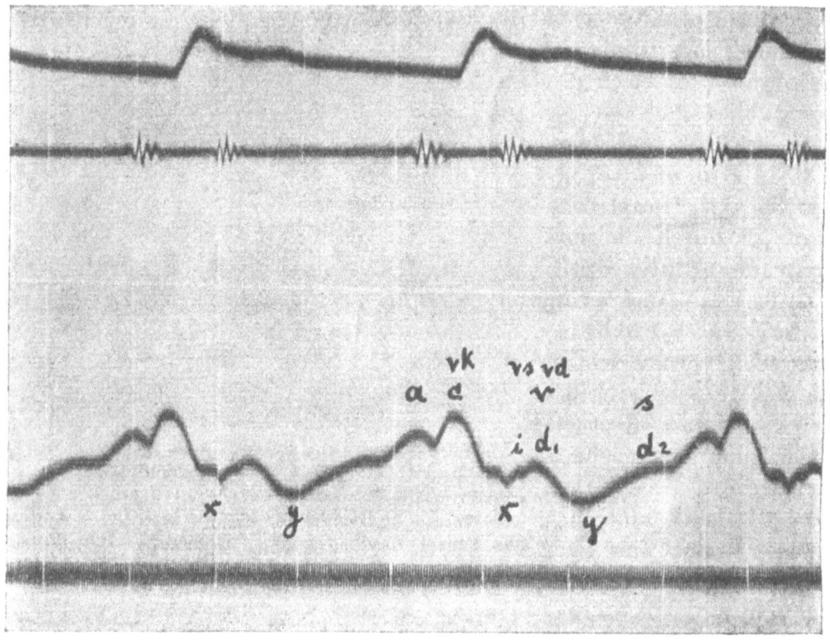

Abb. 36. Sphygmogramm des arteriellen Pulses (oben), der Herztöne und des Venenpulses. (Nach Ohm.)

zu den übrigen Abschnitten des Herzens, besonders zum rechten Ventrikel, ferner Störungen in der Funktion der Atrioventrikularklappen und des rechten Herzens kann der Kundige aus einer exakt aufgenommenen Venenkurve häufig sicher diagnostizieren; es gehört dazu allerdings eine Beherrschung

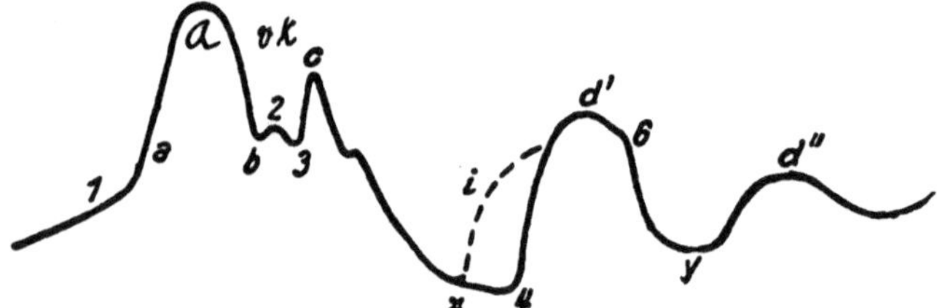

Abb. 37. Schema des Venenpulses. (Nach Wenckebach.)

der Technik und eine große Erfahrung in der Deutung der Kurven, über deren Einzelheiten selbst die hervorragendsten Kenner (Mackenzie, Wenckebach, Hering) nicht ganz einig sind. Die Kurven zeigen auch vielfach nicht die einfache Form des obigen Schemas, sondern haben je nach der Blutfülle der Venen und der Stärke der Atmung eine recht verschiedene Gestalt. Unser

Verständnis vieler pathologischer Herzstörungen hat durch das Studium der Venenkurven eine ganz bedeutende Vertiefung erfahren, wie nachher bei dem Studium der Arhythmien gezeigt wird.

Bei sehr starker venöser Stauung, besonders bei Trikuspidalinsuffizienz, tritt nicht selten eine Pulsation der Leber ein, die in ihrer Entstehung denselben Bedingungen, wie der Venenpuls unterworfen ist, und deren Studium auch manchmal ähnliche Schlüsse wie letzterer erlaubt (Lebervenenpuls).

Die Elektrokardiographie.

Die neueste Untersuchungsmethode, die Elektrokardiographie, benutzt die bei der Herztätigkeit entstehenden elektrischen Erscheinungen zur Diagnose.

Wie aus der Physiologie bekannt ist, verhält sich bei der Tätigkeit des quergestreiften Muskels der in Erregung befindliche Teil elektro-negativ zu dem ruhenden. Ebenso verhält sich auch im Experiment das freiliegende Herz bei seiner Kontraktion; durch Ableitung von Basis und Spitze mittels geeigneter Instrumente sind diese Stromschwankungen — die sog. Aktionsströme — deutlich zu zeigen.

Auch beim Menschen sind diese bei der Tätigkeit des Herzens entstehenden elektrischen Erscheinungen nachweisbar. WALLER stellte fest, daß die der Herzbasis benachbarten Körperpartien die diesen zukommenden elektrischen Spannungen aufweisen, und umgekehrt die der Herzspitze nahegelegenen die dieser entsprechenden. Durch Ableitung von der Körperoberfläche lassen diese sich vermittelst feiner Galvanometer nachweisen.

Das beistehende Schema von WALLER zeigt die Verteilung der elektrischen Spannungen am Menschen, woraus sich schon der Ableitungsmodus für Basis und Spitze ergibt (Abb. 38).

Bedeutungsvoll für die Klinik wurde diese Tatsache erst durch die Arbeiten von EINTHOVEN, dem es gelang durch das von ihm modifizierte Saitengalvanometer einen für die Aufzeichnung dieser Aktionsströme des menschlichen Herzens brauchbaren Apparat zu schaffen. Er besteht im Prinzip aus einem starken Elektromagneten, zwischen dessen Polen ein feiner Platindraht gespannt ist, welcher mit den entsprechenden Körperteilen, den Ableitungsstellen, verbunden werden kann; geht nun von letzteren ein elektrischer Strom durch den Draht, so zeigt derselbe nach bekannten Gesetzen Ausschläge, welche im wesentlichen

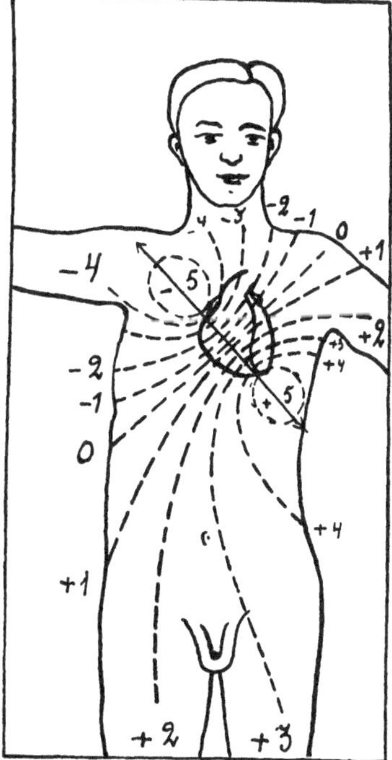

Abb. 38. Schema der vom Herzen ausgehenden Aktionströme. (Nach WALLER.)

von der Stärke des durchfließenden Stromes abhängen, die dann durch eine sinnreiche Vorrichtung auf lichtempfindliches Papier geleitet und dort fixiert werden.

Es würde zu weit führen, den sinnreichen Apparat hier genau in allen Einzelheiten zu beschreiben und seine Anwendung zu schildern; — wer sich darüber orientieren will, findet Genaueres in den unten aufgeführten Lehrbüchern der Elektrokardiographie, wo auch die zahlreichen, vorzugsweise für praktische Zwecke konstruierten, neuen Instrumente beschrieben sind.

Ablei-tungen Die Ableitung der sog. Aktionsströme des Herzens kann nun, wie aus dem obigen Schema schon ersichtlich, entweder von den beiden Armen (Ableitung I) oder vom rechten Arm und linken Bein (Abl. II) oder vom linken Bein und linken Arm (Abl. III) geschehn; in der Regel begnügt man sich mit Abl. I u. II, doch sind die meisten Autoren darüber einig, daß man bei wichtigeren Untersuchungen sich aller drei Ableitungen bedienen muß.

Die bei diesen Ableitungen vermittelst des Saitengalvanometers erhaltene Kurve, das sog. Elektrokardiogramm (E. K.) zeigt, wie EINTHOVEN nachwies, durchweg eine charakteristische Form mit einer Anzahl Erhebungen, die zum Teil nach oben, zum Teil abwärts gerichtet sind (s. Abb. 40).

Abbildung 39 zeigt ein solches normales E.K., wie es durch Ableitung II erhalten wird; die einzelnen Zacken sind von EINTHOVEN mit den nichts präjudizierenden Buchstaben $P. Q. R. S. T.$ bezeichnet worden; von KRAUS und NICOLAI wird P mit A (Vorhofszacke),

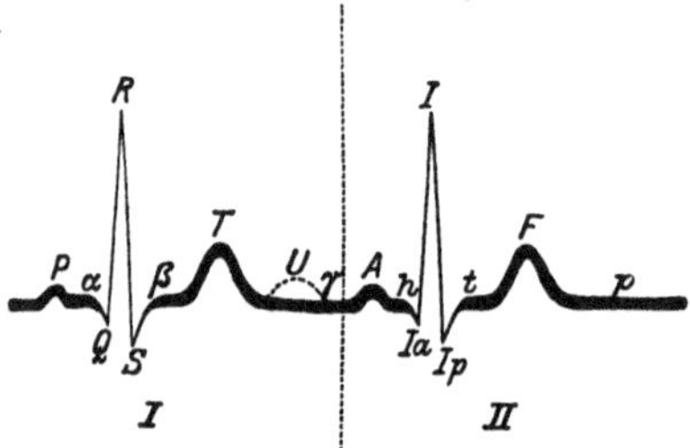

Normales E. K.

Abb. 39. Schema des normalen Elektrokardiogramms, *I*. nach EINTHOVEN, *II*. nach KRAUS-NICOLAI bezeichnet.
Q = Atriumzacke, I = Initialzacke, F = Finalschwankung, h-a = Zeit, in der die Erregung im Hisschen Bündel verläuft, A = Zeit des Verlaufs der Erregung im Treibwerk, P = Herzpause. (Aus KÜLBS, Leitfaden.)

$Q. R. S$ mit $I\,a\,I$ (Initialschwankung), Ip und T mit F (Finalschwankung) bezeichnet; zur Vermeidung von Irrtümern wäre eine einheitliche Benennung wohl zweckmäßiger.

Das zeitliche Verhältnis des E.K. zu den Bewegungen der einzelnen Herzteile, sowie zu dem Puls der Carotis, der Jugularvene und den Herztönen kann aus der schematischen Darstellung nach LEWIS Seite 42 leicht ersehen werden; es ergeben sich daraus schon einige Winke für die Deutung der Kurve. Letztere ist noch in mancher Beziehung strittig, und von einer völligen Einigkeit kann noch keine Rede sein trotz zahlreicher klinischer und experimenteller Arbeiten.

Deutung der Kurve Vor allem muß die Frage beantwortet werden, wovon die Kurve eigentlich der sichtbare Ausdruck ist. Anfangs hatte mancher geglaubt, daß sie im wesentlichen ein Bild der Herzkontraktion gäbe; das ist aber schon aus den zeitlichen Verhältnissen nicht möglich (A. HOFFMANN). Die Kontraktion der Ventrikel setzt ein, nachdem die Kurve schon zum größten Teil abgelaufen ist; es muß also ein Vorgang maßgebend sein, der der Kontraktion vorangeht, und das kann, wie schon früher angedeutet, nur der Erregungsvorgang sein, an den sich die Bewegung des Herzens anschließt. Daß letztere im zweiten Teil des E.K. mit zum Ausdruck kommt, ist wohl anzunehmen.

Im einzelnen deutet man das E.K. folgendermaßen: Die erste Erhebung $P(A)$ entspricht wohl der Erregung und Kontraktion der Vorhöfe, der folgende, horizontale Teil dem Verlauf der Erregung durch das Hissche Bündel zum Ventrikel. Die Zacken $Q. R. S. T.$ entsprechen der Erregung und Zusammenziehung der beiden Ventrikel. Wie sich hier im einzelnen die Vorgänge gestalten, darüber hat man sich auf Grund zahlreicher Tierversuche ein Bild zu machen gesucht, ohne daß man bis jetzt zu einem übereinstimmenden Resultat gekommen wäre.

Nach KRAUS und NICOLAI sollen Erregung und Kontraktion zuerst im Papillarmuskelsystem nahe der Basis beginnen; daher die Bewegung der Kurve nach aufwärts (R). Dann schreiten beide zur Spitze fort (S), und nun folgt eine Kontraktion des gesamten Ventrikels, wobei die Spannungen an Basis und Spitze sich das Gleichgewicht halten, dessen Ausdruck die horizontal verlaufende Linie bis T ist, welch letztere als Ausdruck der Basisnegativität des zuletzt in Tätigkeit befindlichen Herzteils betrachtet wird.

Andere verzichten auf eine so detaillierte Auffassung und sind der Meinung, daß »die Kontraktionswelle sich allseitig durch die Kammern ausbreitet und der in einem Momente durch das Galvanometer gezeigte Potentialunterschied die Resultierende der sämtlichen Potentialunterschiede ist, die in diesem selben Moment zwischen den verschiedenen Teilen des Herzens vorhanden sind« (EINTHOVEN und A. HOFFMANN).

Wenn man die E.K. der verschiedenen Ableitungen vergleicht, wird man durchweg in der Höhe und auch in der Richtung mancher Erhebungen deutliche Unterschiede finden. Manche Zacke tritt in einer Ableitung deutlich hervor, während sie in der anderen nicht vorhanden ist oder ein anderes Vorzeichen hat, wie das in der nebenstehenden Abbildung 40 nach A. HOFFMANN deutlich hervortritt; eine Erklärung dieser Verschiedenheiten zu geben, ist heute noch nicht möglich.

Eine besondere Rolle spielt jedenfalls die Lage des Herzens, da mit deren Änderung die Kurven ganz bedeutende Wandlungen zeigen können; A. HOFFMANN hat besonders darauf hingewiesen und gezeigt, daß manche als Ausdruck pathologischer Herztätigkeit gedeutete Kurven nur durch Änderung der Herzlage zu verstehen sind.

Trotz aller dieser Schwierigkeiten in der Deutung des normalen E.K. können wir doch heute schon auch für praktische, klinische Zwecke manche diagnostische Schlüsse aus Veränderungen der normalen Kurve ziehen.

Man kann aus dem Vorhandensein oder Fehlen der Erhebung P mit einer gewissen Sicherheit auch auf ein gleiches Verhalten der Vorhofskontraktion schließen, die allerdings, wie wir wissen, ein kleines Zeitteilchen später erfolgt; in Fällen von Hypertrophie des Vorhofs, wie bei Mitralstenose, erscheint P sogar häufig recht groß und ausgesprochen. Die Entfernung von P bis Q gibt ein Maß für die Überleitungszeit durch das Hissche Bündel; manchmal fehlt sie fast vollkommen, und dann handelt es sich meist um atrioventrikuläre Kontraktionen, bei Überleitungsstörungen ist sie erheblich verlängert.

Die Zacke R ist der Ausdruck der Erregungsleitung im Ventrikel. Sie zeigt besonders bei den sog. ventrikulären Extrasystolen interessante

Formen, die KRAUS und NICOLAI zuerst am Warmblüterherzen studiert haben; reizten sie nämlich das freiliegende Herz an der Basis, so entstand eine Kurve, deren Erhebung im wesentlichen aufwärts gerichtet war, während bei der Reizung an der Spitze die Kurve unter die Abszisse sich senkt; bei Reizung in der Mitte entstand ein E.K., das zwei kleinere Erhebungen zeigt. (s. Abbildung 41).

Auch beim Menschen werden die gleichen Elektrokardiogramme beobachtet, wobei wir nach Analogie der von KRAUS und NICOLAI beim Tier fest-

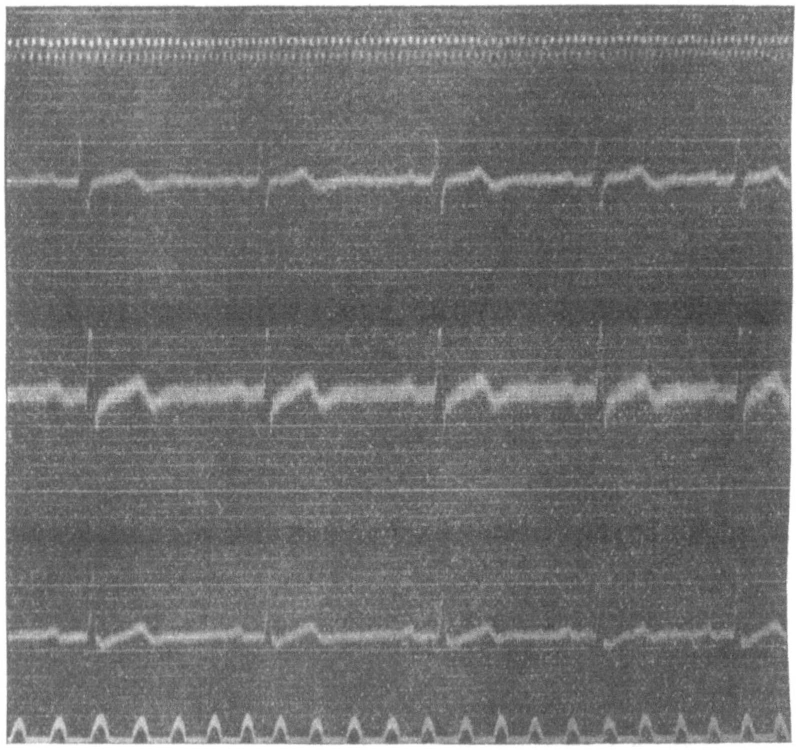

Abb. 40. Menschlich-typisches Elektrokardiogramm in Abl. *I* (oben), *II* (mitten), *III* (unten) gleichzeitig aufgenommen. (Nach A. HOFFMANN.)

gestellten Tatsache annehmen können, daß es sich um die Wirkung sog. hete-rotoper Reize handelt, die von der Basis, Spitze oder Mitte des Herzens ihren Ausgangspunkt nehmen.

Die veränderlichste Zacke ist die letzte, *T*, welche, wie früher ausgeführt, sicher mit dem Kontraktionsvorgang in Beziehung steht; tatsächlich findet man, daß sie bei Herzinsuffizienz relativ häufig recht flach ist, verschwindet oder negativ wird, jedoch ist das nicht regelmäßig der Fall.

Man hat dann auch versucht aus der Größe der einzelnen Zacken und aus ihrem gegenseitigen Größenverhältnis auf die Funktionsfähigkeit des Herzens Schlüsse zu ziehen; besonders NICOLAI, KRAUS und ihre Schüler sowie STRUBELL u. A. haben die Ausmessungen der einzelnen Zacken diagnostisch zu verwerten gesucht, indes sind die Resultate von anderen bestritten.

Im ganzen soll man sich einstweilen noch hüten, aus den Abweichungen der Größe und Form der einzelnen Zacken Schlüsse zu ziehen und besonders daraufhin die E.K. verschiedener Kranker vergleichen zu wollen; die Form der E.K. ist individuell zu sehr verschieden. Dagegen scheint es doch, daß jeder Mensch sein individuelles E.K. hat, das auch im Lauf der Jahre wenig wechselt, so daß hier ein Vergleich der einzelnen Zacken bei Abweichungen der Herztätigkeit wohl erlaubt ist.

Jedenfalls haben wir aber in der Elektrokardiographie eine sehr interessante, neue Methode der Herzuntersuchung, die etwa ähnliche Resultate gibt, wie die Aufzeichnungen des Venenpulses, bei deren Verwertung man aber auch die gleiche Vorsicht gebrauchen muß, daß man nämlich diagnostische Schlüsse auf sie allein nie bauen darf, sondern nur in Verbindung mit unseren anderen bewährten Untersuchungsmethoden. Die meisten Vorteile gewährt sie, wie später gezeigt wird, bei dem Studium der Arhythmien, deren Eigentümlichkeiten sie eleganter und vielfach einwandfreier nachweist, als der Venenpuls. —

Neuerdings ist von mehreren Seiten die graphische Registrierung der Herztöne versucht worden (FRANK, GERHARTZ, WEISS, JOACHIM, ROOS, OHM); es ist das auch mit Hilfe komplizierter Apparate bis zu einem gewissen Grade gelungen. Man hat festgestellt, daß die Herztöne physikalisch den Geräuschen sich annähern, was auch schon früher bekannt war. Durch gleichzeitige Aufzeichnung des Kardiogramms und Elektrokardiogramms hat man die Stelle beider Töne in diesen Kurven fixiert und im wesentlichen bestätigt gefunden, was MARTIUS durch eine ältere, unsichere Methode schon gefunden hatte, nämlich daß der 1. Ton in der Anspannungszeit entsteht, und daß der 2. Ton beim Kardiogramm kurz nach Beginn des absteigenden Schenkels einsetzt.

Die Anwendung auf pathologische Verhältnisse ist auch hier mehrfach geübt worden (JOACHIM und WEISS, ROOS), doch sind die Resultate noch nicht so sicher, daß sie schon praktisch verwertet werden könnten; erst bei weiterer Ausbildung der Methode und größerer Erfahrung wird das möglich sein.

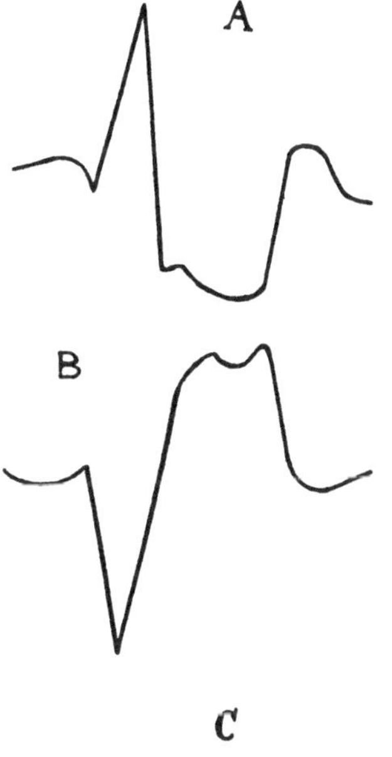

Aufschreibung der Herztöne

Abb. 41. Atypische Elektrokardiogramme:
A. der rechten Kammer
B. der linken Kammer
C. beider Kammern.

g) Die Funktionsprüfungen des Herzens.

Durch die Funktionsprüfungen des Herzens versuchen wir, genauere Aufschlüsse über seine Leistungsfähigkeit zu erhalten. Schon die Untersuchung der übrigen Körperorgane, die ja alle in ihrer Blutversorgung vom

Herzen abhängig sind, gibt darüber Auskunft, doch geschieht das häufig erst zu später Zeit, wo auch sonst die Diagnose keine Schwierigkeit mehr macht. In den Anfangsstadien der Erkrankung will man deshalb durch besondere Methoden versuchen, eine genauere Einsicht in die Leistungsfähigkeit des Herzens zu erhalten.

Die Blutdruckmessung.

Die Messung des Blutdrucks ist jetzt eine der bequemsten und auch gebräuchlichsten klinischen Untersuchungsmethoden, obschon die ursprüngliche Hoffnung, daraus sichere Schlüsse auf die Arbeit des Herzens, besonders das Schlagvolumen zu ziehen, sich schon deshalb nicht verwirklichen konnte, weil außer dem Herzen selbst noch viele andere Faktoren von wesentlichem Einfluß auf den Arteriendruck sind. Immerhin gibt die Bestimmung des Blutdrucks für die Diagnose mancher Erkrankungen so wertvolle Anhaltspunkte, daß eine möglichst große Anwendung auch dem praktischen Arzt nur angeraten werden kann. Doch muß er wissen, daß die Blutdruckmessung eine Funktionsprüfung nur im weitesten Sinne des Worts darstellt.

Daß es möglich ist, den arteriellen Blutdruck in den peripheren Gefäßen beim Menschen mit einer für klinische Zwecke ausreichenden Genauigkeit zu messen, haben O. MÜLLER und BLAUEL durch direkte Blutdruckmessung bei Menschen, denen ein Glied amputiert wurde, dargetan.

Instru-
mente   Das erste, für praktische Zwecke wenig brauchbare Instrument hat VON BASCH angegeben. Es bestand aus einer kleinen Gummipelotte, die durch einen Schlauch mit einem kleinen Aneroidbarometer verbunden war; mit der Pelotte komprimierte er die A. radialis oder temporalis bis zum völligen Verschwinden des Pulses und las den gefundenen Druckwert ab. Die Methode, welche sehr bequem ist, wird wenig mehr gebraucht, weil die Fehlerquellen recht erhebliche sind. SAHLI hat diese Fehler dadurch zu vermeiden gesucht, daß er eine breitere Pelotte von 3 cm Durchmesser und ein Quecksilbermanometer anwandte; er rühmte dem modifizierten Apparat neben seiner Handlichkeit eine genügende Exaktheit nach.

Der heutzutage mit Recht am meisten gebrauchte Apparat ist von RIVA-ROCCI angegeben. Er besteht aus einer Gummimanschette, welche um den Oberarm geschlungen und mittels eines Gebläses bis zum Verschwinden des Pulses aufgeblasen wird; der Druck wird dann an einem mit der Manschette in Verbindung stehenden Quecksilbermanometer abgelesen.

Von diesem Apparat gibt es zahlreiche Modifikationen. Bei dem VON RECKLINGHAUSENschen Tonometer ist die ursprünglich schmale Manschette von 4 cm Breite durch eine solche von 15 cm Breite ersetzt, welche erheblich sicherere Werte gibt und heute fast allgemein im Gebrauch ist. Die Wahl der breiten Manschette ist wohl die wesentlichste Verbesserung. Statt des Quecksilbermanometers arbeitet das Tonometer mit einem empfindlichen Aneroidbarometer, das Gebläse ist durch einen einer Fahrradpumpe ähnlichen Apparat ersetzt. Das Aneroidbarometer gibt die Werte in Zentimetern H_2O an, was einen besseren Vergleich mit den wirklichen Druck-

werten der Blutsäule gestattet; es hat aber den Nachteil des hohen Preises
und der auf die Dauer geringeren Zuverlässigkeit, so daß es von Zeit
zu Zeit durch Vergleich mit einem Quecksilbermanometer nachgeaicht
werden muß. Das ursprünglich von RIVA-ROCCI gebrauchte Gummigebläse
ist ebenso gut wie die Fahrradpumpe. Die meisten, von anderen Autoren angegebenen, handlichen Apparate greifen daher wieder auf das Quecksilbermanometer und das Gummigebläse zurück, so die Apparate von SAHLI,
VOLHARD, DENEKE, MORITZ u. a.

Mittels dieser Blutdruckmesser können wir den Herz-systolischen, maximalen und den Herz-diastolischen, minimalen Blutdruck be- *(Maximaler Blutdruck)*
stimmen. Das erstere geschieht am besten durch Aufblasen der Gummi-
manschette bis zum völligen Verschwinden des peripheren Pulses
in der A. cubitalis oder radialis. Nun läßt man den Druck ein wenig

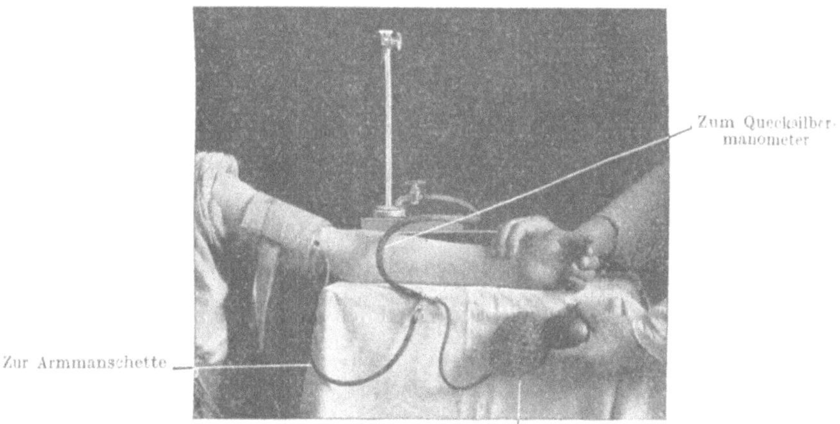

Abb. 42. Blutdruckmessung nach RIVA-ROCCI. (Nach KÜLBS.)

nach, bis der Puls eben wieder zu fühlen ist, ein Moment, der deutlich und plötzlich in Erscheinung tritt. Der Druck, den dann das Manometer
anzeigt, wird als systolischer oder Maximaldruck angegeben.

Die Messung des Minimaldrucks geschieht, wie die Arbeiten HENSENS, *(Minimal-druck)*
STRASBURGERS, MASINGS und SAHLIS zuerst erwähnen, dadurch, daß man bei
allmählich zunehmender Kompression den Moment bestimmt, in
dem der fühlbare Radialpuls kleiner wird. Dies soll nach den Autoren
den diastolischen Druck ungefähr anzeigen. STRASBURGER sucht diesen
Moment durch die Palpation festzustellen, was aber sehr unsicher ist; besser,
aber schwieriger ist die gleichzeitige Aufschreibung des Radialpulses
(SAHLI), in dem sich die Verkleinerung des Pulses deutlicher markiert.
Bequemer sind die von RECKLINGHAUSEN, EHRET und KOROTKOW angegebenen
Methoden.

RECKLINGHAUSEN beobachtete die bei der Kompression wahrnehmbaren
Oszillationen der Tonometernadel und fand, daß dieselben gerade beim
Überschreiten des diastolischen Druckes plötzlich erheblich größer werden;
wenn nämlich die Kompression gerade die Größe des Innendrucks der Arterie

erreicht, wird die Arterienwand entspannt und bei jeder Druckschwankung sind ihre Ausschläge am größten, ebenso natürlich auch die der Tonometernadel. Am leichtesten ist die Beurteilung, wenn man zuerst den systolischen Druck bestimmt und dann den Kompressionsgrad allmählich verringert; dann findet sich recht scharf ausgesprochen der Zeitpunkt, wo die großen Amplituden der Tonometernadel plötzlich erheblich kleiner werden. Bei einiger Übung ist die Bestimmung nicht schwer. Auch beim Quecksilbermanometer lassen sich diese Schwankungen deutlich beobachten, wenn man den Schlauch zum Gebläse abklemmt. EHRET bestimmt diesen Moment durch Palpation der Kubitalis, welche bei Eintritt der Entspannung der Arterienwand einen ganz auffallend klopfenden Puls gibt, der auch vom Untersuchten als heftiges Klopfen gefühlt wird.

Wenn man die Kubitalis während der Kompression auskultiert, so hört man nach KOROTKOW bei völliger Kompression kurze Töne, die bei Nachlassen derselben in Geräusche übergehen; bei Erreichung des diastolischen Drucks sollen auffallend laute, paukende Töne auftreten, die dann kurz danach ziemlich plötzlich wieder leise werden.

Nach den Untersuchungen von HARTZ empfiehlt es sich sehr, bei der Bestimmung des maximalen Blutdrucks, nicht die A. radialis, sondern die A. cubitalis als Testobjekt zu gebrauchen, weil das Verhalten des zwischen Manschette und Taststelle gelegenen Arterienstücks und besonders dessen Elastizität eine wesentliche Fehlerquelle bedeutet. Je entspannter die Arterie ist, um so größer wird der Fehler, der dann zu niedrige Werte verursacht, wenn man die Wiederkehr des Pulses in der A. radialis als Indikator nimmt.

Sowohl die Werte nach EHRET, wie nach KOROTKOW stimmen gut mit denen VON RECKLINGHAUSENS überein. Bei einiger Übung kann man mit jeder Methode praktisch brauchbare Resultate erhalten. Die Fehlergrenzen liegen übrigens bei der Bestimmung des minimalen Drucks recht hoch; sie betragen nach O. MÜLLER fast 30%.

Eine einfache, auch für praktische Zwecke einigermaßen genügende Methode hat GÄRTNER angegeben; er macht zur Bestimmung des maximalen Druckes die Endphalange eines Fingers durch einen kleinen Gummiring blutleer; durch eine kleine Gummimanschette wird dann das Mittelglied stark komprimiert. Dann wird der Gummiring abgenommen und der Druck in der Manschette allmählich verringert, bis sich die Endphalanx plötzlich rötet. Der dann im Manometer abgelesene Druck soll dem Maximaldruck entsprechen; die Bestimmung ist wenig genau, sie differiert vom wirklichen Druck um etwa 19%.

Technik So bequem durch die eben beschriebenen Apparate die Bestimmung des Blutdrucks auch gemacht wird, bei der Ausführung muß man doch sorgfältig gewisse Vorsichtsmaßregeln beachten. Der Kranke liegt am besten in Rückenlage, der Oberarm, an dem die Bestimmung gemacht wird, wird in Herzhöhe auf das Bett oder auf einen kleinen Tisch gelegt; bei Bestimmung im Sitzen muß der Arm ebenfalls erhöht gelagert werden, so daß er ungefähr in Herzhöhe liegt. Der Arm muß möglichst lose liegen, die Muskulatur ganz entspannt sein; die Manschette muß exakt den Arm umschließen, alle Verbindungsstücke müssen dicht angebracht sein, um Fehler zu vermeiden. Der Untersuchte muß nicht bloß körperlich, sondern auch psychisch ruhig sein; jede Aufregung kann den Druck ganz unberechenbar in die Höhe treiben. Um diesen Faktor auszuschalten, muß die Bestimmung, besonders die ersten Male, mehrmals wiederholt werden, eine einmalige, gelegentliche Untersuchung kann zu großen Täuschungen Veranlassung geben.

Beim normalen Menschen schwankt der maximale Blutdruck zwischen 96 und 140 mm Hg bzw. zwischen 130 und 190 cm H_2O, Werte, die nach O. MÜLLER um 7—9% zu hoch von den Apparaten angegeben werden. Die Schwankungen sind also in der Norm schon erheblich. _[Normaler Blutdruck]_

Im allgemeinen ist bei Kindern der Blutdruck am niedrigsten, steigt dann beim Erwachsenen zu den Normalwerten an und überschreitet diese im Alter etwas. Vorübergehende Steigerungen des Blutdrucks stellen sich ein bei körperlichen Bewegungen, nach psychischen Erregungen, bei Neurasthenie, im Anfang des Deliriums und bei Dyspnoe. Nach übermäßigem Alkohol- und Tabakgenuß hat KÜLBS starke Blutdruckerhöhung mit Dilatation des Herzens und den Zeichen der Herzinsuffizienz beschrieben, die erst allmählich vorüberging.

Dauernde krankhafte Blutdrucksteigerungen finden sich am häufigsten bei Nephritikern, besonders bei der genuinen Schrumpfniere — Werte bis zu 300 mm Hg sind nicht so ganz selten —, Steigerungen geringeren Grades bei manchen Formen der Arteriosklerose, besonders wenn diese im Gebiet des Splanchnicus und an der auf- und absteigenden Aorta lokalisiert ist; schon im Vorstadium der Erkrankung (Präsklerose) soll die Blutdruckerhöhung häufig auftreten. Die Erhöhung stellt sich auch bei plethorischen Zuständen ein, bei Hyperglobulie, bei manchen Neurosen, bei Morbus Basedowii. _[Pathologische Druckweise]_

Herabsetzung des Drucks, Hypotonie, findet sich bei Herzschwäche, doch lange nicht immer; häufig ist sogar im Zustand der Dekompensation der Blutdruck erhöht (Hochdruckstauung nach SAHLI), was auf einen Reiz des an CO_2 reichen Bluts auf das Vasomotorenzentrum zurückgeführt wird. Bei Besserung der Herzkraft sinkt dann der Druck.

Erhebliche Herabsetzung sehen wir bei den vasomotorischen Paresen der Arterienwand bei und nach Infektionskrankheiten, besonders bei Diphtherie, Typhus usw. Bei Tuberkulose ist manchmal schon in den Anfangsstadien der Druck herabgesetzt; von manchen Autoren wird ein normaler oder erhöhter Blutdruck bei Tuberkulose als ein prognostisch günstiges Zeichen angesehen. Weiter finden sich Druckherabsetzungen bei der ADDISONschen Krankheit, bei Vagotonie und manchen Formen von Herzneurosen, nach schweren Operationen, Blutverlusten, einmaligen großen Dosen von Alkohol.

Diagnostisch am wichtigsten ist die Blutdruckerhöhung bei der Nephritis, da dieselbe hier schon häufig zu einer Zeit auftritt, wo die übrigen Erscheinungen noch wenig ausgesprochen sind; nach ROMBERG ist eine andauernde Steigerung über 160 mm Hg schon auf Nierenerkrankung verdächtig. _[Diagnose]_

So wichtig die Messung des Blutdrucks ist, so soll man sich, wie schon früher erwähnt, doch hüten, allzu weittragende Schlüsse daraus zu ziehen, besonders identifiziere man nicht hohen Blutdruck mit guter Herzkraft und umgekehrt; daß das falsch ist, geht schon aus der Beobachtung der Hochdruckstauung bei Herzschwäche hervor. Die Herztätigkeit kann eine vollkommen ausreichende sowohl bei niedrigem, wie auch bei hohem Blutdruck sein.

Der Versuch, aus der Bestimmung des systolischen und diastolischen Drucks und des dadurch ungefähr gegebenen mittleren Blutdrucks weitere Schlüsse auf die Herzarbeit, und speziell das Schlagvolum und andererseits auf den Gefäßtonus zu ziehen, ist von verschiedener Seite gemacht worden, besonders von STRASBURGER, FÜRST und SOETBEER; zweifellos würde unsere Diagnostik dadurch sehr gewinnen. Wenn man als Pulsdruck oder Pulsdruckamplitude den Unterschied zwischen Maximal- und Minimaldruck nimmt, so bezeichnet STRASBURGER als Blutdruckquotienten den Pulsdruck: Maximaldruck, also $\frac{P}{M}$; aus dieser Gleichung und ihren Schwankungen sucht er nun durch scharfsinnige Kalkulationen Schlüsse zu ziehen sowohl auf die Funktion der Herztätigkeit wie auch der Gefäße, speziell auf die Änderungen des Schlagvolums und den Gefäßtonus. Die Anwendung dieser Methode scheitert aber daran, daß die Bestimmung des diastolischen Blutdrucks sehr unsicher ist, und daran, daß wir die übrigen in Betracht kommenden Faktoren, besonders die Gefäßelastizität zu wenig übersehen, um daraus praktische Schlüsse zu ziehen; auch hält SAHLI es nicht für angängig, aus statischen Verhältnissen Schlüsse auf dynamische zu machen. Ähnliche Versuche sind noch von anderen Autoren (ERLANGER und HOOKER, v. RECKLINGHAUSEN) gemacht worden, ohne indes zu praktischen Ergebnissen zu führen.

Venendruck   Zur Messung des venösen Drucks haben MORITZ und v. TABORA eine verläßliche Methode angegeben, indem sie eine Kanüle in die Vena mediana führten und durch einen Schlauch mit einem Manometer verbanden. Bei einiger Übung läßt sich dieselbe ohne größere Belästigung des Patienten durchführen. Die normalen Werte schwanken zwischen 40 und 80 mm H_2O; v. TABORA fand, daß bei Herzschwäche der Druck in den Venen stets erhöht ist, SCHOTT, daß durch Muskelanstrengung bei Herzgesunden der venöse Druck ungeändert bleibt; bei Insuffizienz steigt er und zwar direkt proportional derselben. Bei Suprarenininjektionen sinkt der Venendruck (KAUERT).

Für die Messung des Kapillardrucks besitzen wir bis jetzt noch keine Methode, die für die Klinik brauchbar wäre; die von v. KRIES angegebene besteht darin, daß ein auf die Haut gelegtes Glasplättchen so lange beschwert wird, bis die darunter befindliche Haut erblaßt. Auch BASLER hat eine Methode zur Messung des Kapillardrucks angegeben.

Plethysmographie.

Wenn man einen Arm luftdicht in einen dicht umschließenden Zylinder, der mit Wasser gefüllt ist, einfügt, so kann man an einem angebrachten Steigrohr bei jedem Pulse eine positive Schwankung der Flüssig-

keit bemerken, die ein Maß abgibt für die **Volumschwankung** des Armes
bei jedem Pulse. Da nun der venöse Abfluß kontinuierlich ist, müssen erstere
durch den **arteriellen Zufluß** bedingt sein. Wenn man diese Schwankungen **graphisch** fixiert, so hat man darin ein Maß des **systolischen
Blutzuflusses;** — für praktische Zwecke ist der Apparat noch zu kompliziert, **für wissenschaftliche** ist er von Bedeutung, besonders in Verbindung mit der

Tachographie,

die uns ein Maß der **Geschwindigkeit des Blutstroms** gibt. Der Arm
wird dabei in einen Zylinder eingefügt, wie bei dem **Plethysmographen,**
mit dem Unterschiede, daß sich jetzt **Luft** darin befindet. Der Hohlraum
steht in Verbindung mit einer **Gasflamme;** sobald das Armvolum steigt,
tritt Luft in den Brenner und die Flamme **steigt,** während sie absinkt, wenn
das Armvolum abnimmt. Je **schneller das Blut fließt, um so steiler
werden die Kurven,** und nun läßt sich aus der Steilheit die Geschwindigkeits-
kurve berechnen. v. KRIES hat eine Methode angegeben, die Exkursionen der
Flamme photographisch zu fixieren.

Sphygmobolometrie.

Mit diesem Namen bezeichnet SAHLI eine Methode der Pulsuntersuchung, Apparat
durch die er die **Arbeit, welche der Puls in einer bestimmten Arterie**
leistet, zu bestimmen sucht. Das Prinzip derselben besteht darin, daß er die

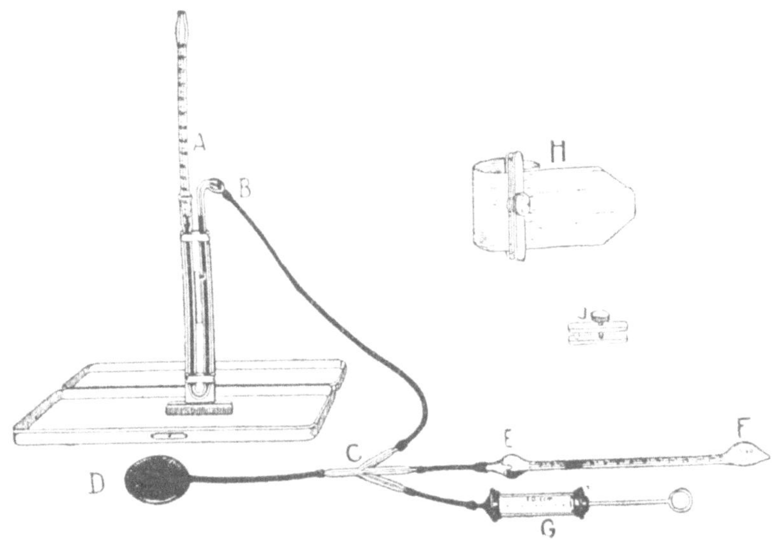

Abb. 43. Taschensphygmobolometer. (Nach SAHLI.)

Pulsenergie auf die Luft einer stauenden **Manschette** nebst anschließendem
Manometer überträgt und aus den Schwankungen des Manometers die
Arbeit des Pulses in Grammzentimetern berechnet. Der Apparat, den SAHLI

mehrfach verbessert hat, mißt die Arbeit des Pulses an der Radialis und besteht aus einer in leerem Zustand flach zusammenklappenden Kautschuck-pelotte, welche durch ein Band passend auf der Radialis befestigt wird; mit dieser sind verbunden eine kleine Stempelspritze, ein Quecksilber- und ein von Trägheit und Eigenschwingungen freies Luftmanometer (sog. Indexmanometer). Durch die Stempelspritze wird in der Pelotte derjenige Druck und damit in der Radialis diejenige Stauung erzeugt, bei der sich die Pulsenergie am besten auf das Luftsystem im Apparat überträgt (die optimale Stauung). Die dann in linearen Zentimetern abgelesenen Schwankungen des Indexmanometers geben mit einem berechneten Faktor φ, welcher einer beigegebenen Tabelle zu entnehmen ist, multipliziert, die Arbeit des Pulses in Grammzentimetern an (s. Abb. 43). In allerletzter Zeit hat HEDIGER einen weiter verbesserten Apparat angegeben.

Zweifelsohne bedeutet der Apparat, wenn sich die Darlegungen SAHLIS bewähren, einen ganz erheblichen Fortschritt in der klinischen Diagnostik, da wir bis jetzt nicht imstande sind, uns über die Arbeitsgröße des Pulses am Menschen zuverlässig zu orientieren; wohl pflegen wir unwillkürlich bei der Pulspalpation die Kraft der Pulswelle mit einzuschätzen; doch kann diese Schätzung naturgemäß nur eine ganz ungefähre sein. Der Wert der Methode ist um so größer, da sich nach den Ausführungen SAHLIS aus der Arbeitsgröße das Volumen des Pulses berechnen läßt; durch eine kleine Modifikation seines Apparates hat er es auch ermöglicht, das Pulsvolumen direkt zu messen (Volumbolometrie). Jedenfalls verdient die Methode nach den vorliegenden Arbeiten SAHLIS eine ausgedehntere Anwendung, um die praktisch-klinische Bedeutung derselben zu erproben. Vor zu weitgehenden Verallgemeinerungen der Resultate wird man sich hüten müssen.

Energo-
metrie Die Energometrie von CHRISTEN sucht ebenfalls die Energiegröße des Pulses auf einem ähnlichen Wege zu bestimmen. Auch hier wird die Arbeit der Pulswelle in einer durch eine Manschette gestauten Arterie (meist Unter-schenkel) auf die Luft der Manschette und den damit verbundenen Apparat, Manometer und Stempelspritze übertragen; die dadurch erhaltenen Schwan-kungen am Manometer werden durch Kompression der Luft mittels der Stempelspritze so verändert, daß das bisherige Maximum des Ausschlags zum Minimum wird. Aus dem mittleren Manschettendruck, multipliziert mit dem Volumen, um welches der Stempel der Spritze verschoben, und das abgelesen werden kann, berechnet CHRISTEN den Energiewert des Pulses. Einzelne klinische Arbeiten scheinen die Brauchbarkeit der Methode zu beweisen.

Über den Wert dieser beiden neuen Verfahren, besonders über die Fehler-quellen der einzelnen Apparate hat sich zwischen SAHLI, CHRISTEN und BRÖSAMLEN eine ausgedehnte Diskussion entwickelt, auf die hier nicht näher eingegangen werden kann.

Die eigentlichen Funktionsprüfungen des Herzens.

Durch die oben beschriebenen Untersuchungsmethoden erhalten wir nur Aufschluß über Funktionen der Blutzirkulation, die so beschränkt sind, daß sie immer nur unter gewissen Kautelen zur Diagnose verwertet werden können; einen exakten Wert für die wirkliche Kraft des Herzens kann keine auch nur in annäherndem Maß geben. Diesen Zweck hat man zu erreichen gesucht durch die sog. Funktionsprüfungen, welche im Prinzip alle darauf hinauslaufen, daß man das Herz bestimmte Leistungen ausführen läßt und dann beobachtet, wie sich Puls, Respiration und Blutdruck danach verhalten.

Die Arbeiten von Christen, Masing, Staehelin u. a., welche beim Gesunden derartige Versuche angestellt haben, boten dazu die nötigen Vergleichswerte. Übereinstimmend wurde festgestellt, daß bei körperlicher Arbeit die Frequenz des Pulses in die Höhe geht, aber bald nach derselben, in den nächsten Minuten, wieder zur Norm zurückkehrt. Die Höhe der Pulssteigerung und die Zeit, innerhalb derer der Puls wieder die frühere Zahl erreicht, ist indes auch schon bei normalen Menschen sehr verschieden, sie ist offenbar sehr abhängig von dem Zustand des Nervensystems, besonders auch von der Übung und der psychischen Anspannung der übenden Person. Ähnlich liegen die Verhältnisse beim Blutdruck, er steigt nach körperlicher Arbeit und kehrt nachher wieder bald zur Norm zurück; indes auch hier sind die gleichen individuellen Verschiedenheiten und die gleichen wirksamen Faktoren wie beim Verhalten des Pulses vorhanden.

Derartige Methoden sind angegeben von Maximowitsch und Rieder, Staehelin, Gräupner u. A. Es ergab sich in der Regel, daß nach einer bestimmt dosierten Arbeit, die entweder in gewissen Körperübungen, Kniebeugen, oder in Spazierengehen, Treppensteigen, Laufen oder Arbeiten am Energometer bestanden, der Puls bei Herzinsuffizienz wesentlich schneller zu einer höheren Frequenz anstieg und diese auch nachher länger behielt, und ferner, daß der Blutdruck, der bei normalem Herzen bei kräftiger Arbeit etwas in die Höhe geht, bei schwachem Herzen in der Regel wenig steigt oder sogar sinkt.

Sicher stimmen diese Resultate für einen großen Teil der Fälle, besonders bei ausgesprochener Herzinsuffizienz, wo auch die übrigen Methoden uns schon genügend über den Zustand des Herzens belehren. Aber gerade in den diagnostisch so wichtigen Anfängen der Herzschwäche geben sie häufig keine Entscheidung, weil, wie eben bemerkt, die Reaktion von Puls und Blutdruck auch beim gesunden Menschen individuell so sehr schwankt, und außer vom Nervensystem von manchen Faktoren abhängig ist, die wir zurzeit noch nicht überschauen.

Dasselbe gilt auch für die Methoden, welche die Beobachtung des Pulses und Blutdrucks in den verschiedenen Körperlagen zur Grundlage haben (v. d. Velden).

Katzenstein steigerte die Herzarbeit dadurch, daß er die beiden Aa. iliacae komprimierte und die Veränderungen des Blutdrucks beobachtete; bei normalen Herzen stieg er in den nächsten Minuten um 5—15 mm Hg, dagegen bei schwachen Herzen fiel bei steigender Pulszahl der Blutdruck; auch dieses Verhalten hat sich als nicht konstant erwiesen. Das Gleiche gilt von dem Herzschen Versuch, der darin besteht, daß man den Arm bei gespannter Aufmerksamkeit im Ellenbogengelenk beugen läßt; dabei wird der Puls beim Gesunden wenig beeinflußt, während beim Herzkranken Verlangsamung eintreten soll; Nachprüfungen von A. HOFFMANN haben das indes nicht bestätigen können.

Für praktische Zwecke genügt es vollkommen, wenn der Arzt, entsprechend dem Vorschlage von STAEHELIN, zusammen mit dem zu untersuchenden Patienten eine bestimmte körperliche Übung, am besten Steigen einer Treppe macht, und dann nachher die Reaktion des Pulses, des Blutdrucks und der Atmung bei dem Patienten mit der eigenen vergleicht. Man erhält auf diese Weise vielfach eine ungefähre, aber doch recht brauchbare Schätzung der Herzkraft, besonders wenn der Arzt durch häufige Versuche eine gewisse Sicherheit in der Taxierung der Reaktion nach einer solchen Übung gewonnen hat.

Ob bessere Erfolge von den allerdings nur mit den komplizierten Einrichtungen eines Laboratoriums zu machenden Bestimmungen des Schlagvolums bei der Arbeit zu erwarten sind, steht noch dahin. Derartige Methoden sind von PLESCH, BORNSTEIN, und ZUNTZ angegeben worden; die genauere Beschreibung muß in den Originalarbeiten nachgelesen werden. Ihre Brauchbarkeit wird von anderer Seite mit gewichtigen Gründen bestritten.

Literatur.
Untersuchungsmethoden.

Vgl. die Lehrbücher der Herzkrankheiten von BAMBERGER, FRIEDREICH, STOKES, BROADBENT, v. DUSEK, O. ROSENBACH, FRÄNTZEL, KREYSSING, PETER. Ferner: BRAUN, Diagnose und Therapie der Herzkrankheiten. 2. Aufl. 1913. — GERHARDT, Die Klappenfehler des Herzens. In NOTHNAGELS Spez. Path. u. Therapie 1913. — HOFFMANN, A., Funktionelle Diagnostik und Therapie der Krankheiten des Herzens und der Gefäße. 2. Aufl. 1920. — HUCHARD, Maladies du cœur. — v. JAGIC, Handbuch der Herz- und Gefäßkrankheiten 1912. — KREHL, Erkrankungen des Herzmuskels. In NOTHNAGELS Spez. Path. u. Therapie 1913. — Ders., Pathologische Physiologie. 10. Aufl. 1920. — Lehrbücher der physikalischen Untersuchungsmethoden von D. GERHARDT, BRUGSCH u. SCHITTENHELM, LÜTHJE u. A. SCHMIDT, KRAUSE, GEIGEL u. A. WEIL. Lehrbücher der Physiologie von LUDWIG, VOLKMANN, TIGERSTEDT, LANDOIS, NAGEL. — MACKENZIE, Die Krankheiten des Herzens, übersetzt von GROTE. Berlin 1910. — ROMBERG, Die Erkrankungen des Herzens und der Gefäße. 3. Aufl. Stuttgart 1921. — SAHLI, Lehrbuch der klinischen Untersuchungsmethoden. 6. Aufl. 1913.

Inspektion, Palpation, Perkussion und Auskultation, Röntgen.

ALBERS-SCHÖNEBERG, Die Röntgentechnik 1903. — ARNSPERGER, Die Röntgenuntersuchung der Brustorgane 1909. — DE LA CAMP, Zur Methodik der Herzgrößenbestimmung. Verh. d. 21. Kongr. f. i. Med. 1904. — Ders., Über physikalische Herzdiagnostik. Berl. kl. W. 1905. — Ders., u. OESTERREICH, Anatomie und phys. Untersuchungsmethoden 1905. — v. CRIEGERN, Verh. d. 17. Kongr. f. i. Med. — CURSCHMANN u. SCHLAYER, Über GOLDSCHEIDERS Methode der Herzperkussion. D. med. W. 1905. — DIETLEN, Über Größe und Lage des normalen Herzens und ihre Abhängigkeit von physiologischen Bedingungen. D. Arch. f. kl. Med., Bd. 88. — Ders., Die Perkussion der wahren Herzgrenzen. Ebenda. — Ders., Orthodiagraphische Untersuchungen über pathologische Herzformen und das Verhalten des Herzens bei Emphysem und Asthma. Münch. med. W. 1908. Nr. 34. — EBSTEIN, Die Tastperkussion. Stuttgart 1911. — EWALD, Über einige praktische Kunstgriffe bei Bestimmung der relativen Herzdämpfung und Leberdämpfung. Charitée-Annalen 1875. — GEIGEL, Leitfaden der akustischen Diagnostik 1908. — Ders., Lehrbuch der Herzkrankheiten. München u. Wiesbaden 1920. — GOLDSCHEIDER, Über Herzperkussion. D. med. W. 1905. — Ders., Untersuchungen über Perkussion. D. Arch. f. kl. Med., Bd. 94. — GRÖDEL, Die Form der Herzsilhouette bei den verschiedenen Klappenfehlern. D. Arch. f. kl. Med., Bd. 93. — Ders., Die Röntgenuntersuchung des Herzens. München 1909. — Hochhaus, H., Auskult. Wahrnehmungen an der Cruralarterie. Virch. Arch., Bd. 111. — Hoffmann, A., Ein Apparat zur Bestimmung der Herzgrenzen. Zentralbl. f. i. Med. 1902. — Ders., Akute Herzdilatation und Cor mobile. D. med. W. 1900. — Ders., Über Orthodiagraphie. Leitfaden von Dessauer u. Wiesner. 3. Aufl. 1908. — Holzknecht, Die röntg. Diagnostik der Erkrankungen der Brusteingeweide. Jagics Handbuch 1912. — Köhler, Teleröntgenographie des Herzens. D. med. W. 1908. — Külbs, F., Leitfaden der medizinisch-klinischen Propädeutik. Berlin, Julius Springer, 1919. — Levy-Dorn, Zur Untersuchung des Herzens. 17. Kongr. f. i. Med. 1899. — Martius, Der Herzstoß des gesunden und kranken Menschen. Volkmanns Hefte, N. F., 1894, Nr. 113. — Meyer, Erich, Einheitliche Untersuchung und Bezeichnung der Herzgröße. D. mztl. Zeitschr. 1918. H. 3/4. — Moritz, F. Röntgenstrahlen usw. und exakte Bestimmung der Herzgröße. Münch. med. W. 1900. — Ders., Über Veränderungen in Form, Größe und Lage des Herzens. D. Arch. f. kl. Med, Bd. 82. — Ders., Herzuntersuchung. Deutsche Klinik, Bd. 4. Außerdem zahlreiche Abhandlungen in der Münch. med. W. und dem D. Arch. f. kl. Med. — Müller, Fr., Über Galopprhythmus. Berl. kl. W. 1895; Münch. med. W. 1906. — Müller, H., Über funktionelle Herzgeräusche. Volkmanns Hefte. — Plesch, Einiges über Perkussion. D. Arch. f. kl. Med. 1908. — Rieder, Die Untersuchung der Brustorgane mit Röntgenstrahlen. Fortschr. auf d. Geb. d. R., Bd. 6. — Riess, Beiträge zur physikalischen Untersuchung innerer Organe. Zeitschr. f. kl. Med., Bd. 14. — Rumpf, Über Wanderherzen. D. med. W. 1906. — Sahli, Die topographische Perkussion im Kindesalter. Bern 1882. — Schieffer, Über den Einfluß des Ernährungszustandes auf die Herzgröße. D. Arch. f. kl. Med., Bd. 92. — Ders., Über den Einfluß des Militärdienstes auf die Herzgröße. D. Arch. f. kl. Med., Bd. 92. — Ders. u. Weber, Die Perkussion der abs. Herzd. usw. D. Arch. f. kl. Med., Bd. 94. — Schott, Experimente mit Röntgenstrahlen über akute Herzüberanstrengung. D. med. W. 1897 u. 25. Kongr. f. i. Med. — Schulthess, Über den Stand der unteren Lungengrenzen und den Spitzenstoß beim gesunden Menschen. D. Arch. f. kl. Med., Bd. 60. — Selling, Untersuchung des Perkussionsschalles. D. Arch. f. kl. Med., Bd. 90. — Treupel, Der gegenwärtige Stand von der Perkussion des Herzens. Verh. d. 24. Kongr. f. i. Med. — Wenckebach, Die Bedeutung des Röntgenverfahrens usw. für die Diagnose innerer Krankheiten. Verh. des Röntgenkongr. 1907.

Arterien und Venen, Kapillaren; Graphische Methoden. Funktionsprüfung.

Basch, Über die Messung des Blutdrucks beim Menschen. Zeitschr. f. kl. Med. 1880. — Ders., Allg. Physiologie und Pathologie des Kreislaufs. Wien 1892. — Ders., Das Sphygmomanometer und seine Verwendung in der Praxis. Berl. kl. W. 1887. — Christ, Über den Einfluß der Muskelentwicklung auf die Herztätigkeit. D. Arch. f. kl. Med., Bd. 53. — Christen, Neue Wege in der Pulsdiagnostik. Zeitschr. f. kl. Med., Bd. 71, H. 5 u. 6, und zahlreiche Arbeiten, z. T. polemischen Inhalts. — Ehret, Einfache Bestimmung des diast. Blutdrucks. Münch. med. W. 1909. — Ders., Über Blutdruck und dessen auskult. Bestimmung. Ebenda. — Einthoven, Über die Form des menschlichen Elektrokardiogramms. Pflügers Archiv, Bd. 60. — Ders., Weitere Arbeiten ebenda, Bd. 80, 122, Bd. 99. — Ders., Über das Elektrokardiogramm. Verh. d. Gesellsch. d. Naturf. u. Ärzte 1908. — Eppinger u. Rothberger, Zur Analyse des Elektrokardiogramms. Wien. kl. W. 1909. Fellner, Klinische Beobachtungen über Blutdruck, pulsat. Druckzunahme usw. D. Arch. f. kl. Med., Bd. 84. — Ders., Zur Funktionsprüfung des Herzens. Berl. kl. W. 1907. — Ders. u. Riedinger, Tierexperimentelle Studien über Blutdruckmessung usw. Zeitschr. f. kl. Med. 1905. — Fantus u. Staehelin, Das Verhalten des Blutdrucks beim Menschen während der Erholung von Muskelarbeit. Zeitschr. f. kl. Med., Bd. 70. 1910. — Frank, O., Die unmittelbare Registrierung der Herztöne. Münch. med. W. 1904. — Ders., Der Puls in der Arterie. Zeitschr. f. Biologie, Bd. 28. — Ders. u. Hess, Kardiogramm und 1. Herzton. Verh. d. Kongr. f. i. Med. 1908. — Frey, A., Die Untersuchung des Pulses. Leipzig 1902. — v. Frey u. Krehl, Untersuchungen über den Puls. Du Bois Arch. 1890. — Gärtner, Über einen neuen Blutdruckmesser. Wien. med. W. 1899. — Ders., Die Messung des Blutdrucks im rechten Vorhof. Münch. med. W. 1903 u. 1904. — Geisböck, Bedeutung der Blutdruckmessung für die Praxis. D. Arch. f. kl. Med. 1905. — GERHARDT, D., Zur Lehre vom Blutdruck. Münch. med. W. 1909. — GRAU, H., Einfluß der Herzlage auf die Form des Elektrokardiogramms. Zeitschr. f. kl. Med. 1909. Bd. 69. — GRÄUPNER, Die Messung der Herzkraft. München 1905. — Ders., Funktionelle Bestimmung der Leistungsfähigkeit des Herzmuskels und deren Bedeutung für die Diagnostik der Herzkrankheiten. D. med. W. 1906, Nr. 26. — Ders. u. SIEGEL, Gesetzmäßige Beziehungen zwischen Herz und Gefäßfunktion, Blutdruck und menschlicher Arbeit. Zeitschr. f. exp. Path. u. Therapie 1906. — HARTZ, H., Fehlerquellen bei der Blutdruckmessung. D. Arch. f. kl. Med. Bd. 137. — HERING, H. E., Experimentelle Studien an Säugetieren über das Elektrokardiogramm. Pflügers Archiv, Bd. 127 und Zeitschr. f. exp. Path. u. Therapie, Bd. 7. — Ders. Klinische Bedeutung des Elektrokardiogramms. D. med. W. 1909. — HENSEN, Beiträge zur Physiologie und Pathologie des Blutdrucks. D. Arch. f. kl. Med., Bd. 67. — HERZ, M., Eine Funktionsprüfung des kranken Herzens. D. med. W. 1906. — HOCHHAUS, H., Beiträge zur Kardiographie. Arch. f. exp. Path., Bd. 31; D. med. W. 1900. — HOFFMANN, AUG., Über das menschliche Elektrokardiogramm. Verh. deutscher Naturf. 1908. — Ders., Zur Kritik des Elektrokardiogramms. Verh. d. 26. Kongr. f. i. Med. 1909. — Ders., Zur Deutung des Elektrokardiogramms. Pflügers Archiv, Bd. 130. — Ders., Die Elektrokardiographie als Untersuchungsmethode des Herzens und ihre Ergebnisse. Wiesbaden 1914. — HUCHARD, Maladies du coeur et de l'aorte. Paris 1899. — HÜRTHLE, Beiträge zur Hämodynamik. Pflügers Archiv 1901. — Ders., Erklärung des Kardiogramms durch Herzstoßmessung und mechanische Registrierung der Herztöne. D. med. W. 1893. — KAHN, Beitrag zur Kenntnis des Elektrokardiogramms. Arch. f. d. ges. Phys. 1909. — Ders., Weitere Beiträge zur Kenntnis des Elektrokardiogramms. Ebenda. — KLEWITZ, Die kardiogrammatische Kurve. D. Arch. f. kl. Med , Bd. 124 — KRAUS, F., Die Ermüdung als ein Maß der Konstitution. Bibl. med , Bd. 1, H. 3. — Ders., Einiges über funktionelle Herzdiagnostik. D. med. W. 1905. — Ders., Die Methoden zur Bestimmung des Blutdrucks beim Lebenden und ihre Bedeutung für die Praxis. D. med. W. 1909. — KRAUS u. NICOLAI, Das Elektrokardiogramm des gesunden und kranken Menschen. Leipzig 1910. — KÜLBS, Beiträge zur Pathologie des Blutdrucks. D. Arch. f. kl. Med., Bd. 89 und Münch. med. W. 1909. — JAQUET, Der Kardiosphygmograph. Verh. d. Kongr. f. i. Med. 1901. — Ders. u. METZNER, Kardiosphygmographische Untersuchungen bei einem Fall von Fissura sterni. D. Arch. f. kl. Med., Bd. 70. — LANDOIS, Lehrbuch der Physiologie. — LEVY, F., Über Kraftmessung des Herzens. Zeitschr. f. kl. Med. 1906. — LEWIS, THOMAS, Der Mechanismus der Herzaktion und seine klinische Pathologie. Autorisierte Übersetzung von Dr. AD. HECHT. Wien u. Leipzig 1912. — LEWY, B., Die Arbeit des gesunden und kranken Herzens. Zeitschr. f. kl. Med., Bd. 31. — LUDWIG, Lehrbuch der Physiologie. 2. Aufl. 1861. — MARTIUS, Graphische Untersuchungen über die Herzbewegung. Zeitschr. f. kl. Med., Bd. 13 u. 15 u. Bd. 19. — Ders., Über normale und pathologische Herzstoßformen. D. med. W. 1888. — Ders., Die diagnostische Verwertung des Herzstoßes. Berl. kl. W. 1889. — Ders., Der Herzstoß des gesunden und kranken Menschen. VOLKMANNS H., N. F. 113. — MACKENZIE, Die Lehre vom Puls. Deutsch von DEUTSCH. Frankfurt 1904. — MASING, Über das Verhalten des Blutdrucks des jungen und bejahrten Menschen bei Muskelarbeit. D. Arch. f. kl. Med., Bd. 74 u. 75. — MORITZ, F., Was erfahren wir durch unsere klinische Blutdruckmessung? Münch. med. W. 1909. — Ders. u. v. TABORA, Über exakte Venendruckbestimmung beim Menschen. Verh. d. 26. Kongr. f. i. Med. — MÜLLER, ALBERT, Über Schlagvolum und Herzarbeit des Menschen. D. Arch. f. kl. Med., Bd. 98. — MÜLLER, O., Der arterielle Blutdruck und seine Messung beim Menschen. Ergeb. u. inn. Med., Bd. 2. — Ders. u. BLAUEL, Zur Kritik der RIVA-ROCCISchen und GÄRTNERschen Sphygmomanometer. D. Arch. f. kl. Med., Bd. 91. — MÜNZER, E., Über Blutdruckmessung und ihre Bedeutung usw. Zeitschr. f. exp. Path. u. Therapie 1907. — NICOLAI, NAGELS Handbuch, Bd. 1. 1909. — Ders. u. REHFISCH, Über das Elektrokardiogramm des Hundeherzens bei Reizung des rechten und linken Ventrikels. Zentralbl. f. Phys., Bd. 22. — Ders. u. SIMONS, Zur Klinik des Elektrokardiogramms. Med. Kl. 1909. — ORTNER, Klinische Wahrnehmungen an Aorta, Aonyma- und Karotispulse. Verh. d. Kongr. f. i. Med. 1906. — POTAIN, La pression artérielle de l'homme. Paris 1902. — v. RECKLINGHAUSEN, Blutdruckmesssung beim Menschen. Arch. f. exp. Path. u. Therapie, Bd. 46. — Ders., Unblutige Blutdruckmessung. Ebenda, Bd. 55. — Ders., Was wir durch Pulskurve und Blutdruckamplitude über den großen Kreislauf erfahren. Ebenda, Bd. 56. — REHFISCH, Die experimentellen Grundlagen des Elektrokardiogramms. D. med. W. 1910. — RIEGEL, Bedeutung der Pulsuntersuchung. Volkmanns Vorträge, Nr. 144—145. — Ders., Diagnostische Bedeutung des Venenpulses. Ebenda, Nr. 227. — RIVA-ROCCI, Un nuovo Sfigmomanometro. Gaz. med. di Torino 1896. — ROTHBERGER, Über das Elektrokardiogramm. Wien. kl. W. 1909. — SAHLI, Über das absolute Sphygmogramm. D. Arch. f. kl. Med., Bd. 81. — Ders., Die Sphygmobolometrie. D. med. W., Nr. 16 u. 17, 1907 und zahlreiche Arbeiten in den folgenden Jahren in der Zeitschr. f. kl. Med. u. D. Arch. f. kl. Med. — STRASBURGER, Verfahren zur Messung des diastolischen Blutdrucks und seine Bedeutung. Zeitschr. f. kl. Med. 1904. — Ders., Weitere Untersuchungen über den diastolischen Blutdruck usw. D. med. W. 1908. — STRUBELL, Zur Klinik des Elektrokardiogramms. 26. Kongr. f. i. Med. — Ders., Funktionelle Diagnostik und Therapie der Herzkrankheiten. D. med. W. 1908. — STURSBERG, Über das Verhalten des systolischen und diastolischen Drucks nach Körperarbeit usw. D. Arch. f. kl. Med. 1907. — TIGERSTEDT, R., Der arterielle Blutdruck. Ergeb. v. ASCHER u. SPIRO, VI. Jahrg. 1907. — Ders., Der arterielle Puls. Ebenda 1909. — USKOFF, Der Sphygmotonograph. Zeitschr. f. kl. Med., Bd. 66. — VAQUEZ u. BORDET, Herz u. Aorta, Leipz. 1916 — VEIEL, E. Über die Bedeutung der Pulsform. Habilitationsschrift. Leipzig 1912. — Ders. u. NOLTENIUS, Die Vorzüge der O. FRANKschen Spiegelsphygmographie für die Aufzeichnung der Pulsform. Münch. med. W. 1910. — VOLHARD, F., Messung des diastolischen Blutdrucks beim Menschen. Verh. d. 26. Kongr. f. i. Med. 1909. Ders., Über Venenpulse. Ebd. 1902. — WALDVOGEL, Wie prüfen wir in der Sprechstunde die Funktion des Herzens? Münch. med. W. 1908. — WEBER, Einwirkung der Gehirnrinde auf Blutdruck und Organvolumen. Münch. med. W. 1908. — WEIL, Die Auskultation der Arterien und Venen, 1875. — WEISS u. JOACHIM, Registrierung und Reproduktion menschlicher Herztöne und Herzgeräusche. Pflügers Archiv, Bd. 123. — WEISS, EUG., D. Arch. f. kl. Med., Bd. 119, S. 1. Zeitschr. f. exp. Path. u. Therapie, Bd. 19, S. 390. — WEITZ u. SCHALL, Ösophagokardiographie. D. Arch. f. kl. Med., Bd. 129, S. 309.

III. Allgemeine Ätiologie.

Die Frage, ob echte Vererbung von Herzkrankheiten vorkomme, ist noch nicht mit Sicherheit entschieden. Wohl läßt sich nicht selten nachweisen, daß in einzelnen Familien besonderes häufig Herzkrankheiten auftreten, so daß hier das Herz konstitutionell minderwertig zu sein scheint. Es ist aber nicht sicher, ob nicht exogene Faktoren, die in den Gewohnheiten und der Lebensweise dieser Familien liegen, daran Schuld sind. So ist besonders Myokarditis und Arteriosklerose, ebenso wie auch die Neigung zu Herzarhythmien in vielen Generationen der gleichen Familie beobachtet worden. Auch kennt man Fälle, wo die sogenannte reine Mitralstenose (DUROZIER) in einzelnen Familien gehäuft auftritt.

Als Folge von Keimschädigungen irgendwelcher Art kennt man die angeborenen Herzfehler, die zum Teil auf Hemmungsmißbildungen beruhen, zum Teil auch wohl echte Mißbildungen darstellen, besonders die Fälle von offenbleibendem Ductus Botalli, die Defekte des Ventrikelseptums, des Vorhofseptums, Offenbleiben des Foramen ovale, die Stenose der Pulmonalarterie. Ferner wissen wir nicht, auf welchen Veränderungen des Keimplasma der Situs inversus und die echte Dextrokardie beruht. Manche angeborene Herzkrankheiten müssen auch als Folge einer embryonalen Endokarditis angesehen werden.

Akute In-   **Für die erworbenen Herzkrankheiten** spielen **akute Infektions-**
fektions-
krankheiten **krankheiten** die Hauptrolle, so besonders der akute Gelenkrheumatismus,
die Angina, septische Erkrankungen, Scharlach, Diphtherie, seltener Abdominaltyphus, Pneumonie, Masern und Gonorrhoe.

Die Erkrankung betrifft dabei häufig die s ämtlichen Teile des Herzens,
so daß man von einer richtigen Karditis sprechen kann.   In der Regel erkrankt aber ein Bestandteil des Herzens vorzugsweise.   Man benennt dann
die Erkrankung nach ihrem hauptsächlichen Sitz.   So beobachtet man die verschiedenen Formen der Endokarditis, besonders nach akutem Gelenkrheumatismus,   nach septischen Erkrankungen, Angina, Gonorrhoe am häufigsten,
während Scharlach, Diphtherie und Abdominaltyphus vorwiegend das Myokard befallen.   In der Regel ist aber bei den ersteren Erkrankungen das Myokard, zuweilen auch das Perikard, bei den letzteren auch das Endokard mitbeteiligt, wenn auch nur in geringem Grad.

Daß auch die Gefäße infolge von Infektionskrankheiten erkranken, wird
besonders von französischen Autoren mit Sicherheit angenommen.   Auch
einzelne deutsche Forscher (BÄUMLER, WIESEL u. A.) haben sich dem angeschlossen, während ROMBERG sich nicht davon überzeugen konnte.

Lues   **Unter den chronischen Infektionskrankheiten** spielt die Lues als
ätiologischer Faktor eine bedeutende Rolle.   Schon im primären und sekundären Stadium (FOURNIER, GRASSMANN) sind Störungen der Herztätigkeit
durch Einwirkung auf die Muskulatur häufig.   Im tertiären Stadium setzt
die Syphilis vor allem Veränderungen in der Herzmuskulatur, weniger häufig
auch im Endokard.   Die hochgradigsten Veränderungen an den kleineren
Gefäßen sind als Luesfolgen schon länger bekannt.   Durch neuere Arbeiten
(EDGREEN, HELLER, DÖHLE) wissen wir, daß auch die großen Gefäße, besonders die Aorta und im Anschluß daran auch die Aortenklappen, außerordentlich häufig durch luische Entzündungen verändert werden.

Tuberkulose   Weniger häufig ist die Tuberkulose als Ursache von Endo- und Myokarditis anerkannt, doch mehren sich in neuerer Zeit die Befunde, die für einen
Zusammenhang sprechen.   Die Perikarditis ist sehr häufig tuberkulösen
Ursprungs.   Auch an den Gefäßen werden durch Tuberkulose gar nicht selten
Veränderungen hervorgerufen und zwar nicht nur solche vom typischen
histologischen Bau, sondern auch atypische, chronische Entzündungen
(z. B. Phlebitis obliterans usw.)

Lang dauernde Malaria setzt manchmal schwere Schädigungen des Myokards, unter deren Einfluß die Krankheit zum Tod führen kann.

Gifte   Von den Giften sind als häufigste Krankheitsursache zu nennen: Alkohol,
Tabak, Koffein und Blei.   So häufig und eindringlich nun die Erfahrung auch
auf die krankmachenden Eigenschaften dieser Substanzen hinweist, so weit
sind wir doch noch von einer genauen Einsicht in ihre Wirkung entfernt;
vielfach kennen wir nicht einmal ihre Angriffspunkte im Körper.

Alkohol   Vom Alkohol können wir nach Analogie seiner Schädigungen an anderen
Organen annehmen, daß er auf das Myokard einwirkt; auch die Gefäße und der Nervenapparat am Herzen und den Gefäßen werden sicher
mitbetroffen.   Es ist aber auffällig, daß gerade die stärksten alkoholhaltigen
Getränke am seltensten Herzerkrankungen hervorrufen, so daß wir hier noch

auf andere Momente zurückgreifen müssen. Die Mehrheit der Krankheitsursachen, die hier zur Wirkung kommen, bewirkt auch, daß die verursachten Krankheitsbilder so verschiedenartig sind. Das Münchener Bierherz führt man wohl mit Recht auf gleichzeitige Einwirkung des Alkohols und der großen Flüssigkeitsmengen zurück, die die Zirkulation zu bewältigen hat. Das Tübinger Herz verdankt seine Entstehung neben dem Alkohol wohl zum großen Teil, der sehr großen, dauernden körperlichen Überanstrengung und verhältnismäßig kargen Ernährung der Tübinger arbeitenden Bevölkerung. Im Rheinland sieht man, obwohl hier nicht wenig getrunken wird, vielleicht aus dem Grunde weniger alkoholische Herzerkrankungen, weil der Rheinländer sich gern die nötige Erholung gönnt und sich gut ernährt.

Das Koffein schädigt, im Übermaß genossen, das Herz. So wohltätig anregend seine Wirkung sich beim Vagotoniker geltend macht, so unangenehm erregend wirkt es beim Sympathikotoniker auf das Herznervensystem. Daß ein solcher Reiz, wenn er chronisch im Übermaß zur Wirkung kommt, auch den Herzmuskel selbst schädigen kann, ist sicher. Koffein

Auch der chronische Mißbrauch von Tabak schädigt die Gefäße und das Herznervensystem, wie besonders auch die Untersuchungen von NICOLAI und STAEHELIN dartun. Weniger scheint der Herzmuskel betroffen zu werden. Aber auch hier bestehen noch Streitfragen sowohl über die Art der schädlich wirkenden Substanzen, wie auch über die am Kreislauf auftretenden Folgezustände. Sicher ist wohl, daß Gefäßkrämpfe, Angina pectoris, intermittierendes Hinken usw., infolge von Tabakmißbrauch leichter eintreten als ohne diese Schädlichkeit. Beim Zigarettenrauchen wirken neben dem Nikotin noch andere Gifte schädigend mit (Opium und andere Alkaloide). Tabak

Auffallend ist bei diesen Giften wie individuell verschieden die Reaktion ist, die sie auslösen. Manche ertragen ungestraft recht große Dosen bis ins höchste Alter, während andere verhältnismäßig früh die Zeichen der Intoxikation und auch dauernder Schädigung bieten.

Das Blei wirkt vor allem auf die Gefäße im Sinn einer früh einsetzenden Arteriosklerose, Arteriolosklerose und Schrumpfniere.

Daß auch Medikamente bei zu starkem Gebrauch den Kreislauf schädigen, geht schon aus der eben angeführten Wirkung des Koffeins hervor. Häufig sehen wir ungünstige und giftige Wirkungen der Digitalis, die in der Praxis zu viel verordnet wird (KREHL u. A.). Medikamente

Die Stoffe und Sekrete mancher Körperorgane können das Gefäßsystem schädlich beeinflussen. Von den Drüsen mit innerer Sekretion ist in erster Linie die Schilddrüse bei BASEDOWscher Krankheit zu nennen. Zweifellos sind auch die Sekrete der Nebennieren (Adrenalin, Suprarenin), der Hypophyse (Pituitrin) und der Zirbeldrüse dazu imstande; wie oft dies praktisch von Bedeutung ist, kann man heute noch schwer sagen. Hormone

Störungen des Stoffwechsels und der Ernährung beeinträchtigen ebenfalls nicht selten das Kreislaufsystem. Bei Gicht, Fettleibigkeit und Diabetes stellen wir häufig krankhafte Veränderungen des Herzmuskels und der Gefäße fest. Die ursächlichen Beziehungen sind noch nicht ganz durchsichtig. Sicher spielt die Überernährung oft eine große Rolle, beim Diabetes auch die dauernde Erhöhung des Blutzuckers. Stoffwechselstörungen

Unzweckmäßige Ernährung, zu reichliches Essen und Trinken, belasten Herz und Gefäße und führen zu vorzeitiger Abnutzung; sicher sind ungenügend verbrannte, intermediäre Stoffwechselprodukte und übermäßig zugeführte Gewürze und Reizstoffe dabei mitbeteiligt. Auch ungenügende Ernährung wirkt schädigend auf die Körpermuskulatur und den Herzmuskel, welcher genügender Nahrungszufuhr dringend bedarf. Daher sehen wir Herzinsuffizienz bei Leuten auftreten, die sich lange Zeit schlecht ernährt haben, daher kommt auch die Herzschwäche bei vielen chronischen Erkrankungen, die mit Unterernährung und Anämie einhergehen, besonders nach länger dauernden Magen- und Darmerkrankungen. Die Erfahrungen der Kriegs- und der Nachkriegszeit haben gezeigt, daß die Folgen der Unterernährung sich oft erst nach sehr langer Zeit — Monaten und Jahren — deutlicher bemerkbar machen.

Überan-
strengung Eine wichtige Rolle spielt die körperliche Überanstrengung. Daß eine einmalige starke Überanstrengung ein gesundes, kräftiges Herz dauernd schädigen kann, scheint nach den besten, bis jetzt vorliegenden Beobachtungen nicht wahrscheinlich (Moritz, A. Hoffmann). Bei exzessiven Überlastungen kommt es sicher vor. Im übrigen werden die Folgen von der Stärke der Schädigung und vor allem von dem Alter des Geschädigten abhängen. Jugendliche verfügen über mehr Ausgleichsmöglichkeiten als ältere Menschen. Eine schädigende Wirkung ist sicher bei an sich nicht intaktem, ungeübtem oder unterernährtem Herzen zu erwarten (s. u. S. 196). Häufig wiederholte Überanstrengungen können auch einen gesunden Herzmuskel schädigen, besonders wenn sein Träger nicht mehr jung ist. Auch hier wird die Erkrankung leichter eintreten bei Leuten, die nicht an körperliche Arbeit gewöhnt sind, deren allgemeine Konstitution schwächlich ist, oder deren Ernährung gelitten hat.

Daß auch geistige Überanstrengung auf die Dauer die Herzkraft beeinträchtigt, unterliegt keinem Zweifel. Ganz besonders unheilvoll wirken aber länger dauernde psychische Erregungen (Trauer, Schmerz, Angst), höchstwahrscheinlich indem sie durch vasomotorische Einflüsse auf die Koronararterien die Ernährung des Herzmuskels schädigen; die Einwirkung erstreckt sich auf den Rhythmus und auch auf die Herzkraft und kann bei außerordentlichem Anlaß so stark werden, daß der Tod eintritt (Bollinger).

Die gleiche Wirkung haben chronische Überanstrengungen auf die Gefäße; der Kausalnexus ist hier so anerkannt, daß man die Arteriosklerose direkt als Abnutzungskrankheit bezeichnet hat (Marchand). Ob das allerdings ganz zutrifft, muß nach klinischen Erfahrungen als zweifelhaft erscheinen; es kommen doch hier auch Gift- und Infektionswirkungen sicher mit in Frage.

Auf die Wirkung sexueller Schädlichkeiten, besonders der Onanie hat Krehl hingewiesen; es entstehen dadurch nicht nur nervöse, sondern auch organische Herzerkrankungen.

Pubertät Störungen der Herztätigkeit entstehen häufig auch in den einzelnen Entwicklungsperioden des Menschen. Während der Pubertät sind Symptome der Herzschwäche nicht so selten: geringe Dilatation des Herzens und systolische Geräusche, besonders an der Mitralis, sind Zeichen einer geringen muskulären Schwäche, die sich später in der Regel ausgleicht (Krehl).

Starke nervöse Störungen treten während des Klimakteriums auf. Im Lebensalter Alter ist eine mäßige Vergrößerung des Herzens und das Auftreten von Irregularität nicht selten, hervorgerufen wohl durch Arteriosklerose.

Noch in anderer Beziehung ist das Lebensalter von großer Bedeutung: bei schon bestehendem Herzleiden gibt es kritische Lebensjahre, in denen die vorher einigermaßen vorhandene Kompensation plötzlich versagt. Ein solches kritisches Alter liegt für die angeborenen Herzfehler mit Blausucht in der Pubertätszeit, die die wenigsten dieser Kranken überleben. Bei schwereren Herzfehlern bedeutet das Nachlassen der elastischen und Reservekräfte etwa um das 45. Lebensjahr eine große Gefahr, und zwar sowohl bei Frauen als auch bei Männern. Viele bis dahin gut kompensierte Herzkranke erliegen vor dem 50. Lebensjahr ihrer Krankheit durch Versagen der Kompensation.

Ebenso wirkt Schwangerschaft und Laktationsperiode auf schon Schwanger-schaft vorher kranke Herzen ungünstig ein. Daß die Gravidität selbst die Ursache von Schädigungen des Myokards sei, ist vielfach behauptet worden, scheint aber nach neueren Erfahrungen doch nicht der Fall zu sein. Das gleiche gilt von dem Einfluß des Uterusmyoms auf das Herz.

Daß Herz und Gefäße in weitestem Maße in ihrer Tätigkeit von den übrigen Übrige Organe Organen abhängig sind, ist eine bekannte Tatsache. Wenn der Thorax starr wird, wenn die Lungen durch chronische Bronchitiden und Emphysem geschädigt sind, das Zwerchfell nur geringe oder gar keine Exkursionen macht, fehlen wichtige Faktoren, welche die Bewegung des Venenbluts zum rechten Herzen unterstützen, es staut sich das Blut im venösen Kreislauf, und die Zirkulation wird wesentlich erschwert. Besonders die rechte Herzhälfte leidet unter diesen Störungen; Dilatation und Hypertrophie, später Insuffizienz können die Folge sein. Vielleicht wirkt auf die Dauer doch auch die Einengung der Lungenstrombahn durch Emphysem und chronische Bronchitis ungünstig auf die Arbeit des rechten Ventrikels. Deformitäten des Thorax (Skoliose und Kyphose) können direkt zu einer Raumbeengung für das Herz führen (HERZ), das an sich schon in der Enge zwischen Brustbein und Wirbelsäule liegt (HEINR. CURSCHMANN s. u. S. 239). Auf die großen Gefäße kann besonders durch Kyphose ein schädlicher Druck ausgeübt werden (LOESCHCKE).

Sehr stark wird das Herz durch chronische Nierenerkrankungen in Mitleidenschaft gezogen; bei den meisten tritt Hypertrophie und später häufig Insuffizienz ein, weil das linke Herz dauernd gegen vermehrte Widerstände arbeiten muß.

Der Einfluß von Traumen aufs Herz ist in neuerer Zeit besonders eifrig Trauma studiert worden. KÜLBS hat experimentell nachgewiesen, daß durch Einwirkung stumpfer Gewalt gegen den Thorax das Myokard durch zahlreiche Blutungen erheblich geschädigt werden kann, ohne daß die Brustwand stärkere Veränderungen aufzuweisen braucht. Daß eine einmalige exzessive Überanstrengung das Myokard schädigen kann, haben wir schon angeführt; auch Klappenabrisse und -einrisse kommen vor, besonders an den Aortenklappen. Die Erfahrungen auch beim Menschen sprechen dafür, daß nach einem Stoß gegen die Brustwand die Zeichen einer Myokarditis sich einstellen können.

Mehrheit der Ursachen

Die Zahl der krankmachenden Ursachen, welche für die Entstehung von Herzkrankheiten in Betracht kommen, ist, wie die vorstehende Übersicht zeigt, außerordentlich groß; zum Teil sind es Schwierigkeiten, denen jeder im Kampfe des Daseins mehr oder minder ausgesetzt ist, und es könnte daher befremdlich erscheinen, daß unter diesen Umständen das Vorkommen der Herzkrankheiten nicht noch häufiger ist, als es tatsächlich der Fall ist. Es gelten hier aber die gleichen Regeln, welche auch für das Eintreten so mancher anderer Erkrankungen von ausschlaggebender Bedeutung sind, nämlich, daß meist nicht ein krankmachendes Agens allein genügt, um irgend eine Erkrankung hervorzurufen, sondern daß dazu das Zusammentreffen mehrerer, den Organismus schädigender Faktoren nötig ist, daß also im Einzelfalle auch eine angeborene Schwäche, oder eine momentane Indisposition, wie sie z. B. durch Onanie, Unterernährung oder irgend eine Infektionserkrankung bedingt sein kann, oder aber, daß mehrere krankmachende Umstände zugleich wirken. Gerade bei den chronischen Herz- und Gefäßerkrankungen müssen wir häufig darauf rekurrieren; wir sehen z. B. die Konstitutionsanomalie der Gicht einwirken in Verbindung mit Alkohol und Überernährung, die Überanstrengung zusammen mit Alkohol und Unterernährung usw.

Auf diese Weise läßt es sich auch wohl am ehesten erklären, daß mancher sich einer Noxe jahre- und jahrzehntelange ungestraft ausgesetzt, da bei ihm die sonstigen Nebenbedingungen für den Eintritt der Erkrankungen fehlten. So geben uns die Herzkrankheiten häufig ein beweisendes Bild der auf anderem Gebiet bekannten Pluralität der Wirkungen.

Die Literatur siehe in den Kapiteln über die einzelnen Erkrankungen (besonders Myokarditis, Endokarditis und Arteriosklerose); siehe ferner J. BAUER, Die konstitutionelle Disposition zu inneren Krankheiten. 2. Aufl. Berlin, Julius Springer 1921, S. 304 ff.

IV. Allgemeine Symptomatologie.

a) Subjektive Störungen.

Beim gesunden Menschen treten nur bei starker körperlicher Anstrengung oder hochgradiger psychischer Erregung Empfindungen der Herztätigkeit auf, meist starkes Herzklopfen, im ersten Fall verbunden mit dem Gefühl der Atemnot und Beklemmung, im anderen mit dem starker Spannung und Beengung in der Herzgegend.

Herzkranke

Bei Herzkranken ist das Auftreten subjektiver Störungen besonders in der Herzgegend außerordentlich häufig; nicht selten sind sie sogar längere Zeit hindurch das erste Zeichen der Erkrankung, und daher ist ihre Kenntnis und Beachtung für den Arzt von besonderer Wichtigkeit.

Schon in der Ruhe, noch häufiger bei Bewegung, haben viele Herzkranke das Gefühl des Herzklopfens, d. h. die Tätigkeit ihres Herzens kommt ihnen deutlich zum Bewußtsein, und sie fühlen jeden einzelnen Stoß des Herzens gegen ihre Brustwand; die Frequenz der Herzschläge ist dabei meist vermehrt, und häufig wächst entsprechend der Frequenzzunahme auch die Stärke des Herzklopfens bzw. der davon abhängigen Empfindung.

In extremen Fällen fühlt der Kranke das Klopfen des Herzens als Pochen oder Hämmern oder Wogen nicht bloß über der ganzen Herzgegend, sondern auch hinauf bis zum Hals und zum Kopf, und er fühlt dann den ganzen Kopf pulsieren, eine höchst unangenehme Empfindung; dabei tritt objektiv sowohl in der Herzgegend wie auch an den Karotiden und Schläfengefäßen ein heftiges Pulsieren zutage. Dieses Herzklopfen kann allmählich auftreten und verschwinden, aber auch ganz plötzlich unter einem merkwürdigen Ruck, so daß der Moment sowohl des Eintritts wie des Aufhörens ganz exakt angegeben werden kann. Das ist besonders bei der noch später zu beschreibenden paroxysmalen Tachykardie der Fall.

Weit seltener tritt das Gefühl des Herzklopfens bei ganz ruhiger, regelmäßiger Herztätigkeit auf; aber es kommt vor, besonders bei den sog. nervösen Herzkrankheiten.

Während in der Regel bei dieser Empfindung ein Pochen oder Stoßen des Herzens gegen die Brustwand empfunden wird, beschreiben manche Kranke, daß sie dabei das Gefühl hätten, als ob das Herz sich nicht ordentlich zusammenzöge oder die Klappen nicht vollkommen schlössen, oder geben ähnliche Empfindungen an. Es sind das meist Patienten, die viel in populärmedizinischen Büchern gelesen haben.

Mit dem Herzklopfen sind in der Regel noch andere Sensationen verbunden, die in die Herzgegend lokalisiert werden, meist in die Herzspitze, aber auch nach links und oben, seltener rechts vom Herzen. Dieselben werden in mannigfachster Weise empfunden und bezeichnet, meist als Stiche oder Schmerzen, als Beengung, Beklemmung, als Spannung, Druck und Wundsein, welche von der Herzgegend in die benachbarten Körperregionen ausstrahlen. Auch das Gefühl, als hätte das Herz zu wenig Platz, oder als hinge es zu lose in der Brust, wird oft angegeben. Dabei ergibt die genauere Untersuchung häufig eine Überempfindlichkeit der Haut in der Herzgegend und eine stärkere Spannung der sie bedeckenden Muskulatur. Wenn die Sensationen stärker sind und in die benachbarten Nerven, besonders des linken Armes ausstrahlen, kann man an diesen auch zuweilen Störungen der Sensibilität nachweisen, besonders im Gebiet des Nervus ulnaris.

Sensibilitätsstörungen

Alle diese Störungen trifft man sowohl bei organischen wie bei funktionellen Erkrankungen, bei ersteren wohl stets verbunden mit Störungen der Herztätigkeit, bei den letzteren indes auch bei ganz ruhiger Herzaktion; im allgemeinen sind sie hier natürlich häufiger, wie das noch später bei den nervösen Erkrankungen ausgeführt wird.

Eine besondere Beachtung verdient besonders das Auftreten des Schmerzes, weil er ein wichtiges Hilfsmittel zur Diagnose der Koronarsklerose ist, während die übrigen subjektiven Symptome im wesentlichen nur auf eine Störung der Herzfunktion hinweisen, ohne daß wir daraus etwas Näheres über die Art der Störung schließen können. Eigentlicher Schmerz wird selten in der Gegend der Herzspitze, meist unter dem Sternum lokalisiert; seine Stärke kann alle Grade aufweisen, manchmal recht erträglich, kann er andere Male so heftig werden, daß der Kranke dabei der Ohnmacht nahe ist. Dabei verbindet er sich in der Regel proportional seiner Stärke mit dem Gefühl der Beklemmung, der höchsten Atemnot und in dem schlimmsten

Schmerz

Fall mit dem völliger Vernichtung. Bei der echten Angina pectoris
fehlt oft das Gefühl eigentlicher Atemnot. Der Kranke hat das Gefühl,
als ob es jeden Augenblick mit ihm zu Ende ginge; dabei wird die
Haut kalt und livid, und kühler Schweiß bricht aus, der Kranke ist
nicht imstande sich zu rühren und erwartet geängstigt jeden Augenblick das

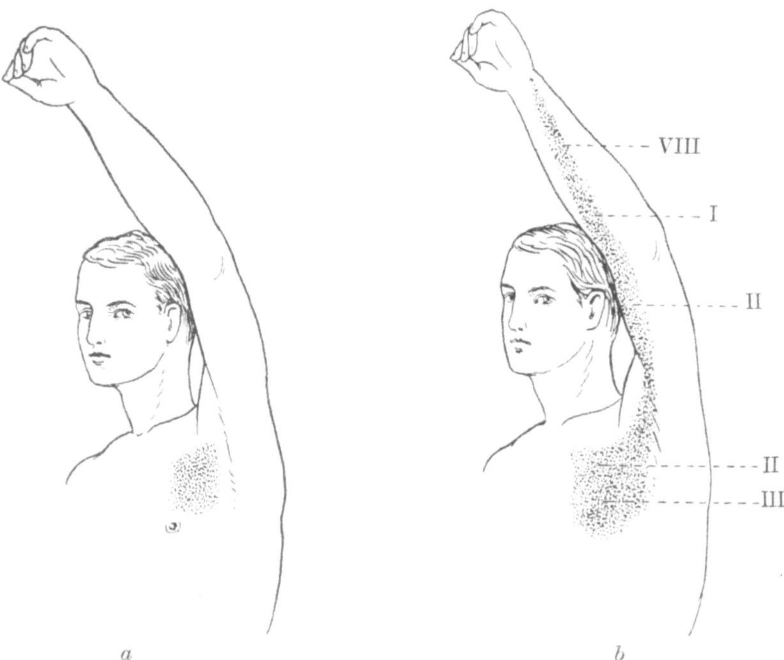

Abb. 44. *a*, Der schattierte Bezirk zeigt die Ausdehnung einer kutanen Hyperalgesie
nach dem ersten Anfall von Angina pectoris. *b*, Der schattierte Bezirk zeigt die Ausdehnung von Schmerz und kutaner Hyperalgesie nach wiederholten Anfällen von Angina
pectoris. Vom gleichen Patienten wie *a*. Die römischen Zahlen beziehen sich auf die
beteiligten Nerven, d. h. I, II und III = erster, zweiter und dritter Dorsalnerv und
VIII = achter Zervikalnerv. (Nach MACKENZIE.)

Versagen des Herzens, das in solchen Fällen auch nicht so selten eintritt.
Nicht selten werden dabei die Schmerzen »falsch« lokalisiert, auf die
Magen - oder Gallenblasengegend.

Angina
pectoris
    Das sind die schwersten Anfälle von Angina pectoris, die meist ein
Zeichen der Koronarsklerose sind und objektiv in der Regel auch mit
einer gestörten Herztätigkeit einhergehen. Solche schweren Anfälle sind
nicht häufig, aber die mittleren und leichteren Attacken gehören zu den
gewöhnlichen Beobachtungen. Bei Beschreibung der Koronarsklerose wird
darauf näher eingegangen werden; aber hier sei schon erwähnt, daß sich diese
Anfälle auch in schwereren Graden sowohl bei manchen Intoxikationen (besonders durch Nikotin) wie auch bei den sog. nervösen Herzkrankheiten einstellen können.

Theorie
    Nicht leicht ist es das Zustandekommen dieser sensiblen Störungen am
Herzen zu erklären, da diesem selbst von den meisten Autoren eine eigentliche

Empfindlichkeit, besonders eine Schmerzempfindung abgesprochen wird, gerade wie den übrigen inneren Organen. Eine ganz ansprechende Erklärung dafür haben HEAD und MACKENZIE gegeben. Danach ziehen vom Herzen zentripetal leitende Nerven in den Bahnen des N. vagus und sympathicus in die Gegend des oberen Brust- und unteren Halsmarks. Dort rufen sie bei krankhaften Zuständen des Herzens eine stärkere Erregbarkeit sowohl der sensiblen wie auch der motorischen Nervenelemente hervor. Dadurch wird bewirkt, daß jede, auch die leichteste sensible Erregung von der Herzgegend in dieser Rückenmarkspartie einen stärkeren Reiz hervorruft, welcher durch die sensiblen Bahnen im Gehirn als Schmerz empfunden und natürlich von diesem in die Herzgegend oder deren Nachbarschaft projiziert wird, und auf der anderen Seite wird durch die Reizung der motorischen Ganglienzellen eine Kontraktur der Muskulatur in der Herzgegend, besonders der Interkostalmuskeln hervorgerufen, welche ähnlich der bekannten Défense musculaire ebenfalls zu Schmerzempfindung Veranlassung geben kann. Von diesen auf reflektorischem Wege hervorgerufenen Wirkungen bezeichnet MACKENZIE die erstere als viscero-sensorischen, die andere als visceromotorischen Reflex. Abbildung 45 zeigt die HEADschen Zonen, wie sie für die verschiedenen Organe in Betracht kommen.

Zweifellos erscheinen durch diese Auseinandersetzungen die Verhältnisse befriedigend erklärt, aber man wird doch die Ausführungen KREHLS sehr beachten müssen, der darauf hinweist, daß, wenn auch die Herzmuskulatur für Reize, die für die Haut adäquat sind, wie Kneifen, Drücken, keine Empfindlichkeit zeigt, sie doch für Zustandsänderungen ihrer Substanz sehr wohl empfindlich sein könne und dieselben auch direkt als Schmerzempfindung dem Gehirn zu vermitteln vermöge.

Eine Reihe eigentümlicher Sensationen treten besonders bei manchen Formen der Herzirregularität, der Extrasystolie auf; — über sie wird an anderer Stelle ausführlicher gesprochen werden.

Ein recht häufiges Initialsymptom ist die Atemnot: dem Kranken fällt es auf, daß er bei einer Tätigkeit, die er früher mit Leichtigkeit verrichtete, doch schwerer und häufiger Atem holen muß, ja zuweilen stille stehen und einen Moment ruhen muß, ehe er weiter kann. Am frühesten wird das gespürt beim schnellen Steigen einer steilen Treppe oder beim Besteigen einer Anhöhe, besonders, wenn es sich unter erschwerten Umständen, z. B. gegen den Wind vollzieht. Der Betreffende hat das früher immer ganz glatt gekonnt; nun muß er plötzlich ab und zu einmal stehen bleiben, um Luft zu holen und sich auszuruhen. Ganz überraschend kommen dem Kranken Anfälle von Dyspnoe, die sich in der Ruhe, besonders des Nachts einstellen. Der Kranke erwacht plötzlich aus gutem Schlaf mit dem Gefühl der Atemnot und Beklemmung, die erst nach einiger Zeit wieder zurückgeht; derartige Anfälle sind häufig das erste Zeichen arteriosklerotischer Veränderungen der Herzgefäße und des Herzmuskels, und ihre Beachtung ist sehr wichtig.

Bei manchen Patienten macht sich die Herzschwäche zuerst bemerkbar durch eine leichte Ermüdbarkeit bei geistiger und körperlicher Arbeit, die früher mit Leichtigkeit verrichtet wurde.

Atemnot

Andere
Symptome

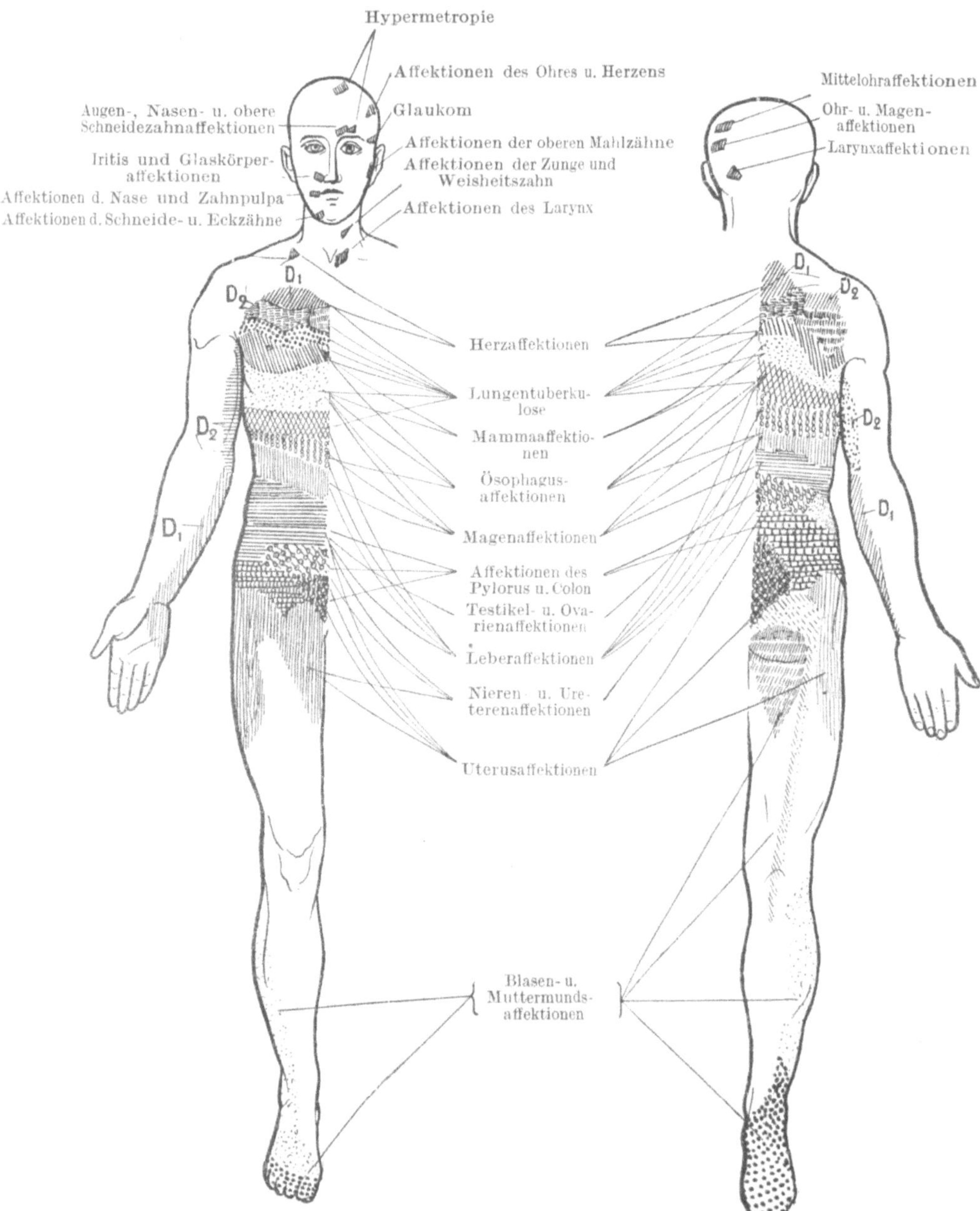

Abb. 44. Die HEADschen Zonen nach SAHLI. Die Berührungsstriche weisen auf die Zonen des Schmerzes und der Hyperästhesie bei den betreffenden Erkrankungen innerer Organe. (Aus VERAGUTH, klinische Untersuchung.)

Wichtig ist als Initialsymptom ferner eine hartnäckige Schlaflosigkeit, welche sich auch besonders bei arteriosklerotischen Gefäßveränderungen schon früh einstellt, ebenso vorübergehende Anfälle von Kopfschmerzen, Schwindel, leichter Ohnmacht, Ohrensausen, Flimmerskotom.

Auffallend ist, wie häufig als erstes Symptom der Herzschwäche Druck in der Magengegend geklagt wird, der meist auf eine Stauung in der Leber, besonders im linken Lappen zurückzuführen ist. Etwas seltener sind leichte Bronchitis, Magen- und Darmstörungen durch Stauung schon ganz im Anfang zu konstatieren.

Auf ein bemerkenswertes Verhalten der Urinabsonderung hat besonders QUINCKE aufmerksam gemacht, nämlich daß die Urinausscheidung während der Nacht reichlicher ist als am Tage (Pollakisurie, Nykturie). Man muß hier annehmen, daß während der Nacht, wo die sonstigen Ansprüche an das Herz geringer sind, die Herzkraft sich erholt und so das noch vom Tage übrige Wasser aus den Geweben zu eliminieren imstande ist. Man findet das Verhalten bei Herzschwäche recht häufig.

Literatur.

Vgl. die früher zitierten Lehrbücher der Herzkrankheiten, besonders HUCHARD, Les Maladies du cœur, und KREHL, Muskelerkrankungen des Herzens und Pathol. Physiologie. — CURSCHMANN, H., Arbeiten der med. Kl. in Leipzig 1893, 1, S. 248; Kongr. f. i. Med. 1891. — CYON, Die Nerven des Herzens. 2. Aufl. Deutsch. Berlin 1907. — FRÄNKEL, A., Kongr. f. i. Med. 1891. — Ders., Angina pectoris in EULENB. Realencyklop. — HEAD, Sensibilitätsstörungen der Haut bei Visceralerkrankung. Deutsch. Berlin 1898. — KRETZER, Schmerzen und Hyperalgesien bei Herzkranken. Heidelberg 1912. — MACKENZIE, Krankheitszeichen, 1911. — MÜLLER, L. R., Münch. med. W. 1906. — NOTHNAGEL, Zeitschr. f. kl. Med., Bd. 19. — ORTNER, Herzschmerz und Schmerzen in der Herzgegend. Jahreskurse f. ärztliche Fortbildung 1911. — PAWINSKI, Zeitschr. f. kl. Med., Bd. 70, S. 52, wo sich die erste Beschreibung HEBERDENS über die Stenokardie reproduziert findet. — QUINCKE, Zeitschr. f. kl. Med., Bd. 17. — VIERORDT, O., Kongr. f. i. Med. 1807.

b) Objektive Störungen.

1. Störungen des Rhythmus und der Frequenz der Herztätigkeit.

In der Norm folgen sich die Pulse in gleichen Abständen und Größe als Ausdruck der rhythmischen Tätigkeit des Herzens; — geringe Differenzen, die sich immer bei feiner Messung finden, sind ohne praktische Bedeutung.

Ausgesprochene Abweichungen in der Größe der einzelnen Pulse und ihrer zeitlichen Aufeinanderfolge charakterisieren die Arhythmie. Ihr Vorkommen bei Herzstörungen ist außerordentlich häufig und hat deshalb von je her die Aufmerksamkeit der Ärzte erregt und zu Forschungen über das Zustandekommen und die Bedeutung dieser Erscheinung Veranlassung gegeben.

Man unterschied die Pulsunregelmäßigkeit meist nach rein äußeren Merkmalen und sprach von einem Pulsus inaequalis bei ungleicher Größe, von einem P. intermittens beim Wechsel in den zeitlichen Abständen, von P. bigeminus, wenn einem normalen Puls zu frühzeitig ein anderer, meist kleinerer folgte, ebenso von einem P. trigeminus, quadrigeminus usw. Ein tieferes Verständnis von der Genese und Bedeutung war trotz der verdienstvollen Arbeiten von TRAUBE, KNOLL, RIEGEL u. a. nicht erzielt worden.

Nur darin herrschte früher bei den Ärzten ziemliche Übereinstimmung, daß ein unregelmäßiger Puls auf ein Mißverhältnis zwischen der Kraft des Herzmuskels und der von ihm geforderten Leistung

zurückzuführen sei, was man meistenteils auf eine Schädigung des Herzmuskels selbst zurückführte. Das hat RIEGEL in seinen zusammenfassenden
Arbeiten gegen Ende des vorigen Jahrhunderts noch mit aller Schärfe ausgesprochen. Nur vereinzelt war von anderen schon damals betont worden,
daß Arhythmie auch bei ganz gesunden Leuten vorkommen könne (QUINCKE
und HOCHHAUS).

Erst die physiologischen Forschungen von GASKELL und ENGELMANN über
das Wesen der normalen Herztätigkeit, sowie die sich daran anschließenden
experimentellen und klinischen Arbeiten über den unregelmäßigen Puls
mittels der vervollkommneten Methode der Aufzeichnung des Arterien-
und Venenpulses und besonders auch des Elektrokardiogramms haben
uns das Verständnis für die Arhythmie erschlossen. Diese zeigten nämlich,
daß fast alle pathologischen Formen der Arhythmie sich auf Störungen der
vier Grundeigenschaften des Herzmuskels zurückführen lassen, also der
Reizerzeugung, Reizbarkeit, Reizleitung oder Kontraktilität; dadurch wurde erst eine befriedigende, sich auf die Kenntnis der Genese der Unregelmäßigkeiten stützende Einteilung möglich. Natürlich gibt es auch auf
diesem Gebiet noch manches, was strittig ist, aber die bis jetzt erhaltenen
Aufschlüsse sind doch für die Diagnose der Herzkrankheiten, und ganz besonders auch für ihre Therapie von außerordentlicher Wichtigkeit. Wir verdanken diese weiteren Aufschlüsse wesentlich den Arbeiten von WENCKEBACH,
H. E. HERING, MACKENZIE, LEWIS und ihren Schülern.

In der Einteilung der Arhythmien folgen wir H. E. HERING und unterscheiden:

den Pulsus irregularis respiratorius,
die Extrasystolen,   } als Störung der Reiz-
den Pulsus irregularis perpetuus,}   bildung,
die Überleitungsstörungen (Störung der Reizleitung),
den Pulsus alternans (Störung der Kontraktilität).

Pulsus irregularis respiratorius. Beim Gesunden wird bei tiefer
Atmung in der Inspiration der Puls kleiner und frequenter, während
der Exspiration höher und langsamer (Abbildung 46). Die Erkennung

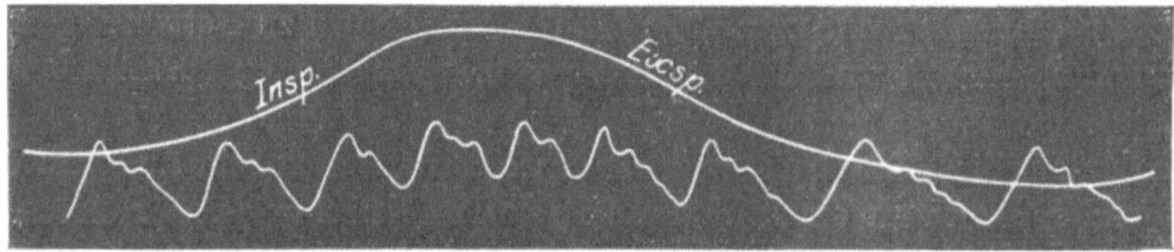

Abb. 46. Puls. irregul. respirator. (Nach KÜLBS.)

dieser Irregularität ist schon bei einfacher Palpation des Pulses und gleich
zeitiger Beobachtung der Atmungsphasen nicht schwer; — leichter natürlich bei gleichzeitiger Aufschreibung des Pulses und der Atmung,
wobei die Koinzidenz der Inspiration mit der Pulsvermehrung und andererseits die Verlangsamung desselben mit der Exspiration sofort auffällt; an der

Arterienkurve erkennt man, daß die Veränderungen wesentlich durch die Verlängerung der Diastole bedingt sind, während die Systole ungeändert bleibt. Die Venen- und elektrokardiographischen Kurven sind normal.

Die Ursache dieser Arhythmie ist in der während der Respirationsphasen wechselnden Stärke des Vaguseinflusses auf das Ursprungsgebiet der Herzreize zu suchen, weshalb die Störung auch Sinusarhythmie genannt wird. Lähmt man durch Atropin den N. vagus, so fällt die Erscheinung weg. Ursache

Am häufigsten und ausgesprochensten wird der Pulsus irregularis respiratorius bei Kindern und bei vielen nervösen Leuten schon bei ruhiger Atmung beobachtet und hat bei letzteren für die Diagnose »Nervosität« einen gewissen Wert. Bei gesunden Erwachsenen tritt er in der Regel nur bei tiefer Atmung hervor. Den gleichen Ursprung haben auch die Pulsunregelmäßigkeiten, welche man so häufig in der Rekonvaleszenz nach Infektionskrankheiten beobachtet, z. B. nach Scharlach, Diphtherie und Pneumonie, ferner bei Hirntumoren und -abszessen, Meningitis, bei manchen Vergiftungen, so bei Urämie, bei Ikterus; aber auch bei organischen Herzerkrankungen, Arteriosklerose, Myokarditis kommen diese Sinusarhythmien vor (A. HOFFMANN). Dieselben sind, wie schon erwähnt, stets der Ausdruck einer verstärkten Einwirkung des N. vagus auf das Herz, beruhen also auf einer Steigerung eines an sich normalen Verhaltens. Zeichen einer Herzerkrankung ist der Pulsus irregularis respiratorius nicht. Vorkommen

Eine genaue Kenntnis dieser Pulsunregelmäßigkeit ist aber nötig, um sie von anderen Formen der Arhythmie unterscheiden zu können. Wenn man bei der einfachen Palpation und Betrachtung der Arterienkurven zweifelhaft ist, wird das Verschwinden dieser Unregelmäßigkeit nach einer Atropininjektion von 0,001 sofort Sicherheit geben.

Die Extrasystolen sind die häufigste und praktisch wichtigste Form der Rhythmusstörungen. Sie entstehen dadurch, daß der regelmäßige Gang der Herztätigkeit durch eine oder mehrere Extrakontraktionen gestört wird. Letztere werden hervorgerufen durch das Wirksamwerden von Reizen, die in der Regel an einer anderen, als der normalen Ursprungsstelle — dem Sinus — entstehen. Extra-
systolen

Meist gehen diese Reize vom Ventrikel selbst aus, doch können sie auch vom Übergangsbündel und dem Vorhof ihren Ursprung nehmen. Demnach unterscheidet man ventrikuläre, atrioventrikuläre und aurikuläre Extrasystolen. Ursprung

Wenn man nach HERING die Ursprungsreize, welche sich am Sinus bilden, als nomotop, diejenigen, welche an anderer Stelle des Herzens entstehen, als heterotop bezeichnet, so würden demnach die Extrasystolen durch heterotope Reize hervorgerufen werden. Ob auch Extrasystolen im Sinus entstehen können, ist noch strittig; WENCKEBACH behauptet es bestimmt, jedenfalls ist ihr Vorkommen aber selten.

Die ventrikulären Extrasystolen kommen bei weitem am häufigsten vor, sind auch am leichtesten zu erkennen und sollen deshalb in erster Linie besprochen werden. Am schnellsten werden die durch eine Extrasystole an der Tätigkeit des Herzens und am Venen- und Radialpuls hervorgerufenen Änderungen klar bei Betrachtung der nachstehenden Kurve nach MACKENZIE. Ventriku-
läre Extra-
systolen

Der mittlere Teil zeigt schematisch die Tätigkeit von Vorhof und Ventrikel. Man sieht deutlich die regelmäßige Arbeit des ersteren, dagegen setzt der 2. Ventrikelschlag zu früh, noch vor der normalen 2. Vorhofskontraktion ein. Dadurch fällt der dieser entsprechende Ventrikelschlag aus, weil er in die refraktäre Periode des Herzens fällt, und so entsteht nach der verfrühten Kontraktion eine längere Pause bis zur 3. normalen Herzrevolution, die an der normalen Stelle einsetzt. Die längere Pause mit der vorhergehenden verkürzten geben zusammen die Länge zweier normalen Perioden; daher bezeichnet man erstere auch als kompensatorische Pause.

In der untersten Radialiskurve entspricht der Extrasystole ein kleiner (r'), kaum fühlbarer Puls, an den sich eine längere, kompensierende Pause anschließt, so daß auch hier die vorher verkürzte Pause + der verlängerten = zwei normalen Pulslängen ist. Der normale Rhythmus setzt

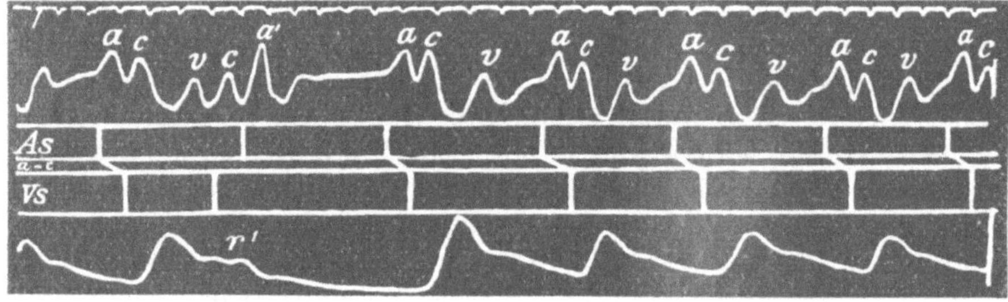

Abb. 47. Stellt eine gewöhnliche Form der ventrikulären Extrasystole dar. Nach der Extrasystole r' ist eine lange Pause vorhanden. Wie man an der Jugulariskurve und dem Schema ersieht, ist dies dadurch bedingt, daß der Reiz vom Vorhof a' keine Kammerkontraktion hervorzurufen vermag. (Nach MACKENZIE.)

dann wieder mit einer meist etwas größeren Pulswelle ein, weil während der längeren Pause dem Herzen mehr Blut aus den Venen zugeflossen ist. In der obersten Venenkurve entspricht dem vorzeitigen Ventrikelschlag wohl eine Karotiszacke (c'), dagegen fehlt eine vorangehende Vorhofswelle (a); aber nach c' folgt eine Welle a', die der normalen Vorhofskontraktion entspricht, ohne daß ihr die c- und v-Erhebung folgt.

Besonders auffallende Veränderungen zeigt das Elektrokardiogramm; auch hier fehlt die der Vorhofstätigkeit entsprechende Erhebung P, während die übrigen Zacken vorhanden sind, aber meist ganz charakteristische Veränderungen zeigen, die auf einen abnormen Verlauf des Erregungsvorgangs und auch wohl der Kontraktion hindeuten (Abbildung 48 und 49).

Man erhält nämlich Kurven, welche KRAUS und NICOLAI bei künstlicher Reizung des freiliegenden Herzens erzielten, die wir früher schon einmal erwähnten. Reizten sie nämlich die Basis, also den rechten Ventrikel, so zeigte die Zacke R zuerst einen stärkeren Ausschlag nach oben, dann nach unten, während bei Reizung an der Spitze, also am linken Ventrikel die Kurve zuerst nach unten, dann erst nach oben zeigte; bei Reizung in der Mitte der Ventrikel erhielten sie Kurven von mehreren kleineren nach oben gerichteten Zacken.

Die ersten Kurven nannten sie Typus A, die zweiten Typus B und die letzten Typus C.

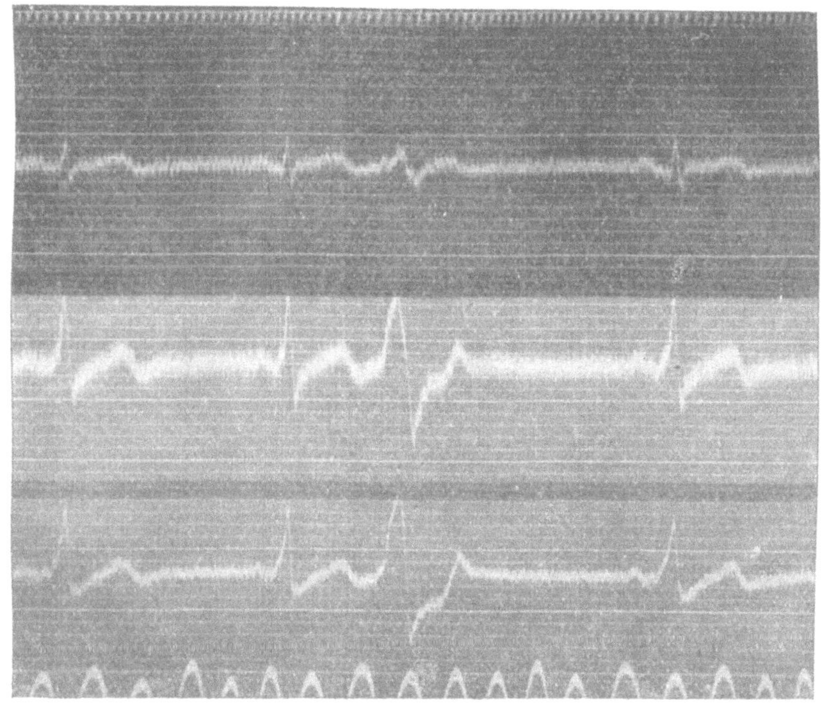

Abb. 48. Kammerextrasystolen vom Typus A in Abl. I (oben), II (Mitte), III (unten) gleichzeitig geschrieben. (Nach A. Hoffmann.) Vgl. Abb. 41, S. 49.

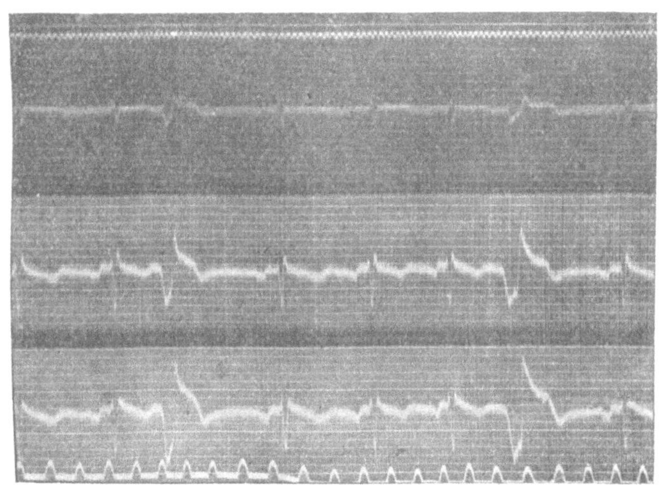

Abb. 49. Kammerextrasystolen vom Typus B in allen Ableitungen gleichzeitig geschrieben Abl. I (oben), II (mitten), III (unten). (Nach A. Hoffmann.)

Man findet nun bei der elektrokardiographischen Aufnahme von Extrasystolen fast stets die Kurven vom Typus *A* und *B*, woraus sich also nach KRAUS und NICOLAI sowie vielen anderen Klinikern würde schließen lassen, daß in dem einen Falle die Erregung vom rechten, im anderen vom linken Ventrikel ihren Ausgang nehmen würde. Auch Experimente von EPPINGER und ROTHBERGER, welche bei Durchschneidung des rechten TAWARASchenkels die Kurve von Typus *A*, bei Durchschneidung des linken eine solche vom Typus *B* erhielten, würden sich damit vereinigen lassen. Man würde also berechtigt sein, aus der Form dieser Elektrokardiogramme vielleicht auf den Ort der Entstehung der Extrasystole Schlüsse zu ziehen; doch wird man das bis jetzt noch mit Vorsicht tun müssen, da diese Verhältnisse doch nicht alle genügend geklärt sind (A. HOFFMANN). Jedenfalls aber gibt uns diese Methode das sicherste Mittel an die Hand, diese Art von Extrasystolen zu erkennen.

Auch das Kardiogramm zeigt zuweilen ganz charakteristische Veränderungen. QUINCKE und ich haben schon im Jahre 1895 auf eine eigentümlich

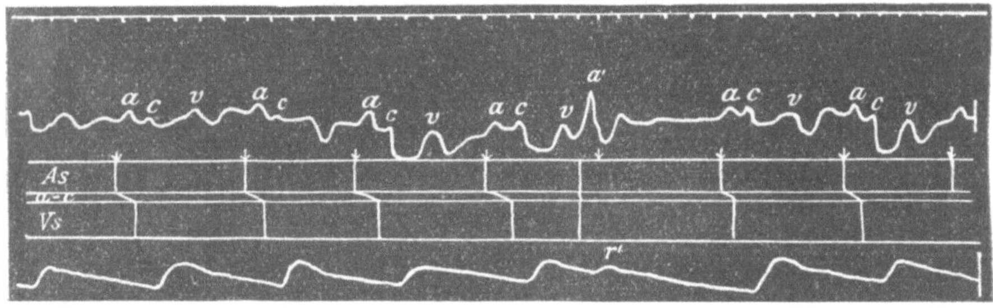

Abb. 50. Artrioventrikuläre nodale Extrasystole (*a'* u. *r'*). Wie man aus dem Schema ersieht, sind sowohl Vorhofs- als Kammersystole verfrüht und treten gleichzeitig auf. (Nach MACKENZIE.)

runde Form hingewiesen; andere Veränderungen haben später MACKENZIE und WENCKEBACH beschrieben. So geben also die graphischen Methoden Anhaltspunkte genug, die ventrikuläre Extrasystole mit Leichtigkeit zu erkennen, das Gleiche ist bei den übrigen Formen der Fall.

Bei den atrioventrikulären Extrasystolen geht der Reiz von der Gegend des Übergangsbündels in der Gegend des TAWARAschen Knotens aus; sie werden daher von MACKENZIE auch nodaler Rhythmus genannt. Vorkammer und Kammer ziehen sich dann häufig zu gleicher Zeit oder sehr kurz hintereinander, je nach dem Ausgangspunkt des Reizes, zusammen, und dann entstehen im Venen- und Pulsbild die in obenstehender Kurve gezeichneten Veränderungen, welche auch schematisch angegeben sind (Abbildung 50).

Man sieht dort, wie Vorhof und Ventrikel sich gleichzeitig und zu früh zusammenziehen, wie dieser gleichzeitigen Kontraktion im Venenpuls eine auffallend steile und hohe Vorhofszacke *a'* entspricht, dadurch bedingt, daß bei der gleichzeitigen Kontraktion der Vorhof seinen Inhalt nicht in den Ventrikel, sondern in die Vene hinein wirft; im Pulsbild erscheint eine entsprechende kleine Pulswelle *r'*, der wieder eine längere Pause entspricht bis zum nächsten normalen Puls; die Pause ist nicht immer ganz kompensierend, wie man annimmt, weil der Reiz vom TAWARAschen Bündel rückwärts zum Sinusgebiet ausstrahlt und dort das angehäufte Reizmaterial vernichtet. Es erfolgt dann die nächste normale Kontraktion, sobald wieder genügend Reizmaterial sich angesammelt hat, und diese Zeit ist meist etwas kürzer, als die volle kompensatorische Pause.

Im elektrokardiographischen Bilde ist die P meist ganz nahe an R herangerückt, fast damit verschmolzen. Nicht selten ist die P-Zacke invertiert, als Zeichen dafür, daß die Erregung den entgegengesetzten Weg wie normal genommen; im übrigen zeigt die R-Zacke durchweg normales Verhalten.

Bei den Extrasystolen, welche vom Vorhof ausgehen, folgt der vorzeitigen Vorhofkontraktion auch eine verfrühte Zusammenziehung des Ventrikels, denen im Venenbild eine vorzeitige a- und c-Zacke korrespondiert; der zugehörige Arterienpuls ist klein mit kompensatorischer Pause, die aber auch häufig nicht ganz kompensiert, wenn der Reiz auf den Sinus übergeht und dort das Reizmaterial zerstört. Im Elektrokardiogramm sind diese Vorhofsystolen auch leicht erkennbar durch das frühzeitige

Vorhof-
extra-
systolen

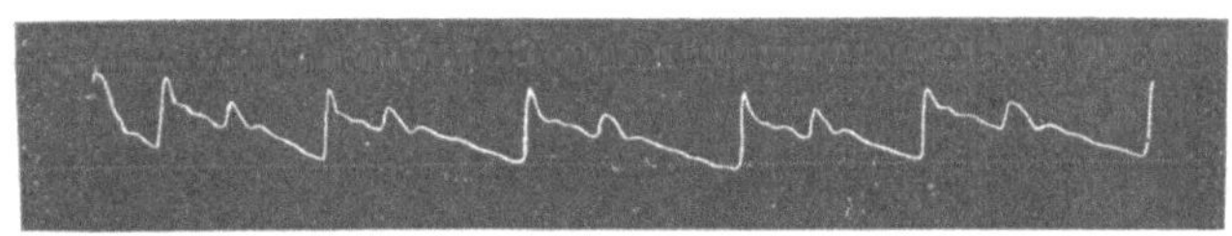

Abb. 51. Pulsus bigeminus. (Nach GEIGEL.)

Auftreten und das deutliche Vorhandensein der P-Zacke; die Zacke R zeigt normales Verhalten.

In dem Vorstehenden sind nur die Typen der vorkommenden Extrasystolen beschrieben. Es braucht wohl kaum hervorgehoben zu werden, daß unter pathologischen Verhältnissen zahlreiche Abweichungen davon vorkommen, die besonders durch das zeitliche Eintreten der Extrasystole bedingt sind, deren Beschreibung hier aber zu weit führen würde.

Die Diagnose der Extrasystolen ist schon allein durch die Palpation des Pulses in

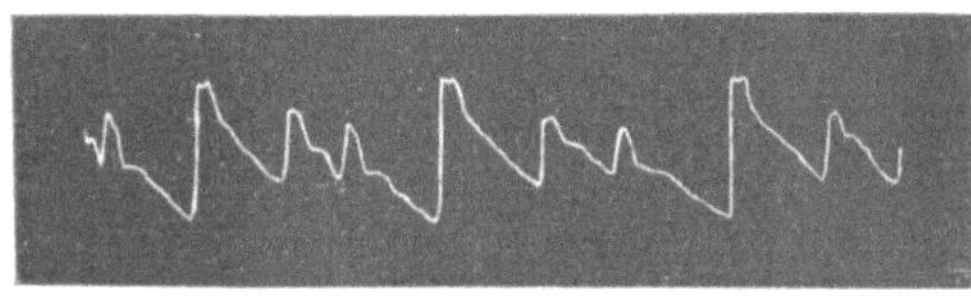

Abb. 52. Pulsus trigeminus. (Nach GEIGEL.)

fast all den Fällen zu stellen, wo sie nicht zu zahlreich sind. Besonders vereinzelte können mit Leichtigkeit durch das frühzeitige Auftreten, die Kleinheit des Pulses und die lange, folgende Pause erkannt werden; letzteres Zeichen läßt nur dort im Stich, wo die längere Pause fehlt, bei den sog. interpolierten Extrasystolen. Wenn nämlich die Herztätigkeit langsam ist, trifft der dem frühzeitigen Schlag folgende normale Kontraktionsreiz den Ventrikel zu einer Zeit, wo derselbe schon wieder dem Reiz und der Kontraktion zugänglich ist; es erfolgt dann letztere an normaler Stelle, und die Extrasystole erscheint nur interpoliert. Unmöglich erscheint die Diagnose auch, wenn der Puls der Extrasystole ausfällt, also ein Pulsus

Diagnose

intermittens vorliegt; hier muß die Untersuchung des Herzens entscheiden. Leicht ist es in der Regel, dieselbe zu erkennen, wo die Extrasystole in regelmäßigen Intervallen wiederkehrt, wo jeder 2., 3., 4. Schlag zu frühzeitig ist, also ein Pulsus bigeminus, trigeminus oder quadrigeminus vorliegt. Wenn aber die Extrasystolen gehäuft und in Anfällen vorkommen, dann ist eine Unterscheidung mit den Mitteln des praktischen Arztes nicht möglich, dann muß man die graphische Methode, in besonders schwierigen Fällen stets die Elektrokardiographie zu Hilfe nehmen.

Frustrane Kontraktionen
Bemerkenswert und für die Diagnose nicht unwichtig ist, daß die Extrasystolen sich häufig mit auffallenden palpatorischen und auskultatorischen Erscheinungen und sehr lästigen subjektiven Empfindungen verknüpfen. So ist der Spitzenstoß der Extrasystole nicht selten auffallend stark und kurz, so daß die Brustwand erheblich gehoben wird; und ganz im Gegensatz dazu fällt auf, daß der Puls sehr klein ist, ja gerade dann manchmal völlig fehlt. Auf diese »frustranen Kontraktionen« hat QUINCKE zuerst hingewiesen.

Puls
Das Verhalten des Pulses, seine Kleinheit bzw. sein völliges Fehlen, wird in der Regel dadurch erklärt, daß bei der verfrühten Herzkontraktion der Inhalt des Ventrikels zu gering sei, um eine fühlbare Pulswelle zu

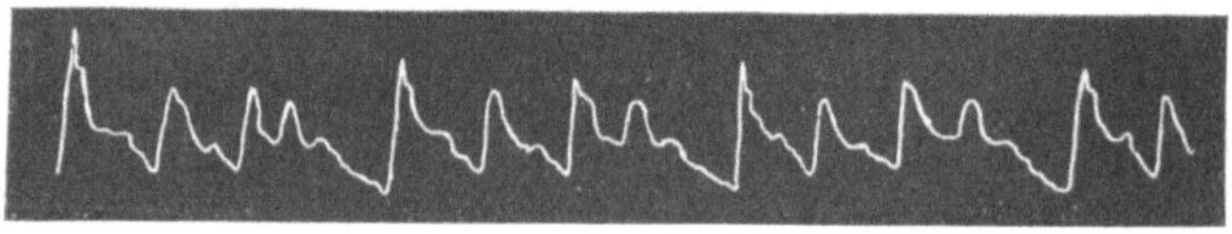

Abb. 53. Pulsus quadrigeminus. (Nach GEIGEL.)

geben; sicher liegt es aber in manchen Fällen auch in einer abnormen Art der Zusammenziehung des Herzens, die nicht imstande ist, den Aortendruck zu überwinden, wie QUINCKE und HOCHHAUS das schon früher angegeben haben.

Auskultation
Bei der Auskultation folgen auf die zwei Töne der vorhergehenden normalen Herzrevolution schnell zwei kurze, durch geringes Intervall getrennte Töne der Extrasystole, nicht selten indes nur ein, manchmal sehr lauter und klappender Ton, und das am häufigsten bei den frustranen Kontraktionen. Wenn der 1. Ton, wie bei Mitralinsuffizienz, durch ein Geräusch ersetzt ist, schwindet auch das Geräusch, und statt dessen hört man nur einen lauten Ton. Diese auskultatorischen Erscheinungen sind zuweilen so prägnant, daß man daran schon die Extrasystole erkennt.

Subjektive Erscheinungen
Ganz auffallend sind die mit dieser häufig verknüpften subjektiven Erscheinungen. Mancher Kranke fühlt schon das Herannahen der Extrasystole an einem eigentümlich beklemmenden Gefühl, das seinen Höhepunkt bei dem Eintreffen erreicht und dann schwindet; andere empfinden die Herzkontraktion als einen heftigen, höchst unangenehmen Stoß, der zur Kehle heraufgeht und diese zusammenzupressen scheint. Wieder andere glauben, daß plötzlich das Herz still steht, und haben das Gefühl, als ob es nun mit ihnen zu Ende ginge, vieler bemächtigt sich dabei ein Gefühl der Unruhe und Angst, das sie das Schlimmste befürchten läßt.

Die Zahl der Empfindungen ist außerordentlich groß, sie werden fast von
jedem Kranken etwas verschieden angegeben. Es ist richtig, daß dieselben
bei nervösen Herzaffektionen am häufigsten sind und zum Ausgangspunkt unangenehmer Sensationen auch in anderen Organen werden, indes ist ihr Vorkommen auch bei organischen Herzaffektionen nicht selten.

So genau wir heute die einzelnen Formen der Extrasystole auch kennen, Wesen
über das Wesen derselben sind unsere Kenntnisse noch sehr lückenhaft. Daß
ihre Entstehung durch das Wirksamwerden von Herzreizen an anderer
Stelle als der normalen beruht, nimmt man wohl allgemein an, auch
daß eine Erhöhung der Reizbarkeit das Zustandekommen begünstigt; noch
nicht entschieden ist, ob diese Herzreize die normalen oder fremdartige sind.
HERING glaubt nach seinen Erfahrungen das erstere annehmen zu können.

Experimentell kann man auf die verschiedenste Weise die Extrasystolen Experimen-
telle Aus-
lösung
hervorrufen: durch Erhöhung des Blutdrucks (KNOLL), durch Unter-
brechung der Blutversorgung des Herzens, durch Injektion von Giften:
Adrenalin, Physostigmin, Digitalis. ROTHBERGER und WINTERBERG
haben sie beim Tiere durch kombinierte Vagus- und Acceleransreizung
hervorgerufen. Auch beim Menschen kann man sie künstlich erzeugen;
so konnte A. HOFFMANN mit starken galvanischen Strömen am freiliegenden Menschenherzen typische Eytrasystolen hervorrufen, ebenso durch
mechanische Reizung bei Beklopfen des Herzens mit dem Perkussions-
hammer. Zuweilen gelingt das auch durch Druck auf den Vagus am Hals.

Strittig ist noch die Frage, ob man vom Nerven aus direkt diese Erscheinung auslösen kann. A. HOFFMANN ist geneigt, das auf Grund der oben
erwähnten Experimente und klinischen Erfahrungen anzunehmen, während
HERING, LEWIS, WENCKEBACH den großen Einfluß der Herznerven auf das
Zustandekommen wohl zugeben, aber die direkte Auslösung durch Nervenreiz
ablehnen. Jedenfalls spielt das Nervensystem bei dem Zustandekommen eine
ganz erhebliche Rolle, nur das »Wie?« ist noch unklar.

Das Vorkommen der Extrasystolen ist außerordentlich häufig; wir Vorkommen
finden sie bei völlig gesunden Leuten, bei denen sie kommen und
gehen, ohne daß das Herz sonst in seiner Tätigkeit irgendwelche Störung
erkennen ließe; man beobachtet sie vor allem bei leichter psychischer
Aufregung, bei geringer geistiger Anstrengung, nach dem Genuß einer Zigarre oder Zigarette, von Wein, besonders Champagner. Meist handelt es
sich allerdings um Leute, die »etwas nervös« sind, wie überhaupt bei
Neurasthenie, Hypochondrie das Vorkommen recht häufig ist. Besonders
bei den sog. Herzneurosen sieht man Extrasystolen gehäuft und recht anhaltend auftreten, in der Regel in gesteigertem Maße bei jeder Erregung oder
auch bei geringen körperlichen Beschwerden, z. B. bei Magenverstimmung
und Obstipation. Sie treten dann manchmal in großer Zahl und turbu-
lent auf und sind mit unangenehmen Sensationen verknüpft. Auffallend ist,
daß sie, wenn der Tag auch ruhig verlief, besonders des Abends gleich nach
dem Hinlegen durch ihr Auftreten das Einschlafen stören. Viele dieser Nervösen
können körperlich außerordentlich leistungsfähig sein und brauchen
absolut kein Zeichen von Herzschwäche zu zeigen. Es gibt Zeiten
wo sie ganz frei von Extrasystolen sind, während andere Male diese sich

häufen. Der Einfluß des Nervensystems auf die Entstehung wird dadurch klar bewiesen.

Man beobachtet sie auch oft bei organischen Herzleiden, weniger bei den akut entzündlichen Erkrankungen, bei akuter Myo-, Peri- oder Endokarditis, meist bei den chronischen Erkrankungen, besonders bei der Arteriosklerose des Herzens und der Gefäße, namentlich den leichteren Formen, woher auch wohl das häufige Vorkommen im Alter zu erklären ist. Von den Klappenfehlern findet man sie am meisten bei den Mitralfehlern, bei den andern etwas seltener.

Aus dem Vorstehenden erhellt klar, daß die Extrasystolie sowohl bei Gesunden, wie bei Nervosität, wie bei den verschiedensten organischen Herzkrankheiten vorkommt, daß wir also nicht berechtigt sind, daraus irgendwelche Schlüsse über eine bestimmte Erkrankung des Herzens zu ziehen; sie sind also ein Symptom, das nur in Verbindung mit den übrigen, bei einem Menschen beobachteten gewertet werden kann.

Anschließend sei noch kurz erwähnt, daß die von Quincke und Hochhaus beschriebenen frustranen Kontraktionen (s. o.) zweifelsohne durchweg in das Gebiet der Extrasystolen gehören, wenn frustran ja auch andere Kontraktionen sein können. Die von diesen Autoren geschilderten klinischen, auskultatorischen und graphischen Erscheinungen treffen alle auf die Extrasystole zu; und die Erklärung, welche sie damals (1895) über das Vorkommen und die Erscheinungen dieser merkwürdigen Herzerscheinungen gaben, sind durch die späteren Forschungen durchweg bestätigt worden.

Arrhythmia perpetua **Der Pulsus irregularis perpetuus (Arrhythmia perpetua.)** Wenn Größe, Dauer und Aufeinanderfolge der Pulse unablässig wechseln, so daß jede Regelmäßigkeit in der Pulskurve fehlt, spricht man von Pulsus irregularis perpetuus. Dieser Puls war den Ärzten schon lange bekannt und wurde von ihnen in der ausgesprochensten Form als Delirium cordis bezeichnet oder auch nach dem Herzfehler, bei dem er am häufigsten beobachtet wurde, als Mitralpuls.

Diagnose Die Diagnose ist schon allein bei der Palpation des Radialis-, noch besser des Karotispulses meist ohne Schwierigkeiten möglich, leichter noch bei Betrachtung einer Pulskurve, bei der man sofort den unablässigen Wechsel von großen und kleinen Pulsen in unregelmäßigen Intervallen erkennt; die Herzfrequenz ist dabei durchweg erheblich vermehrt. Charakteristisch, besonders den Extrasystolen gegenüber, ist das Fehlen jedes Primärrhythmus — kaum sieht man jemals eine Gruppe gleichgroßer in gleichem Zeitraum sich folgender Pulse — und dann, daß, wie Lewis bemerkt, die großen Pulse nie in längerem Intervall nach einem kleinen, sondern sofort hinterher auftreten, ganz entgegengesetzt wie bei den Extrasystolen.

Die gleichzeitige Aufnahme des Venenpulses zeigt, daß die a-Zacke, der Ausdruck der Vorhofskontraktion, durchweg fehlt, und daß statt der normalen systolischen Einsenkung in der Regel eine deutliche positive Welle auftritt, was man als Kammervenenpuls bezeichnet; äußerlich ist in vielen Fällen diese Erhebung in der Jugularvene während der Systole des Herzens deutlich sichtbar. (Abb. 54).

Am Elektrokardiogramm fehlt die *P*-Zacke, der Ausdruck der Vor-
hofserregung, ebenfalls, statt dessen sieht man meistens zahlreiche kleinere
feine Zacken. Die übrigen Erhebungen, der Ausdruck der Kammertätig-

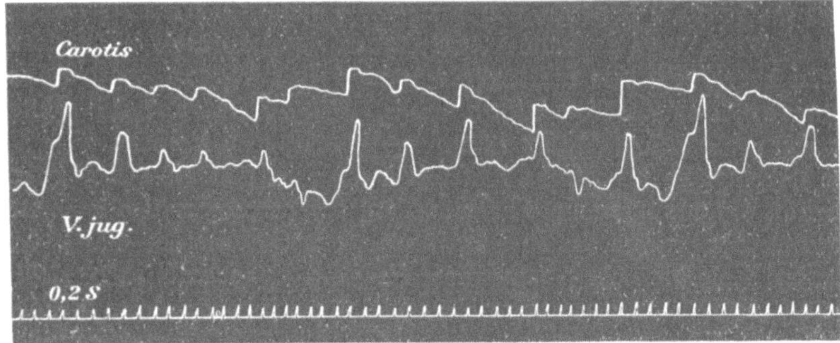

Abb. 54.   Pulsus irregularis perpetuus (Positiver Venenpuls).   (Nach A. Hoffmann.)

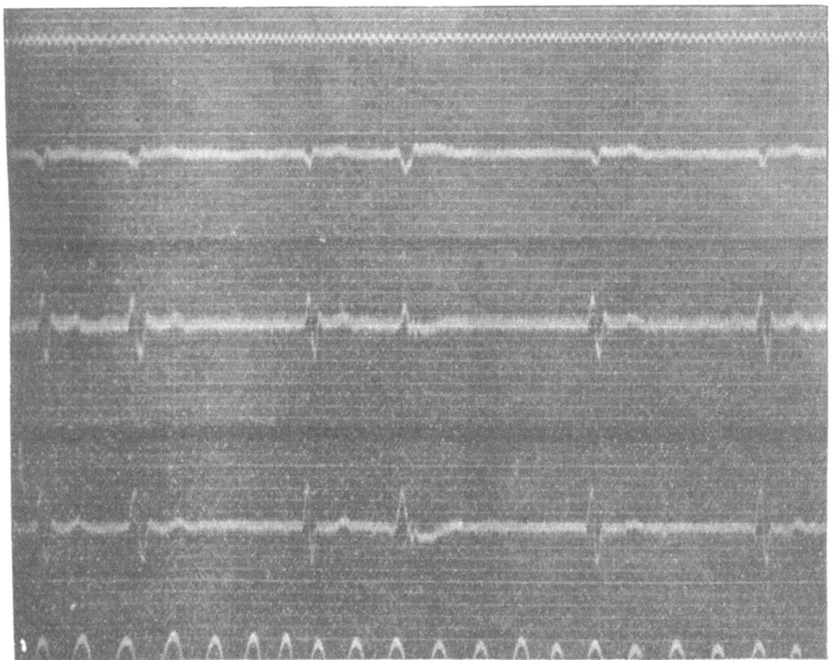

Abb. 55.   Vorhofflimmern in Abl. I, II und III (von oben nach unten) gleichzeitig
aufgeschrieben.   Die vierte Systole ist eine Kammerextrasystole. (Elektrokardiogramm
nach A. Hoffmann.)

keit, sind in der Regel normal. Die beistehenden Kurven geben von diesen
Verhältnissen ein anschauliches Bild (Abb. 55).

Die Deutung, welche man diesen Kurven gibt, auch aus experimentellen Deutung
der Kurven
Erfahrungen am Tier, ist folgende. Die normale Vorhoftätigkeit fehlt,
da die Zacke *a* des Venenpulses und *P* des Elektrokardiogramms nicht
auftritt; man hatte deshalb früher nach Mackenzies Vorgang eine Lähmung

des Vorhofs angenommen, eine Ansicht, die aber schon deshalb aufgegeben
wurde, weil sich bei der Obduktion in solchen Fällen sehr häufig eine hypertrophische Vorhofsmuskulatur gefunden hatte. Experimentelle Erfahrungen brachten die Entscheidung, indem sie zeigten, daß es sich hier um einen
Zustand des Vorhofs handelte, den man als Vorhofsflimmern bezeichnet;
man sicht, wenn man experimentell diesen Zustand durch Faradisation
beim Tier hervorruft, ein unablässiges ganz feines Wogen der Vorhofsmuskulatur, das natürlich keinen mechanischen Effekt auf die Blutmasse
ausübt und praktisch wohl einer Lähmung ziemlich nahe kommt.

Das Wesentliche ist also das Entstehen von zahlreichen Extrareizen
im Vorhof, die das Flimmern hervorrufen, und deren graphischer Ausdruck
im Elektrokardiogramm das eben erwähnte feine Zittern der Saite vor der
R-Zacke ist; viele bezeichnen daher diese Erscheinung auch als »Vorhofflimmern«. Dieses kommt so zustande, daß durch irgendwelche krankhafte
Umstände der Sinusknoten seine Herrschaft über den Herzrhythmus verliert, daß statt dessen Extrareize im Vorhof das Flimmern hervorrufen, und
daß von dort eine Anzahl Reize längs des Hisschen Bündels zu den Ventrikeln gehen und dort meist eine frequente, unregelmäßige Herztätigkeit hervorrufen. Die Besonderheit des Leitungsbündels bedingt es, daß das Flimmern
sich nicht auf die Kammern fortsetzt; nur in ganz vereinzelten Fällen
soll auch dieses vorkommen, und dann tritt plötzlicher Tod ·ein (Hering).

Aus dem erklärten Mechanismus sind die Veränderungen im Puls- und Venen-
bilde leicht verständlich, auch in der elektrokardiographischen Kurve. Eine
Zeitlang ist das Auftreten des Kammervenenpulses insofern nicht richtig
gedeutet worden, als man hieraus stets auf eine Trikuspidalinsuffizienz
schloß. Wie Hering und Gerhardt aber zeigten, ist dieser Kammervenenpuls
nichts anderes als eine Kammerschlußwelle, die sich nur deshalb als Wellen-
berg in der Jugularis geltend macht, weil der Vorhof zu Beginn der Ventrikelkontraktion in diesem Falle abnormerweise stark mit Blut gefüllt ist.

Abwei-
chungen Das eben entworfene Bild des Pulsus irregularis perpetuus gilt für den
größten Teil der Fälle; das genaue Studium der klinischen Beobachtungen
hat, wie so häufig, eine Fülle von kleinen und größeren Abweichungen von
diesem Schema ergeben. So muß man neben der schnellen Form noch eine
langsamere unterscheiden; bei der ersteren geht der Puls oder, korrekt aus-
gedrückt, die Ventrikelkontraktion auf 100—150, bei der anderen etwa
bis 100 in der Minute. Das Verhalten des Vorhofs ist wechselnd: in der
Regel ist das Flimmern der Muskulatur sehr frequent, so daß die Zusammenziehungen 500 und mehr in der Minute erreichen; nicht selten, besonders natürlich bei der langsamen Form, ist das Flimmern auch langsamer (200—250,
»Vorhofflattern«) und nähert sich dann manchmal schon schnellen, aber
regulären Kontraktionen (Vorhofstachysystolien). Zuweilen kommen
häufigere, ganz regelrechte Vorhofskontraktionen vor, die dann ihren entsprechenden Ausdruck in der Venenkurve und im Elektrokardiogramm finden;
auch eine echte Lähmung soll vorkommen, aber nur selten.

Das Ventrikelelektrokardiogramm ist nicht immer das normale; sehr
häufig finden sich daneben oder fast ausschließlich die Formen der Extrasystolie entweder vom Typus *A* oder *B*, und man nimmt dann an, daß hier

in der Kammer oder nahe der Kammer im Leitungsbündel Extrareize entstehen, welche diese atypischen Elektrokardiogramme hervorrufen. Es würde
zu weit führen, hier auf alle beobachteten Abweichungen einzugehen.

HERING hat diese Pulsarhythmie als Pulsus irregularis perpetuus
bezeichnet, um auszudrücken, daß er dort, wo er einmal aufgetreten, in der Regel
auch bleibt, und ferner behauptet, daß er stets der Ausdruck einer schweren
materiellen Herzstörung ist. Diese Meinung ist, worauf HERING in
neueren Publikationen selbst hinwies, nach den zahlreichen klinischen Erfahrungen nicht mehr in der Vollständigkeit haltbar. Vereinzelt hat man
besonders das vorübergehende Auftreten des Pulsus irregularis perpetuus
bei Leuten nachgewiesen, deren Herz sich bei der Untersuchung als gesund
erwies; auch sieht man nicht selten besonders die langsamere Form bei
Leuten, die offenbar an nicht hochgradiger Arteriosklerose leiden, auftreten
und viele Jahre bei befriedigender Leistungsfähigkeit bestehen, wo also die
Veränderungen am Herzen nur gering sein können. Außerdem ist die Bezeichnung »perpetuus« insofern nicht ganz treffend, als es manchmal gelingt,
selbst die schnellere Form bei schweren materiellen Herzerkrankungen
durch entsprechende Medikation wenigstens zeitweise zum Verschwinden zu bringen.

Für die größere Zahl der Fälle besteht aber doch zu Recht, was HERING
vom Pulsus irregularis perpetuus ausgeführt hat, daß er meist bleibt und
der Ausdruck einer materiellen Herzerkrankung ist, besonders gilt
das von der schnellen Form; am häufigsten sehen wir diese bei den Mitralfehlern, dann auch bei der Myokarditis chronica.

Pathologischanatomisch sind in einer ganzen Zahl von Fällen von Patholo-
gische
Anatomie
bewährten Forschern Veränderungen im Sinusknoten und der an-
grenzenden Vorhofsmuskulatur gefunden worden; man hat darin eine
Bestätigung der Annahme gesehen, daß ein Ausfall des »Schrittmachers
des Herzens« die Ursache der Erkrankung sei. Indes haben weitere Nachuntersuchungen das doch nicht immer bestätigen können, so daß diese Frage
einstweilen noch strittig ist. D. GERHARDT findet verschiedene Ursachen
für das Vorhofsflimmern: an erster Stelle steht die Dilatation des rechten
Vorhofs, dann folgen nach der Häufigkeit Veränderungen des Sinus-
knotens.

Die Überleitungsstörungen. Der normale Kontraktionsreiz ent- Überlei-
tungs-
störungen
steht nach der heutigen Annahme im Sinusknoten und wird von dort
über die Vorhöfe durch das Überleitungsbündel zu den Ventrikeln geleitet. Schon normalerweise wird in der refraktären Phase die Leitung
dieses Reizes durch die Systole des Ventrikels vorübergehend aufgehoben, gerade wie die Reizbarkeit, und stellt sich dann in der Diastole,
anfangs schneller, nachher etwas langsamer, wieder her.

In krankhaften Zuständen kann dieses Leitungsvermögen nun verlangsamt, es kann aber auch vollkommen aufgehoben sein, so daß die
Reize überhaupt nicht mehr zum Ventrikel gelangen und der Zustand entsteht, den man als vollkommenen Herzblock oder Querdissoziation
bezeichnet.

6*

Möglich scheint die Störung der Leitung an jedem Teil der Bahn vom Sinus bis zu den Ventrikeln; praktisch in Betracht kommen hauptsächlich die Hemmungen an dem Übergangsbündel, die am häufigsten vorkommen und am besten studiert sind.

Die ersterwähnten leichteren Formen der Überleitungsstörungen können sich in verschiedener Weise präsentieren: Entweder braucht der Kontraktionsreiz vom Vorhof zum Ventrikel nach jedem Herzschlag eine längere Zeit, so daß also der Intervall der einzelnen Pulse immer länger wird, bis etwa nach dem 5. oder 6. Puls die Leitungshemmung so stark wird, daß der Reiz nicht durchdringt und demnach ein Herz- und Pulsschlag ausfällt, — danach erholt sich das Leitungsvermögen wieder und das Spiel beginnt wieder von neuem —, oder man sieht, daß jeder 2., 3. oder 4. Vorhofsreiz blockiert wird und demnach jede 2., 3. oder 4. Systole und demgemäß auch der entsprechende Puls ausfällt.

Kurven   Durch graphische Aufzeichnung lassen sich die Verhältnisse leicht übersehen.   Wenn sich das Leitungsvermögen, wie in ersterem Fall,

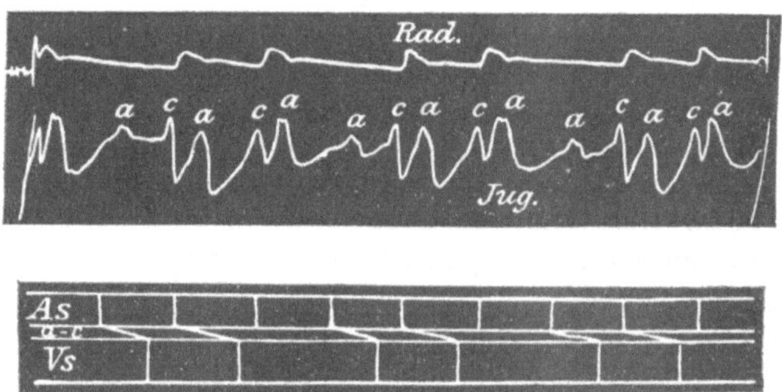

Abb. 56.   Die Kammersystole fällt nach jeder 3. Vorhofssystole aus.   Die Zacken a sind vollkommen regelmäßig; $a—c$ ist vor dem Ausfall von c verlängert.   (Nach MACKENZIE.)

allmählich verschlechtert, so werden die Pulsintervalle immer größer, bis dann ein Puls ausfällt; in der Venenkurve wird das Intervall $a—c$ (Vorhofswelle—Karotiszacke), welches man als ein ziemlich genaues Maß der Überleitungszeit ansehen kann, immer größer, bis zuletzt, wo die Systole ausfällt, die c-Zacke schwindet.   Der Vorhof geht also seinen regelmäßigen Rhythmus, nur die c-Zacke wandert; nach WENCKEBACHS Erfahrungen hört die Übertragung des Reizes auf, wenn $a—c$ etwa auf 0,25 Sekunden gestiegen ist.

Die nebenstehende Kurve (Abbild. 56) zeigt ein Beispiel dieser Störung, bei der jeder 3. Schlag an der Radialis ausfällt. Das darunterstehende Schema erläutert den Vorgang an den einzelnen Herzabschnitten.

Im Elektrokardiogramm lassen sich diese Verhältnisse an der Entfernung der P und R-Zacke natürlich auch sehr genau beurteilen. Die Zacke P ist stets an normaler Stelle vorhanden, die Zacken R und T, die der Kammererregung entsprechen, fehlen nach jedem 2. oder 3. Schlag. Venenkurve und Elektrokardiogramm erlauben die Unterscheidung von der Extrasystolie.

Die Blockierung jedes 2. Kontraktionsreizes zeigt sich in der Radialiskurve als langsamer, regelmäßiger Puls; in der Venenkurve sieht man deutlich die doppelte Zahl der regelmäßig auftretenden Vorhofserhebungen a, von denen aber jede zweite nicht von einer c-Zacke gefolgt ist.

Ist die Leitung stärker blockiert, so kann ein Herzblock zustandekommen, bei dem nur jede 3. oder 4. Vorhofskontraktion von einer Ventrikelsystole gefolgt ist. Die Kurven zeigen dann stark verlangsamten Arterienpuls in regelmäßigen Abständen, während auf einen Arterienpuls drei oder vier frequente Vorhofszacken des Venenpulses kommen. Im Elektrokardiogramm kommen mehrere P-Zacken auf jede R- und T-Zacke.

Die völlige Aufhebung der Leitung zwischen Vorhof und Ventrikel Kompletter Herzblock
bezeichnet man als kompletten Herzblock oder Querdissoziation. Es

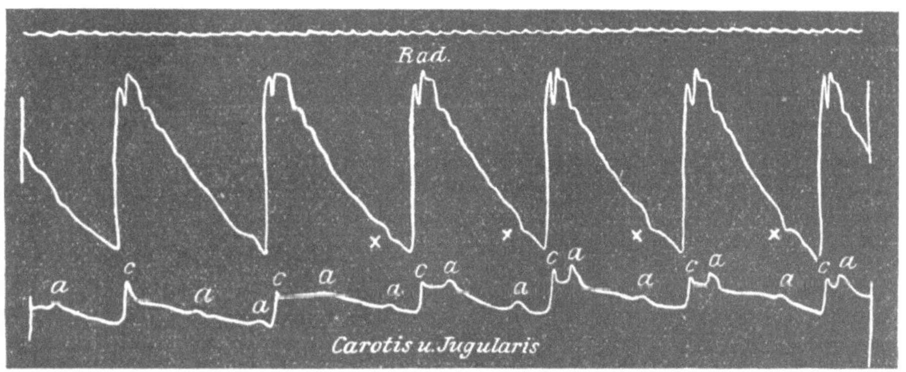

Abb. 57. Zeigt einen vollständigen Herzblock, der Vorhof fährt in dem einen Rhythmus zu schlagen fort, während die Kammer in einem anderen und langsameren Rhythmus schlägt. (Nach MACKENZIE.)

schlägt dann jeder Herzabschnitt in seinem eigenen Tempo, der Vorhof schneller, meist entsprechend der normalen Herzfrequenz, der Ventrikel erheblich langsamer, die Zahl seiner Kontraktionen beträgt häufig nur 35 oder weniger in der Minute. Venenkurven und Elektrokardiogramm zeigen diese Verhältnisse sehr charakteristisch; im Venenpuls· ist die Zacke a deutlich und regelmäßig, die Zacke c ist entsprechend den seltenen Karotispulsationen nur in geringer Frequenz vorhanden. Der Puls selbst ist, wie die Ventrikelkontraktionen langsam und regelmäßig, was aus der beistehenden Kurve 57 ersichtlich ist. Im Elektrokardiogramm sieht man die regelmäßig in normaler Zahl auftretenden P-Zacken und die damit nicht korrespondierenden und seltenen Ventrikelzacken, die häufig die Gestalt der atypischen Elektrokardiogramme vom Typus A oder B zeigen, ein Zeichen, daß der Kontraktionsreiz von verschiedenen Stellen des Herzmuskels ausgehen kann (s. S. 48).

Am Herzen selbst konstatiert man den seltenen Herzstoß und dem entsprechend natürlich auch die Herztöne; zuweilen gelingt es, über der

Basis während jeder Vorhofskontraktion ein schwaches Geräusch zu hören. Bei der Pulspalpation konstatiert man leicht die Bradykardie, welche manchmal eine ganz extreme ist, da der Puls zuweilen auf acht bis zehn Schläge in der Minute sinkt; bei solch starker Pulsherabsetzung treten nicht selten Anfälle vorübergehender Bewußtlosigkeit mit Konvulsionen auf, die man als sog. Morgagni-Adams-Stokesschen Symptomenkomplex bezeichnet und auf eine Anämie des Gehirns zurückführt. Man findet diese übrigens nicht bloß bei Leitungsstörung, sondern auch bei anderen Erkrankungen des Herzens (Myokarditis) und bei Affektionen des Nervensystems.

Ursachen dieser völligen Leitungsunterbrechung sind durchweg organische Erkrankungen des Übergangsbündels, Tumoren, Verfettungen, Blutungen, akute und chronische Entzündungen; besonders häufig sind luische Prozesse als Veranlassung nachzuweisen. Die leichteren Formen der Überleitungsstörung sieht man auch durch nervöse, toxische und infektiöse Einwirkungen; so ist bekannt, daß man durch Vagusdruck bei Menschen sogar vorübergehende Dissoziation hervorrufen kann, ebenso daß Digitalis häufig Leitungsstörungen hervorruft; desgleichen sind die bei Urämie auftretenden durch Giftwirkung zu erklären. Vorübergehende Störung der Leitung sehen wir bei der Influenza, bei akutem Gelenkrheumatismus, bei Scharlach und der Diphtherie. Sind die Leitungsstörungen organisch bedingt, was bei den schweren Formen die Regel ist, so ist im Auge zu behalten, daß sehr oft außer dem Reizleitungssystem auch der übrige Herzmuskel mit erkrankt ist (Lewis).

Der Pulsus alternans. Das regelmäßige Abwechseln von normalen und kleinen Pulsen ist eine seltene Rhythmusstörung, die zuerst Traube studiert hat. Bei einfacher Palpation ist dieselbe schwer zu erkennen, da die Größenunterschiede dann nicht so prägnant hervortreten. Leichter geht das bei Betrachtung der Arterienkurven, die das Alternieren von großen und kleinen Pulsen deutlich aufweisen. Nicht ganz leicht ist zuweilen die Unterscheidung von der durch Extrasystolen hervorgerufenen Bigeminie; doch läßt die Vorzeitigkeit der letzteren in den meisten Fällen die Entscheidung treffen, während der kleine Puls des Alternans stets rechtzeitig, nicht selten sogar etwas verspätet eintrifft (Abbildung 58 u. 59).

Die beistehenden Kurven lassen das Gesagte deutlich hervortreten. Die Erklärung dieser Arhythmie ist noch strittig; wohl sieht man allgemein darin eine Störung der Kontraktilität, die Hering nach experimentellen Erfahrungen als durch eine partielle Asystolie bedingt ansieht, dadurch, daß sich nur ein Teil der Herzmuskelfasern zusammenzieht, während Andere mit Engelmann darin den Ausdruck einer Schwächung der gesamten Herzmuskulatur erblicken. Wenckebach, der früher der letzteren Meinung war, glaubte neuerdings annehmen zu müssen, daß die Erscheinung überhaupt nicht auf Änderungen der Kontraktilität zurückzuführen sei, sondern auf außerhalb des Herzens gelegene Verhältnisse der Blutfüllung, des Blutdruckes und der Blutdruckschwankungen. Er nimmt an, daß wenn das Herz in einem gestörten Kreislauf sich nach einer längeren Pause kontrahiert und ein größeres Schlagvolum in die Aorta wirft, ein großer Puls entsteht; wenn nun nach kürzerer, normaler Pause eine Zusammenziehung erfolgt, so ist die Füllung des Herzens kleiner, die dann gegen einen stärkeren Druck in der Aorta, herrührend von dem vorhergehenden großen Schlagvolumen, ausgeworfen werden muß; daher ist der Puls jetzt kleiner. Bei der nächsten Kontraktion wird bei geringerer Füllung der Aorta deren Druck kleiner sein, das Herz wird dann wieder ein größeres Schlagvolum in die Aorta werfen und diese einen größeren Puls erzeugen; so geht das Wechselspiel nun

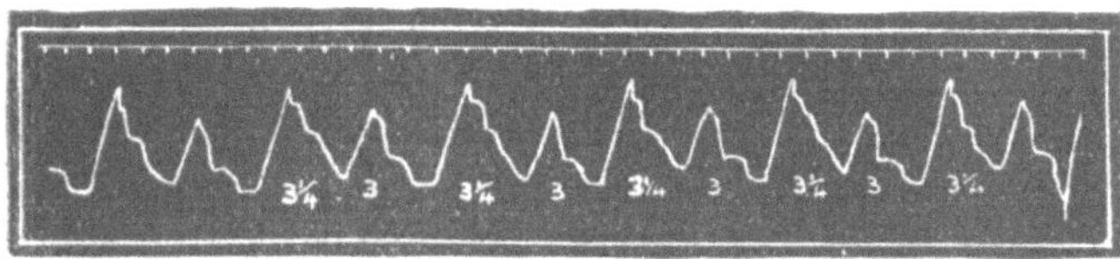

Abb. 58. Pulsus alternans. Die Zahlen zeigen eine geringe Verlängerung der Pause vor dem kleinen Puls, im Gegensatz zu Abb. 59. (Nach KÜLBS.)

weiter. Zweifellos ist die Erklärung interessant; ob sie richtig ist, werden weitere Untersuchungen lehren müssen. Venenpuls und Elektrokardiogramm zeigen in der Regel zwischen großen und kleinen Pulsen keine Änderung; einzelne Ausnahmen existieren jedoch.

Beobachtet wird der Pulsus alternans sehr häufig bei der paroxysmalen Tachykardie, und dann in der Regel bei chronischen Erkrankungen des Herzmuskels, besonders auf arteriosklerotischer Basis mit gleichzeitiger Erkrankung der Nieren. Durchweg ist er hierbei als ernstes Krankheitszeichen aufzufassen.

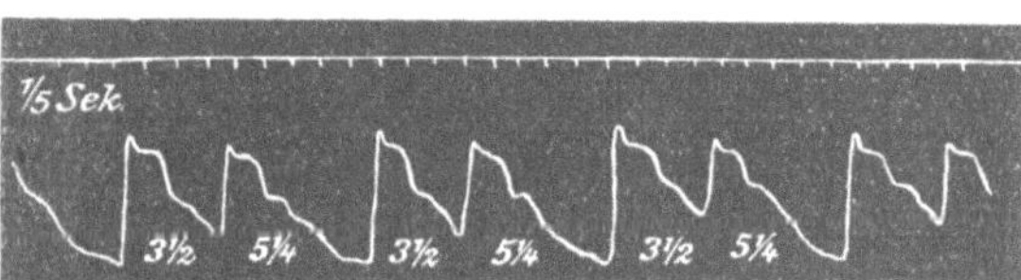

Abb. 59. Pulsus bigeminus, bedingt durch das regelmäßige Auftreten von Extrasystolen. Die Zahlen repräsentieren in $^1/_5$ Sek. die Dauer einer jeden Pulsperiode, und man sieht, daß die längsten Pausen nach den kleinen Pulsen auftreten. (Vgl. auch Abbild. 58). (Nach KÜLBS.)

Die Störungen der Herzfrequenz. Über die Störungen und die Häufigkeit des Vorkommens von Änderungen der Schlagzahl des Herzens ist schon früher ausführlicher gesprochen worden; hier bleiben noch kurz diejenigen Störungen der Herzfrequenz zu erörtern, welche, wie die vorhin beschriebenen Arhythmien Beziehungen zu Änderungen in den Kardinaleigenschaften des Muskels haben.

Unter diesen ist die sog. Paroxysmale Tachykardie, das Herzjagen, eine unter so prägnanten klinischen Äußerungen auftretende Erscheinung, daß sie als ein besonderer Symptomenkomplex hervorgehoben zu werden verdient. Das gesamte Krankheitsbild wird später noch eingehender geschildert werden (S. 230); hier sollen nur die am Zirkulationsapparat sich abspielenden Erscheinungen allein besprochen werden.

Das wesentlichste Merkmal der paroxysmalen Tachykardie ist die in der Regel plötzlich sich ganz erheblich steigernde Herzfrequenz, die Stunden, Tage, Wochen, sogar Monate lang bestehen bleibt und dann meist auch

ebenso schnell auf die Norm absinkt. Seltener sind die Fälle, wo das
An- und Absteigen ein allmähliches ist, dabei kann in der Zwischenzeit die
Herztätigkeit ganz normal sein, aber auch Zeichen pathologischer Störung
aufweisen.

Die Zahl der Schläge kann 150—200 betragen, sie kann aber auch bis
300 steigen; meist sind sie regulär, in anderen Fällen unregelmäßig.

Erklärung Ein Verständnis für die Entstehung dieser eigentümlichen Herzstörung,
die natürlich schon lange die Aufmerksamkeit der Ärzte erregt hatte, ist uns
erst durch die neueren Arbeiten über die Herztätigkeit, sowie durch die
graphische Methode, besonders die Elektrokardiographie erschlossen
worden; allerdings ist die Deutung der erhaltenen Kurven, deren Zacken bei
der großen Frequenz manchmal ineinander fließen, schwierig und hat zu
manchen Kontroversen Veranlassung gegeben. Nach diesen Forschungen, die
wir besonders A. HOFFMANN, TH. LEWIS, H. E. HERING, WENCKEBACH
verdanken, handelt es sich bei der paroxysmalen Tachykardie um die Entstehung meist heterotoper Reize an denselben Stellen, an denen auch die
Extrasystolen entstehen, und man kann auch hier aurikuläre, atrioventrikuläre und ventrikuläre Tachykardien unterscheiden; von
manchen Autoren (WENCKEBACH) wird außerdem das Vorkommen durch nomotope Reize im Sinus beschrieben.

Die genauere Analyse hat eine ganze Zahl von Variationen dieser einzelnen
Tachykardien kennen gelehrt, deren Erkennung zum Teil nur mittels der
graphischen Methoden möglich ist.

Nach A. HOFFMANN unterscheidet man die Vorhofstachyrhythmie in
zwei Formen, solche bei denen nur der Vorhof schnellschlägig ist und die
Kammer sich nicht beteiligt, und solche mit Beteiligung der Kammer;
die ersteren sind nur durch die Aufzeichnung des Venenpulses und Elektrokardiogramms erkennbar, die eine Vorhofsfrequenz von 200 in der
Minute und mehr ergibt, während die Kammer 90—100mal in der Minute
meist regelmäßig, nicht selten aber unabhängig von dem Vorhof
schlägt. Häufig schlägt aber die Kammer gleichzeitig in schnellerem
Tempo, wenn auch nicht ganz so schnell wie der Vorhof. Auch hier ist
Unregelmäßigkeit des Herzschlags nicht selten, und diese Fälle, bei denen
die Vorhofsfrequenz zuweilen bis 500 in der Minute heraufgeht, werden von
manchen als Übergänge zum Vorhofsflimmern betrachtet.

Ursprung Am häufigsten ist wohl die paroxysmale Tachykardie atrioventrikulären
Ursprungs; die Reize gehen dann vom TAWARAschen Knoten aus, und Kammer und Vorhof ziehen sich entweder gleichzeitig oder in minimalem
Intervall zusammen; die Folge davon ist, gerade wie bei der atrioventrikulären Extrasystole, ein systolischer Venenpuls und ein sehr frequenter Arterienpuls, der meist regelmäßig ist, nicht selten aber die
Zeichen des Alternans zeigt. Doch sieht man auch Formen, bei denen der
Puls durchaus das Aussehen des Pulsus irregularis perpetuus hat, und
merkwürdigerweise kommen diese unregelmäßigen Tachykardien nicht bloß
an Herzen vor, die auch außerhalb des Anfalls einen unregelmäßigen Puls
haben, sondern auch bei solchen mit vollkommen regelmäßiger Herztätigkeit im freien Intervall. Das Elektrokardiogramm zeigt in der Regel

keine *P*-Zacken, dagegen nicht selten die Form der atypischen Elektro-kardiogramme.

Auch von den Ventrikeln selbst können die Reize wirksam werden, sowohl einseitig wie doppelseitig, und zwar können, wie das Elektro-kardiogramm nachweist, dieselben ausgehen vom rechten wie vom linken Schenkel des Überleitungsbündels, oder auch von einer höheren Stelle, so daß normale Elektrokardiogramme entstehen.

So ist also eine große Variation dieser Anfälle im einzelnen möglich; manches ist hier unter den besten Kennern noch strittig, und deshalb sind nur die Haupt-punkte berührt worden.

Über die Entstehung der Anfälle haben wir durch Klinik und Ex-periment ein besseres Verständnis gewonnen. Daß dem Nervensystem ein maßgebender Einfluß dabei zukomme, war von klinischer Seite (A. HOFFMANN) schon lange behauptet worden; das Experiment (EPPINGER u. ROTHBERGER, H. E. HERING) hat nun tatsächlich erwiesen, daß es durch Akzeleransreizung, allerdings noch unter Zuhilfenahme anderer Momente wie Vagustonus oder Vergiftung mit Kalzium und Baryum, gelingt, paroxysmale Tachykardie hervor-zurufen. Wir werden auch für den Menschen annehmen dürfen, daß das Nervensystem bei Herzen, die durch Schädigungen irgendwelcher Art, Giftwirkungen, organische Erkrankungen oder Vagotonie geschwächt sind, leicht das Herzjagen veranlassen kann.

Bedeutung der Arhythmien für Diagnose, Prognose und Behandlung von Herzkrankheiten. Schon bei der Besprechung der einzelnen Formen Diagnose
u. Prognose ist manches Hierhergehörige gesagt worden; doch scheint bei der Wichtigkeit des Gegenstandes eine kurze Zusammenfassung wohl am Platze. Für sich allein steht der Pulsus irregularis respiratorius, der nur die Steige-rung eines normalen Vorganges ist und besagt, daß ein verstärkter Vaguseinfluß aufs Herz vorliegt, das an und für sich gesund ist. Die Extrasystolie kann vorkommen bei gesunden oder wenigstens völlig lei-stungsfähigen Herzen, bei organischen und bei funktionellen Erkran-kungen. Aus ihr allein kann also weder eine bestimmte Diagnose noch Pro-gnose gestellt werden; nur läßt sich behaupten, daß wenigstens ihr häufiges Vorkommen für die Herztätigkeit und Zirkulation sicher auf die Dauer schädigend wirken wird. Bei dem frühzeitigen Einsetzen ist die Blut-füllung des Ventrikels eine ungenügende und demnach auch der Blut-auswurf in die Aorta. Bei den ventrikulären Extrasystolen fehlt die fördernde Wirkung der Kontraktion der Vorhöfe, und zweifellos ist häufig wie der Erregungsablauf so auch die Art der Kontraktion eine ab-norme, die Weiterbeförderung des Blutes eher hindernde. Das gleiche wird auch bei den atrioventrikulären der Fall sein, bei denen der Kammer-venenpuls von der rückläufigen Bewegung des Inhalts des Herzens Kunde gibt. Einzelne Extrasystolen werden sicher ohne jede Störung ertragen.

Bei dem Pulsus irregularis perpetuus gilt für die meisten Fälle noch immer, was HERING 1905 ausführte, daß er durchweg nur bei organischen Schädigungen des Herzens vorkommt, wenn auch vereinzelt sein kurz vorübergehendes Auftreten bei Gesunden beobachtet wird und er längere Zeit bei leichteren Herzkranken, vor allem bei Arteriosklerotikern nachweisbar sein kann, besonders in der langsamen Form. Daß die schnellen, überstürzten Kontraktionen der Ventrikel bei Überfüllung der Vorhöfe, die die Fortbewegung des Blutes nicht unterstützen, eine ungenügende Füllung des arteriellen Systems bewirken, ist zweifellos und bedeutet eine ernste Schädigung des Kreislaufs und damit auch des Herzens.

Von den Überleitungsstörungen sind die kompletten Dissoziationen meist Zeichen einer schweren organischen Läsion, während die leichteren Leitungshemmungen sowohl organisch wie funktionell bedingt sein können und häufig vorübergehend sind; die völlige Blockierung bedeutet natürlich für den Kreislauf immer eine sehr ernste Störung, obwohl dieselbe zuweilen viele Jahre auffallend gut ertragen wird, wenn keine stärkeren Anforderungen an das Herz gestellt werden. Die leichteren Formen werden oft sehr gut ertragen, so daß sie nur zufällig bemerkt werden, obwohl auch hier eine gewisse Schädigung des Kreislaufs eintritt.

Der Pulsus alternans ist bis jetzt meist bei schwereren organischen Erkrankungen beobachtet worden; doch ist zu bemerken, daß er im Verlauf der paroxysmalen Tachykardie auftreten kann, von der wir wissen, daß sie ein organisches Substrat nicht zu haben braucht.

Die paroxysmale Tachykardie wird ausgelöst durch das Nervensystem, ohne daß sich in vielen Fällen irgendeine andere Schädigung am Herzen nachweisen läßt, obwohl wir dieselbe nach den erwähnten Experimenten voraussetzen müssen; offenbar ist dieselbe in vielen Fällen so flüchtig und vorübergehend, daß sie während und nach den Anfällen keine Spuren hinterläßt, die zu ihrer Diagnose führen könnten, während in anderen Fällen sicher auch organische Läsionen an der Entstehung mit beteiligt sind.

Leichte, kurz dauernde Anfälle werden gut ertragen, bei etwas längerer Dauer machen sich aber doch die Zirkulationsstörungen geltend, welche durch die kurzen Systolen und besonders die ungenügenden Diastolen bedingt sind; in vielen Fällen führt die gleichzeitige Kontraktion von Vorhof und Ventrikel zu großer Schwäche des Pulses, Stauung im venösen System und den Körperorganen und manchmal zu schwerer Herzschwäche.

Therapie   Die Frage, ob es eine Therapie der Arhythmien gibt, hängt von der Vorstellung ab, die man sich über die Beziehung derselben zu den vorliegenden Herzleiden macht. Früher war man der Meinung, daß die Arhythmie stets ein Symptom einer Herzerkrankung sei, und demgemäß pflegte man in solchen Fällen im wesentlichen die Herzerkrankung zu behandeln und davon auch einen günstigen Einfluß auf die Arhythmie zu erwarten; auf diesem Standpunkt steht wohl heute noch die größere Zahl der Kliniker. Etwas anders liegt die Frage, wenn man sich der Ansicht WENCKEBACHS anschließt, daß die Arhythmie etwas für sich Selbständiges ist, das sich einer vorliegenden Erkrankung aus gewissen Gründen noch hinzuaddiert. Dann kann man natürlich auch von einer Therapie der Arhythmien sprechen, die WENCKEBACH in seinem schon mehrfach erwähnten Werk ausführlich darlegt. Im großen und ganzen entspricht sie aber dem, was wir auch schon bei dem früheren Standpunkt angewandt haben.

Literatur.

Außer den erwähnten Lehrbüchern besonders: EPPINGER u. ROTHBERGER, Folgen der Durchschneidung der TAWARAschen Schenkel des Reizleitungssystems. Zeitschr. f. kl. Med., Bd. 70. — GERHARDT, D., Die Unregelmäßigkeiten des Herzschlags. Ergeb. d. i. Med. 1908, Bd. 2. — Ders., Beitrag zur Lehre von den Extrasystolen. D. Arch. f. kl. Med. 1905. — Ders., Über Rückbildung des ADAMS-STOKESschen Symptomenkomplexes. D. Arch. f. kl. Med. 1908. — H. E. HERING, Zahlreiche experimentelle und klinische Arbeiten in Pflügers Archiv, Zeitschr. f. exp. Path., D. Arch. und Zeitschr. f. kl. Med. von 1900—1903. — HIS, W., Ein Fall von ADAMS-STOKESscher Erkrankung. D. Arch. f. kl. Med. 1899. — HOCHHAUS u. QUINCKE, Über frustrane Herzkontraktionen. D. Arch. f. kl. Med. 1905. — HOFFMANN, A., Über paroxysmale Tachykardie. Wiesbaden 1900. — Ders., Funktionelle Diagnostik und Therapie, 2. Aufl. 1920. — JANOWSKI, Die funktionelle Diagnostik der Herzkrankheiten. Berlin 1910. — JOACHIM, G., 4 Fälle von Störung der Reizleitung im Herzmuskel. D. Arch. f. kl. Med. 1905. — Ders., Weitere Beiträge über Leitungsstörung. D. Arch. f. kl. Med. 1907. — LEWIS, R., Der Mechanismus der Herzaktion und seine klinische Pathologie. Übersetzt 1912. — Ders., Klinik der unregelmäßigen Herztätigkeit. Würzburg 1914. — LOMMEL, Beobachtungen über Herzarrhythmie. Habilitationsschrift 1902. — MACKENZIE, Die Lehre vom Puls. Deutsch 1904. — Ders., Die Herzkrankheiten. Übersetzt 1910. — MINKOWSKI, Zur Deutung der Herzarrhythmie mittels des ösophagealen Kardiogramms. Zeitschr. f. kl. Med., Bd. 62. — RAUTENBERG, E., Zur Physiologie der Herzbewegung. Zeitschr. f. kl. Med. 1908. — Ders., Über Synergie und Asynergie der Vorhöfe. Münch. med. W. 1909. — RIEGEL, F., Über Arrhythmie des Herzens. Volkmanns kl. Vortr. 1898, Nr. 227. — RIHL, J., Experimentelle Analyse des Venenpulses bei den durch Extrasystolen verursachten Unregelmäßigkeiten des Säugetierherzens. Zeitschr. f. exp. Path. u. Therapie 1905. Ders., Analyse von 5 Fällen von Überleitungsstörungen. Ebenda 1905. — Ders., Über Herzalternans beim Menschen. Ebenda 1906. — Ders., Über das Verhalten des Venenpulses unter normalen und phys. Bedingungen. Ebenda 1909. — ROTHBERGER u. WINTERBERG, Pflügers Archiv 1910. — Dies., Vorhofsflimmern und Arrhythmia perpetua. Wien. kl. W. 1909. — STAEHELIN, R., Erkennung und Bedeutung der Arhythmien. Korr.-Blatt f. Schweizer Ärzte 1913, Nr. 11. — VAQUEZ, Les arhythmies, 1911. — VOLHARD, Über ventrikuläre Bigeminie usw. Zeitschr. f. kl. Med. 1904. — Ders., Über Pulsus alternans und pseudoalternans. Münch. med. W. 1905. — Über die Beziehung des ADAMS-STOKESschen Symptomenkomplexes zum Herzblock. D. Arch. f. kl. Med. 1909. — WENCKEBACH, K. F., Zur Analyse des unregelmäßigen Pulses. Zeitschr. f. kl. Med., Bd. 36, 37, 39, 44. — Ders., Die Arrhythmie als Ausdruck bestimmter Funktionsstörung des Herzens. Leipzig 1903. — Ders., Beiträge zur Kenntnis der menschlichen Herztätigkeit. I. II. III. Arch. f. Anat. u. Phys. 1906, 1907, 1908.

2. Herzhypertrophie und -atrophie.

Das gesunde Herz ist in der Lage, auch erheblich gesteigerten Ansprüchen an seine Leistungsfähigkeit sofort gerecht zu werden. Die Überwindung vermehrter Widerstände, die Beförderung größerer Blutmengen gelingt ihm fast augenblicklich durch die Erhöhung seiner Muskelkraft, vor allem durch Vermehrung der diastolischen Anspannung. Diese Fähigkeit, sich erheblichen Mehransprüchen sofort anzupassen, verdankt es seiner »Reservekraft«. *(Physiologische Hypertrophie)*

Muß das Herz nun eine solche Mehrarbeit, die allerdings ein gewisses Höchstmaß nicht überschreiten darf, häufig leisten, dann entsteht eine Zunahme der Muskulatur des Herzens gerade so, wie auch bei den in Anspruch genommenen Skelettmuskeln, und zuweilen ist diese bei ersterem sogar relativ stärker als bei letzteren. Diese Hypertrophie des Herzens entsteht in der Hauptsache durch ein Dickerwerden der einzelnen Muskelfasern. Bei Tieren scheint sie öfter vorzukommen; beim Menschen wird sie seltener beobachtet (BOLLINGER, HENSCHEN), vielleicht deshalb, weil der Nachweis geringgradiger Hypertrophien beim Lebenden unmöglich ist. Die Seltenheit ließe sich wohl dadurch genügend erklären, daß auch bei häufiger schwerer Anstrengung meist doch genügende Erholungspausen eingeschoben werden.

Experimentelle Arbeiten über diese Fragen haben kein eindeutiges Resultat ergeben. KÜLBS und GROBER fanden bei Tieren nach langdauernder anstrengender Arbeit wirkliche Hypertrophie, während O. BRUNS sie vermißt. Aber trotzdem wird man praktisch an dem Vorkommen der Arbeitshypertrophie festhalten können, schon nach Analogie mit dem häufigen Eintreten derselben beim quergestreiften Skelettmuskel.

Durch diese Hypertrophie nun wird ein neuer Gleichgewichtszustand geschaffen, der das Herz befähigt, eine größere Arbeit dauernd mit derselben Leichtigkeit zu leisten, wie früher die geringere, und gegebenenfalls auch über diese Leistung noch erheblich hinauszugehen.

Hypertrophie unter krankhaften Verhältnissen

Eine gesteigerte Arbeitsleistung wird vom Herzen in krankhaften Zuständen sehr häufig gefordert. Dieselbe besteht entweder in Überwindung eines stärkeren Widerstandes, wie das am meisten bei der chronischen Nephritis mit Blutdrucksteigerung zutage tritt, oder in der Förderung größerer Schlagvolumina bei manchen Klappenfehlern, besonders bei der Aorteninsuffizienz. Die Folge ist im ersten Fall eine reine Hypertrophie, früher konzentrische Hypertrophie genannt, ein Ausdruck, der aber wohl besser fallen gelassen wird, da eine geringe Erweiterung mit jeder Hypertrophie verbunden ist (MORITZ), im anderen eine Hypertrophie mit einer der Mehrfüllung entsprechenden Erweiterung. Diese Dilatation wird als aktive oder kompensatorische bezeichnet. Ob es noch eine Hypertrophie durch Entzündung gibt (BUHL), ist strittig; die häufige Verbindung von Myokarditis und Hypertrophie läßt daran denken, doch läßt sich der Zusammenhang auch anders erklären (KREHL, MORITZ).

Durch diese Hypertrophie wird nun, wie beim gesunden Arbeitsherzen, ein Ausgleich geschaffen, der das Herz die erschwerte Arbeit leichter tun läßt wie früher. Der Fehler in der Zirkulation wird kompensiert; und auch erhöhten Ansprüchen ist das Herz, ähnlich wie ein gesundes, gewachsen. Solche Fälle beobachtet man in der Praxis zuweilen, wo ein hypertrophisches Herz auch dauernd Arbeit leistet wie ein gesundes. Die Regel ist es aber nicht; sondern das hypertrophische Herz pflegt über kurz oder lang zu erlahmen; es steckt in der Hypertrophie der Keim zur Schwäche.

Grund des Erlahmens

Manches mag dazu beitragen. Einmal muß das kranke Herz unablässig die Mehrleistung tun, Tag und Nacht, was bei der Arbeitshypertrophie des Gesunden nie der Fall ist. Und dann ist es sehr fraglich, ob die Hypertrophie ganz proportional dieser Arbeitssteigerung ist; wahrscheinlich ist es nicht der Fall. Ferner wird angegeben, daß bei der Hypertrophie im wesentlichen das Sarkoplasma, weniger die Fibrillen, denen die mechanische Leistung zufällt, zunimmt; auch sollen sich die Arterien bei Hypertrophie nicht im entsprechenden Maße erweitern, wie es die erhöhte Blutzufuhr erfordert (EPPINGER). Die häufigste Ursache wird aber wohl darin zu suchen sein, daß die Grunderkrankung, welche die erhöhten Widerstände oder Füllungen schafft, in der Regel schädigend auf die Ernährung des Herzmuskels einwirkt. Sicher ist das der Fall bei vielen Herzklappenfehlern, die ja häufig infektiösen Noxen, welche auch den Muskel schädigen, ihren Ursprung verdanken. Aber auch bei der Nephritis, bei der Arteriosklerose und den anderen hier in Betracht kommenden Erkrankungen leidet die Ernährung durch die Erkrankung der Koronararterie mit. Ebenso pflegen Erkrankungen der Lunge und des Rippenfells den Herzmuskel in seiner Ernährung zu beeinträchtigen. Dazu kommt, daß diese Grundkrankheit oft nicht ausheilt, sondern fortschreitet oder rezidiviert.

Die Diagnose einer einfachen Hypertrophie des linken Ventrikels ist schwierig; das einzige sichere Zeichen ist der kräftige, hebende Spitzenstoß. Die Verstärkung des 2. Aortentons ist schon vieldeutiger. Für die Hypertrophie des rechten Ventrikels fällt das palpatorische Zeichen meist weg, und man ist dann nur auf die Akzentuation des 2. Pulmonaltons angewiesen. Die Vergrößerung des Herzens ist in der Regel so gering, daß sie durch die Perkussion kaum, eher noch durch die Orthodiagraphie nachweisbar ist.

Wenn sich Hypertrophie mit ausgesprochener Erweiterung verbindet, ist die Diagnose leichter; es kommen dann zu den oben erwähnten Zeichen die früher beschriebenen Verschiebungen der Herzdämpfung.

Verkleinerung des Herzens kommt selten nur in Betracht. Angeboren soll die Anomalie vorkommen, doch sind die Beobachtungen noch spärlich. Häufiger ist das von Kraus zuerst gewürdigte konstitutionell kleine Herz, das man nicht selten bei jugendlichen, hochaufgeschossenen, schmalen und engbrüstigen Individuen findet. Dasselbe ist in seinem Querdurchmesser besonders klein und hat im Röntgenbild die bekannte Tropfenform (Tropfenherz). Seine Leistungsfähigkeit ist durchweg herabgesetzt. Untersuchungen darüber, wie das Tropfenherz sich bei frontaler Durchleuchtung verhält und ferner, wie sich die Leistung gestaltet bei längeren systematischen Übungen, existieren bis jetzt noch nicht, wären aber sehr wünschenswert (Moritz). Bei konsumptiven Erkrankungen pflegt auch das Herz entsprechend an Masse abzunehmen, doch häufig nicht in dem Maß wie die übrige Muskulatur.

3. Kreislaufinsuffizienz.

Die Zeichen der »Herzschwäche« machen sich in der Regel erst dann bemerkbar, wenn in den verschiedensten Organen sekundäre Erscheinungen auftreten, die sich in irgendwelcher Weise dem Zentralnervensystem mitteilen. Die Funktion der Organe hängt nicht von ihrem Blutgehalt, sondern von der Blutdurchströmung ab, die die innere Atmung und die Beseitigung von intermediären Stoffwechselprodukten zu regeln hat (Geigels »Eudiaemorhysis«). Die normale Regelung der Blutdurchströmung hängt von der Funktion des Herzens und der Vasomotoren ab. Eine »Herzschwäche« macht sich erst dann bemerkbar, wenn diese Blutdurchströmung der Organe, einschließlich des Herzens selbst (Koronarkreislauf) so gestört ist, daß deren Funktion

merklich leidet. Eine solche Störung kann rein durch Störung der vasomotorischen Koordination zustandekommen. Hier seien nur die Störungen besprochen, die auf echter Herzschwäche beruhen, wobei zunächst
unberücksichtigt gelassen wird, wie weit das Spiel der Vasomotoren auch
dabei mitbeteiligt ist.

Formen der Herz-schwäche Wenn das Herz nicht mehr imstande ist, die Körperorgane genügend mit
Blut zu versorgen, spricht man von Herzschwäche oder Herzinsuffizienz;
ist diese Unfähigkeit schon in der Ruhe vorhanden, nennt man die Insuffizienz
absolut (Ruheinsuffizienz), tritt sie erst bei stärkerer Beanspruchung
hervor, relative Insuffizienz. Daß besonders in letzterem Falle die Intensität derselben außerordentlich verschieden sein kann, erscheint schon von
vornherein wahrscheinlich; bei dem einen tritt die Schwäche bereits bei
leichteren Körperbewegungen auf, z. B. beim Gehen auf flacher Erde, beim
andern erst, wenn ganz erhebliche Körperanstrengungen verlangt werden,
dort, wo schon der Übergang zu den auch beim Gesunden bei großer Anstrengung sich einstellenden Ermüdungserscheinungen eintritt. Dazwischen sind die mannigfaltigsten Abstufungen möglich. Wenn man
bei der Definition der Herzschwäche immer in erster Linie die Kontraktionskraft im Auge zu halten hat, so kann doch, wie HERING sicher mit Recht
bemerkt, auch eine Störung und Schwächung der übrigen Herzeigenschaften,
der Reizerzeugung und Reizleitung gelegentlich ursächlich in Frage
kommen.

Ursachen Die Ursachen der Herzschwäche sind sehr verschieden. Am häufigsten
kommen wohl materielle Erkrankungen in Frage, und zwar entweder
Veränderungen der Herzmuskelfasern, seltener fettige Entartungen,
häufig parenchymatöse Veränderungen, trübe Schwellung, körnige hyaline
Entartung, dann interstitielle Entzündungen und Bindegewebsentwicklung.
Wichtig ist, worauf E. ALBRECHT zuerst aufmerksam gemacht hat, die Lokalisation dieser Herde. Die Untersuchungen von MÖNCKEBERG haben die mächtige
Wirkung auch kleiner Herde im Reizleitungssystem für die Herztätigkeit dargetan.

In neuer Zeit ist die weittragende Bedeutung dieser organischen Veränderungen des Herzmuskels, die sich besonders auf die Arbeiten von ROM-
BERG, KREHL, SCHMALTZ, KELLE u. A. stützte, besonders von TAWARA und
ASCHOFF angezweifelt worden auf Grund zahlreicher Nachuntersuchungen
bei Herzkranken. Danach scheint es, daß die toxischen Wirkungen, die man
auch früher bei infektiösen Erkrankungen annahm, eine größere Rolle spielen.
Die Herzschwäche im akuten Stadium von Infektionskrankheiten hat man
schon stets zu einem großen Teil auf toxische Wirkungen bezogen; daß letztere
aber auch noch später zustande kommen, selbst wenn geringe oder mäßige
organische Veränderungen vorhanden sind, erscheint wohl möglich. Daß auch
bei nachgewiesenen, grob anatomischen Läsionen eine vorhandene Herzschwäche durchaus nicht immer nur auf erstere zu beziehen ist, geht am
besten aus der Wirkung der Digitalis hervor, die in solchen Fällen die Herzschwäche häufig beseitigt, ohne an den Infiltraten etwas zu ändern.

Es kommen dann ferner in Betracht Störungen der Blutzirkulation
durch Erkrankung der Herzgefäße, der Koronararterien, ferner auch viel-

leicht Stauungen des Sinus coronarius durch Überfüllung des rechten Vorhofs, endlich allgemeine Kachexie, schlechte Ernährung, Blutmangel.
Daß auch Erkrankung des Herznervensystems, sowohl des intra- wie extrakardialen, zu Herzschwäche führen kann, erscheint nach klinischen Erfahrungen
sehr wahrscheinlich; überzeugende anatomische Untersuchungen gibt es noch
nicht. Schließlich finden sich Fälle von Herzschwäche, bei denen sich mit
unseren heutigen Hilfsmitteln eine Ursache nicht nachweisen läßt; man
nimmt dann eine funktionelle Beeinflussung an.

Die Erscheinungen der Insuffizienz machen sich am Herzen [Folgen]
selbst, noch mehr aber am Gefäßsystem, am Puls und an den Körperorganen bemerkbar. Die Veränderungen am Herzen gestalten sich verschieden, je nachdem das ganze Herz oder einer seiner Abschnitte
zuerst erlahmt.

Häufig wird der linke Ventrikel zuerst insuffizient. Die Folge ist, [Insuffizienz des linken Ventrikels]
daß er eine geringere Blutmenge in das Aortensystem wirft. Dadurch sammelt
sich im Ventrikel selbst eine größere Menge Blut an, da zuerst der Vorhof
noch die frühere Menge befördert. Der Ventrikel wird sich erweitern, es entsteht eine sog. Stauungsdilatation (nach MORITZ myogen). Daß diese
unter Umständen kompensatorisch wirken kann, insofern der Ventrikel bei
stärkerer diastolischer Füllung auch eine größere Kraft entfalten kann, hat
neuerdings MORITZ in geistreicher Weise gezeigt und HERM. STRAUB experimentell bestätigt. — Schließlich wird aber doch die Füllung immer stärker
werden, es wird sich die Stauung auf den Vorhof, das Lungenvenen- und
-arteriensystem ausdehnen. Ist nun der rechte Ventrikel kräftig genug,
so wird er hypertrophieren und durch seine Mehrleistung wieder ein Druckgefälle vom Lungenarterien- zum Venensystem schaffen, so daß wieder so viel
Blut zum linken Ventrikel fließt, als aus ihm bei jeder Systole ausgeworfen wird.
Dann ist wieder eine leidliche Kompensation hergestellt. Die Folgen der
Schwäche des linken Ventrikels sind also Erweiterung des linken Vorhofs und
linken Ventrikels, geringer Blutgehalt und geringe Geschwindigkeit im arteriellen
System, eine Blutüberfüllung des Lungenkreislaufs. Es besteht aber bei Insuffizienz des linken Ventrikels vor allem auch die Gefahr, daß der Koronarkreislauf zu schlecht mit Blut versorgt wird. Ist dies der Fall, so tritt
ein fehlerhafter Zirkel in der Richtung ein, daß infolge der Insuffizienz
der Koronarkreislauf leidet und dadurch wiederum die Insuffizienz
gesteigert wird.

Wenn der rechte Ventrikel erlahmt, wirft er geringe Blutmengen in den [Insuffizienz des rechten Ventrikels]
Lungenkreislauf; es staut sich das Blut im Ventrikel, Vorhof und im Körper-
venensystem, während im arteriellen System die Blutmenge naturgemäß geringer wird. Sind beide Ventrikel insuffizient, so werden sich die Erscheinungen kombinieren.

Die Diagnose der Herzschwäche ergibt sich aus den voranstehenden Aus- [Diagnose]
einandersetzungen, muß mithin sowohl die Veränderungen am Herzen selbst,
wie die sekundären Störungen am Körperkreislauf und den einzelnen
Organen berücksichtigen. Die letzteren sind die zahlreicheren und wesentlichen, die wir vorzugsweise zu beachten haben, das Herzbild selbst gibt uns
geringere Ausbeute.

In der Hauptsache finden wir am Herzen nur eine mit dem Grad der Insuffizienz zunehmender Vergrößerung der Dämpfung, und zwar je nach der Erkrankung des betreffenden Teils entweder nach links oder nach rechts oder nach beiden Seiten. Die Auskultation ergibt häufig Schwäche der Herztöne, besonders des 2. arteriellen Tones. Nur selten treten diese Erscheinungen rein zutage, da die Herzschwäche sich fast durchweg nur bei solchen Herzen einstellt, die schon krankhaft verändert waren infolge eines Klappendefekts oder einer Muskelerkrankung; es addieren sich dann die Herzschwächesymptome zu denen früherer Hypertrophie oder Dilatation noch hinzu, und dann wird die Diagnose noch erheblich schwieriger. Es gibt indes auch Fälle von ausgesprochener Herzschwäche, bei denen sich Veränderungen in der Herzgröße mit den uns zur Verfügung stehenden Mitteln nicht nachweisen lassen.

Extrakardiale Symptome Auffallender und eindeutiger sind die extrakardialen Symptome. Bei Schwäche des linken Ventrikels wird in der Regel der Puls kleiner, frequenter und auch irregulär und besonders die Form der Irregularität gibt manchmal einen bestimmten Anhalt; besonders die Überleitungsstörungen, der Pulsus irregularis perpetuus und alternans sind ziemlich sichere Zeichen der Herzschwäche. Dagegen ist das Verhalten des Blutdrucks, sowohl des systolischen wie diastolischen, nicht charakteristisch; auch bei Herzschwäche kann er hoch sein.

Am Lungenkreislauf finden wir die Zeichen stärkerer Blutfülle und Blutdrucks, was schon durch die Akzentuation des 2. Pulmonaltons bewiesen wird. Bei Erkrankung des rechten Ventrikels treten die Überfüllung des venösen Kreislaufs und die Stauung in den einzelnen Körperorganen deutlich hervor, deren genauere Beschreibung in dem nächsten Kapitel folgt.

Prognose Die Prognose der Herzschwäche richtet sich stets nach dem zugrunde liegenden Herzleiden und muß nach der Natur des letzteren gestellt werden; im allgemeinen aber kann man wohl sagen, daß sie bei absoluter Insuffizienz meist recht ernst ist; im günstigsten Falle ist diese nur einer periodischen Besserung fähig. Bei der relativen dagegen erscheint bei passender Behandlung und nicht zu fortgeschrittenem Grundleiden eine selbst Jahrzehnte lange Remission möglich.

Plötzlicher Herztod Von großer praktischer Wichtigkeit ist noch die Frage über die Genese des plötzlichen Herztods: bei anscheinend völlig Gesunden wird derselbe durch ganz hochgradige Anstrengung oder durch außerordentlich starke psychische Erregung ganz selten beobachtet. Dagegen ist bei krankem Herzen das Ereignis nicht so selten.

Für den plötzlichen Herztod bei »Gesunden«, besonders nach psychischen Traumen, haben uns die experimentellen Arbeiten von Winterberg und Rothberger ein gewisses Verständnis eröffnet, aus denen hervorgeht, daß durch Reizung extrakardialer Nerven Flimmern des Vorhofs hervorgerufen werden kann; wenn dasselbe nun auf die Kammer übergeht, wäre der plötzliche Tod die Folge (H. E. Hering). Besonders beim Status thymicolymphaticus kommt das vor.

Daß bei einem Kranken dieses Ereignis leichter eintreten kann, erscheint schon von vornherein erklärlich. Indes kommen hier sicher auch noch andere

Störungen in Betracht, besonders plötzliche Unterbrechung des Koronarkreislaufs durch Verschluß eines größeren Astes; ferner wäre an plötzliche
Druckerhöhung im Aortensystem zu denken, der die Kraft des Herzens
nicht mehr gewachsen ist, desgleichen Störungen in der Reizleitung oder
Reizerzeugung; so könnten durch plötzliche Unterbrechung der Leitung
im Hisschen Bündel die Vorhofreize nicht mehr zum Ventrikel gelangen. Wenn
nun die Automatie des letzteren aus irgendwelchen krankhaften Störungen
seiner Muskulatur sich nicht oder zu spät geltend machte, wäre ebenfalls der
plötzliche Tod zu erklären.

Anatomisch findet man bei plötzlich eingetretenem Herztod häufig
in der Muskulatur weder makroskopisch noch mikroskopisch irgendwelche
Veränderungen. Verhältnismäßig häufig hat man den Befund des Status
thymicolymphaticus bei plötzlichem Herztod gefunden.

Literatur.

ALBRECHT, E., Der Herzmuskel. — ASCHOFF u. TAWARA, Die pathologisch-anatomischen Grundlagen der Herzschwäche. — v. BASCH, Allg. Physiologie und Pathologie
des Kreislaufs, 1892. — BOLLINGER, Über idiopathische Herzvergrößerung. Festschr. f.
PETTENKOFER 1893. — EPPINGER u. KNAFFL, Zeitschr. f. exp. Path. u. Therapie 1908. —
GERHARDT, D., Kongr. f. i. Med. 21, 23, 26. — GROBER, D. Arch. f. kl. Med., Bd. 91; Arch.
f. exp. Path. u. Pharm., Bd. 59; Arch. f. d. ges. Physiol., Bd. 125. — KRAUS, Med. Klinik
1905 und Die konstitutionelle Schwäche des Herzens. In LEUTHOLD-Gedenkschrift. —
KREHL, Pathologische Physiologie, 1910. — Ders., D. Arch. f. kl. Med. Bd. 96, 98. —
Ders., Erkrankung des Herzmuskels. — KÜLBS, Arch. f. exp. Path. u. Pharm., Bd. 55. —
LIEBERMEISTER, G., Die Bekämpfung der akuten Kreislaufschwäche. Beiheft 12 zur
Med. Klinik 1909. — MARTIUS, Die Insuffizienz des Herzmuskels. 17. Kongr. f. i. Med.
und in LUBARSCH-OSTERTAG, Path. I. — MÖNCKEBERG, Ergeb. d. allg. Path., LUBARSCH-
OSTERTAG XIV. — MORITZ, Die allg. Pathologie des Herzens und der Gefäße. In
KREHL-MARCHANDS Handb. 1913. — Ders., D. Arch. f. kl. Med., Bd. 92 u. 98. — Ders.,
26. Kongr. f. i. Med. — ROMBERG, Lehrbuch der Herzkrankheiten. 3. Aufl. — Ders.,
D. Arch. f. kl. Med., Bd. 98 u. 99. — Ders., Die chronische Insuffizienz des Herzmuskels.
In Deutscher Klinik IV. — Ders. u. HASENFELD, Arch. f. exp. Path. u. Pharm., Bd. 39. —
SCHIEFFER, D. Arch. f. kl. Med., Bd. 89 u. 98. — ROTHBERGER u. WINTERBERG, Pflügers
Archiv, Bd. 141.

4. Störungen in den übrigen Körperorganen.

Alle Organe müssen durch die ungenügende Blutversorgung infolge von Örtliche
Kreislaufschwäche auf die Dauer in ihrer Ernährung, ihrer Funktion Zirkulaund ihrem Bau beeinträchtigt werden. Die Stärke dieser Beeinträchtigung tionsberichtet sich danach, wie rasch die Zirkulationsstörung einsetzt, wie hoch hinderung
gradig sie ist, und wie lange sie anhält.

Bei rasch einsetzender Zirkulationsbehinderung sind die Störungen
alarmierender und gefährlicher als bei langsamem Eintritt, bei dem
eine Reihe von Ausgleichsmechanismen zur Entfaltung ihrer Wirkung
Zeit hat.

Vollständige Unterbrechung der Zirkulation in einem Organ bewirkt
Aufhebung seiner Ernährung und seiner Funktion. Die Zeit, innerhalb deren Gewebstod eintritt, ist bei den einzelnen Organen verschieden.
Eine Extremität kann sich nach stundenlanger vollständiger Unterbrechung
der Blutzirkulation wieder erholen, während z. B. ein von der Zirkulation

abgeschnittener Herd im Gehirn nach wenigen Minuten funktions-
unfähig wird und der Nekrose anheimfällt. Auch der Grad der Zirkulationsbehinderung, bei dem ein Organ noch funktionieren kann, ist für die
einzelnen Organe ebenso verschieden wie die Reihenfolge, in der sich
diese Organstörungen bemerkbar machen, der Zeitpunkt des Eintritts
und ihre Intensität. Genau kennt man die Ursache dieses ungleichen
Verhaltens noch nicht; meist wirken mehrere Ursachen gemeinsam: Die
»Individualität« spielt eine große Rolle, vielleicht auch die Innervations-
verhältnisse der einzelnen Gefäßprovinzen, wie das nach den Experimenten
von Thacher wahrscheinlich ist, möglicherweise auch der funktionelle Zustand, in dem sich dieselben zur Zeit des Eintritts der Zirkulationsstörungen
befinden.

Atmungs-
organe
    Recht frühzeitig leiden die Respirationsorgane, was bei ihrem engen
Zusammenhang mit der Herztätigkeit verständlich erscheint. Bei Insuffizienz
des linken Herzens mit Stauung im linken Vorhof tritt im Lungenkreislauf eine Blutüberfüllung, eine Druckerhöhung und eine geringe Verlangsamung des Blutstroms ein, auch wenn der rechte Ventrikel intakt
ist und kompensatorisch hypertrophiert. Das die Lungen passierende Blut
wird zunächst genügend arterialisiert, aber die Körperorgane erhalten
zu wenig arterielles Blut zugeführt. Durch die Stauung im Lungenkreislauf
kommt es aber zu »Lungenstarre« (v. Basch). Dadurch wird die respiratorische Beweglichkeit der Lungen vermindert, die Ansaugung
des Venenbluts durch die elastischen Kräfte in der Lunge herabgesetzt;
ferner wird, wie besonders die Arbeiten von Bohr, Rubow, Hasselbalch,
Siebeck gezeigt haben, sowohl die Vital- als die Totalkapazität der
Lungen geringer, dagegen die Residualluft größer: die Vermischung
der Einatmungsluft mit der Alveolenluft ist schlechter, weil der schädliche
Raum vergrößert ist. So leidet dann sekundär auch der Gasaustausch
im Lungenkreislauf, so daß der große Kreislauf schlecht arteriali-
siertes Blut erhält. Die Störung wird dadurch noch verstärkt, daß
Stauung und Schwellung der Bronchialschleimhaut und bei
längerer Dauer braune Induration der Lungen auftritt. Bei stärkeren
Stauungen kommt es zu Flüssigkeitsaustritt in die Alveolen (Lungenödem), woran sich sehr leicht umschriebene entzündliche Prozesse anschließen können; Hypostasen und Bronchopneumonien sind dann die
Folge. Die Funktion der Lungen kann weiter durch Embolien und dadurch hervorgerufene Infarkte geschädigt werden, die bei einer gewissen
Größe das Leben momentan gefährden.

    Auch an den Pleuren treten Veränderungen ein, nicht selten beidersei-
tiger Hydrothorax, meist rechts stärker als links; entzündliche Pleuritis
als Begleiterscheinung der Bronchopneumonien oder der Lungeninfarkte
(hämorrhagische Ergüsse) kompliziert die Stauungslunge häufig. Zuweilen
kombiniert sich Stauung und Entzündung. Auf diese Pleuraergüsse muß
besonders geachtet werden, weil sie oft sehr rasch entstehen und bei
der vorher schon ungenügenden Atmungsfunktion das Leben akut bedrohen.

    Bei alleiniger Schwäche des rechten Ventrikels staut sich das Blut im
rechten Vorhof und in den Körpervenen, während die Lungen zu wenig

Blut erhalten, das dann unter geringem Druck fließt. Solange das linke Herz gut arbeitet, ist keine Stauung in der Lungenstrombahn vorhanden. Demgemäß werden die Störungen nur durch die ungenügende Blutmenge bedingt, die die Lungen zudem noch zu langsam durchfließt. Wird aber der rechte Vorhof zu stark überdehnt, so kommt es zu Vorhofsflattern oder Vorhofsflimmern mit Arrhythmia perpetua und den damit verbundenen, schweren Zirkulationsstörungen.

Sind beide Herzhälften insuffizient, so machen sich die Stauungen sowohl in den Körper- als in den Lungenvenen geltend.

Daß durch die eben geschilderten Veränderungen im Lungenkreislauf Atemnot schon sehr früh infolge von Herzschwäche auftritt, ist leicht erklärlich, ja sie ist nicht selten sogar das erste Zeichen; sie nimmt mit der Steigerung der Insuffizienz zu.

Nicht selten tritt indes die Dyspnoe auch ganz plötzlich auf (Asthma cardiale), infolge akut eintretender Schwäche des Herzens, und zwar des linken Ventrikels. Die verursachenden Herzerkrankungen, bei denen wir dieses Ereignis am häufigsten beobachten, gehören meist in das Gebiet der arteriosklerotischen; häufig sind die Koronararterien ergriffen und nicht selten auch die Nierenarterien. Die Intensität der Anfälle und die Stärke der Erscheinungen über den Lungen sind wechselnd. Bei leichteren Attacken hört man über den Lungen nur wenig verschärftes Atmen, bei schwereren dagegen häufig an den verschiedensten Stellen sehr feines inspiratorisches Rasseln, das in manchen Fällen sich über die ganze Lunge verbreitet und sowohl in- als exspiratorisch gehört wird. In der Regel ist damit der Auswurf eines reichlichen, schaumigen, nicht selten blutig tingierten Sputums verbunden. Man hat dann das Bild des ausgesprochenen Lungenödems vor sich; zuweilen kann man auch die Zeichen umschriebener Verdichtung nachweisen. TRAUBE und SAHLI haben darauf hingewiesen, daß ganz die gleichen Krankheitsbilder durch infektiöse oder toxische Schädigungen hervorgerufen werden können. In letzterer Beziehung spielen Nephritiden manchmal eine Rolle. Auf den infektiösen Ursprung weist häufig, aber nicht immer, eine Temperaturerhöhung hin, auf die Nephritis der harte, gespannte Puls, der akzentuierte 2. Aortenton und die Erhöhung des maximalen Blutdrucks.

Die Diagnose des Asthma cardiale ist meist leicht, da die Insuffizienz des Herzens in der Regel deutlich zutage tritt. Doch gibt es auch Fälle arteriosklerotischer Herzinsuffizienz, bei denen der anscheinend gespannte Puls den Unkundigen leicht irreführen kann; nur wer sich erinnert, daß bei Herzschwäche der Puls auch stark gespannt sein kann, wird dem Irrtum entgehen.

Die Stauung im Lungenkreislauf führt bei den meisten Herzkranken zu trockener oder feuchter Bronchitis, die zu Anfang in den unteren Partien, nachher sich über der ganzen Lunge geltend macht, ferner zu brauner Induration mit Verdickung und Schlängelung der Gefäße, Verdichtung des Bindegewebes, Blutaustritt in das Gewebe und Abstoßung von Alveolarepithelien, die sich häufig massenhaft im Sputum, beladen mit bräunlichem Blutpigment finden (als sog. Herzfehlerzellen). Nicht selten schließen

Asthma cardiale

Diagnose

7*

sich an die Stauung auch bronchopneumonische Herde, während eine Neigung zu kruppöser Pneumonie nicht vorhanden zu sein scheint.

Eine häufige Komplikation bilden die Embolien und Infarkte, die meist aus dem blutigen Sputum diagnostizierbar sind und nicht selten zu umschriebener Verdichtung und dort, wo sie an die Pleura treten, auch zu Pleuritis führen. An Phthise scheinen die durch Stauung blutüberfüllten Lungen seltener zu erkranken; dagegen findet sich dieselbe häufiger. dort, wo ein Herzfehler zu dauernder Blutarmut der Lunge führt, z. B. bei der Pulmonalstenose.

Bei sehr starker Herzvergrößerung durch Herzschwäche wird die Lunge, besonders der linke Unterlappen in erheblichem Grade atelektatisch, so daß in seinem Bereich, besonders am Rücken, eine solide Dämpfung zu konstatieren ist. Die Verwechselung mit einem linksseitigen Pleuraerguß ist dann manchmal sehr naheliegend und nur durch eine genaue Bestimmung der Dämpfungsgrenzen, durch Beobachtung des Stimmfremitus und des Atmungsgeräuschs und durch das Röntgenbild zu vermeiden.

Leber

Die nahen Beziehungen der Lebergefäße zu den großen Venen und dem rechten Vorhof machen es natürlich, daß Herzschwäche sich im Leberkreislauf schon frühzeitig bemerkbar macht, um so mehr als dieser größtenteils von venösem Blut gespeist wird.

Die Folge ist eine Anschwellung des ganzen Organs, wodurch die perkutorischen Grenzen tiefersinken, die Konsistenz eine derbere wird und die unteren Ränder der Palpation leicht zugänglich werden. Die Vergrößerung tritt in manchen Fällen am linken Leberlappen zuerst und besonders stark zutage, so daß derselbe tumorartig hervorragt; auch an Schnürlappen bei Frauen kann man dasselbe Verhalten konstatieren. Bei hochgradiger Stauung rücken die Grenzen nicht nur nach unten, sondern auch nach oben und eine Dämpfung der unteren Lungenpartien, besonders rechts am Rücken, ist nicht selten die Folge.

Bei länger dauernder Stauung werden in der Leber die um die Zentralvenen gelegenen Zellen atrophisch, während die peripher gelegenen verfetten, es entsteht dann das Bild der zyanotischen Muskatnußleber. Bisweilen ist diese auch mit einer Neubildung von Bindegewebe in den zentralen Partien verknüpft, so daß die Oberfläche dadurch leicht uneben und höckerig wird; man spricht dann von zirrotischer Stauungsleber; ob sich im Anschluß daran auch eine richtige LAENNECsche Zirrhose entwickeln kann, ist sehr fraglich; man denkt daran, wenn sich bei Herzschwäche besonders starker Aszites entwickelt ohne entsprechende Ödeme an den unteren Körpergegenden, und wenn dieser Aszites auch bei gebesserter Herztätigkeit nicht weicht. Vielfach handelt es sich dann aber um eine andere Entzündung, die besonders den serösen Überzug der Leber ergriffen hat und zuweilen die Leber ganz einhüllt (Zuckergußleber); daneben ist die Serosa der benachbarten Organe, des Magens und der Därme mitergriffen; nicht selten ist damit eine chronische Perikarditis verbunden (s. S. 247).

Funktionsbeeinträchtigung erleidet die Leber durch die Stauung sicher, doch ist sie noch nicht exakt nachgewiesen; häufig begleitet dieselbe ein

leichter Ikterus, bei dem im Urin kein Bilirubin, sondern vermehrte
Mengen Urobilin und Urobilinogen ausgeschieden werden.

Die subjektiven Beschwerden bei Leberstauung sind ein dumpfer
Druck und Gefühl von Schwere; manchmal sind aber auch Schmerzen, be-
sonders in der Gegend des linken Leberlappens, so erheblich, daß sie den
Patienten zum Arzte führen.

Wie es kommt, daß in dem einen Fall die Herzschwäche zur Leberstauung führt, im anderen nicht, wissen wir noch nicht genau; auffallend ist nur, daß in vielen Fällen hochgradiger Leberstauung die übrigen
Körperorgane von den Folgen der Stauung weniger betroffen werden,
so daß die Leber mit ihrem Kapillarsystem zweiter Ordnung als ein Sicher-
heitsreservoir für Blutstauung erscheint. Die Leberstauung kann sehr schnell
eintreten und wieder zurückgehen. ORTNER hat neuerdings auf solche Fälle
schnell wechselnder Lebergröße bei Herzschwäche hingewiesen.

Am Magen- und Darmkanal machen sich die Folgen gestörter Blutzirkulation subjektiv durch Nachlassen des Appetits, Gefühl von Völle und
Druck im Leib und Aufstoßen bemerkbar; objektiv findet man die Zunge
vielfach belegt, Magen und Darmgegend leicht aufgetrieben. Die Funktionen
der Verdauungsorgane leiden relativ wenig; bis jetzt ist nur eine leichte
Störung der Fettresorption nachgewiesen. Bei längerer Stauung treten zuweilen Verstopfung oder Darmkatarrhe hervor, in manchen Fällen auch
Blutungen. Zu schlimmeren Störungen führt das Auftreten von Thrombose oder Embolie der Darmgefäße, wovon später die Rede ist. Auch
bei den eben beschriebenen Erscheinungen ist es auffallend, daß sie bei einzelnen Kranken hochgradig, bei anderen kaum nennenswert sind.

Die Milz wird durch Stauung mäßig vergrößert und derb; Erscheinungen
macht das kaum. Nicht selten kommt es zu Infarktbildung. Wesentliche
Änderungen am Pankreas durch Stauung sind nicht bekannt.

Blutdruck und Blutgeschwindigkeit sind maßgebend für die Nieren-
funktion. Störungen des ersteren machen sich recht frühzeitig in der Harn-
abscheidung bemerkbar.

Bei Herzschwäche leidet zuerst die Ausscheidung des Wassers durch die
Nieren, der Urin wird spärlicher bei relativ ungestörter Ausscheidung der
Harnsalze; nur das Kochsalz macht insofern eine Ausnahme, als bei Retention
von Wasser auch eine größere Menge desselben zurückgehalten wird. Der
Urin ist spärlich und konzentriert (Stauungsurin); am besten orientiert
darüber der Vergleich der täglichen Flüssigkeitsaufnahme mit der
Urinmenge und die Bestimmung des Körpergewichts. Ist die Herzschwäche stärker, und dauert sie länger an, so findet sich fast stets Eiweiß
im Urin, in der Regel in geringer Menge, $1—2^0/_{00}$. Höhere Mengen bis zu
6 und $8^0/_{00}$ sind nicht so ganz selten; auch korpuskuläre Elemente
fehlen dann nie, Leukozyten, rote Blutkörperchen, vereinzelte Epithelien und
hyaline Zylinder, zuweilen aber auch grob und fein granulierte Zylinder in
beträchtlicher Menge. In solchen Fällen gleicht der Urinbefund durchaus dem
einer wirklichen Nephritis, und es erscheint nicht richtig, wenn man sagt,
daß man den Stauungsharn stets von dem bei Nephritis durch den Eiweiß-
und Zylindergehalt unterscheiden könne. Im Gegenteil ist die Differential-

diagnose zwischen länger bestehender Stauungsniere und wirklicher Nephritis oft recht schwierig. Verständlich wird dies durch die Beobachtung, daß die Stauung manchmal zu Veränderungen an den Glomerulusepithelien, an den Gefäßen und am Bindegewebe führt, die dann der chronischen Nephritis zum mindesten sehr ähnlich sind (BOLLINGER, SCHMAUS), wenn auch der Übergang in eine solche nicht bewiesen ist. Zuweilen leistet die Funktionsprüfung (nach SCHLAYER) gute Dienste, die zeigt, daß bei der Stauungsniere die Ausscheidung von Milchzucker, Kochsalz und Jod nicht nennenswert gestört sind, wohl aber die des Wassers; aber das Ergebnis ist nicht immer eindeutig, vielleicht deshalb, weil beide Zustände kombiniert vorkommen.

Die sicherste Entscheidung gibt in den meisten Fällen die Anamnese und der klinische Befund, die darauf hinweisen, welches Organ zuerst gestört war; aber in vielen Fällen ist sie recht schwierig, oft kaum möglich, besonders bei den arteriosklerotischen Störungen des Herzens und der Gefäße, bei denen tatsächlich gleichzeitige Nierenerkrankung häufig ist. Manchmal gibt der Erfolg oder Nichterfolg der Herzbehandlung diagnostische Fingerzeige. Hervorzuheben ist noch die diagnostisch wichtige Tatsache, daß bei Herzkranken die Urinausscheidung des Nachts wesentlich größer ist als am Tage (QUINCKE); nicht selten ist dies Verhalten schon relativ früh nachweisbar (Nykturie).

Auch Niereninfarkte kommen häufig vor. Man muß bei plötzlichen Hämaturien mit akuten Schmerzen in der Nierengegend an sie denken.

Blut   Die Veränderungen des Bluts bei Herzschwäche sind Gegenstand vielfacher Untersuchungen gewesen, besonders nachdem OERTEL behauptet hatte, daß dabei häufig eine Vermehrung und Verwässerung des Blutes eintrete (»hydrämische Plethora«), und darauf seine bekannte Therapie der Flüssigkeitseinschränkung aufgebaut hat. Die zahlreichen Prüfungen dieser Frage haben ergeben, daß das Verhalten des Bluts durchaus kein einheitliches ist. Wohl wurden in manchen Fällen Veränderungen des Bluts gefunden, die im Sinne OERTELS als Plethora serosa zu deuten sind, in anderen dagegen bestand zweifelsohne eine Konzentration. Von einem regelmäßigen Verhalten kann da keine Rede sein.

Strittig ist auch die Frage, ob es überhaupt eine wirkliche Plethora, eine Vermehrung des Blutes beim Menschen gibt oder nicht; nach den Beobachtungen mancher Pathologen (v. RECKLINGHAUSEN und BOLLINGER) scheint das sicher zu sein, zahlenmäßig bewiesen ist es indes noch nicht, weil die Schwierigkeiten einer exakten Bestimmung zu groß sind. Wenn dieselbe besteht, ist die Möglichkeit, daß durch die stete Beförderung größerer Blutmassen, auch der Herzmuskel alteriert würde, wohl zuzugeben, obwohl BRUNS mit Recht dagegen geltend macht, daß bei Diabetes insipidus mit seiner starken Belastung der Gefäße durch Wasseraufnahme bis jetzt nie Herzhypertrophie beobachtet wurde.

Zyanose   Bläuliche Verfärbung der Haut tritt vorzugsweise bei Schwäche des rechten Ventrikels und dadurch hervorgerufener venöser Stauung auf.

Die Zyanose sieht man am ersten und stärksten dort, wo die Kapillaren zahlreich dicht unter der Haut liegen, besonders an Lippen, Ohren,

Nase und Wangen. Je zarter die Haut ist, je erheblicher die Stauung, um so deutlicher ist die Zyanose; am stärksten sehen wir sie als »Blausucht« bei den angeborenen Herzfehlern, besonders der Pulmonalstenose, sie stellt sich aber auch bei Mitralfehlern ein, wenn sich zu der Kreislaufsstörung ein Atmungshindernis noch hinzugesellt, wie z. B. bei Kyphose. Eigentümlich ist es, daß trotz aller vorhandenen Bedingungen die Zyanose manchmal recht gering ist und umgekehrt; den Grund dieser auffallenden Erscheinung kennt man noch nicht genau. Bei Herzschwäche mit vorwiegender Beteiligung des linken Ventrikels sehen wir zuweilen abnorme Blässe, so z. B. bei der Aortenstenose, bei exsudativer Perikarditis, auch bei manchen Formen der Nephritis.

Starke venöse und Lymphstauung führt häufig zu Ödemen, die zuerst an den abhängigen Hautpartien auftreten. Offenbar werden die Kapillaren, durch den länger dauernden Druck derartig alteriert, daß sie die Blutflüssigkeit durchlassen. Die ersten Zeichen finden sich an den unteren Extremitäten: die Haut wird glatt, glänzend und der Fingerdruck hinterläßt eine kleine Delle. Bei steigender und länger dauernder Stauung werden die Ödeme an den Beinen stärker, sie gehen auf die Bauchgegend und später auf den ganzen Körper über; gleichzeitig bilden sich auch Flüssigkeitsansammlungen in den Gewebsspalten und besonders in den großen serösen Höhlen, die dann zu Hydrothorax, Hydroperikard und Aszites führen. *Hydrops*

Die Ödeme verhalten sich in bezug auf den Zeitpunkt ihres Eintretens sehr verschieden. Bei manchen Herzkranken treten sie früh, bei anderen erst sehr spät auf; bei den meisten in der Regel in der Haut, bei anderen aber in den Gewebsspalten des Körpers, wie das aus genauer Gewichtskontrolle nachweisbar ist, gelegentlich auch zuerst in einer serösen Höhle. Bei dauernder quantitativer und qualitativer Unterernährung kommen ähnlich lokalisierte Ödeme ohne Erkrankung des Herzens zustande. Die nephritischen Ödeme halten sich nicht an die abhängigen Partien, sondern treten besonders im Gesicht zuerst auf und sind dadurch meist leicht von den kardialen Ödemen zu unterscheiden.

Die Beschwerden durch die Ödeme sind wechselnd. Das erste Auftreten an den Beinen verursacht häufig ein Gefühl des Strammens und Ziehens und der Schwere; auch sind die Extremitäten meist blaß und kühl. Werden die Ödeme stärker, so behindern sie die Beweglichkeit sehr. Besonders lästig ist das Ödem an den Genitalien, welches die Urinentleerung manchmal sehr erschwert und psychisch die Kranken sehr deprimiert.

Die Hautödeme werden bei stärkerer Ausbildung auch dadurch zur Plage, daß die Haut leicht in ihrer Kontinuität und ihrer Ernährung gestört wird und Ekzeme oder schwere Entzündungen (Erysipel) sich daselbst etablieren. Die Störungen durch Flüssigkeitsansammlungen in den serösen Höhlen werden an anderer Stelle besprochen.

Von den Stauungserscheinungen an den übrigen Körperorganen seien noch kurz hier erwähnt die Verdickungen der Endphalangen an Fingern und Zehen (Trommelschlägelfinger), die sich besonders stark bei den kongenitalen Herzfehlern finden. *Trommelschlägelfinger*

^{Auge} Auch am Auge von Herzkranken sind häufig Veränderungen festzustellen, die diagnostisch wichtig sind. Es sei nur an die Sympathikussymptome bei Sympathikotonikern und BASEDOW-Kranken und an den Enophthalmus und die Miosis der Vagotoniker erinnert. Bei stärkerer Stauung findet man oft den Augapfel vorgetrieben, die Konjunktiven gerötet, das Blut in ihren Venen gestaut. Bei Trikuspidalinsuffizienz sieht man positiven Venenpuls in den Retinalgefäßen, bei angeborener Pulmonalstenose korkzieherartige Schlängelung der prall gefüllten Augenhintergrundsvenen und Arterien. Die Beobachtung mit dem GULLSTRANDschen Ophthalmoskop verspricht ähnliche Aufschlüsse zu geben wie die Kapillarmikroskopie. Besonders bei den arteriosklerotischen Erkrankungen vermittelt die Beobachtung des Augenhintergrunds wichtige Erkenntnisse.

^{Nervensystem} Störungen des Nervensystems bei chronischer Herzinsuffizienz betreffen meist das Gehirn, weniger oft das Rückenmark und die peripheren Nerven.

Schon bei leichten Schwächezuständen klagen viele Kranke über Unfähigkeit zu intensiver geistiger Arbeit und über Ermüdbarkeit, die sogar eines der ersten Symptome darstellen kann. Kopfdruck, Kopfschmerz, der verschieden lokalisiert wird, und leichter Schwindel sind damit verbunden. Ohnmachtsanwandlungen und wirkliche Ohnmachten treten meist erst bei vorgeschrittener Insuffizienz ein und müssen immer den Verdacht einer organischen Hirnerkrankung (Arteriosklerose) erwecken. Schlaflosigkeit stellt sich oft schon zu Anfang ein, manchmal in großer Hartnäckigkeit.

Zuweilen treten eigentümliche Störungen der Atmung auf: die Pausen zwischen den einzelnen Atemzügen werden immer länger, die Atembewegungen kleiner und nachher tritt eine lange Pause ein, nach der dann die Respiration mit allmählich zunehmender Stärke wieder einsetzt. In den längeren Pausen dieses sog. CHEYNE-STOKESschen Atmens treten nicht selten Bewußtlosigkeit und auch Krämpfe ein. Wenn infolge von Überleitungsstörungen Bradykardie vorhanden ist, sind Konvulsionen sogar die Regel; diese Kombination wird dann als ADAMS-STOKESscher Symptomenkomplex bezeichnet; über die Art und Weise, wie diese Phänomene zustande kommen, sind die Meinungen noch geteilt. Man nimmt Funktionsstörungen in den Zentren des verlängerten Marks als Ursache an.

Das gleichzeitige Vorkommen von Epilepsie und Herzkrankheiten muß nach den neueren Arbeiten nur als zufällig angesehen werden.

Zahlreich sind ·die organischen Hirnerkrankungen, welche durch Thrombose und Embolie zustande kommen, hauptsächlich bei Arteriosklerose und Klappenfehlern.

^{Psyche} Psychische Störungen kommen bei Herzkranken von den leichtesten bis zu den schwersten vor. Bekannt ist von Herzkranken, daß sie sehr empfindlich und leicht erregbar sind, sich über jede Kleinigkeit ärgern und schnell verstimmt sind. Solche Verstimmungen können anfallsweise auftreten. Auch stärkere Grade von Hypochondrie und Neurasthenie werden beobachtet: die Kranken werden den Gedanken, an einer unheilbaren Krankheit zu leiden, nicht los, beschäftigen sich unaufhörlich mit ihrem Leiden, spüren

jeder, auch der leisesten Empfindung nach und führen sie auf ihr Herzleiden zurück. Sie werden dann unfähig, anderen Gedankengängen nachzugehen und sich mit etwas anderem als ihrer Krankheit zu beschäftigen, fühlen sich stets matt und müde. Die sog. Herzneurosen sind meist Teilerscheinungen einer schon früher bestehenden allgemeinen Neurasthenie. Ausgesprochene Hysterie ist bei Herzkranken im ganzen selten. Die Überbewertung der subjektiven Empfindungen von seiten der Kranken und die manchmal vorhandene Rücksichtslosigkeit gegenüber ihrer Umgebung bilden für Arzt und Pflegepersonal eine Gefahr, die Schwere der Krankheit bei organisch Herzkranken zu unterschätzen.

Zu Psychosen disponieren Herzkrankheiten im allgemeinen nicht; immerhin beobachtet man doch ab und zu im Gefolge und auch wohl auf Grund von Herzkrankheiten wirkliche Gemütserkrankung. Schwere melancholische Verstimmungen mit Angstzuständen, die Selbstmordversuche veranlassen können, sind prognostisch sehr ernst zu nehmen. Am häufigsten sah ich Psychosen bei Aorteninsuffizienz auftreten: Halluzinationen und Zustände von Verwirrtheit und heftiger motorischer Erregung, wie sie SAATHOFF beschrieben hat.

Auch bei Myokarditis auf arteriosklerotischer Basis habe ich mehrfach im Stadium der Kompensation Störungen auftreten sehen, die mit Beeinträchtigungsideen, melancholischen Verstimmungen und folgenden Delirien begannen, dazwischen stellten sich langandauernde Zustände von Somnolenz und Bewußtlosigkeit ein, die dann wieder durch Erregungszustände unterbrochen wurden; meist litten diese Kranken auch an peripherer Arteriosklerose, besonders der Niere, und es war nicht immer leicht zu sagen, wieviel von der Krankheit auf eine beginnende Urämie zu schieben war. Hochgradige Angstzustände und Beklemmungen ohne eigentliche Psychose stellen sich zuweilen während und nach einem Anfall von Angina pectoris ein.

Bei Besserung der Herzschwäche und dadurch bewirkter Aufsaugung von Ödemen sieht man vorübergehende Benommenheit oder auch Zustände von Verwirrung und Aufregung auftreten, die man nach EICHHORST wohl auf die Resorption von toxischen Produkten, welche in der Ödemflüssigkeit enthalten sind, zurückführen muß.

Literatur.

Atmung.

v. BASCH, Physiologie und Pathologie des Kreislaufs. — Ders., Klinische und experimentelle Studien. — BOHR, Über die Lungenatmung. Scand. Arch. f. Physiol., Bd. 2, S. 236. — BITTORF, Pathologie der Atmung. In KREHL-MARCHAND, Bd. II. — Ders. u. FORSCHBACH, Zeitschr. f. kl. Med., Bd. 70. — EPPINGER u. HOFBAUER, Zeitschr. f. kl. Med., Bd. 72. — FRÄNKEL, A., Zeitschr. f. kl. Med., Bd. 4. — GERHARDT, D., Pleuraergüsse bei Herzkranken. D. Ärztezeitung. Jan. 1911. — KREHL, Pathologische Physiologie, 7. Aufl. — ORTH, Braune Induration der Lunge. V. Archiv, Bd. 58. — ROMANOFF, Atmung bei Herzkrankheiten. Arch. f. kl. Med., Bd. 92. — RUBOW, Untersuchungen über die Atmung bei Herzkrankheiten. D. Arch. f. kl. Med., Bd. 92. — SAHLI, Zeitschr. f. kl. Med., Bd. 13. — Ders., Arch. f. exp. Path., Bd. 9. — SIEBECK, D. Arch. f. kl. Med., Bd. 100 u. 107.

Leber, Darm, Magen.

CURSCHMANN, D. med. W., 1884, Nr. 35. — FRERICHS, Klinik der Leberkrankheiten, 1858. — HESS, O., Stauung und chronische Entzündung in der Leber und den serösen Höhlen. Habilitationsschrift 1920. — PICK, FR., Zeitschr. f. kl. Med., Bd. 29. — THACHER, D. Arch. f. kl. Med., Bd. 97.

Niere.

ADLER u. STERN, Berl. kl. W. 1889 — BOLLINGER, Idiopathische Herzvergrößerung. München 1893. — FRERICHS, Die BRIGHTsche Nierenkrankheit. — GRASSMANN, Zeitschr. f. kl. Med., Bd. 15. — KLIENEBERGER, Urin und Urinsedimente bei Stauungen. Münch. med. W. 1905. — KRAUS, F., Therapie d. Gegenwart 1903. — QUINCKE, Tag- und Nachtharn. Arch. f. exp. Path. u. Pharm., Bd. 32. — SCHMAUS u. HORN, Ausgang der zyanot. Induration in Granularatrophie. Wiesbaden 1893. — MÜLLER, F., Zeitschr. f. kl. Med., Bd. 12. — SCHMIDT, AD., Berl. kl. W. 1906. — SCHOENEWALD, Zentralbl. f. Herzkrankh. 1910. — TRAUBE, Beiträge. — VOLHARD, Kongr. f. i. Med. 1910.

Haut, Blut, Ödem.

ASKANAZY, Arch. f. kl. Med., Bd. 59. — GRAWITZ, D. Arch. f. kl. Med., Bd. 54. — HESS, Arch. f. kl. Med., Bd. 95. — HESS, O., Arch. f. kl. Med., Bd. 79. — OERTEL, Allg. Therapie der Kreislaufstörungen, 1884. — Ders., Beiträge zur physiologischen Untersuchung des Blutes. D. Arch. f. kl. Med., Bd. 50. — Ders. u. LICHTHEIM, Referate auf dem Kongr. f. i. Med. 1888: Die chronische Herzmuskelerkrankung und ihre Behandlung. — v. RECKLINGHAUSEN, Allg. Pathologie. — SCHADE, Zeitschr. f. exp. Path., Bd. 11. — STINTZING u. GUMPRECHT, D. Arch. f. kl. Med., Bd. 54.

Nerven.

BONHÖFFER, Symptomat. Psychosen. Leipzig 1900. — EICHHORST, D. med. W. 1898. — GAUPP, Die Depressionszustände des höheren Alters. Münch. med. W. 1905. — HIS, D. Arch. f. kl. Med., Bd. 64. — HUE, Maladies du cœur et neuroses. Paris 1891. — JAQUET, D. Arch. f. kl. Med., Bd. 73. — REINHOLD, Münch. med. W. 1894. — SAATHOFF, Münch. med. W. 1910. — TELGMANN, Toxische Delirien bei Herzkranken. D. med. W. 1899. — UNVERRICHT, Das CHEYNE-STOKES' Atmen. Kongr. f. i. Med. 1892.

V. Allgemeine Diagnose und Prognose.

Anamnese   Die Untersuchung eines Herzkranken hat, wie bei jeder Erkrankung, die Erhebung einer genauen Anamnese zur Voraussetzung; sie liefert uns häufig wichtige Anhaltspunkte für die Natur der vorliegenden Krankheit und darf deshalb nie versäumt werden. Die Familienanamnese klärt über die vorhandenen endogenen Faktoren und über manche exogenen Schädigungen auf. Durch die Vorgeschichte des Kranken selbst erfahren wir, welche Krankheiten er früher schon durchgemacht hat, wie die vorliegende Krankheit in Erscheinung getreten ist, und welche subjektiven Störungen sie macht. Besonders wichtig ist die Feststellung, ob die krankhaften subjektiven Empfindungen dauernd vorhanden sind oder nur anfallsweise auftreten, ob sie durch körperliche Anstrengungen oder durch seelische Aufregungen oder ohne greifbare Veranlassung aus der Ruhe oder dem Schlaf heraus entstehen.

Untersuchung   Im Verein mit der Anamnese gibt uns die Allgemeinuntersuchung, die nie unterlassen werden darf, über die Persönlichkeit des Kranken Aufschluß. Sie stellt die psychische und körperliche Konstitution und die Wirkung der Krankheit auf den ganzen Menschen fest. Dabei denken wir immer daran, daß wir keine Krankheiten sondern kranke Menschen zu behandeln haben. Wir finden zugleich die Veränderungen der übrigen Organe, wie sie bei Herzkranken besonders häufig vorkommen, und wir stellen fest, ob dieselben primärer oder sekundärer Natur sind. Selbstverständlich ist eine genaue Urinuntersuchung notwendig, in vielen Fällen auch die Beobachtung der Urinausscheidung und des spezifischen Gewichts bei Wasserzufuhr und bei Trockenkost, bei salzarmer Ernährung und bei Kochsalzzulagen und unter dem Einfluß der medikamentösen Behandlung. Den besten Einblick in die Wasserbilanz geben tägliche Körpergewichtsbestimmungen.

Die weitere Aufgabe ist dann die Feststellung der Art der vorliegenden Erkrankung und ihre Einreihung in eine der bekannten nachher näher zu besprechenden Krankheitsgruppen. Daran schließt sich der Nachweis an, welcher Teil des Herzens erkrankt ist (Endo-, Myo- oder Perikard), und in welcher Weise, ob akut oder chronisch. Es wird dann ferner festzustellen sein, welcher Anteil dem Nervensystem bei den Erscheinungen zukommt, da wir nach dem heutigen Stand unserer Kenntnisse annehmen, daß viele Herzstörungen funktioneller oder nervöser Natur sein können. Sehr zu beachten wird auch die Beschaffenheit des peripheren Gefäßsystems sein, dessen Rolle bei vielen Zirkulationsstörungen ja ausschlaggebend ist.

Mit Hilfe unserer verfeinerten diagnostischen Methoden wird es uns in den meisten Fällen gelingen, wenn auch erst nach wiederholter Untersuchung, zu einer bestimmten Diagnose zu kommen. Größere Schwierigkeiten werden dabei erwachsen, wenn nicht ein, sondern mehrere Teile des Herzens erkrankt sind, also z. B. bei Kombination einer akuten Peri- und Endokarditis oder eines Klappenfehlers mit einer chronischen Myokarditis, desgleichen wenn bei einer Herzerkrankung noch extrakardiale Momente, wie eine chronische Nephritis mitwirken. Unsicher wird auch die Beurteilung, wenn noch mehr Momente, wie z. B. Myokarditis, Fettleibigkeit und Arteriosklerose zusammentreffen. Aber trotz aller Komplikationen wird man auch hier bei eingehender Untersuchung und längerer Beobachtung zum Ziel kommen, wenn die Herztätigkeit ruhig und regelmäßig ist. Bei großer Erregung und Irregularität wird eine genaue Bestimmung des vorliegenden Herzleidens häufig unmöglich; dann soll man von der Stellung einer exakten Diagnose der speziellen Herzerkrankung lieber absehen, so wichtig diese schon aus dem Grund ist, weil sie Schlüsse auf die Neigung zur Progredienz des Leidens zu ziehen erlaubt.

Wir legen hierbei auf die Feststellung der Leistungsfähigkeit des untersuchten Herzens mehr Wert. Wichtig ist gerade die Vorgeschichte, welche uns häufig schon mit Sicherheit belehrt, ob die Insuffizienz des Herzens sich schon in der Ruhe oder erst bei Anstrengungen geltend macht.

Die Untersuchung des Herzens selbst gibt hier häufig am wenigsten die Entscheidung, da die perkutorischen und auskultatorischen Befunde bei relativ gut erhaltener Leistungsfähigkeit des Herzens sehr verändert sein können. Wichtiger ist neben den subjektiven Erscheinungen die Untersuchung des Arterien- und Venensystems, noch entscheidender die der übrigen Körperorgane, deren Veränderungen sich häufig als erste Folgen von Herzschwäche dem Untersucher präsentieren. Speziell zur Feststellung der Herzleistung sind neuerdings eine ganze Anzahl Methoden empfohlen worden, so die Bestimmung des Blutdrucks, besonders der Blutdruckamplitude, dann die Plethysmographie, die Sphygmobolometrie und ganz besonders die früher beschriebenen sogenannten Funktionsprüfungen (s. S. 49). Indes darf man den Wert der mit diesen Methoden gewonnenen Feststellungen nicht überschätzen.

Jedenfalls ist die Konstatierung des vorhandenen Grades von Funktionstüchtigkeit praktisch die wichtigste Aufgabe, von der auch die Stellung der Prognose in weitestem Maße beeinflußt wird. Dabei ist noch eine ganze Menge anderer Momente zu berücksichtigen, deren Würdigung unsere größte Aufmerksamkeit verdient, weil die Voraussage sowohl für den Kranken selbst wie seine Umgebung von größter Wichtigkeit ist. Bei Herzkrankheiten ist sie deshalb besonders schwierig, weil sich diese in der Regel über viele Jahre erstrecken, und alle die Einflüsse, welche dabei zur Geltung kommen können, schwer zu Anfang abzuschätzen sind.

Prognose Von nicht zu unterschätzender Bedeutung sind die allgemeinen Verhältnisse des Kranken. Das Alter spielt eine Rolle, insofern Herzkrankheiten im ersten Kindesalter und im Greisenalter schlechter ertragen werden als im mittleren Lebensalter; die kritischen Altersgrenzen wurden oben schon besprochen (s. S. 65). Auch das Geschlecht ist zu berücksichtigen: Frauen sind meist resistenter als Männer, aus dem Grunde, weil sie Vergiftungen mit Alkohol und Tabak und körperlichen Überanstrengungen in geringerem Grade ausgesetzt sind. Doch bilden Schwangerschaft, Geburt und Laktation eine Ausnahme von dieser Regel. Die Konstitution, die Ernährung, die Entwicklung der Körpermuskulatur und des Herzens sind gleichfalls mit in Anschlag zu bringen. Wichtig ist ferner der Beruf: wer gezwungen ist, körperlich oder geistig schwer zu arbeiten, wird natürlich viel eher durch sein Herzleiden gefährdet als ein anderer, der sich schonen kann; daher werden die Herzkranken in den besser situierten Ständen meist älter. Charakter und Individualität müssen gleichfalls berücksichtigt werden; bei Ruhe und Phlegma wird die Herzkraft mehr geschont als bei großer Lebhaftigkeit, Unruhe und Nervosität.

Stärker ins Gewicht fallen bei der Prognose Entstehung und Natur der Erkrankung. Manche Herzkrankheiten haben schon von vornherein bessere Lebensaussichten. So können von den akuten Herzkrankheiten viele vollkommen ausheilen, z. B. die nach akuten Infektionskrankheiten entstehenden Myokarditiden. Auch die akute Perikarditis endet häufig mit völliger Genesung, während nach akuter Endokarditis die Ausheilung seltener ist und oft ein Klappenfehler zurück bleibt oder Neigung zu akuten Rezidiven besteht.

Von den chronischen Erkrankungen sind die auf Arteriosklerose beruhenden meist progressiv. Doch gibt es hier sehr große Unterschiede. Manche entwickeln sich nur langsam weiter, scheinen sogar jahrelang stationär zu bleiben, während in anderen Fällen die Entwicklung akut und unaufhaltsam ist. Die syphilitischen Erkrankungen haben nur bei frühzeitiger Diagnose und Behandlung gute Aussichten. Sie können dann sogar ausheilen oder bleiben wenigstens lange Zeit stationär. Wenn sie aber nicht frühzeitig behandelt werden, ist ihre Entwicklung meist eine fort-schreitende.

Bei den durch Nephritis hervorgerufenen Hypertrophien ist der Verlauf des Grundleidens entscheidend.

Die bei Fettleibigkeit auftretenden Herzbeschwerden sind prognostisch zu beurteilen nach der vorhandenen Erkrankung des Herzens. Liegt, wie so häufig, Arteriosklerose zugrunde, dann ist die Prognose weniger günstig, als wenn der Herzmuskel nur eine den Anforderungen nicht entspre-chende Entwicklung zeigt, oder wenn seine Tätigkeit durch Fettumlagerung behindert ist. Herzleiden, die durch Überanstrengung, durch Alkoholexzesse, Tabakmißbrauch, durch unmäßiges Essen hervorgerufen sind, bieten im all-gemeinen eine bessere Prognose, wenn die Ursachen abgestellt werden können.

Die auf chronischer Entzündung beruhenden Erkrankungen des Herz-muskels sind meist progressiver Natur. Die durch Endokarditis entstandenen Klappenfehler können bei günstigen äußeren Verhältnissen manchmal lange Zeit eine ausreichende Herzkraft zeigen, und zwar sieht man solche langdauernden Kompensationsstadien am häufigsten bei reiner Mitral-insuffizienz, seltener bei Aorteninsuffizienz und noch seltener bei Mitral-stenose. Natürlich gelten diese Erwägungen nur dann, wenn die primäre Endokarditis nicht wieder aufflackert; in diesem sehr häufigen Falle ge-staltet sich Erkrankung und Verlauf akuter und ungünstiger.

Eine wenig günstige Prognose haben die meisten angeborenen Herzfehler. Die beste, quoad vitam wenigstens, sehen wir bei den so-genannten nervösen Herzkrankheiten.

Prognostisch wichtige Zeichen gibt die Untersuchung des Herzens selbst nur wenige. Freilich wird eine ganz enorme Dilatation sicher ungünstig gedeutet werden müssen, und unter den auskultatorischen Erschei-nungen hat der Galopprhythmus meist eine üble prognostische Bedeutung. Die Lautheit der etwa vorhandenen Herzgeräusche gibt keine prognostischen Anhaltspunkte.

Viel wichtiger ist schon die Beurteilung des Pulses. Man wird Hering im allgemeinen in seiner Meinung folgen können, daß der Pulsus irregu-laris perpetuus, der Pulsus alternans und die Querdissoziation des Herzens zumeist ungünstige Zeichen sind, wenn auch in letzter Zeit ver-einzelte Fälle veröffentlicht wurden, wo diese Pulsformen sich nur vorüber-gehend bei Gesunden fanden oder wenigstens bei Herzen, die trotzdem eine lange Lebensdauer aufwiesen.

Hoch zu veranschlagen sind in prognostischer Beziehung die sekundären Veränderungen in den übrigen Körperorganen, also in der Lunge, in der Leber, Niere, die Ergüsse in das Unterhautzellgewebe und die serösen Höhlen. Je stärker dieselben ausgesprochen sind, und je mehr sie zu Funk-tionstörungen geführt haben, um so schlechter die Voraussage, be-sonders wenn noch Komplikationen, wie Infarkte und Pleuritis hinzu-getreten sind.

Zum Schluß sei noch auf einen Punkt hingewiesen, den Leyden mit Recht hervorhebt, nämlich die Stärke der Reaktion unserer Kranken auf die

Medikation, besonders die Digitalis: Es bedeutet immer ein sehr günstiges Moment für die Zukunft der Herzkranken, selbst bei sehr starker Kompensationstörung, wenn die Digitalis prompt wirkt, oder wenn die Dekompensationserscheinungen bei einfacher Ruhe verschwinden.

Aus diesen kurzen Ausführungen geht hervor, wie viele und wie verschiedenartige Momente bei der Prognose der Herzkrankheiten zu berücksichtigen sind. Nur der Arzt wird imstande sein eine gute Prognose zu stellen, der bei voller Beherrschung der Diagnose und gründlicher Kenntnis des Verlaufes der Herzkrankheiten auch über eine reiche Erfahrung in der Beurteilung des ganzen Menschen gebietet. Je reicher aber seine Erfahrung wird, um so vorsichtiger auch seine Prognose.

VI. Allgemeine Therapie.

Die allgemeine Therapie umfaßt sowohl die Verhütung wie die Heilung der Herzkrankheiten.

Prophylaxe.

Das in den letzten Jahrzehnten ungemein gewachsene Verständnis für die Ursachen und die Entstehung der Herzkrankheiten hat die Prophylaxe viel umfassender und ergebnisreicher gemacht, als früher. Dieselbe hat im wesentlichen zwei Aufgaben: Den ganzen Körper und besonders das Herz kräftiger und widerstandsfähiger zu machen und nach Möglichkeit die bekannten Schädlichkeiten von ihm fern zu halten.

Gesundheitsgemäße Lebensweise

Schon von der Kindheit an müssen die Bestrebungen, den Organismus abzuhärten und zu festigen, einsetzen, vor allem durch eine rationelle Pflege der Haut, durch Abwaschen, Halbbäder, Bäder oder Duschen; welche der einzelnen hydriatischen Prozeduren anzuwenden sind, muß der Arzt nach der Konstitution der Kinder entscheiden. Im ganzen wird man den milden Applikationen, vor allem den einfachen Abwaschungen mit kühlem Wasser, den Vorzug geben; besonderer Vorliebe erfreut sich heute das Sonnen- und Luftbad, das in der Tat zur Abhärtung hervorragend geeignet scheint, aber doch auch genauer Aufsicht durch einen kundigen Arzt bedarf.

Von ausschlaggebender Wichtigkeit ist eine Kräftigung der willkürlichen Muskulatur, da proportional dieser das Herz an Stärke und auch an Masse zunimmt. Es stehen uns da eine große Zahl von Turnübungen, Spielen und Sportarten zur Verfügung: Das einfache Turnen, systematische Freiübungen, die verschiedenen Systeme der Gymnastik, Lawn Tennis, Golfspiel, Rudern, Schwimmen, Reiten, Wandern, Bergsteigen, Fußballspiel, das Ballspiel, das Kegeln, Boggia, Radfahren, Skifahren usw.

Alle diese Bewegungsarten können, mit Vermeidung jeder Überanstrengung vernünftig betrieben, den Zweck erreichen, die Muskulatur und das Herz zu kräftigen. Besonders anregend wirkt auch der Aufenthalt im Hochgebirge durch die starke Sonnenstrahlung und die bewegte, dünne, trockene Luft. Für alle Sportarten gilt als strenge Regel, daß man mit kleinen Leistungen anfangen und nur ganz allmählich steigern soll. Ein Übermaß muß besonders bei solchen Individuen vermieden werden, die von Haus aus eine schlecht entwickelte und ungeübte Körpermuskulatur und dementsprechend auch ein schwaches Herz haben, oder die sich in schlechtem Ernährungszustand befinden. Hier kann ein Zuviel sehr leicht auch dauernd schaden. Man sieht das bei einzelnen Sportarten besonders häufig, da sie sehr leicht übertrieben werden, z. B. beim Fußballspiel, beim Radfahren und Rudern; hier muß der Hausarzt ein besonders wachsames Auge haben und beizeiten warnen.

Eine wichtige Rolle spielt die Ernährung. Wenn die Verdauungsorgane gut funktionieren, ist die gemischte Nahrung immer die beste, welche die wichtigsten Bestandteile, Eiweiß, Fett, Kohlehydrat, in zweckmäßiger Mischung dem Körper zuführt. Die Menge ist so zu bemessen, daß sie zur Kräftigung und zum Wachstum des Körpers hinreicht, ohne daß ein bedeutender Fettansatz erreicht wird. Selbstverständlich muß der Kostzettel der Individualität angepaßt sein; er wird z. B. ein anderer für magere als für fette Individuen sein.

Die Vermeidung von Schädlichkeiten, welche Herzkrankheiten zur Folge haben, wird nur in einem Teil der Fälle möglich sein. Die Infektionskrankheiten, welche so häufig zu akuten und chronischen Herzerkrankungen führen, werden wir nur selten verhüten können, am ehesten durch gesundheitsgemäße Lebensweise, Reinlichkeit und viel Aufenthalt in freier Luft. Durch eine sorgfältige Behandlung der primären Erkrankung wird vielleicht hin und wieder die Entstehung der sekundären Herzerkrankung verhütet werden können. Aber das werden doch nur Ausnahmen sein. Einem Rezidiv der ursächlichen Erkrankung, z. B. einer Angina, kann durch entsprechende Maßnahmen zuweilen vorgebeugt werden. Eine Verhütung der Syphilis und Malaria wird schon eher möglich sein, und durch eine rationelle Behandlung können die Folgen für das Herz doch häufig vermieden werden.

Dagegen kann die Prophylaxe durch Beschränkung oder Verbot des Genusses der bekannten Herzgifte, des Alkohols, des Tabaks, des Kaffees oder Tees, sowie durch Fernhaltung des Bleis sehr wirksam sein. Der Entstehung einer Herzerkrankung bei Gicht, Diabetes oder Fettsucht wird durch eine rationelle Behandlung dieser Krankheiten häufig zu steuern sein.

Die schweren Folgen, welche körperliche und geistige Überanstrengung und seelische Erregungen auf Herz und Gefäße haben, sind auch nicht immer abzuwenden; Beruf und Schicksal sind da manchmal stärker und fordern unerbittlich ihre Opfer. Immerhin wird auch hier der Arzt durch zeitige Mahnung und Ratschläge viel Nutzen stiften können.

Leider tritt der Nutzen, den eine zeitige Prophylaxe stiften könnte, noch nicht so häufig zutage, da die meisten Kranken erst dann zum Arzt gehen, wenn sie deutliche Beschwerden spüren, wenn also der Herzfehler nicht bloß vorhanden, sondern auch meist schon der Kreislauf merklich gestört ist.

Behandlung.

Nicht jeder Herzkranke bedarf der ärztlichen Behandlung, sondern nur der, dessen Zirkulationsgröße nicht mehr ausreicht, die Organe mit der für ihre Funktion notwendigen Blutmenge zu versorgen, bei denen also die Kompensation gestört ist. Solange diese erhalten ist, erscheint eine eigentliche Behandlung unnötig; hier wird es nur darauf ankommen, die vorhandene Herzkraft zu erhalten, vor allem durch Vorschriften, welche die

gesamten Lebensverhältnisse nach der Körperbeschaffenheit und der Leistungsfähigkeit regeln. Manche Patienten lernen sehr gut mit ihren Kräften
haushalten und erhalten sich dadurch ihre berufliche Leistungsfähigkeit oft auf viele Jahre.

Die allgemeinen Richtlinien, von denen unsere Behandlung stets auszu-
gehen hat, sind, wie F. A. HOFFMANN klar dargelegt hat, die der Schonung
und der Übung. Dieselben werden in erster Linie auf das Herz als den
zentralen Motor Anwendung finden aber auch das periphere Gefäßsystem
und die Blutbeschaffenheit zu beeinflussen suchen.

Die medikamentöse Behandlung.

Als Hauptregel hat zu gelten, »daß diejenige Therapie im Einzelfall
die beste ist, die mit den am wenigsten eingreifenden Mitteln die
Kreislaufschwäche beseitigt« (G. LIEBERMEISTER). Viele Zustände von
Kreislaufschwäche heilen bei einfacher Ruhebehandlung. Hier wäre die Anwendung stärker wirkender Mittel ein Fehler; in anderen Fällen kommen wir
aber ohne solche nicht aus.

Digitalis Das wichtigste und zuverlässigste Herzmittel ist die Digitalis, welche
aus den Blättern des roten Fingerhuts gewonnen wird. Ihre therapeutische
Wirkung wurde zuerst im Jahr 1785 von dem schottischen Arzt W. WITHERING
erkannt. Die wirksamen Bestandteile sind Glykoside, von denen SCHMIEDE-
BERG das Digitoxin rein dargestellt hat; daneben wurden Digitalin und
Digitaleïn gefunden, aber noch nicht rein dargestellt. Vor einigen Jahren
stellte KRAFT das Gitalin dar, das W. STRAUB genauer erforscht hat; es ist
im Verodigen enthalten. Außer diesen Stoffen enthalten die Fingerhut-
blätter noch Saponine und andere Substanzen, die den Magen und Darmkanal reizen.

Tier-
experiment Im Tierexperiment zeigt die Digitalis in geringen Dosen sowohl
eine Wirkung auf die Systole wie auf die Diastole. Die erstere wird kräftiger und ausgiebiger, die letztere voller und größer. Dabei tritt eine
geringe Verlangsamung des Herzschlags ein. Der Effekt für die Zirkulation
ist, daß das Herz aus dem Venensystem mehr Blut erhält und eine größere
Blutmenge mit vermehrter Kraft in die Aorta befördert. Das Herz
kann dabei eine $2^1/_2$—$3^1/_2$fache Arbeit leisten (GOTTLIEB), wodurch die arterielle Blutversorgung natürlich erheblich besser wird. Diese größere
Kraftleistung des Herzens wird nicht durch eine Vermehrung oder Neubildung
von Kraft erzielt, sondern durch eine bessere Ausnutzung seiner vorhandenen Kräfte. Wie das geschieht, wissen wir im einzelnen noch nicht
genau; wichtig aber ist, daß dieselbe fast nur beim nicht optimal arbeitenden, dekompensierten Herzen zustande kommt. Daraus erklärt
sich auch die Wirkungslosigkeit bei gesunden Herzen.

Neben der Wirkung aufs Herz besteht auch bei geringen Dosen eine
solche auf die Gefäße (GOTTLIEB), und zwar ist dieselbe in den einzelnen
Gefäßprovinzen verschieden. Die Arterien im Splanchnikusgebiet zeigen
eine Verengerung, während die der Nieren, des Gehirns und der Haut
sich erweitern. Es findet dadurch eine Verschiebung der Blutmasse
statt, die der Besserung des ganzen Kreislaufs sehr zu statten kommt.

Der Blutdruck steigt in der Regel nur wenig, und zwar hauptsächlich wegen der verlangsamenden Wirkung der Digitalis. Bei unregelmäßiger Herztätigkeit wirkt die Digitalis regularisierend.

Bei stärkeren, toxischen Dosen wird die Herztätigkeit stärker verlangsamt, es treten nicht selten Rhythmusstörungen auf, besonders leicht Überleitungsstörungen, die Gefäßwirkungen werden stärker und führen zu einer Konstriktion sämtlicher Arterien, und schließlich tritt systolischer Herzstillstand ein.

Die beim herzkranken Menschen im Stadium der Kompensations-störung gemachten Beobachtungen entsprechen den experimentellen Erfahrungen. Wir sehen bei geringen und mäßigen, medizinalen Dosen, eine leichte Verlangsamung der Herztätigkeit, eine ausgiebigere Diastole und eine kräftige und energische Systole. Aus dem überfüllten Venensystem wird jetzt das Blut in größerer Menge und mit größerer Kraft in das arterielle befördert; die Blutverteilung wird wieder eine normalere, wozu auch die beim Menschen eintretende Gefäßwirkung beiträgt, die O. MÜLLER übrigens bestreitet. Arhythmien werden beseitigt oder wenigstens gemindert. *(Digitalis beim herzkranken Menschen)*

Die Wirkung auf den Blutdruck ist keine einheitliche; eine Erhöhung desselben, wenigstens eine beträchtliche, wird meist nicht beobachtet; häufiger ist eine Vermehrung der Pulsamplitude durch Sinken des diastolischen Blutdrucks festzustellen. Dagegen sieht man nicht selten eine Senkung eines bis dahin erhöhten Blutdrucks, wie er bei Kompensationsstörung durch reflektorische Wirkung des stark venösen Bluts auf die Gefäßzentren nicht so selten ist. Derartige Fälle von Hochdruckstauung (SAHLI) werden durch Digitalis prompt beseitigt.

Durch diese Besserung der Zirkulation werden natürlich auch alle Folgezustände der Herzschwäche in den übrigen Körperorganen gebessert oder beseitigt, was sich durch Verstärkung der Diurese, Schwinden der Ödeme und Transsudate und der Katarrhe in Atmungs- und Verdauungsorganen kundgibt.

Das Anwendungsgebiet umfaßt, wie sich aus dem Gesagten ergibt, fast alle Fälle von Herzschwäche mit wenigen Ausnahmen. Am wirksamsten ist die Digitalis dort, wo die Blutverschiebung am ausgesprochensten ist, also besonders bei Mitralfehlern mit venösen Stauungen. Dagegen zeigt die Digitalis keinen oder nur geringen Nutzen bei allen Herzaffektionen, bei denen die Schwäche fehlt, also bei den meisten nervösen Herzkrankheiten. *(Anwendungsgebiet)*

Als Kontraindikationen werden angegeben frische Gehirnblutungen oder kürzlich erfolgte Embolien, indem man von der Erhöhung des Blutdrucks eine Wiederholung dieser Ereignisse befürchtet; ich habe indes, wenn in solchen Fällen ausgesprochene Herzschwäche vorlag, von einer vorsichtigen Anwendung der Digitalis nie Schaden gesehen und kann also nicht davon abraten. Daß bei Myokarderkrankungen und Aorteninsuffizienz die Anwendung der Digitalis gefährlich sei, wird heute wohl niemand mehr behaupten; nur muß die Dosierung besonders bei der letzteren Erkrankung eine besonders vorsichtige sein. Vorsicht ist geboten *(Kontraindikationen)* in Fällen von Überleitungsstörungen (Bradykardie und dissociierter Herztätigkeit). Hier kann die Digitalis durch weitere Hemmung der Reizleitung verschlimmernd wirken. Auch bei Pulsus alternans wird davor gewarnt; desgleichen wird das Auftreten von Extrareizen in vereinzelten Fällen durch Digitalis begünstigt (EDENS). Von vornherein verbieten diese Zustände die Digitalis nicht, da andere Autoren (VOLHARD u. A.) auch Leitungstörungen und Pulsus alternans durch Digitalis günstig beeinflußt sahen. Aber man wird in solchen Fällen mit der Anwendung und der Dosierung besonders vorsichtig sein müssen und, sobald man die oben angegebenen Symptome während der Medikation auftreten sieht, sofort das Mittel aussetzen.

Auch sonst muß man bei der Digitalisverabreichung stets auf die Wirkung aufpassen und aufhören, sobald sich Vergiftungserscheinungen zeigen: wenn die Herztätigkeit stark verlangsamt oder extrem beschleunigt wird, wieder arhythmisch wird, wenn die Diurese stockt, der Blutdruck auffallend sinkt und sich zerebrale Erscheinungen, Kopfschmerz und Schwindel oder starke Magenbeschwerden einstellen. Manchmal ist auch die primäre Magenreizung durch Digitalis so stark, daß ein Weitergeben des Mittels per os nicht möglich ist.

Verordnung Dosierung Die Verordnung der Digitalis geschieht am besten in Form des Pulv. fol. Digitalis, und zwar in einer Dosis von 3 × 0,1 pro die. Dieselbe genügt meistens zur Erzielung der beabsichtigten Wirkung. Andern Orts mag die Dosis größer oder kleiner sein, je nach der Wirksamkeit des Präparats, die, wie wir jetzt wissen, außerordentlich wechseln kann. Dieselbe hängt von dem Standorte der Pflanze, von dem Alter, von der Aufbewahrungsart, von dem Jahrgang in außerordentlichem Maße ab. Deshalb ist man in den letzten Jahren dazu übergegangen, nur solche Präparate anzuwenden, deren Wirkungswert durch den physiologischen Versuch (Wirkung auf das Froschherz) festgestellt ist. Solche »Folia digitalis titrata« sollte stets angewandt werden.

Die Wirkung pflegt in der Regel am 2. oder 3. Tag einzutreten und äußert sich in Besserung des subjektiven Befindens, in einer Zunahme der Diurese und Kräftigerwerden des Pulses. Welches dieser Symptome sich zuerst zeigt, ist verschieden. Am häufigsten sah ich die Zunahme der Diurese zuerst, der die andern dann nachfolgten; in anderen Fällen traten sie auch gleichzeitig auf.

Wenn der Effekt deutlich ist, also etwa am 3. oder 4. Tage, wird die Dosis vermindert und etwa nur noch 3 × 0,05 Pulver gegeben, bei anhaltender Besserung etwa eine Woche lang, dann noch einige Tage 2 × 0,05 und schließlich wird die Medikation ausgesetzt. In der Regel wird bei erstmaliger Inkompensation nicht mehr als 1,5—2,0 gr. fol. digitalis im ganzen verbraucht.

Störungen des Magen-Darmkanals oder sonstige unangenehme Nebenwirkungen habe ich bei dieser vorsichtigen Anwendung nur selten gesehen. Sollten solche auftreten, — besonders Magenstörungen —, dann wird das Mittel am besten einige Tage ausgesetzt und später durch ein weniger reizendes Präparat ersetzt. Man wird indes selten in die

Lage kommen, wenn man nur bei den ersten Zeichen der Digitaliswirkung die Dosis entsprechend herabsetzt.

Schwieriger wird die Behandlung, wenn diese mittleren Dosen nicht den
oben beschriebenen Effekt haben, wie das bei Kranken mit vorgeschrittenem
Leiden, die schon häufiger Kompensationsstörungen durchgemacht
haben, nicht selten der Fall ist. Man muß dann die Darreichung $(3 \times 0{,}1)$
manchmal längere Zeit fortsetzen, 1—2 Wochen lang, oder sogar die tägliche
Gabe auf $3 \times 0{,}2$ erhöhen und 4—6 Tage lang, eventuell noch länger geben,
bis es gelingt eine Besserung zu erzielen. Die Gefahr einer schädlichen
Kumulierung liegt dann nahe, und Magen- und Darmstörungen und andere
toxische Wirkungen, wie starke Pulsverlangsamung sind dann nicht so
selten; es empfiehlt sich bei Eintreten derselben sofort die Digitalis
einige Tage lang durch ein Koffeinpräparat oder Kampfer zu ersetzen und
erst nach vollständigem Schwinden aller Erscheinungen wieder mit
Digitalis in anderer Form zu beginnen.

Vielfach gelingt es bei solchen Fällen erst nach längerer Zeit und häufig
auch nur durch Zuhilfenahme von anderen Maßnahmen, wie z. B. Einschränkung der Flüssigkeitszufuhr, die Kompensation wenigstens
einigermaßen wieder herzustellen. Auch ist es dann häufig nicht möglich,
die Digitalis ganz auszusetzen. Man muß dieselbe dann in kleinen Dosen
$(0{,}05$—$0{,}1$ pro die) längere Zeit weitergeben, um den erzielten Gewinn zu erhalten. In solchen Fällen gebe ich die Digitalis noch gern in Verbindung
mit Chinin ãã 1,5 auf 30 Pillen, 2—3 × täglich 1 Pille. Diese chronische
Darreichung der Digitalis (NAUNYN, KUSSMAUL und GROEDEL) wird
manchmal außerordentlich gut ohne kumulative Nebenerscheinungen vertragen; sie kann nötigenfalls jahrelang fortgesetzt werden.

Strittig ist immer noch die Frage, ob man die Digitalis auch bei den ersten
Anfängen der Herzinsuffizienz anwenden soll, die in der Regel bei
einfacher Ruhe in kurzer Zeit zurückgehen. Früher pflegte man in diesen
Stadien von dem Mittel Abstand zu nehmen, um nicht eine vorzeitige Gewöhnung an dasselbe herbeizuführen. Viele Autoren (besonders A. FRÄNKEL)
sind indes der Meinung, daß es eine schädliche Gewöhnung an die Digitalis
nicht gibt, und daß man daher auch in den ersten Stadien der Insuffizienz das
Mittel anwenden soll. Ich persönlich habe mich bis jetzt doch meistens noch
an die ältere Anwendungsweise gehalten und habe den Eindruck, daß die
frühere Lehre bei manchen Fällen ihre Richtigkeit behält; auch KREHL betont
neuerdings wieder, daß in der Praxis sicher viel zu viel Digitalis verordnet wird.

Statt in Pulverform kann man das Mittel auch in Pillen geben, wie schon Form der
oben erwähnt, was nur den Nachteil hat, daß Pillen besonders von Schwer- Verordnung
kranken weniger gut geschluckt und vielleicht auch die wirksamen Bestandteile schlechter resorbiert werden. Die kleinen Dosen zur chronischen
Digitalismedikation wird man dagegen wohl stets in Pillen geben.

Viele Ärzte verordnen die Digitalis als Infus, etwa 1,0—2,0 : 150 in 2 Tagen
zu gebrauchen; die Wirkung ist auch in dieser Form eine gute; doch wird
es weniger gern genommen und scheint mir auch häufiger Magenstörungen
zu machen. Dagegen wird man bei Kranken, die schlecht schlucken, das Infus

stets zu rektaler Anwendung brauchen und von demselben in obiger Stärke je 50 ccm pro Klysma nehmen und pro Tag zwei Klysmata geben. Durch Zusatz von etwas Kognak wird das Infus haltbarer (Focke).

Präparate Die Versuche, die wirksamen Bestandteile aus den Blättern rein darzustellen, haben bis jetzt noch nicht zu für die Praxis befriedigenden Resultaten geführt; die meisten Präparate sind wegen ihrer unangenehmen Nebenwirkungen wieder außer Gebrauch gekommen. Dagegen hat die pharmazeutische Technik in neuerer Zeit eine Anzahl Präparate aus den Blättern hergestellt, die nach Angabe der Darsteller die sämtlichen wirksamen Bestandteile wenigstens zum größten Teil enthalten, unter Ausschluß der weniger wertvollen, häufig schädlichen Nebenbestandteile.

Dialysate Von diesen kann ich nach eigener Erfahrung empfehlen die von Golaz in der Schweiz hergestellten Dialysate aus den Digitalisblättern; dieselben werden von autoritativer Seite auf ihren Wirkungswert geprüft und immer so eingestellt, daß sie einen ungefähr konstanten Wirkungswert haben; 20 Tropfen des Dialysats sollen 0,1 Pulv. fol. digit. entsprechen. Man gibt von dem Mittel 3×10—20 Tropfen; dasselbe kann auch intravenös angewandt werden. Wenn das Mittel auch weniger stark wirkt als die Blätter, so habe ich es doch stets sehr gleichmäßig wirkend gefunden, zudem macht es selten Magenstörungen und eignet sich auch zu chronischer Digitalisdarreichung recht gut. Dasselbe gilt auch von dem Bürgerschen Digitalisdialysat.

Digalen Das von Cloetta hergestellte Digalen ist eine glyzerinwässerige Lösung eines nicht ganz reinen Digitaliskörpers, ob Digitoxin oder Digitalin ist noch strittig. Die Dosierung ist etwa die gleiche wie der Dialysate, 3×10—25 Tropfen pro die. Die Verträglichkeit ist eine sehr gute, die Wirkung zuverlässig, aber schwächer als die der fol. digitalis. Auch zur intramuskulären oder intravenösen Anwendung eignet sich das Präparat sehr gut. Die Injektion in die Muskulatur des Oberschenkels oder der Glutäen wird von manchen Kranken sehr gut ertragen; andere klagen aber über heftige Schmerzen. Man kann täglich 2×1 ccm injizieren, je nach der Indikation. Bei der Injektion in die Armvene kann man 1—3 ccm nehmen, die höheren Dosen besonders bei Kreislaufschwäche der akuten Infektionskrankheiten.

Diese intravenöse Anwendung ist gerade mit Digalen zuerst in größerem Maße geübt worden (Kottmann). Dieselbe eignet sich am meisten für solche Fälle, bei denen man eine schnelle Wirkung der Digitalis wünscht, also besonders bei hochgradigen und plötzlichen Schwächezuständen des Herzens; die Wirkung tritt schon in $1/2$—2 Stunden ein, und nicht selten habe ich in solchen Fällen eine frappante Besserung gesehen. Man bedient sich dieser Applikationsart aber auch dann mit Nutzen, wenn das Mittel per os schlecht ertragen wird, oder wenn der Betreffende schlecht schlucken kann. Man kann auch längere Digitaliskuren auf diese Weise durchführen.

Digipurat Das von Gottlieb hergestellte Digipurat, ein Extrakt aus den Blättern, bei dem die reizenden Substanzen, die Putine und Saponine ausgeschieden sind, ist ein sehr zuverlässig und kräftig wirkendes Mittel, dessen Wirksamkeit eine ganz konstante ist. Dasselbe ist erhältlich in fester Form, als Tabletten, entsprechend 0,1 Pulv. fol. digit. oder in flüssiger zur subkutanen und intravenösen Injektion, wovon 1 ccm auch 0,1 fol. digit. gleichwertig ist. Reizerscheinungen beobachtet man bei diesem Mittel fast nie.

Außer den oben genannten sind noch eine ganze Anzahl anderer Mittel empfohlen worden, so die Digitalis Winkel, in besonderer Weise präparierte Pulvis fol. digitalis, dann das Digifolin von HARTUNG, das Digipan u. a.

Das Verodigen stellt die in kaltem Wasser löslichen Gitaline dar. Es hat den Vorzug, daß es den Magen-Darmkanal nicht reizt und sehr rasch resorbiert und wirksam wird, so daß es in manchen Fällen die intravenöse Digitalisbehandlung überflüssig macht.

Das Wichtigste in der Anwendung der Digitalis ist nicht der Gebrauch möglichst vieler Präparate, sondern das genaue Vertrautsein und die Beherrschung der Digitaliswirkung und ihrer Indikationen.

Am besten wird man bei ausgesprochenen Insuffizienzerscheinungen sich stets des Pulv. fol. Digitalis titr. bedienen und bei Fällen, deren Eigenart man nicht kennt, mit einer mäßigen Dosis beginnen, jedenfalls nicht zu Anfang über 3 × 0,1 hinausgehen. Dem Herausgeber hat sich folgendes »3-Di-Pulver« seit Jahren besonders bewährt:

> Rp. Dionin. 0,01
> Fol. digital. titr. 0,1
> Diuretin. ad 0,5—1,0
> M. f. p. D. tal. dos. No. XV. S. täglich 1—3 Pulver in Oblaten z. n.

Dabei scheint die Digitaliswirkung rascher und nach niedrigeren Dosen einzutreten als bei der sonst üblichen Medikation. Wird die Fol. digital. titr. schlecht ertragen, so versucht man eines der anderen pharmazeutischen Präparate, die oben angeführt sind. Das Hauptanwendungsgebiet für die letzteren scheint mir dort zu sein, wo die Digitaliswirkung schon eingetreten ist und noch einige Zeit durch kleine Dosen unterhalten werden soll; auch zur chronischen Darreichung eignen sich dieselben sehr gut.

Wer von der Digitalis nutzbringenden Gebrauch machen will, muß ihre Wirkung genau kennen und jeden einzelnen Fall darauf beobachten. Zeigt sich der Eintritt der Wirkung, so muß unbedingt die Dosis herabgesetzt werden, denn die Digitalis wird rascher resorbiert, als sie ausgeschieden wird, und wirkt aus diesem Grund bei längerem Gebrauch kumulativ. Die Kumulativwirkung ist allen wirksamen Digitaliskörpern eigen, proportional ihrer Heilwirkung. Auch Strophantin und Cymarin wirken mit Digitalis kumulativ.

Ferner muß man im Auge behalten, daß die Digitalis keine neuen Kräfte schafft, sondern daß sie nur ordnend auf das Spiel der vorhandenen Kräfte einwirkt. Wo keine Reservekräfte mehr vorhanden sind, da ist auch mit Digitalis nichts zu erreichen.

Von den Ersatzmitteln der Digitalis ist die Tinctura Strophanti, welche aus einer in Afrika und Asien einheimischen Pflanze gewonnen wird, die wichtigste. Die Wirkung ist eine ähnliche, wie die der Digitalis, doch kann sich die in Deutschland gebräuchliche Tinktur, von der man 3 × 5—15 Tropfen pro die gebraucht, weder an Zuverlässigkeit, noch an Stärke mit der Digitalis messen. Immerhin läßt sich das Präparat als zeitweiliger Ersatz an Stelle der Digitalis recht gut gebrauchen.

Strophantin Die in Frankreich und England gebräuchlichen Strophantus-Präparate scheinen nach dem Bericht mancher Ärzte wirksamer zu sein, wie die bei uns übliche Tinktur und werden demgemäß dort auch viel häufiger angewandt. Dagegen erfreut sich das von Böhringer in den Handel gebrachte Strophantin durch die Empfehlung von A. Fränkel mit Recht einer ausgedehnten Anwendung und zwar durchweg bei intravenöser Injektion — subkutan reizt es zu sehr —. Abbildung 60 ist ein Beispiel der fast momentan eintretenden Wirkung der intravenösen Strophantininjektion:

Das subjektive Befinden wird besser, die Atemnot, die Beklemmungen werden geringer, der Puls wird kräftiger und voller, die Zyanose geringer, die Diurese hebt sich. Das Krankheitsbild kann sich im

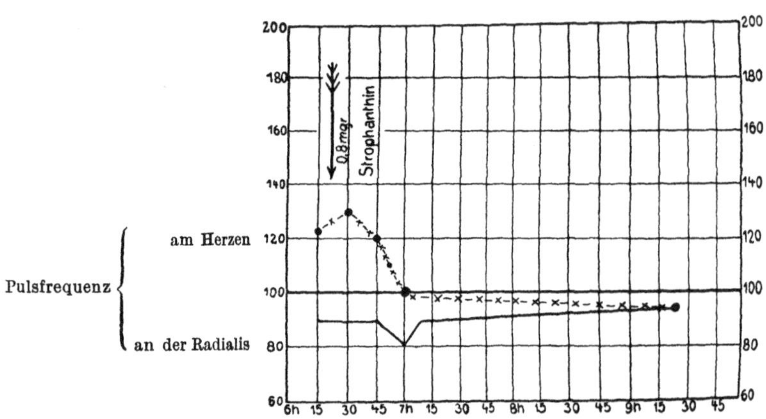

Abb. 60. Wirkung einer intravenösen Strophantininjektion. (Nach G. Liebermeister.)

Lauf einer Stunde vollkommen zum Besseren wenden. Die Besserung ist auch nachhaltig, zuweilen schon nach einer einzigen Injektion; meist sind aber mehrere Injektionen notwendig. Man nimmt bei der ersten Injektion bei vorher krankem Herzen $^1/_4$—$^3/_4$ ccm des in Ampullen hergestellten Strophantin Böhringer — Strophantin Thoms ist doppelt so wirksam! — und wiederholt die Dosis frühestens nach 24 Stunden, je nach der Wirkung. Bei fieberhaften Infektionskrankheiten mit an sich gesundem, nur funktionell geschädigtem Herzen kann man unbedenklich bis 1 ccm geben.

Das Hauptanwendungsgebiet sind die akuten Zustände von Kreislaufschwäche, wie sie sowohl bei Herzerkrankungen als auch bei Infektionskrankheiten, besonders Pneumonie, häufig auftreten; hier besteht, da man eine sofortige Wirkung braucht, absolute Indikation zur intravenösen Therapie. Eine relative Indikation ergibt sich bei chronischen Herzinsuffizienzen, wenn die Digitalis per os oder per rectum nicht anwendbar ist oder ihre Wirkung versagt. Man hat darauf zu achten, daß mindestens 4 Tage lang keine Digitalis oder ein ähnliches Präparat gegeben worden ist; sonst kann gefährliche Kumulativwirkung eintreten.

Das Strophantin wirkt zweifellos stärker als alle Digitalispräparate. Das ist sein Vorzug und seine Gefahr. Die therapeutische und die toxische Dosis liegen sehr nahe beisammen, und die Neigung zu Kumulativwirkung ist groß. Besondere Vorsicht ist bei stärkerer Beteiligung der Nieren an dem Krankheitsprozeß geboten. Trotz dieser Gefahren ist das Mittel für manche akute Kreislaufschwächen unersetzlich.

Die früher gebrauchten Präparate, das Spartein, Ouabain, die Herba Convallariae majalis, die Herba Adonidis vernalis und das Hellebore in werden heutzutage nur wenig angewendet; dagegen verdient ein neuerdings von BAYER und Co. aus der kanadischen Hanfwurzel hergestelltes Präparat, das Cymarin, eine Erwähnung. Dasselbe ist von ALLARD in die Praxis eingeführt und auf meiner Klinik durch BONSMANN nachgeprüft worden. Die beste Anwendung ist die intravenöse, und zwar gibt man bei der ersten Injektion 0,5 ccm, dann täglich 1 ccm, etwa 6 Tage lang. Die Wirkungen sind nach unseren Beobachtungen dieselben, wie die der Digitalis, nur etwas schwächer, obwohl wir in einzelnen Fällen auch dort Erfolg sahen, wo Digitalis versagte. Störende Nebenwirkungen sahen wir nicht. Die Anwendung in Pillen ist weniger wirksam, doch können sie nach der Injektion zur Unterhaltung der Kompensation noch eine Zeitlang genommen werden; man gibt 3 × 1 Pille (à 0,1 Cymarin). Besonders günstig wirkt das Cymarin in manchen Fällen auf die Diurese.

Andere
Präparate

Ähnlich der Digitaliswirkung ist der Einfluß des Bulbus scillae (F. MENDEL). Das wirksame Prinzip ist in letzter Zeit rein dargestellt worden und wird von der chemischen Fabrik vorm. SANDOZ in Basel als Scillaren in Tabletten und Ampullen in den Handel gebracht. In Übereinstimmnng mit andern Forschern sah Herausgeber bei einer Reihe von Fällen, bei denen Digitalis nicht wirkte, von Scillaren noch günstigen Einfluß. Manches spricht dafür, daß für den Menschen die therapeutische Dosis weiter unterhalb der toxischen Dosis liegt als beim Strophantin und der Digitalis, und daß Kumulation weniger leicht zustande kommt. Man beginnt am besten mit 1 Tablette pro die und steigert täglich um 1 Tablette, bis Wirkung eintritt, was meist bei 4 oder weniger Tabletten der Fall ist. Dann stellt man fest, welche Dosen nötig sind, um die Wirkung bei chronischem Gebrauch dauernd zu unterhalten. Bei intravenöser Anwendung beginnt man mit $^1/_2$ Ampulle und steigert je nach der Wirkung. Das Mittel wird, da es keine Reizstoffe enthält, auch subkutan reizlos ertragen.

Scilla

Das Strychnin wird in Deutschland bei Herzkrankheiten wenig angewandt, obwohl es das Vasomotorenzentrum und den Herznervenapparat kräftig in Erregung zu versetzen vermag. Bei Herzschwäche bei Diphtherie sieht man manchmal recht gute Wirkung, wenn man täglich zweimal die halbe Maximaldosis subkutan injiziert. Die Tinctura Strychni ist in ihrer Wirkung ungleichmäßig. Bei sympathikotonischen Herzneurosen regt Strychnin die Herztätigkeit zu sehr auf, dagegen ist es bei Vagotonie angezeigt.

Strychnin

Früher wurde Chinin vielfach bei Herzkranken verordnet. Neuerdings wird Chinin und besonders Chinidin bei perpetueller Arhythmie (Vorhofflimmern) mit gutem Erfolg angewandt, am besten nachdem das Herz vorher

Chinin

digitalisiert ist. Da Überempfindlichkeit gegen Chininpräparate vorkommt, muß man mit kleinen Dosen beginnen. Man gibt am besten am ersten Tag 3 ×0,2, am zweiten Tag 4 ×0,2, am dritten Tag 5 ×0,2 und dann 6—8 Tage lang täglich 3 ×0,4 (W. Frey). In etwa der Hälfte der Fälle von Vorhofflimmern erzielt man normale Schlagfolge des Herzens, die längere Zeit anhält. Nach 4 Wochen kann die Chinidinkur wiederholt werden. Die Wirkung muß aber genau beobachtet werden, weil auch Schädigungen durch Chinidin vorkommen. Bei Auftreten von Kopfschmerzen oder Schwindel muß das Mittel ausgesetzt werden. Vorübergehende Erhöhung der Ventrikelfrequenz bildet keine Kontraindikation.

Koffein und Kampher   Zur Hebung von Schwächezuständen des Herzens verwendet man ferner Koffein und Kampher, besonders dort, wo man eine schnelle Wirkung wünscht. Beide Mittel wirken in erster Linie auf das zentrale Nervensystem und bewirken durch Reizung des vasomotorischen Zentrums eine Hebung des gesunkenen Blutdrucks, besonders im Splanchnikusgebiet, dadurch eine Verschiebung des Blutes nach den äußeren Gefäßen und indirekt eine Erhöhung der Kraft des Herzens und eine größere Durchblutung desselben; auch eine direkte Wirkung auf das Herz selbst ist nachgewiesen, wenn dieselbe auch erst in zweiter Linie in Betracht kommt.

Von Koffein verwendet man in der Regel die Doppelsalze des Coffeinum natro-salicyl. oder natro-benz. und zwar gibt man dasselbe in Pulverform oder auch in Lösung, pro dosi 0,1—0,2 etwa 3 × des Tages:

> Rp. Coff. natr. benz. 0,1—0,2
> Sacch. lact 0,5
> M. f. pulv. D. tal. dos. X. S. tgl. 3 ×1 Pulver.
>
> oder   Rp. Sol. Coff. natr. benz. 2,0 : 200,0, tgl. 3 ×10 ccm.

Am meisten empfiehlt sich das Mittel bei der Kreislaufschwäche bei Infektionskrankheiten (Typhus, Pneumonie, Diphtherie), die nach den Untersuchungen Rombergs und Pässlers häufig durch Paralyse des Vasomotorenzentrums bedingt ist. Bei bedrohlicher Insuffizienz wird das Mittel subkutan angewandt: 1,0—2,0 : 10,0 Aq. dest., davon gibt man mehrmals am Tage, bis 6 mal je nach den Verhältnissen, eine Spritze. Man hüte sich indessen vor allzugroßer Gabe, da sich danach leicht Vergiftungserscheinungen einstellen können. Auch bei allen anderen Formen der Herzschwäche leistet das Mittel gute Dienste. Besonders günstig sollen auch intravenöse Injektionen von Euphyllin wirken.

In ähnlicher Weise wird der wohl etwas schneller, aber flüchtiger wirkende Kampher angewandt. Man braucht ihn meist bei plötzlichen und hochgradigen Schwächezuständen in öliger Lösung zur subkutanen Injektion, entweder als Ol. Camph. mite (1,0/10) oder besser fortius (2,0/10,0) und gibt davon 1—2stündlich eine Spritze; andere geben den Kampher mit Äther kombiniert:

Rp. Camph. trit. 1,0, Ol. oliv., Aether ââ 5,0; MDS. zur Injektion. Auch hier ist vor einem Übermaß zu warnen.

Zur längeren Darreichung des Kamphers, besonders bei Infektionskrankheiten kann man denselben auch in Pulverform oder in flüssiger Form geben.

Rp. Camph. trit. 0,1
  Acid. benz. 0,2
  Sacch. lact. 0,3. M. f. pulvis.

Rp. Camph. trit. 2,0
  Mixt. gummos. ad 100,0
  Mds. 2stündlich 10 ccm.

Sehr zu empfehlen ist eine Verbindung von Koffeinsalzen oder Kampfer mit Digitalis, in der Regel als Pulver:

Rp. Pulv. fol. digital. titr. 0,1
  Camphor. trit. 0,1—0,2
  M. f. p., 3 × 1 Pulver.

oder Rp. Pulv. fol. digital. titr. 0,1
  Coffein. natr. benz. 0,1—0,2
  M. f. p., 3 × 1 Pulver.

Von vielen Ärzten wird diese Kombination für besonders wirkungsvoll gehalten.

Subkutane Injektionen von Aether sulfuricus werden seltener gebraucht. Sie sind recht schmerzhaft, und ihre Wirkung ist sehr flüchtig. Dieselbe kommt zum Teil wohl durch Beeinflussung des Nervensystems zustande; wahrscheinlich spielt die reflektorische Wirkung von der Injektionsstelle eine Rolle.

Ein früher viel benutztes Mittel, der Moschus, den man als Tinktur innerlich gab oder auch subkutan anwandte, ist heute fast außer Gebrauch. Ältere Ärzte rühmen dem Mittel neben der Kreislaufwirkung auch eine beruhigende Wirkung auf das Nervensystem nach.

Bei Vasomotorenschwäche wird Chlorbaryum, 3—4 ccm einer 1 %igen Lösung subkutan oder per os empfohlen (MORITZ).

Ein besonders starkes Vasomotorenmittel ist das Adrenalin, wenn es auch zweifellos daneben direkt auf das Herz wirkt. Die Wirkung der bisher üblichen Dosen ist bei intravenöser Einspritzung meist zu plötzlich und alarmierend; Abbildung 61 und 62 zeigen das sehr deutlich. Es tritt eine momentane Kontraktion der Blutgefäße mit starker Blutdruckerhöhung auf, die besonders einem geschwächten Herzen gefährlich werden kann. Bei subkutaner Anwendung tritt die Wirkung langsamer ein und ist, wenn die Hautgefäße vorher weit, und die Resorptionsverhältnisse

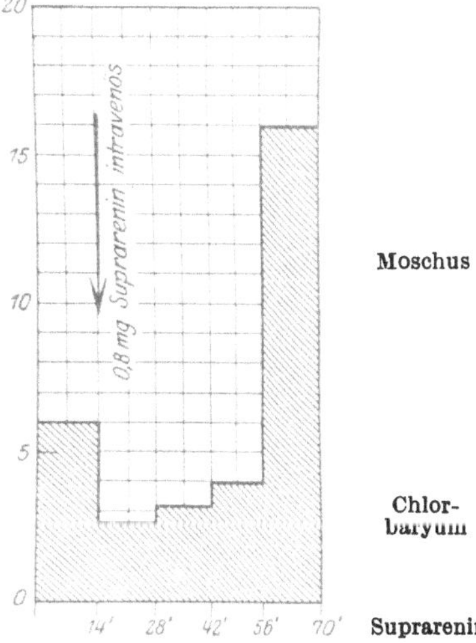

Abb. 61. Wirkung der intravenösen Suprarenininjektion auf die Nierengefäße. Aus dem Ureterenkatheter fließen in den ersten 14 Minuten durchschnittlich 6 Tropfen pro Minute, nach Suprarenin in den folgenden 14′ je 2,5, dann 3,2, dann 4,4 Tropfen pro Minute, ³/₄ Stunde nach der Injektion je 16,4 Tropfen in der Minute (sekundäre Gefäßerweiterung). (Nach G. LIEBERMEISTER.)

günstig sind, trotzdem recht kräftig (KAUERT). Das Mittel ist bei eigentlichen Herzkrankheiten und beim Status thymicolymphaticus kontraindiziert, dagegen ist es sehr nützlich bei der Vasomotorenschwäche bei Infektionskrankheiten und Alkaloidintoxikationen, besonders bei Diphtherie und Pneumonie. Man gibt, am besten nach vorheriger Digitalisierung, 1 ccm des l-Suprareninum syntheticum (HÖCHST) 1 : 1000) subkutan oder die gleiche Dosis in 1000 ccm physiologischer Kochsalzlösung intravenös. Die subkutane Injektion kann nach je 2 Stunden wiederholt werden, da ihre Wirkung nur etwa 1 Stunde anhält und Kumulation nicht zu befürchten ist. Bei interner Verabreichung ist eine Gefäßwirkung kaum bemerkbar.

Pituitrin   Die kräftige gefäßverengende Wirkung des Pituitrin setzt langsamer ein und ist nachhaltiger als die des Adrenalin. Daher kann man das Asthmolysin (Pituitrin mit einem geringen Suprareninzusatz) sowohl bei Herzkrankheiten als bei Infektionskrankheiten und Intoxikationen mit Vasomotorenschwäche mit recht gutem Erfolg geben. Man gibt eine Ampulle (1 ccm) subkutan und kann die Injektion nach 4—6 Stunden wiederholen.

Daß der Alkohol in passender Form und Dosis bei Schwächezuständen des Herzens anregend wirkt, ist eine alte, immer wieder erprobte Erfahrung. Man wird also bei Herzinsuffizienz, besonders bei Leuten, die an den Genuß gewöhnt sind, gut daran tun, ihnen täglich einige Gläser eines guten Rhein- oder Moselweins zu geben. Champagner belästigt manchmal durch den Kohlensäuregehalt. Stärker wirken Südweine, Tokayer, Portwein oder eine kleine Dosis Kognak.

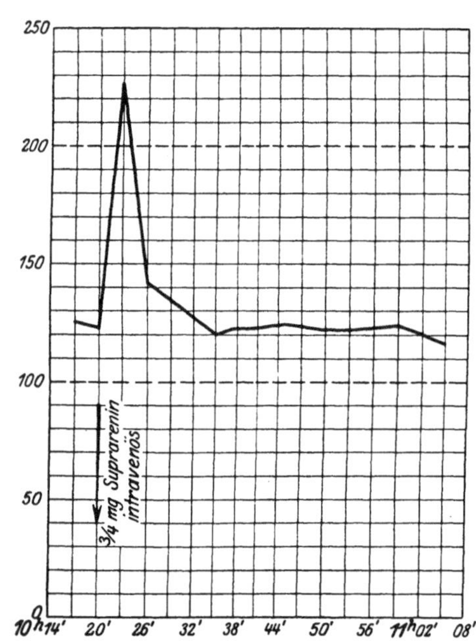

Abb. 62. Blutdruck bei intravenöser Suprarenininjektion. Pneumonie. Heilung. Akuter Blutdruckanstieg und -abfall. (Nach G. LIEBERMEISTER.)

Alkohol

Dextrose   In den letzten Jahren hat BÜDINGEN die intravenöse Injektion von 200. ccm 10—20 %iger Dextroselösung bei Herzschwäche empfohlen. Auch andere Beobachter haben davon Gutes gesehen.

Die Diät.

Bei Feststellung der Diät hat man auf den Zustand des Herzens, die allgemeine Ernährung und auf die Verdauungsorgane Rücksicht zu nehmen.

Diät   Wenn der Herzfehler kompensiert ist, Magen und Darm normal funktionieren, wird eine Kost in der richtigen Mischung von Eiweiß, Fett und Kohlehydraten stets das beste sein. Die Menge muß so zugemessen sein, daß eine Änderung des Körpergewichts nicht eintritt. Dabei kann man den individuellen Gewohnheiten in weitestem Maße Rechnung tragen; es wird hier nur vor einem Übermaß zu warnen sein. Änderungen wird man eintreten lassen, wo sie durch besondere Verhältnisse gefordert werden. Bei mageren Individuen wird man also eine kalorienreiche Nahrung durch Zulage von Fett und Kohlehydraten geben; bei fetten dagegen bestrebt sein, durch eine magere Kost ganz allmählich eine Abnahme des Körpergewichts herbeizuführen.

Genauere Vorschriften würden bei Insuffizienzerscheinungen am Platze sein, da eine unzweckmäßige, besonders zu kopiöse Nahrung die Herzarbeit in mancher Beziehung erschweren kann. Man wird zu bedenken haben, daß solche Kranke, die sich naturgemäß weniger bewegen können, auch erheblich weniger Nahrungsstoffe benötigen. Es ist deshalb eine Reduktion und eine Verteilung auf eine größere Anzahl von Mahlzeiten angezeigt. Ganz allgemein wird man die fetten, stark gewürzten Speisen, dann die blähenden Speisen, besonders einzelne Gemüsesorten, vermeiden und eine nur leicht verdauliche Nahrung, bestehend aus Milch, Eiern, leichtverdaulichen Fleischsorten und zarten Gemüsen geben. Wie streng man im Einzelfalle vorgehen soll, ist verschieden. Manche Kranke, auch mit schwerer Insuffizienz, haben vorzüglichen Appetit und befinden sich selbst bei kopiösen Mahlzeiten sehr wohl; ihnen gegenüber wird man wohl das Übermaß beschneiden, aber sonst nicht allzu streng sein. Bei anderen Kranken mit gestörtem Appetit und Verdauung wird man für die Diät genaue Vorschriften geben müssen; auch hier wird es auf die Anpassung an jeden einzelnen Fall ankommen.

Bei starker Insuffizienz kann die Reduktion der Nahrung eine ganz erhebliche sein; besondere Vorteile sieht man dann manchmal, auch in bezug auf die Hebung der Herzkraft, von einer strengen Milchkur, wie sie besonders von KARELL angegeben und neuerdings wieder von LENHARTZ für Herzkranke empfohlen wurde; nach der strengen Vorschrift gibt man pro Tag 800 ccm Milch, über den ganzen Tag verteilt, in einzelnen Portionen von 150—200 ccm. Meistens gibt man indes eine Beilage von einigen Zwieback und einem Ei oder auch von etwas Obst und Gemüse; auch kann man die Menge auf 1000—1200 ccm heraufsetzen. Man erreicht häufig durch die Milchkur allein eine bedeutende Hebung der Herzkraft und vor allem der Diurese; andere Male tritt die Wirkung in Verbindung mit der Digitalis, die allein nicht wirkte, ganz frappant selbst bei schwerem Darniederliegen der Herzkraft hervor.

Eine ganz besondere Aufmerksamkeit verdient bei den Herzkranken die Regelung der Flüssigkeitszufuhr, auf deren Wichtigkeit früher schon STOKES, neuerdings OERTEL die Aufmerksamkeit gelenkt hat. Wenn auch die Ausführungen OERTELS, wonach bei Herzkranken fast durchweg eine hydrämische Plethora und dadurch eine Erschwerung der Herzarbeit entstehe, sich nicht als richtig erwiesen haben, so unterliegt es doch keinem Zweifel, daß bei vielen Herzkranken eine Reduktion der Flüssigkeitszufuhr von bestem Erfolg für die Herztätigkeit ist.

Man sollte deshalb bei allen Herzkranken, die zur Behandlung kommen, eine Bestimmung der Flüssigkeitseinfuhr und -ausfuhr machen, indem man die Flüssigkeitsmenge bestimmt, welche der Kranke in 24 Stunden zu sich nimmt, wobei die Suppen als Flüssigkeit gerechnet, die in den festen Speisen enthaltene Flüssigkeit dagegen nicht mitgerechnet wird. Wenn man nun die 24stündige Urinmenge und häufiger das Körpergewicht bestimmt, dann erhält man eine für praktische Zwecke hinlänglich genaue Flüssigkeitsbilanz, die für Diagnose und Therapie von Wert ist.

Auch im Kompensationsstadium soll die Flüssigkeitsaufnahme nie über 2 Liter hinausgehen; im Winter kann es etwas weniger sein. Die Urinmenge wird dann 1600—1800 ccm betragen. Bei Kompensationsstörungen sollten nicht mehr als 1500 ccm gegeben werden, wenn keine Ödeme vorhanden sind; ist letzteres der Fall, kann man vorübergehend, wenigstens für einige, höchstens 5 Tage, eine noch stärkere Reduktion, ähnlich wie bei der KARELLschen Milchkur, eintreten lassen. Die Anwendung einer solchen Durstkur wird man sehr von dem individuellen Ertragen abhängig sein lassen; manche klagen bald über heftigen Durst, Unbehagen und große Schwäche; hier wird man bald davon abstehen, während andere Kranke selbst wochenlang mit kleinen Flüssigkeitsmengen ohne jede Beschwerden auskommen. Vor zu langer Anwendung ist zu warnen, da manchmal sich erhebliche Schwächezustände danach einstellen.

Kochsalz Die Beschränkung des Kochsalzes, die bei nephritischen Ödemen mit Erfolg geübt wird, ist bei Herzkranken weniger notwendig; indes wird man bei ödematösen Herzkranken immerhin die Menge etwas beschränken, und selbstverständlich energischer bei den mit Nephritis komplizierten Formen. Die Flüssigkeitsbilanz bei Wasserzufuhr und Kochsalzzulagen gibt hier die besten therapeutischen Richtlinien.

Alkohol Über den Genuß des Alkohols haben wir schon an anderer Stelle gesprochen; bei kompensierten Herzfehlern oder nur ganz leichten Insuffizienzerscheinungen wird man eine mäßige Menge Wein ($\frac{1}{2}$ Flasche täglich) oder 1—2 Glas eines leichten Bieres erlauben, wenn der Kranke an den Genuß gewöhnt war. Bei den schweren Schwächezuständen des Herzens ist ein gutes Glas Rhein- oder Moselwein oder auch ein Glas Sekt ein wertvolles Analeptikum.

Tee und Kaffee Tee und Kaffee gibt man am besten in nicht zu starken Aufgüssen und mit Milch vermischt. Sie sind bei organischen Herzkrankheiten nicht kontraindiziert; bei plötzlichen schweren Schwächezuständen kann eine Tasse starken Kaffees oder Tees sehr nützlich sein. Bei leicht erregbarem, nervösem Herzen (Sympathikotoniker) wird der Kaffee mit Vorteil durch Kaffee Hag ersetzt, dem das Koffein größtenteils entzogen ist, und der recht gut schmeckt, oder auch durch Malzkaffee, an den sich die Kranken in der Regel leicht gewöhnen.

Rauchen Das Rauchen wird am besten von den Herzkranken gemieden, da der Tabak, auch in geringer Dosis, häufig die Herztätigkeit schädigt. Aber auch hier wird man den individuellen Verhältnissen Rechnung tragen müssen: Wem das Rauchen zur Gewohnheit geworden ist, dem wird man auch in seiner Krankheit ein paar leichte Zigarren gestatten müssen. Vor den schweren Importen ist zu warnen. Von vielen werden die sogenannten nikotinfreien Zigarren anscheinend ohne Beschwerden vertragen.

Stuhlgang Eine besondere Sorgfalt verdient die Regelung des Stuhlgangs; Verstopfung wirkt ungünstig auf die Herztätigkeit durch die Aufblähung des Leibes, manchmal auch reflektorisch direkt aufs Herz. Besonders wichtig ist eine leichte, womöglich mehrmalige Defäkation bei Kranken mit

Neigung zu Embolien und bei Ödematösen. Man wird deshalb bei solchen Kranken, die zur Obstipation neigen, Nahrungsmittel geben, die stuhlbefördernd wirken, also viel Obst, Gemüse, Grahambrot, eventuell auch Buttermilch oder Yoghurt. Von Medikamenten empfehlen sich: Abends Pulv. liquiritiae compos. 1 Teelöffel oder 1 Tasse Faulbaumrindentee oder ein Aufguß von Sennesschoten (8 Schoten läßt man in 1 Weinglas Wasser 24 Stunden ziehen), Tamarinden, Purgen, oder man läßt morgens nüchtern ein Glas Bitterwasser trinken (Friedrichshaller oder Hunyadi-János o. dgl.); wenn Ödeme bestehen und eine häufigere Entleerung gewünscht wird, gibt man kräftiger wirkende Mittel:

Rp. Extr. Aloës	oder Rp. Podophyllin 0,5
Extr. Rhei. $\widehat{aa}$ 1,5	Extr. fol. Bellad. 0,6
Pulv. et succ. liquir. q. s. ut	Extr. Aloës, Extr. Rhei. $\widehat{aa}$ 3,0
f. pil. no. 30.	Extr. Tamar. q. s. ut f. pil. no. 40.
DS.: abends 2 Pillen	DS.: abends 2 Pillen zu nehmen.

Auch Klistiere wird man unter Umständen anwenden.

Durchfall ist selten bei Herzkranken; derselbe wird in bekannter Weise durch Diät, eventuell unter Zuhilfenahme eines der Tanninpräparate (Tannigen, Tannalbin), zu behandeln sein, wenn eine Behandlung in dieser Richtung überhaupt notwendig ist. Unter Umständen ist eine vermehrte Flüssigkeitsentziehung durch den Stuhl erwünscht.

Behandlung durch Muskelbewegungen, Gymnastik und Massage.

Willkürliche Muskelbewegungen bewirken sowohl eine stärkere Tätigkeit des Herzens, wie auch eine vermehrte und schnellere Durchblutung der bewegten Muskeln. Dadurch wird in der Peripherie die Zirkulation gefördert, die außerdem durch die gleichzeitig stärkere und ausgiebigere Atmung noch unterstützt wird. Daß beim Gesunden dadurch das Herz gekräftigt wird und an Muskelmasse zunimmt, ist bekannt; nach den vielfachen Erfahrungen bei Herzkranken scheint das auch für diese gültig zu sein.

OERTEL war es, der in Deutschland zuerst in größerem Maßstabe Muskelbewegungen für Herzkranke anordnete. Er empfahl seinen Kranken das Gehen auf langsam steigenden Wegen (die sogenannten Terrainkuren); dabei schrieb er denselben die Länge und Steigung des Weges genau vor, der jedesmal begangen wurde. Anfangs wurden beide nur gering bemessen; mit steigender Kraft und Übung wurde die Aufgabe allmählich verstärkt. Um die Durchführung dieser OERTELschen Kuren zu erleichtern, sind in vielen Kurorten passende Wege angelegt, die mit Längs- und Höhenmarken versehen sind, so daß der Arzt dem Patienten jedesmal zahlenmäßig die dem Herzen aufzubürdende Leistung angeben kann.

In richtiger Weise ausgeübt, haben diese Kuren bei vielen Fällen zweifellos gute Erfolge aufzuweisen; sie haben den Vorteil, daß sie in frischer Luft und freier Natur ausgeführt werden.

Zu einer derartigen Übung des Herzens eignen sich nun auch schon die einfachen Freiübungen, wenn sie in passender Weise für den Kranken ausgesucht werden. Meist bedient man sich dazu gewisser systematischer, gymnastischer Übungen, die eine besonders feine Abstufung der Bewegungen gestatten; am bekanntesten ist davon die schwedische Gymnastik an den ZANDERschen Apparaten, welche in sehr kunstvoller Weise dem Zwecke der allmählichen Übung einzelner Muskelgruppen dienen; ebenso geeignet sind die von HERZ und AUG. SCHOTT erdachten Widerstandsbewegungen.

Die Hauptsache dabei ist, die für diese Behandlungsart passenden Fälle auszusuchen. Im allgemeinen eignen sich dafür nur die leichteren Fälle von Insuffizienzerscheinungen, besonders diejenigen, bei deren Entstehung wohl die geringe Übung des Herzens eine Rolle spielt. Dahin würden also viele Fälle von sogenanntem Fettherz gehören, ferner Herzschwäche bei Leuten, die eine sitzende Beschäftigung gehabt und ihre Muskeln wenig geübt haben, desgleichen Herzschwache, besonders in der Rekonvaleszenz von längeren Erkrankungen. Weniger oder gar nicht passen solche Kranke, die ihre Erkrankung durch körperliche Überanstrengung akquiriert haben; dazu würden z. B. manche Arteriosklerotiker gehören.

Trotz solcher allgemeiner Regeln ist es im Einzelfalle nicht immer leicht zu entscheiden, ob sich ein Kranker gerade zu gymnastischen Übungen eignet; die Untersuchung kann nicht immer feststellen, ob das Herz noch imstande ist, eine Mehrleistung ohne Nachteile zu überstehen. Der Hausarzt, der den Kranken und seine Gewohnheiten genau kennt, wird hier aus seiner Erfahrung leicht eine Entscheidung treffen, sonst wird aber zuerst ein vorsichtiger Versuch unter Leitung des Arztes entscheiden müssen, ob eine Bewegungskur am Platze ist oder nicht. Auch während der ganzen Kur ist die genaueste Kontrolle durch einen sachverständigen Arzt absolut notwendig; das unbeaufsichtigte Ausführen solcher Kuren, besonders der Terrainkuren, hat vielen Kranken schweren Schaden und die ganze Behandlungsweise sehr in Mißkredit gebracht.

Passive Bewegungen u. Massage Für Fälle schwerer Insuffizienz, besonders für Bettlägerige, kommt die aktive Gymnastik natürlich nicht in Betracht, dagegen können hier passive Bewegungen und Massage entschiedenen Nutzen schaffen; beide befördern die periphere Zirkulation des Bluts und der Lymphe und wirken dadurch indirekt auch anregend auf das Herz ein. Beides muß von kunstgeübten Händen ausgeführt werden, wenn es wirklich Nutzen schaffen soll. Zur Ausführung passiver Bewegungen im Bett ist von BÜDINGEN ein Apparat konstruiert worden, der sich in der ROMBERGschen Klinik sehr bewährt hat.

Atemübungen Eine große Rolle bei all diesen Übungen spielt eine richtig ausgeführte ausgiebige Atmung, die, wie wir wissen, auf die Blutbeförderung einen großen Einfluß ausübt; bei der Einatmung wird besonders durch den Druck des Zwerchfells auf die Bauchorgane das Einströmen des venösen Bluts in den rechten Vorhof und damit die Blutzirkulation in den Lungengefäßen erleichtert, bei der Exspiration wesentlich die systolische Entleerung. Auch wirkt die Atmung reflektorisch auf die Herztätigkeit ein.

Deshalb eignen sich auch schon systematische Atmungsübungen allein als zirkulationsfördernde Mittel bei Herzkrankheiten. Dabei hat man darauf zu achten, daß sowohl In- wie Exspiration ausgiebig und langsam mit Zuhilfenahme sämtlicher in Betracht kommender Muskeln ausgeführt werden; besonders auf eine richtige Durchführung der Zwerchfell- und Bauchatmung, die von vielen sehr vernachlässigt wird, muß dabei geachtet werden.

In den letzten Jahren sind zum Zwecke der Atmungsübung bei Herzkranken mehrfache Apparate angegeben worden; so hat besonders O. Bruns einen modifizierten Roth-Drägerschen Apparat angegeben, bei dem der Kranke verdünnte Luft einatmet, wodurch das Einströmen des Bluts in den Thorax befördert werden soll; derselbe wird von autoritativer Seite (Krehl) sehr gelobt. Kuhn empfiehlt zu demselben Zwecke seine Saugmaske.

Die Bäderbehandlung.

Von den Bädern, die bei der Behandlung von Herzkrankheiten in Betracht CO_2-Bad
kommen, spielt das CO_2-Bad bei weitem die erste Rolle; schon durch Beneke empfohlen, hat es besonders durch die Arbeiten der Gebrüder Schott in Nauheim eine ganz ausgedehnte Anwendung gefunden.

Die Wirkung dieser Bäder ist uns vornehmlich durch die Arbeiten von Wirkung Strasburger, O. Müller, Senator und ihren Schülern bekannt. Sie ist im wesentlichen durch den thermischen Faktor bedingt, der unterstützt wird durch die Reizwirkung der CO_2 und der fast stets in diesen Bädern enthaltenen Salze (besonders des ClNa und ClKa). Die Folgen dieser Hautreize sind einmal eine reflektorische, direkte Beeinflussung des Herzens, dann eine Verschiebung des Bluts nach den inneren Organen und dem Gehirn zu durch die Kontraktion der peripheren Gefäße. Dabei erweitern sich die Gefäße der ersteren nur in mäßigem Grade. Die Folge davon ist eine kräftigere Tätigkeit des Herzens, die sich ein wenig verlangsamt, eine bessere Durchblutung der inneren Organe und eine mäßige Erhöhung des Blutdrucks. Im wesentlichen handelt es sich also um eine durch Vasomotorenwirkung verursachte Anspannung zu stärkerer Arbeitsleistung. Manche haben dieselbe der Digitaliswirkung vergleichen wollen, indes ist das nach der ganzen Entstehung der Wirkung unzulässig.

Diese Einflüsse werden um so kräftiger hervortreten, je weiter die Temperatur der Bäder sich vom Indifferenzpunkt entfernt, und je größer der Gas- und Salzgehalt der Bäder ist. Dabei ist besonders dem CO_2-Bad eigentümlich, daß durch die Wirkung der CO_2-Bläschen eine kapillare Hyperämie hervorgerufen wird, die auch kältere Temperaturen wesentlich besser ertragen läßt.

Der Reiz durch das Bad und damit die dem Herzen zugemutete Mehrleistung kann durch Variieren der Temperatur und des Gas- und Salzgehaltes sehr fein abgestuft werden.

Derartige Bäder eignen sich nur für solche Herzkranke, deren Herz noch zu einer gewissen Mehrarbeit fähig ist, und deren Gefäßsystem durch eine Blutdrucksteigerung mäßigen Grades nicht zu sehr in Anspruch genommen wird. Danach sind ausgeschlossen alle Fälle von schweren Kompensationsstörungen und hochgradiger Arteriosklerose. Am besten eignen sich die meisten Formen beginnender oder leichter Insuffizienz jeglicher Entstehungsursache, besonders bei solchen Kranken, bei denen man durch Erfahrung oder Anamnese weiß, daß das Herz nicht die genügende Übung gehabt hat, also bei Leuten, die eine sitzende Lebensweise geführt haben oder bei manchen Fettleibigen. Auch nach dem Ausgleich stärkerer Insuffizienzerscheinungen durch Ruhe und Digitalis wird eine vorsichtige Badekur unter Umständen gute Dienste leisten. Vorsicht erheischen nach meiner Erfahrung Fälle leichter Insuffizienzerscheinungen mit Stenokardie. Hier habe ich selbst bei seltenen und schwachen Bädern Anfälle von Angina pectoris auftreten sehen.

Badeorte   Der bekannteste Badeort dieser Art ist Nauheim, das eine ganze Anzahl warmer Solquellen mit reichlichem CO_2-Gehalt hat. Ähnliche Quellen hat Oeynhausen und Soden. Kalte Quellen, die deshalb beim Gebrauch erwärmt werden, haben Kissingen, Homburg, Orb im Spessart, Marienbad, Franzensbad. Auch die Stahlquellen Elster, Cudowa, Pyrmont, Driburg, Tarasp und St. Moritz, das indessen für Herzkranke wohl zu hoch liegt, mit reichlicher CO_2 kommen in Betracht.

Manche dieser Quellen vereinigen die Heilwirkungen für das Herz noch mit anderen für den Magen und Darm (Homburg, Kissingen) oder für die Fettleibigkeit (Marienbad).

Bei der Anwendung dieser Bäder muß in Anbetracht des Umstandes, daß die Verträglichkeit eine individuell sehr verschiedene ist und im voraus nie sicher berechnet werden kann, große Vorsicht geübt werden. Es empfiehlt sich, daß der Arzt die ersten Bäder selber überwacht, damit er die Reaktion des erkrankten Herzens auf das Bad kennen lernt. Daher muß der Hausarzt den Kranken dem Badearzt zur genauen Regelung der Kur überweisen.

Man beginnt meist mit einem Bad von schwachem CO_2-Gehalt, dessen Temperatur dem Indifferenzpunkt naheliegt, also etwa 32—33° C; die Dauer schwankt anfangs zwischen 5 und 10 Minuten. Man gibt in der ersten Woche jeden 2. Tag ein Bad; bei guter Erträglichkeit wird allmählich der CO_2-Gehalt gesteigert und die Temperatur niedriger genommen, bis zu 24° C, die Dauer soll aber kaum mehr als 15—20 Minuten betragen. Dann werden auch die Bäder häufiger genommen und nur jeden 3. oder 4. Tag wird eine Pause gemacht. Die Zahl der Bäder muß der beobachtende Arzt nach der Wirkung der Bäder einrichten, die er an dem Patienten beobachtet. Die Hauptsache scheint mir zu sein, daß auch bei richtiger Indikationsstellung und Technik nicht zu viel gebadet werde; die Zahl der Kranken, welche gerade dadurch ihr Herz dauernd schwächen, ist nach meiner Beobachtung noch immer eine recht große. Bei Vermeidung dieses Übelstands wird man durch eine richtig geleitete Bäderkur häufig nicht bloß momentane, sondern auch dauernde Besserung der geschwächten Herztätigkeit sehen, zu der natürlich auch die übrigen bekannten Faktoren des Badelebens mit beitragen.

Künstliches   Bei solchen Herzkranken, denen eine Kur in einem Badeort nicht möglich
CO_2-Bad   ist, kann man durch die künstlichen CO_2-Bäder bei sonst günstigen häuslichen Verhältnissen fast die gleichen, guten Erfolge erzielen. In der einfachsten Form stellt man diese Bäder her, indem man zu einem Vollbad etwa

6—9 kg Staßfurter- oder Seesalz oder eine entsprechende Menge Mutterlauge
zufügt; dann schüttet man in das Bad eine bestimmte Menge Natr. bicarbonicum und läßt allmählich aus einer Flasche mit engem Halse eine entsprechende Menge roher Salzsäure zulaufen. Man beginnt, indem man zuerst
250, dann 500, 750 und 1000 g Natr. bicarbonicum nimmt und entsprechend
etwa $1/_4$, $1/_2$, $3/_4$, 1 Liter rohe Salzsäure zufließen läßt. Man erhält dadurch
eine recht reichliche Entwicklung von CO_2 in feinsten Bläschen, die
auch 15—20 Minuten anhält. Diese Bäder dürfen indes nur in Holzwannen
genommen werden, da sie Metallwannen angreifen. Das kommt weniger in
Betracht bei den fabrikmäßig hergestellten CO_2-Bädern von QUAGLIO, SANDOW,
KOPP und JOSEF, ZUCKER; besonders die beiden letzteren Präparate haben
sich mir als sehr praktisch erwiesen. Bequem sind auch die neuen Einrichtungen von LIPPERT, wobei CO_2 aus einer Bombe direkt in das Badewasser
geleitet wird.

Die neuerdings viel empfohlenen Sauerstoff-(Ozet-)Bäder und Luft-
perlbäder (SENATOR, SARASON) wirken als Hautreize geringeren Grades.

Ähnliche Wirkungen, wie die CO_2-Bäder durch Reizwirkung von der Haut Elektri-
aus, haben auch die elektrischen Bäder, die entweder als Vollbäder oder sches Bad
Teilbäder genommen werden. Im Vollbad kann man durch geeignete Vor-
richtungen sowohl den faradischen, wie den sinusoidalen Wechselstrom, wie
auch den galvanischen Strom applizieren; am meisten wird wohl der sinu-
soidale Wechselstrom gebraucht, eine Art des faradischen Stroms, bei
dem die einzelnen Stromstöße weniger empfunden werden. Von den Teil-
bädern wird das sogenannte Vierzellenbad jetzt am meisten gebraucht;
auch hier können alle drei Stromarten in Anwendung kommen. Selbst für
schwerere Fälle von Insuffizienz würden sich dieselben eignen. Berichte
über größere Beobachtungsreihen liegen bis jetzt noch nicht vor.

Von anderen hydriatischen Prozeduren kommen bei Herzkranken
in Betracht das einfache warme Vollbad oder Halbbäder oder die einfachen Abwaschungen, während andere Applikationen, wie Duschen und
kalte Ganzeinwicklungen wohl besser vermieden werden.

Andere äußere Faktoren.

So wichtig für viele Herzkranke die Übung des Herzens durch eine der Ruhe
vorhin beschriebenen Methoden ist, so erscheint für andere doch eine länger
dauernde Ruhe und Schonung vorteilhafter; jedoch ist die Entscheidung der
Frage, welche Kranken nach dem ersten, welche nach dem anderen Prinzip
zu behandeln sind, nicht immer leicht. Sicher bedürfen einer längeren Ruhe,
und zwar im Bett, alle akuten, entzündlichen Herzkrankheiten, also
die akute Endo-, Myo- und Perikarditis, von den chronischen auch alle solchen
mit schweren Insuffizienzerscheinungen, besonders mit ausgesprochenen Ödemen, Komplikationen von seiten der Respirations- und Sekretions-
organe, Embolien. Das Herz kann sich in der Bettruhe am besten erholen,
trotzdem die Kranken sich oft lebhaft dagegen sträuben mit dem Hinweis
darauf, daß ihre subjektiven Beschwerden, besonders die Atemnot, beim
Hinlegen stärker werden. Der Einwurf ist auch bei vielen Kranken nicht
zu bestreiten; offenbar wird besonders die Rückkehr des Blutes vom Gehirn

und auch die Atmung im Sitzen erleichtert. Man wird deshalb die Kranken
auch im Bett mit erhöhtem Oberkörper liegen lassen und ihnen durch eine
passend gestellte Rückenlehne und Kissen die Lage möglichst bequem
machen; oftmals wird man aber trotzdem nur durch Eingabe einer entsprechenden Dosis Morphium — es genügen hier manchmal kleine Dosen von 0,005
bis 0,01 — zum Ziel kommen.

Läßt die Wiederherstellung der Kompensation aber lange auf sich warten,
dann wird es doch auch in solchen Fällen sich als notwendig erweisen, den
Kranken in einen Lehnstuhl, der mit Kissen ausgepolstert wird, mit passender,
etwas erhöhter Beinlagerung, liegen zu lassen. Manche Kranken fühlen
sich darin so wohl, daß sie auch des Nachts schlafend darin verbleiben. Man
wird hier nicht allzu schematisch vorgehen dürfen, sondern dem subjektiven Befinden des Kranken Rechnung tragen.

Die Bettruhe muß so lange innegehalten werden, bis die entzündlichen
oder Insuffizienzerscheinungen möglichst vollständig geschwunden
sind. Der Übergang von Bettruhe zur Bewegung soll dadurch möglichst
schonend gestaltet werden, daß der Kranke zuerst im Bett schon durch leichte
Körperübungen das Herz allmählich vorbereitet; dieselben sollen bestehen
in häufigem Aufsetzen im Bett, in tiefen Atemzügen, die auch aus anderen
Gründen schon zweckmäßig sind, in leichten Freiübungen mit Armen und
Beinen und leichter Widerstandsgymnastik.

Aufstehen Das Aufsein soll dann zuerst ein Aufsitzen für kurze Zeit sein und erst
allmählich auch Stehen und Gehen. Sorgfältig muß dabei stets der Puls und
das subjektive Befinden kontrolliert und bei jeder Störung wieder für kurze
Zeit zur Bettruhe zurückgekehrt werden. Besonders notwendig ist die schärfste
Kontrolle bei all den Schwächezuständen des Herzens bei Arteriosklerose,
Überarbeitung und infektiösen Erkrankungen.

Bettruhe und die damit verbundene körperliche und geistige Schonung
ist aber auch manchmal schon notwendig für Grade mittlerer, ja sogar
leichter Insuffizienz. Hier helfen oft die einfache Enthaltung von jeder
Anstrengung und die Ruhe im Zimmer nicht, ja sogar die Digitalismedikation
versagt, bis man den Kranken ins Bett legt und dadurch vollkommen still
stellt; dann tritt auch die Wirkung der Digitalis prompt und sicher ein. Das
sah ich besonders häufig bei Leuten mit arteriosklerotischer Myokarditis.

Beruf Eine außerordentlich wichtige Frage ist die, inwieweit der Herzkranke
noch seiner beruflichen Tätigkeit obliegen kann. Man wird im
allgemeinen in ihrer Beantwortung vorsichtig sein und besonders zögern,
gleich ein Aussetzen oder völligen Wechsel der Berufstätigkeit vorzuschlagen,
wenn nicht ganz dringende Gründe vorliegen. Im Einzelfall wird das Urteil
sich nach der Erkrankung, der Art der Beschäftigung und auch nach
den familiären Verhältnissen richten. Es lassen sich da nur allgemeine
Richtlinien angeben: Ist die Beschäftigung eine vorwiegend körperliche
und auch nur mit mäßiger Anstrengung verbunden, dann wird man selbst
bei geringer Insuffizienz zu einer anderen Tätigkeit raten, obschon es
merkwürdig ist, wie häufig man Leute auch mit ausgesprochener Herzinsuffizienz, mit Pulsus irregularis perpetuus, recht schwere Körperarbeiten verrichten sieht. Ist die Tätigkeit aber eine leichtere, ist sie vorwiegend geistig,

dann wird man in der Hauptsache auf eine vernünftige Einschränkung dringen, die in der Regel auch mit Erfolg durchzuführen ist, weit eher, als ein Berufswechsel oder völlige Enthaltung.

Ein Moment verdient noch besonders hervorgehoben zu werden, die Fernhaltung lebhafter psychischer Erregung. Vollkommen wird das ja keinem, der noch im Leben steht, möglich sein, aber es läßt sich durch passende Hinweise auf das ganze Verhalten doch manchmal erreichen, daß wenigstens viel Ärger und Verdruß, die dem Herzen sehr schaden, vermieden werden.

Die Ehe ist den Kranken, deren Herzfehler gut kompensiert ist, nicht zu untersagen. Wohl wird man auf die Gefahren einer allzu starken sexuellen Betätigung hinweisen, auch Frauen nicht verhehlen, daß Schwangerschaft und Geburt an sie immerhin erhöhte Anforderungen stellen. Bei Insuffizienzerscheinungen — auch bei leichteren — wird man Frauen in Hinsicht auf die großen Gefahren der Konzeption doch wohl im allgemeinen abraten müssen und höchstens dann zustimmen, wenn durch eine längere Behandlungsdauer noch eine Suffizienz erreicht wird. Bei Männern wird man wohl den gleichen Rat geben, wenn auch die Gefahren der Ehe für sie weniger groß sind, indes mag man bedenken, daß sexuelle Aufregungen auch bei leichten Schwächeerscheinungen nicht selten starke Verschlimmerung hervorrufen. Dagegen kommt aber in Betracht, daß die Ehe für viele Männer eine weitaus bessere Pflege und Wartung mit sich bringt.

Nie darf bei der Behandlung der Insuffizienz die Regelung des Schlafes vergessen werden; Störungen desselben stellen sich manchmal schon sehr frühzeitig ein und bilden eine der häufigsten Klagen. Die Schlaflosigkeit hindert nicht nur die so notwendige körperliche, sondern noch mehr die geistige und psychische Ruhe. Die quälenden und beunruhigenden Gedanken, die sich während der Nacht einstellen, üben ihren störenden Einfluß auch während des Tages aus. Zur Erreichung des Schlafes ist selbstverständlich des Abends eine nur ganz leichte Diät, am besten ein Teller Suppe, zu geben, die Lagerung muß möglichst bequem gemacht und jeder Lärm ferngehalten werden. Von Medikamenten versucht man zuerst die leichteren: 1—2,0 Bromnatrium, 30 Tropfen Baldriantinktur oder eine Tasse Baldriantee; dann von den leichteren Schlafmitteln das Adalin 0,5 oder Veronal 0,5 oder Luminal 0,3. Manchmal bewährt sich eine Kombination dieser Schlafmittel mit Phenacetin oder Bromnatrium (Veronal 0,3, Phenacetin 0,2), (Natr. bromat. 1,5, Luminal 0,3). Wenn stärkere Dyspnoe oder Unruhe vorhanden ist, verbindet man diese Mittel mit 0,005 Morphium, oder man gibt 0,01 Morphium. Sehr bewährt hat sich mir auch das Pantopon zu 0,02 entweder innerlich oder subkutan. Bei stärkerer Aufregung gibt man Morphium mit Hyoscin (Morph. 0,01, Hyosc. hydrochl. 0,0005). Es ist zweckmäßig, mit diesen Mitteln von Zeit zu Zeit zu wechseln, wenn es nicht gelingt, auf suggestivem Weg Schlaf ohne Mittel zu erzielen. Manchmal erreicht man auch bei leichter Schlaflosigkeit durch leichte hydropathische Prozeduren, Abwaschungen mit mäßig temperiertem Wasser unter Zusatz von Toiletteessig oder mit Franzbranntwein und Eau de Cologne den gewünschten Zweck. Wo sie vertragen werden, wirken auch $^{1}/_{2}$ stündige Ganzpackungen oder warme Bäder schlafmachend; doch ist damit Vorsicht geboten.

Krankenhaus

Bei schwerer Insuffizienz ist, wenn eine häusliche Behandlung aus irgendeinem Grund nicht gut durchgeführt werden kann, die Verbringung in ein Krankenhaus oder ein wohleingerichtetes Sanatorium nötig.

Reisen

Erholungsreisen eignen sich im allgemeinen nur für Herzkranke im Stadium völliger oder nur leicht gestörter Kompensation. Kranke mit leichter Insuffizienz gehen am besten in einen der früher genannten Badeorte, in denen sie auch eine größere Anzahl in Herzkrankheiten sehr erfahrener Ärzte finden. Wollen sie einen Luftkurort aufsuchen, so ist über eine Höhenlage bis höchstens 1000 m im allgemeinen nicht hinauszugehen; auch müssen daselbst genügend ebene oder wenig steigende Wege zum Spazierengehen vorhanden sein und eine vor schroffem Witterungswechsel geschützte Lage. Im Schwarzwald, in Thüringen, im Harz gibt es derartige Orte in Menge; im Frühjahr schickte man derartige Kranke gern an die oberitalienischen Seen oder nach Meran. Die Überwachung durch einen kundigen Arzt erscheint auch hier stets notwendig. Den Aufenthalt im Seebad habe ich weniger vorteilhaft gefunden, wenigstens in den deutschen und belgischen Nordseebädern. Vielleicht ist zu den dalmatinischen, italienischen und französischen Seebädern wegen des milden Klimas mehr zuzuraten; auch die Ostsee wird besser ertragen. Verbieten sollte man Herzkranken, auch schon mit ganz beginnender Schwäche, das Reisen von Ort zu Ort. Der stetige Wechsel des Aufenthalts, das fortwährende Ein- und Aussteigen, mancherlei Ärger, den die Reise mit sich bringt, führen statt zur Erholung meist zu Verschlimmerung.

Die psychische Behandlung.

Psychotherapie

Neben den vorerwähnten medikamentösen und physikalisch-diätetischen Heilmethoden darf die psychische Beeinflussung bei den Herzkrankheiten nie vergessen werden. Selbstverständlich ist sie von vornherein bei den sog. nervösen Herzkrankheiten, die zum größten Teil als Teilerscheinungen der Allgemeinneurosen, der Hysterie und Neurasthenie, nur auf suggestivem Wege mit Erfolg zu behandeln sind. Aber auch bei den organischen Herzkrankheiten soll man sich stets daran erinnern, daß sie häufig durch übergroße Tätigkeit unserer zentralen Funktionen mit bedingt sind, oder daß durch die von ihnen hervorgerufenen subjektiven Empfindungen unsere Psyche in der einschneidendsten Weise beeinflußt wird. Schon der Gedanke, herzkrank zu sein, bringt viele Kranke aus dem gemütlichen Gleichgewicht, macht sie ängstlich, deprimiert, schlaflos und läßt sie unablässig jede Empfindung in der Herzgegend beachten; daher auch die für den Arzt so häufig sich aufwerfende Frage: Soll man dem Kranken von einem Herzfehler Mitteilung machen oder nicht? Es wird sich diese Frage nur nach einer genauen Kenntnis der ganzen Persönlichkeit, der Umgebung und mancher Nebenumstände mit einiger Sicherheit beantworten lassen. In den meisten Fällen wird es meines Erachtens doch richtig sein, wenn man im richtigen Zeitpunkt den Kranken in möglichst schonender Form davon Mitteilung macht. Nur vereinzelt mag es bei besonders impressionablen und schreckhaften Patienten zweckmäßiger sein, den wahren Sachverhalt zu verschweigen, besonders auch bei hoffnungslos Schwerkranken.

Wie man sonst diesen Teil der Behandlung leitet, läßt sich des genaueren schwer auseinandersetzen, da sie in jedem Falle nach der Eigenart der Patienten und auch wohl des Arztes wechselt. Jeder Arzt hat hier seine besondere Methode; der eine wirkt mehr durch eine populär medizinische Darstellung des Leidens, die dasselbe gar nicht so schlimm und mit einer langen Lebensdauer vereinbar erscheinen läßt, der andere mehr durch Darlegung eines längeren, genau durchdachten Kurplanes mit Verordnungen, die gerade für das vorliegende Leiden von besonderem Erfolge seien. Wie man auch im einzelnen die psychische Therapie gestalten mag, bei jedem Herzkranken denke man daran, ihm auch die Wohltaten dieser Einwirkung zukommen zu lassen (näheres s. S. 225).

Symptomatische Behandlung.

Beseitigung der Ödeme und Transsudate in den Körperhöhlen.

Die Ansammlung von Flüssigkeit in dem Unterhautzellgewebe und den serösen Höhlen erschwert die Zirkulation des Bluts und der Lymphe, behindert die Bewegungen der Muskeln, stört je nach der Lokalisation die Tätigkeit wichtiger Organe und führt zu manchen subjektiven Beschwerden.

In den Anfangsstadien führen meist Ruhe in Verbindung mit Digitalis *Digitalis. Purinkörper* zu einer stärkeren Diurese, durch die sich der Körper der pathologischen Flüssigkeit entledigt. Bei Wiederholung der Kompensationsstörung muß man indes häufig neben der Digitalis andere Diuretika anwenden, und da empfehlen sich in erster Linie Präparate aus der Purinreihe, deren Wirkung auf die Niere wahrscheinlich durch eine Erweiterung der Gefäße, nicht durch eine Reizung der Nierenepithelien zu erklären ist. Das beste ist das Diuretin (Theobrominum natr.-salicyl.), von dem man $3 \times 0,5$ g pro die gibt. Ich kann ROMBERG nur beistimmen, daß man mit höheren Dosen ($3 \times 1,0$) in der Regel nicht mehr erreicht. Energischer wirkt das Theocin (Theophyllin-Natrium) von dem man $3 \times 0,25$ g pro die gibt; die Wirkung ist aber weniger anhaltend, auch irritiert es leichter den Magen. Dagegen hat es sich mir bei der Anwendung als Klysma sehr bewährt (Rp.: Infus. fol Digit. 1,0 : 180, Theocin 1,5, zu 3 Klysmen in 2 Tagen zu gebrauchen). Theocin darf nur 2 Tage hintereinander gegeben werden, dann ist es einige Zeit auszusetzen.

Wunderbar wirkt manchmal das Kalomel $3 \times 0,25$ mit Extr. op. 0,01; *Kalomel* doch gibt man es in der Regel nicht länger als 3 Tage. Die eintretende Diurese ist manchmal außerordentlich reichlich und auch lange anhaltend, doch hat es den Nachteil, daß die Quecksilberstomatitis, die Reizung des Darmes und der Niere manchmal ganz unerwartet und sehr heftig auftritt; man muß also sehr vorsichtig sein und es nur bei intakten Nieren geben. Es wird zweckmäßig mit Digitalis kombiniert. Neuerdings hat sich auch die intravenöse oder intramuskuläre Injektion von Novasurol (1—2 ccm einer 10 %igen Lösung) sehr bewährt.

Gut wirkt zuweilen Bulbus scillae entweder als Rohdroge oder in Form *Scilla Cymarin* der SANDOZschen Tabletten. Es kann auch intravenös angewandt werden; das gleiche gilt vom Cymarin.

Pflanzliche Diuretica

Von den vielen früher gebräuchlichen pflanzlichen Diureticis sind jetzt wenige mehr in Gebrauch; es seien erwähnt die Fructus Juniperi (als Infus 30:300 pro die), die Species diureticae, in denen eine ganze Zahl enthalten sind, und der Bohnentee.

Durstkur

Wirkungsvoll ist auch für manche Kranke die Einschränkung der Wasserzufuhr; theoretisch müßte danach eine Eindickung des Blutes erfolgen, gegen die sich der Organismus indes schützt, indem er mehr Salze sezerniert, die eine entsprechende Menge Wasser mitführen (s. S. 123).

Kochsalzarme Diät

Die Entziehung von Kochsalz hilft bei reinem kardialen Hydrops nur wenig, ist dagegen indiziert, wenn die Nieren, wie so häufig, mit ergriffen sind; man wird also eine mäßige Restriktion immerhin versuchen können. Mit diesen Maßnahmen muß alle paar Tage gewechselt werden.

Milchkur

Eine Mischung von beiden ist wohl die KARELLsche Milchkur, wie sie oben geschildert wurde (S. 123). Die Wirkung dieser Kur, die man am besten auf 6—8 Tage beschränkt, ist sowohl auf das Herz wie die Diurese eine ganz bedeutende und auch nachhaltige. Man hüte sich indes davor, diese Kur zu lange zu machen; sie bedeutet doch stets eine wesentliche Unterernährung, und man sieht nicht selten auch eine stärkere allgemeine Schwächung danach.

Abführmittel

Ableitungen auf den Darm durch Abführmittel sind auch häufig wirksam; man kann sich der verschiedensten Purgativa bedienen. Ich gebrauche meist die HEIMschen Pillen oder:

Extr. Aloës, Extr. Rhei. $\widehat{aa}$ 1,5; 30 Pillen, 3 mal täglich 2 Pillen zu geben.

Viel gebraucht wird auch das Purgen; leichtes Infus von Senna und Rheum sind ebenfalls wirksam.

Schweiß

Die Schweißsekretion kann man anregen entweder durch Heißluftbäder im Bett, wie sie entweder mittels der QUINCKEschen Heizvorrichtung oder des elektrischen Lichtkastens leicht herzustellen sind, oder durch Pilokarpineinspritzungen. Ich habe davon bei Ödematösen nie viel Nutzen gesehen; sie schwitzen in der Regel schwer und wenig, dagegen wurden dieselben durch diese Prozedur meist beengt und dyspnoisch und klagten über Herzklopfen. Ich übe diese Schwitzprozedur deshalb nur selten. Oft gelingt es aber doch, durch ganz vorsichtige Dosensteigerung die Kranken zum Schwitzen zu bringen, ohne daß sie zu sehr angestrengt werden. Manchmal werden Ödeme durch Bestrahlung mit natürlicher Sonne sehr günstig beeinflußt.

Punktion

Wenn durch die medikamentösen Mittel die Ödeme und Transsudate nicht zu beeinflussen sind, treten die mechanischen Behandlungsweisen in Kraft. Die Flüssigkeitsergüsse in der Pleura werden punktiert und zwar in der Regel frühzeitiger als bei Pleuritis, wenn die Größe nur eine mittlere ist. Die Warnung, nie mehr als 1500 ccm zu entleeren, besonders beim ersten Male, sollte stets beherzigt werden. Gelegenheit zu Punktion des Ascites ist seltener gegeben. Dagegen muß man eine Punktion der Ödeme an den Beinen häufig anwenden.

Am besten läßt man bei dem Kranken 24 Stunden vorher die Beine herunterhängen, damit sich möglichst viel Flüssigkeit in denselben ansammelt, auch kann man zum selben Zwecke manchmal eine schwache zirkuläre Stauung durch eine Binde machen. Die Entleerung geschieht entweder durch eine größere Längsinzision von 3—4 cm, die bis ins Unterhautzellgewebe reicht, oder durch Drainage der Haut mittels der sogenannten Hauttroikarts. Man nimmt dazu entweder die feinen, runden, von SOUTHEY angegebenen, oder besser die platten, größeren von CURSCHMANN. Dieselben werden in das Unterhautzellgewebe eingeführt, an der Haut mit Heftpflaster befestigt; die Flüssigkeit wird dann von den Troikarts mittels Gummischläuchen in ein Gefäß geleitet. Daß in jedem Falle die Wunde sorgfältig rein gehalten und mit steriler Gaze bedeckt werden muß, ist selbstverständlich. Trotzdem kommen nicht selten Erysipele zustande.

Die erstere Methode wende ich in der Regel bei Kranken an, die im Lehnstuhle sitzen; die Füße werden dann in ein Becken gestellt, in welches die Flüssigkeit hereinrinnt. Liegen solche Kranke im Bett, dann müssen die Beine natürlich mit entsprechenden Lagen aufsaugender Gaze und zuletzt mit Gummipapier umwickelt werden.

Durch diese beiden Methoden können dem Körper manchmal sehr große Mengen Flüssigkeit, bis zu 10—12 Liter in 24 Stunden, entzogen werden; die Besserung der Zirkulation und des Herzens ist häufig eine sehr nachhaltige. In der Praxis sind diese Methoden wenig beliebt, wohl wegen der Furcht vor Infektion der Wunde; indes glaube ich, daß diese übertrieben ist. Ich sah eine solche auch in der Privatpraxis kaum; dagegen ist der Nutzen in manchen hoffnungslosen Fällen so groß, daß kleine Nachteile dafür ruhig in den Kauf genommen werden sollten. Sehr große Flüssigkeitsmengen werden in kurzer Zeit entleert, wenn man nach AUG. HOFFMANN mit dem CURSCHMANNschen Troikart 30—40 kleine Skarifikationen an den Beinen setzt und die Flüssigkeit in einem Becken auffängt.

Anwendung narkotischer Mittel; die allgemeine Narkose der Herzkranken.

Die narkotischen Mittel waren früher bei Herzschwäche verpönt, weil man annahm, daß sie auf die Herztätigkeit einen deprimierenden Einfluß ausüben. Das ist aber für die in Betracht kommenden Dosen ganz sicher nicht der Fall.

Am häufigsten wenden wir das Morphium an in allen Fällen, in denen eine erhebliche Atemnot mit Husten und Dyspnoe vorhanden ist, und besonders, wenn sich damit allgemeine Unruhe und Schlaflosigkeit verbindet. Schon geringe Dosen 3 × 0,005 in wässeriger Lösung wirken häufig wunderbar beruhigend; abends wird man meist statt der Tropfen eine etwas größere Dose von 0,01 subkutan geben. Weniger zuverlässig wirken das Kodein, Dionin und das Pantopon. Sedativa

In leichteren Fällen kann man zuweilen schon mit den sogenannten Nervinis auskommen, 1—2,0 Bromnatrium, oder auch mit einem Baldrianpräparat: Tct. Val. aeth. oder Valyl, Validol, Bornyval, oder Bromural.

Ebenso sind für die Narkose Herzkranker unsere Indikationen jetzt weiter gesteckt worden als früher. Fälle schwerer Insuffizienz wird man natürlich nur, wenn man durch die Natur der vorliegenden Erkrankung gezwungen ist, narkotisieren, und zwar mit Äther oder höchstens einem Gemisch von Chloro- Narkose form und Äther unter Beimischung von O mit dem Tropfapparat von Roth-Dräger. Selbst schwer Herzkranke ertragen diese Form der Narkose häufig ausgezeichnet; leichtere Insuffizienzen und kompensierte Herzfehler überstehen sie, wenn sie vorsichtig geleitet ist, vorzüglich. Natürlich wird man dort, wo es möglich ist, die allgemeine Narkose durch die örtliche Betäubung zu ersetzen suchen.

Hautreizende und ableitende Mittel.

Kälte

Die Anwendung von Hautreizen zur reflektorischen Beeinflussung der Herztätigkeit und der Gefäße ist seit alters her in Gebrauch. Am meisten bedient man sich der Eisblase, um die Beschleunigung und Unregelmäßigkeit des Herzschlages zu bessern. Nicht selten ist der Erfolg ein augenscheinlicher, das Herz schlägt ruhiger und gleichmäßiger, gleichgültig ob die Ursache eine organische oder funktionelle ist; auch bei Beklemmung und Schmerzen in der Herzgegend wirkt die Kälte manchmal lindernd. Bei der Applikation achte man darauf, daß die Eisblase nicht zu schwer ist und drückt, am besten hängt man sie an einem Bügel auf. Die Haut wird vor der direkten Berührung durch einen Leinwandlappen geschützt. Statt der Eisblase nimmt man ferner auch die Leiterschen Röhren, die weniger drücken. Manchmal kommt man mit nassen Tüchern aus, die gut ausgewrungen sind, aber häufig gewechselt werden müssen.

Wärme

Nicht selten vertragen Kranke die Wärme besser, besonders bei langsamer Herztätigkeit; man legt dann entweder warme Tücher auf, oder füllt die Gummiblase mit warmem Wasser oder nimmt einen Termophor oder Breiumschlag. Besonders bei stenokardischen Schmerzen sah ich die Wärme häufig besser ertragen werden, ebenso bei den Schmerzen der Herzneurotiker; auch alte und unterernährte Kranke empfinden die Wärme als wohltuend.

Andere Hautreize

Zur Kräftigung und Reizung der gesunkenen Herztätigkeit empfehlen sich Sinapismen auf die Brust in Form der Senfblätter oder besser der Senfteige, trockene Schröpfköpfe auf die Brust, Einreiben mit Senfspiritus, ferner vorsichtige Packungen der Brust und des Rückens; auch Einreibungen der Extremitäten mit Spiritus, Eau de Cologne, Senf- oder Ameisenspiritus werden mit Erfolg angewendet. Bürsten der Unterschenkel wirkt ebenso, desgleichen heiße Hand- oder Fußbäder, am besten unter Zusatz von Senfmehl.

Aderlaß

Bei starker Überfüllung des venösen Kreislaufs empfiehlt sich auch eine Blutentziehung; doch muß dieselbe nicht zu klein sein, mindestens 300 bis 500 ccm betragen. Man nimmt dieselbe entweder durch Aufschneiden einer Vene in der Ellenbeuge oder durch Punktion mit einer ziemlich starken Kanüle vor. Letztere ist einfacher und wird vom Kranken leichter auch des öfteren gestattet, indes stören manchmal eintretende Gerinnungen in der Kanüle. Bei Schwäche des rechten Herzens, aber auch bei Herzschwäche bei arteriosklerotischer Schrumpfniere sah ich davon guten Erfolg. Indiziert ist der Aderlaß bei Plethora mit Stauungen, Lungenödem, starker Hypertonie und bei Urämie.

Abbinden der Glieder

Scheut man die Blutentnahme, so kann dieselbe durch das Abbinden der Glieder ersetzt werden, indem man die unteren Extremitäten nahe den Hüftgelenken mit einer Binde soweit komprimiert, daß eben der venöse Rückstrom gehindert wird; zweifelsohne kann dadurch eine erhebliche Erleichterung der Herzarbeit für kurze Zeit erreicht werden. Beim Lösen der Binden ist langsames Vorgehen notwendig, damit das rechte Herz nicht plötzlich überlastet wird.

Literatur.

Allgemeine Therapie.

v. Basch, Über die Prinzipien der Therapie der Herzkrankheiten. Wiener med. Presse 1890. — Gumprecht, Allg. Therapie der Krankheiten der Zirkulations- und Respirationsorgane. Berlin und Wien 1899. — A. Hoffmann, Die Behandlung der Herzinsuffizienz. D. med. W. 1905, Nr. 18. — F. A. Hoffmann, Vorlesungen über allg. Therapie, 2. Aufl. 1888. — Krehl, Allgemeine Behandlung der Herzkrankheiten. D. Klinik Nr. 4. — Oertel, Allg. Therapie der Kreislaufstörungen, 4. Aufl. 1891. Ferner die bekannten Lehrbücher besonders von Braun, Krehl und Romberg. — Rumpf, Therapie der Herz- und Kreislaufstörungen. Jena 1904.

Medikamentöse Behandlung.

a) Digitalis. Böhm, Pflügers Archiv Nr. 5. — Brandenburg, Kongreß für innere Medizin 1904. Herzmuskelwirkung der Digitalis. — Ders. Einfluß des Digitalins auf die Anspruchsfähigkeit des Herzens. Z. f. kl. Med. Bd. 52 und 53. — Cloetta, Über Digalen, Digitoxinum solubile. M. med. W. 1904. — Edens, Digitalis bei unregelmäßiger Herztätigkeit. Ther. Monatshefte 1911. — Ders., Über Digitaliswirkung. D. Arch. f. kl. Med. Bd. 104. — A. Fränkel, Ergebnisse der inneren Medizin und Kinderheilkunde Bd. 1. — Ders., Kumulationswirkung der Digitaliskörper. Kongreß f. i. Med. 1902. — Ders. und G. Schwartz, Digitalistherapie. Arch. f. exp. Path. u. Ther. Bd. 57 u. II u. III. — Focke, Der jetzige Stand der phys. Digitalisprüfung. Z. f. exp. Path. Bd. 7, 1. — Ders., Fol. Digit. titrata. Ther. d. G. 1912. — Gottlieb, Zur Theorie der Digitaliswirkung. Med. Klinik 1906, Nr. 37. — Ders., Über einige Digitalisfragen. Ther. Monatshefte 1911, Nr. 25. — Ders. u. Magnus, Gefäßwirkung der Digitaliskörper. Arch. f. exp. Path. 47. — Ders. u. Tambach, Über Digipuratum. M. med. W. 1911. — Ders. u. Sahli, Über Herzmittel und Vasomotorenmittel. Kongreß f. i. Med. 1901. — Ders. u. Hans H. Meyer, Experimetelle Pharmokologie. — Groedel, Kontinuierlicher Gebrauch von Digitalis. Kongreß f. i. Med. 1902. — W. Heubner, Wesen der Digitaliswirkung. Ther. Monatshefte 1912. — G. Klemperer, Digalen. Th. d. Gegenw. 1901. — Kottmann, Klinisches über Digalen. Z. f. kl. Med. Bd. 56. — Kussmaul, Digitalisbehandlung. Ther. d. G. 1900. — Mackenzie, Digitalis. Heart 2, S. 273, 1911. — Arthur Meyer, Digitalistherapie. Jena 1912. — Naunyn, Zur Digitalistherapie. Ther. d. G. 1899. — Ogawa, Resorption von Digitaliskörpern. D. Arch. f. kl. Med. 108. — Schmiedeberg, Untersuchungen über die pharmakologisch wirksamen Bestandteile der Digitalis purpurea. Arch. f. exp. Path. Bd. 3. — Straub, Physiologische Wertbestimmung der Digitalis. M. med. W. 1910. — v. Tabora, Dissoziation durch Digitalis. Z. f. exp. Path. 3. — Urban und Schwarzenberg, 1910. — Ders. u. Ogawa, Resorption von Digitoxin. M. med. W. 1912. — Veiel, Über Digipurat Knoll. M. med. W. 1900. — Ders., Über Digalen. Ebenda 1906. — Ziegenbein, Wertbestimmung der Digitalisblätter. Arch. f. Pharm. Bd. 240.

b) Strophanthus und Strophantin. A. Fränkel, Über Strophanthuswirkung. D. med. Wschr. 1888. — Ders., Intravenöse Strophantintherapie. M. med. W. 1912. — Alb. Fränkel, Intravenöse Strophantintherapie. Kongreß f. i. Med. 1906. — Hedinger, Intravenöse Strophantintherapie. M. med. W. 1907. — H. Hochhaus, Therapeutischer Wert der Strophanthustinktur. D. med. W. 1887. — G. Liebermeister, Intravenöse Strophantintherapie. Med. Klinik 1908, Beiheft 8. — Ders., Die Bekämpfung der akuten Kreislaufschwäche. Ebenda 1909, Beiheft 12. — O. Müller, Herz- und Gefäßwirkung einiger Digitaliskörper. Med. Klinik u. Kongreß f. i. Med. 1909.

c) Koffein, Kampfer, Adrenalin, Chinidin. Bingel, Therapeutische Verwendung der Koffeinpräparate. B. kl. W. 1889. — Dreser, Herzarbeit u. Herzgifte. Arch. f. exp. Path. Nr. 24. — W. Frey, Chinidin bei Vorhofflimmern. D. Arch. f. kl.

Med. Bd. 136. — GOTTLIEB, Die Herzwirkung des Kampfers. Z. f. exp. Path. u. Therap. Bd. 2. — JOHN, Klinische Erfahrungen über intravenöse Suprarenininjektion bei schweren Herz- und Gefäßkollaps. M. med. W. 1909. — KAUERT, D. Arch. f. kl. Med. 1910. — HANS H. MEYER u. GOTTLIEB, Experimentelle Pharmakologie. 5. Aufl. 1921. — SCHMIEDEBERG, Grundriß der Arzneimittellehre, 2. Aufl. 1884. — v. SCHRÖDER, Über die Wirkung des Koffeins als Diuretikum. Arch. f. exp. Pharm. Bd. 22. — Ders., Über die diuretische Wirkung des Koffeins und der zu derselben Gruppe gehörenden Substanzen. Ebenda. Bd. 24. — v. D. VELDEN, Zur klinischen Verwendung der Nebennierenextrakte. M. med. W. 1910.

Narkotika.

EWALD, Aphorismen zur Herztherapie 1910. Ther. d. G. — ROSENBACH, Die Krankheiten des Herzens und ihre Behandlung 1894—1897. — Ders., Herzschwäche und Morphiuminjektion. M. med. W. 1904. — SIEBERT, Herz und Morphium. Med. Klinik 1912, Beiheft 6.

Diät.

HIRSCHFELD, Zur Behandlung der Fettleibigkeit. Z. f. kl. Med. Bd. 22. — A. HOFFMANN, Diättherapie bei Herzkrankheiten 1912. — F. A. HOFFMANN, Allg. Therapie 1881. — KRAUS, Diätetische Beeinflussung des Wasserhaushalts bei Herzkranken. Th. d. G. 1903. — MORITZ, Grundzüge der Krankenernährung. Stuttgart 1898. — v. NOORDEN, Übungstherapie und Flüssigkeitsbeschränkung bei Zirkulationsstörungen. Monatsschr. f. d. phys.-diät. Heilmethoden, 71, 1909. — OERTEL, Allg. Therapie der Kreislaufstörungen, 4. Aufl. 1896. — OERTEL u. BOCK, Ernährungstherapie bei Herzkrankheiten, in v. LEYDENS Handbuch der Ernährungstherapie 1871. — THEODOR SCHMIDT, Milchdiät bei Hydrops. Diss. Tübingen 1864. — STRAUSS, Zur Frage der Kochsalz- und Flüssigkeitszufuhr bei Herz- u. Nierenleiden. Ther. d. G. 1903.

Gymnastik — Massage.

ALBRECHT, Therapie der Gegenwart 1912. — O. BRUNS, M. med. W. 1910; D. med. W. 1911. — BÜDINGEN, Archiv f. kl. Med. 102. — HASEBROEK, D. A. f. kl. Med. Bd. 77 u. 86. — M. HERZ, Lehrbuch der Heilgymnastik. Berlin u. Wien 1903. — HUGHES, Lehrbuch der schwed. Heilgymnastik. Wiesbaden 1896. — OERTEL, Allg. Therapie der Kreislaufstörungen, 4. Aufl. Leipzig 1891. — RAMDOHR, Allg. Gymnastik und Massage, in PENZOLDT-STINTZING Spez. Ther. inn. Krankheiten. — AUG. SCHOTT, Zur Therapie der chronischen Herzkrankheiten. B. kl. W. 1885. — SENATOR, Bewegungstherapie, in v. LEYDENS Handb. der Ernährung.

Ödeme und Transsudate.

ALLARD, Über Theocinvergiftung. D. A. f. kl. Med. Bd. 80. — ASKANAZY, Klinisches über Diuretin. D. A. f. kl. Med. Bd. 56. — CURSCHMANN, Zur mech. Behandlung der Hautwassersucht. Ther. Monatshefte 1894. — EWALD, Über Massendrainage. B. kl. W. 1897. — FÜRBRINGER, Mech. Behandlung des Hautödems. D. med. W. 1899. — GERHARDT, Zur Behandlung der Hautwassersucht. M. med. W. 1894. — AUG. HOFFMANN, Therapeutische Anwendung des Diuretins. Arch. f. exp. Path., Bd. 28. — JENDRASSIK, Kalomel als Diuretikum. D. A. f. kl. Med. Bd. 31 u. 47. — KRÖNIG, Operat. Behandlung der Hautwassersucht. Kongreß f. i. Med. 1897. — v. LEYDEN, Kalomel als Diuretikum. Fortschr. d. Med. 1901. — MINKOWSKI, Theocin. Ther. d. G. 1902. — STINTZING, Klinische Beobachtungen über Kalomel als Diuretikum. D. A. f. kl. Med. Bd. 43.

Bäder.

BENEKE, Über die CO_2-haltigen Bäder in Nauheim. B. kl. W. 1870. — Ders., Zur Therapie des Gelenkrheumatismus und der mit ihm verbundenen Herzkrankheiten. Berlin 1872. — CREDNER, Die CO_2-reichen Thermalsolquellen in Nauheim, 2. Aufl. 1907. — EKGREN, Einfluß der O_2-Bäder auf Pulsfrequenz u. Gefäßtonus. Z. f. kl. Med. Bd. 57. — GEISSLER, Der Einfluß elektrischer Reize auf die Blutverteilung im menschlichen Körper. M. med. W. 1908. — GROEDEL II, THEO, u. GROEDEL III, Die

Beeinflussung der Herzdilatation durch CO_2-haltige Bäder. Monatsschrift f. d. phys.-diätetische Heilmethoden, Jahrg. 1, H. 1, 1909. — GROEDEL III, Fr. M., Versuche mit CO_2-Gasbädern. B. kl. W. 1907. — HENSEN, Die Wirkung CO_2-haltiger Bäder auf die Zirkulation. D. med. W. 1899. — F. KRAUS, D. med. W. 1909. — LOMMEL, Über den Tonus der großen Gefäße und das Verhalten der peripher gelegenen Gefäßgebiete bei lokalen Wasserprozeduren. D. A. f. kl. Med. 78. — MATTHES, Lehrbuch der klinischen Hydrotherapie, 2. Aufl. Jena 1903. — MORITZ, M. med. W. 1909. — OTFRIED MÜLLER, Über den Einfluß von Bädern und Duschen auf den Blutdruck beim Menschen. D. A. f. kl. Med. 74. — Ders., Über die Blutverteilung im menschlichen Körper unter der Einwirkung thermischer Reize. Ebenda 82. — Ders. u. VEIEL, Volkmanns klin. Vorträge 630/32. — RUMPF, Die Behandlung der Herzkrankheiten mit oszillierenden Strömen. D. med. W. 1901. — SARASON, Über moussierende O_2-Bäder. D. med. W. 1904. — AUG. SCHOTT, Die Wirkung der Bäder auf das Herz. B. kl. W. 1880. — Ders., Zur Therapie der chron. Herzkrankheiten. Ebenda 1885. — TH. SCHOTT, Beitrag zur tonisierenden Wirkung den CO_2-Thermalsolbäder aufs Herz. B. kl. W. 1883. — SENATOR u. FRANKENHÄUSER, Zur Kenntnis der Wirkung von CO_2- und anderen gashaltigen Bädern. Th. d. G. 1904. — STRASBURGER, Über Blutdruck, Gefäßtonus und Herzerkrankung bei Wasserbädern verschiedener Temperatur und CO_2-Solbädern. D. A. f. kl. Med. 82. — VEIEL, Ebenda 1909. — WINTERNITZ, Über die Wirkung verschiedener Bäder besonders auf den Gaswechsel. D. A. f. kl. Med. 72.

B. Spezieller Teil.

I. Endocarditis acuta.

 Nach dem klinischen Verlauf teilt man die Endokarditis am besten in die E. simplex (früher E. benigna oder verrucosa) und die E. septica (maligna, ulcerosa) ein. Ganz scharf ist auch diese Einteilung nicht, da zuweilen Übergänge der einen Form in die andere vorkommen.

Ätiologie und pathologische Anatomie.

 Ursache der Erkrankung ist stets eine Infektion mit pathogenen Mikroorganismen, wobei man annimmt, daß bei den einfachen Formen mehr die toxische Wirkung der Bakterien in Betracht komme, während bei der anderen in erster Linie die Bakterien selbst ihre destruierende Einwirkung ausüben; sie lassen sich hier auch stets in den Entzündungsprodukten in reichlicher Menge nachweisen, während das bei der einfachen Form in der Regel nicht der Fall ist. Am häufigsten sehen wir letztere nach akutem Gelenkrheumatismus auftreten (nach ROMBERG in 10—20% der Fälle), seltener nach Angina, Scharlach, Diphtherie, Gonorrhoe, Pneumonie; fast nach allen Infektionskrankheiten kann sie gelegentlich einmal beobachtet werden. Fälle, bei denen eine ursächliche Erkrankung nicht nachweisbar ist, sind aber auch nicht so selten.

 Anatomisch beginnt die Endokarditis mit einer umschriebenen Nekrose des Endothels. Auf die erkrankte Stelle schlagen sich dann Thromben nieder, die sich als feine, warzige Exkreszenzen etwas außerhalb der Schließungslinie der Klappen präsentieren. Um sie herum beginnt eine reaktive Granulationswucherung, die später zur Bildung von fibrösem Bindegewebe führt, welche die mannigfachsten Deformationen, Verkürzungen, Verdickungen, Verhärtungen und Verwachsungen sowohl der Klappen wie der Sehnenfäden zur Folge hat. Diese Veränderungen sitzen stets nahe der Schließungslinie, bei den Semilunarklappen auf der dem Ventrikel, bei den Atrioventrikularklappen auf der dem Vorhof zugewandten Seite. Am geringsten sind die Veränderungen, welche sich auf feine warzige Erhebungen beschränken ohne markantere Entzündung an den Klappen, bei gewissen dyskrasischen Erkrankungen: Krebs, Tuberkulose, Diabetes.

Bei der septischen Endokarditis ist der Beginn der Prozesse der gleiche, jedoch ist die anfängliche Nekrose eine erheblich stärkere, die wesentlich mehr in die Tiefe greift. Auch die Entzündung und die Thrombenbildung sind ausgedehnter; die reaktive Entzündung ist mehr eiterig und führt

zu erheblicheren Wucherungen und zu weiterem Zerfall und Einschmelzung, so daß die Folge davon geschwürige Verdünnung und Perforation der Klappen und Abreißen der Sehnenfäden ist. Häufiger
als bei der einfachen Endokarditis wird das Wandendokard und die
Aortenwand in Mitleidenschaft gezogen, und auch hier kommt es zu
Thromben- und Geschwürsbildung. Ganz scharf sind die Unterschiede
nicht immer, und besonders schwere rheumatische Erkrankungen können
leichteren septischen Prozessen zum Verwechseln ähnlich werden. Auch
finden sich Übergänge der einen Form in die andere; oft pfropft sich auf
eine ältere einfache eine frische septische Endokarditis auf.

Von den Klappen wird die Mitralis am häufigsten, seltener die Aorten- Lokali-
klappe befallen. Die Klappen des rechten Herzens werden bei der ein- sation
fachen Form nur ausnahmsweise, bei der septischen öfter affiziert, dagegen sind bei der fötalen Endokarditis meist die Klappen des rechten
Herzens erkrankt.

Die Mikroorganismen, welche man bei der ulzerösen Form findet, sind Erreger
Streptokokken, Staphylokokken, Pneumokokken, Gonokokken;
schon während des Lebens gelingt der Nachweis dieser Bakterien durch
die Blutkultur in den meisten Fällen. Für eine langsamer verlaufende Form
der malignen Endokarditis hat SCHOTTMÜLLER den Streptococcus viridans
als Erreger nachgewiesen. Neuerdings sind in vereinzelten Fällen noch andere
Arten gefunden worden.

Fast bei jeder Endokarditis ist das Myokard, häufig auch das Perikard Pankarditis
entzündlich erkrankt, so daß man mit Recht nach JÜRGENSEN von einer Pankarditis reden kann.

Symptome und Verlauf.

Am häufigsten stellt sich die einfache Form als Teilerscheinung des Ge- E. simplex
lenkrheumatismus dar (E. rheumatica) und zwar meist in der 2. Woche. Beginn
Subjektive Erscheinungen fehlen in manchen Fällen vollkommen, in
anderen dagegen machen heftige Schmerzen in der Herzgegend, Beklemmung, Atemnot und Herzklopfen Patienten und Arzt auf die
Komplikation aufmerksam. Am Herzen selbst ist der Befund verschieden;
manchmal sind die Töne ganz rein, andere Male sind dieselben stark geräuschartig wie so häufig bei fieberhaften Erkrankungen, und in einer Minderzahl
der Fälle tritt zu Anfang an einer Klappe, meist Mitralis oder Aorta, ein so
deutliches Geräusch auf, daß der Verdacht einer Endokarditis gerechtfertigt
wird. Die Herzaktion und der Spitzenstoß sind meist sehr lebhaft,
die Aktion ist durchweg regulär, die Frequenz erhöht, der Puls klein,
weich und frequent. Die Herzdämpfung ist zu Anfang in der Regel nach
beiden Seiten etwas verbreitert.

Der weitere Verlauf ist verschieden; bei denjenigen Fällen, bei denen Verlauf
sich schon zu Anfang eine Insuffizienz oder Stenose einer Klappe einstellt, treten auch bald die Folgeerscheinungen am Herzen auf, wie sie nachher genauer beschrieben werden.

Das Fieber ist meist gering oder hält sich in mäßigen Grenzen; bei passen-
dem Verhalten gehen im Verlauf von einigen Wochen die subjektiven Be-

schwerden vollkommen zurück. Am Herzen selbst pflegt denn auch bei denjenigen Fällen, bei denen zu Anfang ein Geräusch nicht gehört wird, ein solches an der befallenen Klappe und die entsprechenden Veränderungen an den übrigen Herzteilen aufzutreten. Der Puls wird wieder langsamer, ruhiger und kräftiger, und allmählich tritt dann Heilung mit Hinterlassung eines Klappenfehlers ein.

Schwere Fälle
Häufig aber ist Dauer und Intensität der Erkrankung viel hartnäckiger. Das Fieber und allgemeine Unwohlbefinden kann sich wochen- und monatelang hinziehen unter beständigen Exazerbationen und Remissionen. Die Dilatation des Herzens ist in der Regel stärker ausgesprochen, die Erregung eine ganz erhebliche, auch Irregularität kommt vor. Dementsprechend ist der Puls klein und unregelmäßig. Manchmal treten Extrasystolen auf; auch Leitungsstörungen werden beobachtet, und in allen Fällen mit auffallend langsamem Puls wird man an diese Form der Irregularität denken müssen. Dazu gesellen sich in schweren Fällen die ausgesprochenen Symptome der Herzschwäche, neben einer stärkeren Herzdilatation, größere Atemnot, Bronchitis, Leberstauung, Ödeme und Albuminurie.

Bei diesen schweren Fällen hat man als Ursache neben einer stärkeren Virulenz der Infektionserreger wohl eine Myokarditis anzunehmen, deren Vorkommen ja häufig ist; zu dieser können noch Perikarditis und Pleuritis als Komplikation treten. Der Verlauf ist dann schwer und langdauernd, das Allgemeinbefinden recht schlecht; aber trotzdem heilen solche Fälle nach monatelanger Dauer meist aus. Zuweilen erlahmt indes die Kraft des Herzens, oder es führen Komplikationen von seiten der Pleura, der Lungen oder der Nieren den Tod herbei.

Septische Endo-karditis
Die septische Endokarditis ist durchweg Teilerscheinung einer allgemeinen Sepsis (LENHARTZ). Am häufigsten sehen wir dieselbe nach äußeren Verletzungen, nach Furunkeln, nach schweren Anginen, nach Scharlach, nach Pneumonie, nach Gonorrhoe, bei puerperaler Sepsis. Zuweilen läßt sich eine ursächliche Erkrankung nicht nachweisen (»kryptogenetische Sepsis«). Die Erreger sind oben schon angeführt worden, sie lassen sich meist — aber nicht immer — aus dem Venenblut züchten. Der Verlauf kann akut, subakut oder chronisch sein.

Akute Formen
Bei den akut verlaufenden Fällen ist der Beginn häufig ein plötzlicher mit heftigen Störungen des Allgemeinbefindens und Schüttelfrost. Besonders Kopfschmerzen, allgemeine Zerschlagenheit, Appetitlosigkeit, hohes Fieber mit Remissionen und akutem Wiederanstieg sind ausgesprochen. Die Tätigkeit des Herzens ist sehr frequent, regulär, der Puls klein und weich. Subjektive Beschwerden, die besonders auf eine Herzerkrankung hindeuten, sind in der Regel nicht vorhanden.

Die auskultatorischen Erscheinungen sind verschieden, wie bei der einfachen Endokarditis; manchmal hört man schon gleich zu Anfang der Erkrankung an einer Klappe, meist der Mitralis oder Aorta, ein ausgesprochenes, lautes Geräusch, das auf eine lokale Klappenentzündung schließen läßt, andere Male treten diese Zeichen erst später hervor. Die sekundären Folgeerscheinungen dieser Klappenstörungen treten aber meist nicht zutage.

Daneben zeigen sich die bekannten Symptome der Sepsis, besonders häufig direkt erkennbare Embolien in die Haut und die Netzhaut. Plötzlich auftretende, sehr schmerzhafte Milzschwellung, häufig mit weichem Reiben in der Milzgegend verbunden, legt die Annahme eines embolischen Milzinfarkts nahe. Akut einsetzende, kolikartige Schmerzen in der Gegend einer Niere lassen, wenn gleichzeitig Hämaturie auftritt, an Niereninfarkt denken. Auch hämorrhagische Nephritis sowie Pleuritis und Pleuraempyeme kommen vor, ebenso wie Thrombophlebitiden an den unteren, seltener den oberen Extremitäten. Die Fieberkurve verläuft steil, tägliche Temperaturunterschiede von vier Grad und mehr kommen oft vor; die Temperaturanstiege gehen mit starkem Frieren oder Schüttelfrost einher.

Die akuten Formen dauern wenige Tage bis einige Wochen und führen wohl ausnahmslos zum Tod.

Die protrahierte Form kann sich auf viele Monate erstrecken. Dabei verläuft das Fieber etwas milder, Schüttelfröste sind seltener, die Temperatursteigerungen weniger hoch; es können sogar Zeiten vollkommener Fieberfreiheit vorhanden sein. Auch das Allgemeinbefinden leidet nicht so sehr, der Appetit bleibt oft lange gut, obschon die hochgradige Schwäche und Zerschlagenheit der Kranken doch stets charakteristisch ist. Protra-
hierte Form

Milzschwellung ist wohl die Regel, wenn der Nachweis auch schwierig sein kann. Reizerscheinungen von seiten der Nieren fehlen fast nie. Häufig stellen sich auch flüchtige, schmerzhafte Gelenkschwellungen ein, die wohl Zeichen der Sepsis sind. Mannigfache Erkrankungen von seiten anderer Organe, Pneumonie, Lungenabszeß, Pleuritis, Meningitis können das Krankheitsbild komplizieren und zur Ursache des Todes werden.

Die Erscheinungen von seiten des Herzens pflegen während der langen Dauer in der Regel deutlicher zutage zu treten; laute Geräusche an einer Klappe, jetzt auch mit den Folgeerscheinungen an anderen Herzteilen, treten deutlich hervor, auch subjektive Herzsymptome sind dann nicht so selten.

Der Verlauf ist auch in diesen lange dauernden Fällen fast stets ein tödlicher; nur ausnahmsweise wird von einer Heilung berichtet.

Eine besonders langsam verlaufende Form, die mit vagen Allgemeinerscheinungen einsetzend, zuerst in der Regel als beginnende Phthise oder Anämie gedeutet wird, hat SCHOTTMÜLLER als Endocarditis lenta beschrieben; dieselbe verläuft häufig über 1 Jahr lang mit häufigen Remissionen und wird von einer besonderen Streptokokkenart, dem Streptococcus viridans, verursacht; neuerdings sind aber auch andere Mikroorganismen als Erreger dieser langsamen, tödlich verlaufenden Form der Endocarditis septica gefunden worden. Endocar-
ditis lenta

Diagnose.

Eine frühzeitige Erkennung der Endocarditis simplex ist meist nur dann möglich, wenn subjektive Erscheinungen vorhanden sind und an einer Klappe sich ein ausgesprochenes Geräusch mit den folgenden Veränderungen an den übrigen Herzteilen einstellt und Herz und Puls entsprechende Veränderungen, wie Frequenzsteigerung, evtl. Irregularität aufweisen. Das ist aber nicht oft der Fall, besonders lassen zu Anfang die auskultatorischen Erscheinungen vielfach im Stich; Geräusche sind manchmal gar nicht zu hören, da die zarten Klappenauflagerungen nicht zu nennenswerter Stenose oder Insuffizienz Veranlassung geben. Andere Male hört man wohl Geräusche über den einzelnen Ostien, aber die Unterscheidung von Geräuschen durch muskuläre Insuffizienz ist dann nicht möglich, und die begleitenden Erscheinungen der Herzschwäche können auf Erkrankungen des Myokards bezogen werden.

So muß in sehr vielen Fällen die Diagnose in der Schwebe bleiben, bis nach einigen Wochen die durch die langsam entstehenden Veränderungen an den Klappen bedingte Insuffizienz oder Stenose deutlich wird. Manchmal finden sich die Erscheinungen des Klappenfehlers sogar nach viel längerer Zeit, erst nach Monaten und Jahren, deutlich ausgesprochen.

Septische Endokarditis Bei den septischen Endokarditiden ist bei den sehr akut und schnell verlaufenden Fällen die Diagnose recht schwierig. Geräusche sind vielfach nicht hörbar und dort, wo man sie hört, ist die Unterscheidung von den muskulären Geräuschen manchmal nicht möglich. Die übrigen Herzerscheinungen lassen sich auf die schwere Allgemeininfektion beziehen. Nur vereinzelt, wo die Geräusche an einer Klappe und auch die subjektiven Erscheinungen schon zeitig hervortreten, wird man trotz der Kürze der Beobachtungszeit mit einiger Sicherheit zur Klarheit kommen.

Bei protrahiertem Verlauf wird ein sicheres Erkennen dort möglich sein, wo ein Geräusch an einer Klappe und die aus dem Klappenfehler folgenden Veränderungen an den übrigen Herzteilen im Verein mit Störungen der Herzfrequenz und des Herzrhythmus auf die Herzerkrankung hinweisen. Das ist aber auch bei den länger dauernden Fällen durchaus nicht immer der Fall. Nicht selten stehen die Krankheitssymptome an anderen Organen derartig im Vordergrund, daß die Endokarditis übersehen wird; so können besonders hämorrhagische Entzündungen der Niere, Entzündungen des zentralen Nervensystems oder der Gelenke mit ihren Symptomen derartig vorherrschend sein, daß diese Erkrankungen für die Hauptsache gehalten werden.

Sehr oft wird das Hinzutreten einer septischen Endokarditis zu einem schon vorhandenen Klappenfehler übersehen, ein Vorkommen, das recht häufig ist. Eine Änderung der auskultatorischen Verhältnisse, häufig auch der perkutorischen, tritt dann nicht ein. Wenn nun das Fieber gering ist, wenn die Tätigkeit des Herzens sonst nicht alteriert ist, dann wird leicht ein sekundär erkranktes Organ (Niere, Lunge, Gehirn usw.) für das primär erkrankte gehalten und die Endokarditis übersehen.

Die Prognose

der Endocarditis simplex ist quoad vitam meist günstig; nur in vereinzelten Fällen rheumatischer Endokarditis führt die Affektion durch Herzschwäche und komplizierende Erkrankungen zum Tode. Das Zurückbleiben eines Klappenfehlers ist aber die Regel, doch kann auch gelegentlich eine vollkommene Heilung erfolgen.

Bei den akuten Formen der Endocarditis septica ist der Ausgang wohl ausnahmslos tödlich, bei den protrahierten Formen werden ab und zu Heilungen gesehen, doch immerhin selten.

Die kleinen Exkreszenzen, die man an den Klappen bei Diabetes, Krebs, bei Eiterungen findet, sind ohne Belang für den Verlauf des Grundleidens.

Therapie.

Die Behandlung der Endocarditis simplex besteht in Ruhe und Eisblase aufs Herz, womit man bei den leichten Formen ausreicht; bei den intensiveren, kürzer dauernden, manchmal mit Herzschwäche und Herzirregularität einhergehenden Fällen muß man häufiger Cbffein. natr. benz. und Kampher anwenden. Bei sehr schneller Aktion des Herzens glaube ich auch von Digitalis Erfolge gesehen zu haben, doch waren sie nicht sehr hervorstechend. Daneben muß natürlich die Diät eine leichte, meist flüssige sein und für regelmäßige Stuhlentleerung gesorgt werden.

Schwierig ist manchmal die Entscheidung, ob man besonders bei stärkerer Herzschwäche, wenn gleichzeitig noch Gelenkerscheinungen bestehen, die Salizylpräparate geben darf. Wenn die Herzschwäche sehr groß ist, beschränkt man sich am besten auf die Behandlung dieser, ist dieselbe aber weniger bedeutend, dann habe ich von der gleichzeitigen Anwendung mäßiger Dosen von Aspirin ($4 \times 0,5$) oder Melubrin in gleicher Dosis nie Schaden gesehen.

Die Behandlung der Endocarditis septica ist wenig aussichtsreich; von inneren Mitteln gibt man noch immer am besten das Chinin sulf. oder Antipyrin, $3 \times 0,5$; auch Pyramidon, etwa $3 - 4 \times 0,2$ wirkt besonders subjektiv gut.

Besonderer Anwendung erfreut sich in neuerer Zeit das Collargol entweder als Einreibung, oder als Tropfklysma (2,5 in 500 ccm pro Klysma $1 \times$ pro die), oder intravenös injiziert.

Die Wirkung ist aber inkonstant; ich glaube einigemal davon einen guten Erfolg gesehen zu haben. Andere Male ließ es im Stich, im Gegenteil trat nach der intravenösen Applikation mit seiner reaktiven Fiebersteigerung und Nierenreizung nicht selten eine Verschlechterung auf. Als besser wirkend wird das Elektrargol empfohlen; ich habe in einigen Fällen davon keine bessere Wirkung gesehen. Auch Trypaflavin kann versucht werden.

Ob die Behandlung mit Streptokokken-, Staphylokokken- und anderen Seris Erfolge hat, ist noch nicht sicher; ich sah keine Wirkung davon, ebensowenig von der Vakzinebehandlung.

Bei der Aussichtslosigkeit der internen Behandlung ist in jedem Fall besonders zu erwägen, ob sich der primäre Eiterherd nicht operativ entfernen läßt. Dies ist in einzelnen Fällen, z. B. beim septischen Karbunkel, bei manchen Thrombophlebitiden möglich und dann unbedingt anzuraten, wenn man auch nach dem Eintritt einer septischen Endokarditis damit meist zu spät kommt.

Literatur.

Außer den bekannten Lehrbüchern der Herzkrankheiten und path. Anatomie:
DENNIG, Beiträge zu der Lehre von den septischen Erkrankungen. D. Arch. f. kl. Med.,
Bd. 54. — HARBITZ, Studien über Endokarditis. D. med. W. 1899. — HEUBNER, Über
langdauernde Fieberzustände unklaren Ursprungs. D. Arch. f. kl. Med., Bd. 64. —
HIS, Herzkrankheiten bei Gonorrhöe. Berl. kl. W. 1892, Nr. 40. — JÜRGENSEN, Endokarditis. In NOTHNAGELS Spez. Path. u. Therapie 1900. — Ders., Sepsis. Deutsche Klinik
1902. — KÄMMERER u. WEGENER, Zur Ätiologie der Endokarditis. Münch. med. W. 1914,
Nr. 11. — KOCH, Neuere Ergebnisse auf dem Gebiete der Streptokokken- und Staphylo-
kokken-Erkrankung. Erg. LUBARSCH-OSTERTAG 1909. — KÖNIGER, Histologische Unter-
suchungen über Endokarditis. Arb. d. path. Inst. zu Leipzig 1902. — LENHARTZ, Die
septischen Erkrankungen. In NOTHNAGELS Path. u. Therapie 1904. — LEUBE, Spezielle
Diagnose der inneren Krankheiten. Leipzig 1911. — LEYDEN, Endocarditis gonorrhoica.
D. med. W. 1893, Nr. 38. — Ders., Über intermittierendes Fieber und Endokarditis.
Zeitschr. f. kl. Med., Bd. 4. — LITTEN, Über septische Erkrankungen. Zeitschr. f. kl.
Med., Bd. 2. — Ders., Endokarditis und ihre Beziehungen zu anderen Krankheiten.
Kongr. f. i. Med. 1900. — LOREY, Endocarditis lenta usw. Münch. med. W. 1912, Nr. 18.
ROMBERG, Bedeutung des Herzmuskels für den Verlauf der akuten Endokarditis. D. Arch.
f. kl. Med., Bd. 53. — SCHOTTMÜLLER, Endocarditis lenta. Münch. med. W. 1910, Nr. 12.
— SCHWALBE, J., Zur Pathologie der Pulmonalarterienklappen. Virch. Archiv, Bd. 119.
— THAYER, Gonorrhoical septicaemia and endocarditis. The Amer. J. of the med. sc.
1905. — WEICHSELBAUM, Ätiologie und pathologische Anatomie der Endokarditis.
Zieglers Beiträge, Bd. 4. 1889. — WYSSOKOWITSCH, Beiträge zur Lehre von der Endo-
karditis. Virch. Arch., Bd. 53.

II. Herzklappenfehler.

Ätiologie.

Zur Entstehung von Klappenfehlern gibt am häufigsten die Endokarditis
Veranlassung, es folgen dann in weiterem Abstand die Arteriosklerose, die
Syphilis, das Trauma und kongenitale Anomalien. Nach einer Statistik
ROMBERGS, welche sich auf das reiche Material der Leipziger Klinik stützt,
entstehen die meisten Klappenfehler zwischen dem 15. und 30. Lebensjahr, und zwar ist in erster Linie die akute Endokarditis die Veranlassung,
etwa in drei Viertel der Fälle, wovon sich 58,5% nach einer Polyarthritis
entwickeln. Auf die übrigen Infektionskrankheiten kommen nur ganz
unbedeutende Zahlen, während in einem Viertel der Fälle eine bestimmte
Ätiologie nicht nachweisbar war; auf die Arteriosklerose kommen
12,3%, wozu wohl auch die syphilitischen Ursprungs gezählt sind. Der Rest
verteilt sich auf die Fälle traumatischen Ursprungs und die angeborenen
Herzfehler.

Bei den traumatischen Fällen gibt die Veranlassung entweder eine
außergewöhnliche Kraftanstrengung, die einen Klappenriß zur Folge
hat, oder eine stumpfe Gewalteinwirkung auf den Thorax, die zur Blutung
in der Nähe der Klappe mit nachträglicher Entzündung und Retraktion
derselben führt. Daß relative oder muskuläre Klappeninsuffizienzen zu
Klappenfehlern mit den dauernden Veränderungen führen, ist wohl kaum
anzunehmen.

Früher glaubte man, daß Frauen häufiger zu Herzfehlern neigen; nach
der Statistik ROMBERGS erkranken die Geschlechter in gleichem Verhältnis.

Pathologische Anatomie.

In dem akuten Stadium führt die Endokarditis nicht leicht zu Klappenstörungen, weil die weichen Wucherungen an den Klappen Schluß und Öffnung wenig behindern; nur wenn die Exkreszenzen einmal sehr groß sind, oder wenn bei septischer Erkrankung eine Perforation eines Klappensegels entstanden ist, sehen wir schon in diesem Stadium alle Zeichen des Klappenfehlers. Meist führt erst die Abheilung der akuten Entzündung dazu. Nur selten ist diese eine so vollkommene — wohl bei geringer Intensität —, daß man von einer restlosen Heilung sprechen darf. Durchweg kommt es im Anschluß an die Entzündung der Klappen zur Verdickung und Verwachsung und dadurch zur Verengerung derselben; oder aber die Verdickung der Klappen und der Sehnenfäden führt zu einer Verkürzung und Verkleinerung des Klappenapparates, so daß ein Schluß nicht mehr möglich ist, also eine Insuffizienz eintritt. In der Regel kommt beides zusammen vor.

Am häufigsten wird die Mitralis befallen, dann Mitralis und Aorta und nur in 9 % die Aorta allein. Befallensein von Pulmonalis oder Tricuspidalis ist sehr selten.

Die arteriosklerotischen Klappenfehler nehmen meist von einer gleichzeitig vorhandenen Erkrankung der Aorta ihren Ursprung; deshalb werden zuerst die Aortenklappen, erst später die Mitralis befallen. Diese Klappenfehler treten durchweg im höheren Lebensalter auf, sind indes durchaus nicht immer auf die gewöhnliche Arteriosklerose zurückzuführen. Ein großer Teil der Aortenveränderungen ist sicher syphilitischen Ursprungs, besonders bei jüngeren Leuten; nicht selten findet sich eine Kombination beider Erkrankungen.

Pathologische Physiologie.

Mit den Veränderungen an den Klappen verbinden sich auffallende Abweichungen in der Größe und Weite einzelner Herzabschnitte, welche durch die Änderungen in der Menge und dem Druck des Bluts in den Herzhöhlen bedingt sind. Diese Verschiebungen der Mengen- und Druckverhältnisse sind je nach den betroffenen Klappen und der Art des Klappenfehlers verschieden. Der oberhalb des Klappenfehlers gelegene Herzabschnitt muß gegen vermehrten Widerstand oder gegen vermehrte Füllung arbeiten, d. h. mehr Arbeit leisten als unter normalen Verhältnissen. Der stromabwärts liegende Herzabschnitt muß bei Stenose normale oder geringere Arbeit leisten, bei Insuffizienz gegen vermehrte Füllung arbeiten, weil ein Teil des Bluts durch die insuffizienten Klappen zurückströmt. Die Folgen sind bei den einzelnen Klappen und den dazu gehörigen Herzabschnitten verschieden, wie dies weiter unten besprochen werden wird.

Wo ein Herzabschnitt vermehrte Arbeit leisten muß, braucht er seine Reservekräfte, die beim Gesunden ja reichlich vorhanden sind. Die dauernde Anspannung der Reservekräfte bedingt aber bleibende Veränderungen der betroffenen Herzabschnitte, bei Stenosen in dem oberhalb gelegenen Herzabschnitt entweder einfache Hypertrophie mäßigen Grades oder

Sekundäre Veränderungen am Herzen

10*

vermehrte diastolische Anspannung bei erhöhtem systolischem Rückstand, bei Insuffizienz vermehrte diastolische Füllung bei normalem oder vermindertem systolischem Rückstand.

Kompen-
sation

Solange die betroffenen Herzabschnitte die vermehrte Arbeitsleistung aufzubringen vermögen, ist der Herzfehler kompensiert.

Die zur Kompensation notwendige Erweiterung bezeichnet man als kompensatorisch oder auch tonogen (MORITZ); sie ist stets auch mit einer Hypertrophie verbunden. Durch sie wird die Blutverteilung so geändert, daß wieder eine dem Bedarf des Organismus genügende Menge in die Arterien befördert wird, normale Verhältnisse werden aber dabei nicht hergestellt.

Stauungs-
dilatation

Ist die Muskulatur der einzelnen Herzhöhlen nicht mehr kräftig genug, die vermehrte Arbeit zu leisten, so kommt zu dem normalen systolischen Rückstand ein pathologischer systolischer Blutrest hinzu, es kommt zur Stauungsdilatation (myogene Dilatation). Diese tritt am leichtesten an den muskelschwachen Vorhöfen ein und hat zur Folge, daß in den weiter rückwärts gelegenen venösen Bluträumen eine Blutanhäufung und Druckvermehrung zustande kommt. So führt die Mitralstenose zu Stauung in den Lungenvenen, die unter Umständen durch Mehrarbeit des rechten Herzens wieder einigermaßen kompensiert werden kann (s. u. S. 150).

Koronar-
kreislauf

Selbst wenn die betroffenen Herzabschnitte an sich die verlangte Mehrarbeit leisten können, kann dadurch eine Kompensationsstörung eintreten, daß die Koronargefäße nicht genügend Blut erhalten. Auch bei ihnen kommt es nicht darauf an, ob sie viel Blut enthalten, sondern ob genügend Blut hindurchströmt. Der Koronarkreislauf kann bei überfüllten Koronargefäßen insuffizient sein. Die Insuffizienz des Koronarkreislaufs hat eine schlechte Ernährung des Herzmuskels und dadurch eine Kompensationsstörung zur Folge.

Klappen-
ring

Weiter kann bei Klappeninsuffizienzen die Kompensation dadurch gestört werden, daß der muskuläre Klappenring, der zum Klappenschluß wesentlich beiträgt, erlahmt.

Endocar-
ditis
recurrens

Endlich tritt bei Klappenfehlern nicht selten eine Kompensationsstörung dadurch ein, daß die den Klappenfehler verursachende Grundkrankheit nicht im strengen Sinne des Worts abgeheilt ist, sondern rezidiviert, indem sie aufs neue Klappenentzündungen oder aber frische Entzündungen in der Herzmuskulatur hervorruft.

Die Frage der Kompensation ist für die Beurteilung der Herzklappenfehler von ausschlaggebender Wichtigkeit. Ein kompensierter Klappenfehler bedarf keiner eigentlichen Behandlung, sondern nur einer Regelung der Kräfteökonomie, damit Überlastungen verhütet werden. Dagegen muß ein dekompensierter Herzklappenfehler wie eine Herzinsuffizienz mit Kreislaufschwäche behandelt werden. Weiter unten (S. 164) wird noch näher auf die Kompensationsstörungen eingegangen werden.

Mechanik

Die **Mitralinsuffizienz** ist bei weitem der häufigste Klappenfehler. Die linke Kammer wirft bei jeder Systole einen Teil ihres Inhalts

in den linken Vorhof zurück, in dem sich nun, da er von zwei Seiten mit
Blut versorgt wird, eine größere Blutmenge ansammelt, die zu einer
Erweiterung und auch bald einer Hypertrophie seiner Wandungen führt.
Während der Diastole wird nun der linke Ventrikel mit der vergrößerten
Blutmenge gefüllt, zu deren Bewältigung er sich in mäßigem Grade er-
weitert und hypertrophiert; dadurch ist derselbe imstande, eine nor-
male Blutmenge in die Aorta hineinzuwerfen. Durch diese Veränderungen
am Herzen ist ein Ausgleich möglich; in der Regel stellt sich aber durch die
Druckerhöhung und Blutfülle im linken Vorhof auch der gleiche
Zustand im Pulmonalkreislauf ein, so daß das rechte Herz seinen Inhalt
gegen einen erhöhten Pulmonalisdruck entleert, wodurch bei ihm ebenfalls eine Hypertrophie eintritt. Die Regel ist auch, daß bei längerem
Bestehen des Herzfehlers, wenn die Kompensation nicht mehr so vollkommen
ist, eine kleine Erweiterung hinzutritt. Die anatomischen Veränderungen bei Mitralinsuffizienz, wenn sie kompensiert ist, sind außer den
Verdickungen eine Verkürzung der Klappen und meist auch der Sehnenfäden, eine mäßige Hypertrophie und Dilatation sowohl der linken
Herzkammer wie des linken Vorhofs, dann eine Hypertrophie,
häufig auch Erweiterung des rechten Ventrikels und eine mäßige
Erweiterung und Schlängelung der Pulmonalgefäße.

Bei Kompensationsstörungen wird die Hypertrophie und die Di- Kompen-
sations-
störungen
latation des linken Vorhofs erheblicher, ebenso diejenige des lin-
ken Ventrikels, dann tritt aber eine Hypertrophie und auch Dilatation der rechten Herzkammer und später des Vorhofs hinzu.

Die Lungengefäße sind stark geschlängelt, zeigen zuweilen Arteriosklerose, die Lungen selber zeigen braune Stauungsinduration und
Katarrh der Bronchien.

Die klinischen Zeichen der kompensierten Mitralinsuffizienz sind ein Symptome
systolisches Geräusch, am deutlichsten an der Herzspitze hörbar,
eine mäßige Verbreitung der Herzdämpfung nach links, ein hebender
Spitzenstoß, ein klappender 2. Pulmonalton, eine geringe Verbreiterung der Herzdämpfung nach rechts.

Das systolische Geräusch schließt sich entweder direkt an den Auskulta-
tion
1. Ton an und dauert fast durch die ganze Systole oder es ersetzt den 1. Ton
vollständig; die Art des Geräusches ist verschieden und hat nichts Charakteristisches. Am lautesten wird es über der Spitze gehört, über den anderen
Ostien leiser; zuweilen ist es am lautesten im 2. Interkostalraum links (NAU-
NYN). Diese Lokalisation findet man besonders bei frischen Fällen (CURSCH-
MANN), sie wird auf Anliegen des linken Vorhofs an der vorderen Brustwand
bezogen. — Andere behaupten, daß dies Geräusch in der Pulmonalis (LÜTHJE)
entstände.

Man hört das Geräusch im Liegen häufig besser als im Stehen, bei geringer
Intensität kann es durch einige Bewegungen merkbar verstärkt werden.

Die Verbreiterung des Herzens nach links ist nur eine mäßige; Herz-
dämpfung
nach rechts fehlt sie in gut kompensierten Fällen häufig; doch habe ich
dann immer gefunden, daß die Herzdämpfung rechts von der Mediane
besonders deutlich war.

Die Akzentuierung des 2. Pulmonaltons ist in der Regel sehr deutlich; sie fehlt nur selten einmal.

Die Beurteilung der Größe der Insuffizienz ist im Leben sehr schwer;
vielleicht gibt die Größe der linksseitigen Herzdilatation ein gewisses
Maß.

Puls Der Puls ist bei kompensierten Fällen vollkommen normal. Auch das
Aussehen des Kranken bietet nichts besonderes. Die Mitralinsuffizienz
ist derjenige Herzfehler, bei dem die Kranken häufig außerordentlich leistungsfähig sind, selbst bis in das höhere Alter.

Diagnose Die Diagnose ist nach den eben gegebenen Merkmalen leicht. Schwierig
ist nur die Unterscheidung von der sog. muskulären Insuffizienz, wie sie
so häufig bei den verschiedenen Formen der Myokarditis, bei fieberhaften
Erkrankungen, bei Chlorose und Entwicklungsstörungen des Herzens
eintritt. Kein einziges Zeichen für sich allein ist zuverlässig. Bei
der Mitralinsuffizienz sichert manchmal die Hypertrophie und Dilatation
des linken Ventrikels die Diagnose, aber gegenüber der Myokarditis ist
das auch nicht entscheidend. Zuweilen kann die Anamnese, ein voraufge-
gangener Gelenkrheumatismus, einen Fingerzeig geben. In vielen Fällen
läßt sich eine Sicherheit nur durch längere Beobachtung erreichen.
Häufig hilft das Röntgenbild, indem neben Vergrößerung des linken und

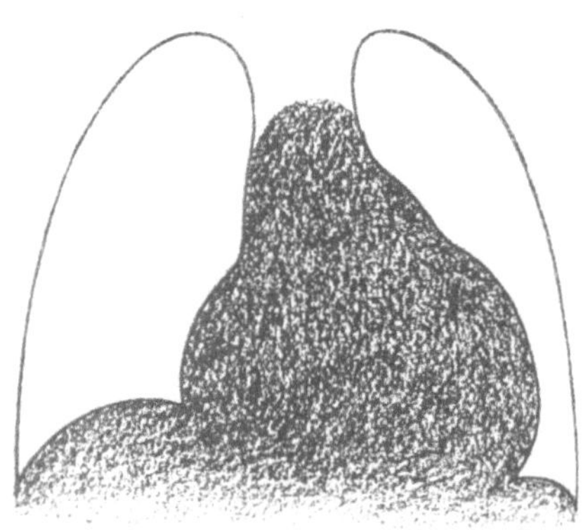

Abb. 63. Mitralinsuffizienz im Stadium
der Dekompensation. (Nach Külbs.)

rechten Herzens der Herzohr- bzw. Pulmonalisbogen vorgewölbt ist (s. Abb. 63).

Die **Mitralstenose.** Dieser Klappenfehler kommt selten rein vor,
in der Regel ist er mit Insuffizienz kombiniert, doch pflegt die Stenose
häufig so zu überwiegen, daß sie für die praktisch klinischen Zwecke allein
ausschlaggebend ist.

Mechanik Die Verengerung der Mitralis behindert je nach ihrer Stärke den
Durchtritt des Bluts in den linken Ventrikel. Dadurch staut es sich
im linken Vorhof an, der sich erweitert und hypertrophiert. Die
Druckerhöhung führt in der Regel zu einer normalen Blutfüllung
des linken Ventrikels, so daß die Aorta genügend mit Blut versorgt
wird; durchweg führt die Verschiebung der Blutverteilung und des Drucks
im Vorhof zu gleichsinnigen Veränderungen in den Lungengefäßen
und zwar deshalb recht frühzeitig, weil der muskelschwache linke Vorhof, obwohl er hypertrophiert, nicht imstande ist, auch bei mittlerer
Stenose eine genügende Blutmenge durchzupressen. Diese Druckerhöhung
im Pulmonalkreislauf führt zu einer Hypertrophie des rechten
Ventrikels, durch dessen Mehrarbeit dann dauernd der zur Kompensation nötige Druck in den Lungengefäßen und im Vorhof erhalten
werden kann.

Eine Erweiterung des rechten Ventrikels tritt erst ein, wenn die Kompensation gestört wird; dieselbe ist manchmal eine recht beträchtliche; ihr folgt häufig auch eine erhebliche Dilatation des rechten Vorhofs.

Der linke Ventrikel bleibt unverändert; erhält er auf die Dauer zu wenig Blut, so atrophiert er. Etwaige Hypertrophie ist durch andere Ursachen, meist Myokarditis oder Nephritis, oder durch Kombination mit Mitralinsuffizienz hervorgerufen.

Die Zeichen der Mitralstenose sind ein diastolisches oder praesysto- lisches Geräusch, das an der Spitze am lautesten ist, ein klappender

Symptome. Geräusche

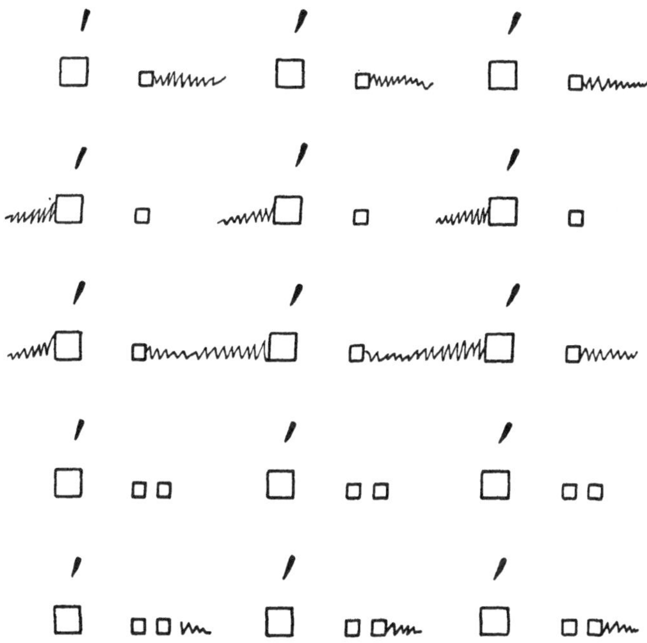

Abb. 64. Verschiedene Formen der Geräusche bei Mitralstenose.

2. Pulmonalton, eine geringe Verbreiterung der Herzdämpfung nach rechts. Das sinnfälligste Symptom ist das diastolische Geräusch, das aber in seinem Erscheinen und Charakter großem Wechsel unterworfen ist. Häufig beginnt es bald hinter dem 1. Ton und dauert mit abnehmender Intensität den größten Teil der Diastole; andere Male ist es kurz, scharf und auch kurz vor der Systole hörbar und schließt in zunehmender Intensität mit einem 1. lauten, klappenden Ton ab. Zuweilen sind beide Erscheinungen zugleich hörbar; nicht selten hört man statt eines Geräuschs einen 3. Ton, so daß also drei Töne im Rhythmus des Wachtelschlags zu hören sind. An diesen 3. Ton kann sich dann auch noch ein Geräusch anschließen. Graphisch würden sich diese Varietäten darstellen, wie Abbildung 64 zeigt.

Über die Entstehung und das Vorkommen dieser einzelnen Formen ist man noch nicht vollkommen unterrichtet.

Entstehung der Geräusche

Bei gut kompensierten Mitralstenosen hört man am häufigsten ein scharfes, rauhes präsystolisches Geräusch, das mit dem 1. lauten, klappenden Herzton abschließt; daß dieses Geräusch durch die Beschleunigung des Blutstromes bei der Kontraktion des linken Vorhofs entsteht, ist die allgemeine Annahme und wird auch durch die Tatsache des Verschwindens bei Fortfall der Vorhofstätigkeit erwiesen. Für solche Fälle, wo trotzdem dieses Geräusch weiter gehört wird, ist eine Erklärung von BROOKSBANK sehr ansprechend, der annimmt, daß das Geräusch dann systolisch entsteht, wenn die Systole des Herzens zuerst die Klappe nicht ganz schließt, so daß noch Blut in den Vorhof gelangt; erst im Verlauf erfolgt dann der durch den Ton markierte Schluß. Die gleichzeitige graphische Darstellung von Geräusch und Herzbewegung zeigt tatsächlich, daß das Geräusch in letzterem Fall der Systole angehört.

Die besondere Lautheit des 1. Tons erklärt sich wahrscheinlich durch besonders starke Schwingung der Atrioventrikularklappe. Bei hochgradiger Stenose und beginnender Dekompensation, bei der der Vorhof seine Tätigkeit nicht eingestellt hat, hört man meistens nur das proto-diastolische Geräusch, welches kurze Zeit nach dem 1. Ton einsetzt.

Als Ursache des 3. Tons, den man zuweilen in der Norm hört, wird eine stärkere Anspannung der Mitralklappe bei ihrer Öffnung angenommen. Verspätung des 2. Pulmonaltons als Ursache des 3. Tons kann deshalb schon nicht in Frage kommen, weil der 3. Ton und die sämtlichen Geräusche stets am lautesten an der Herzspitze zu hören sind, und zwar ist der Bezirk der deutlichen Hörbarkeit häufig ein eng umschriebener. Am stärksten habe ich dieselben vielfach neben dem Spitzenstoß nach der Axillarlinie zu gehört; sie unterscheiden sich dadurch von den systolischen Mitralgeräuschen, die über größeren Bezirken des Herzens deutlich hörbar sind.

Nicht selten hört man auch bei ausgesprochenen Mitralstenosen überhaupt keine Geräusche; im Stadium starker Dekompensation ist das nicht wunderbar, da die Stromgeschwindigkeit dann sehr stark sinkt. Aber auch bei vollkommen kompensierten Fehlern hört man häufig gar kein Geräusch oder nur ein systolisches, herrührend von einer gleichzeitigen Insuffizienz; man ist bei Obduktionen dann von der Größe derartiger symptomlos verlaufender Stenosen manchmal überrascht.

Das diastolische, noch mehr aber das präsystolische Geräusch ist häufig von einem fühlbaren Schwirren begleitet. Die Intensität beider ist aber keineswegs kongruent; ein leises Geräusch kann von einem starken Schwirren begleitet sein und umgekehrt.

Der 2. Pulmonalton ist in der Regel sehr deutlich verstärkt. Häufig findet man auch an den Lungen schon Zeichen der Stauung, besonders hartnäckige Bronchialkatarrhe.

Herz-
dämpfung
Eine Verbreiterung des Herzens nach rechts ist bei vollkommener Kompensation nicht nachweisbar, nur finde ich auch hier die Herzdämpfung rechts von der Mediane intensiver als sonst. Im übrigen kann die Herzdämpfung vollkommen normal sein.

In der Regel kommt es zu einer Erweiterung des rechten Herzens und damit zu einer Verbreiterung der Dämpfung nach rechts, die bei einiger Stärke dadurch, daß sich der rechte Ventrikel nach links hinüberschiebt, auch

zu einer Verbreiterung der linksseitigen Herzgrenzen führt. Dann
überschreitet der Spitzenstoß die Mammillarlinie um 1—2 cm. Man sieht
den rechten Ventrikel im 3.—5. Interkostalraum links, sowie im Epigastrium lebhaft pulsieren. Zeichnet man seine Bewegungen auf, so erhält
man, wie MACKENZIE zeigte, meist einen negativen Spitzenstoß.

Wenn die Dekompensation hochgradig und rechter Ventrikel
und Vorhof stark dilatiert sind, schiebt sich ersterer mit seiner Spitze
häufig bis in die vordere Axillarlinie und bewirkt dann auch den
Spitzenstoß.

Im 2. linken Interkostalraum sieht und fühlt man zuweilen pulsa-
torische Bewegungen, die auf den Conus arteriosus dexter oder die
A. pulmonalis zu beziehen sind.

Der Puls ist im Stadium vollkommener Kompensation ohne jede Be- Puls
sonderheit. Bei Dekompensation wird er klein und unregelmäßig, viel
häufiger als bei jedem andern Herzfehler, und zwar deshalb, weil die Vorhofstätigkeit, welche die Herzreize
leitet, frühzeitig beeinträchtigt
und häufig durch Flimmern ersetzt
wird. Es tritt dann der sog. Pulsus
irregularis perpetuus ein, der in
einer Störung der Aufeinanderfolge
und Stärke der einzelnen Pulse
sich ausdrückt. Selten verschwindet
die Irregularität wieder restlos; selbst
wenn die Kompensation sich fast vollkommen wiederherstellt und der Puls
langsam und ziemlich gleichmäßig ist,
bleibt die Tätigkeit des Vorhofs, wie
Venenpuls und Elektrokardiogramm zeigen, erloschen.

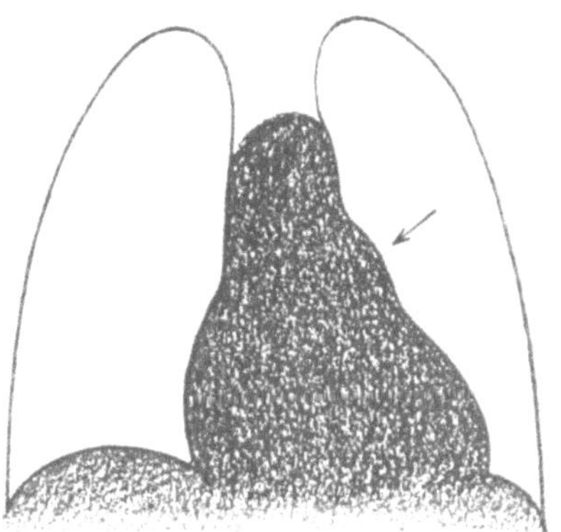

Abb. 65. Mitralstenose im Röntgenbild.
(Nach KÜLBS.)

Der Blutdruck zeigt nichts Charakteristisches. Im Röntgenbild findet
man den 2. Bogen, der dem linken Herzohr, oder der A. pulmonalis entspricht,
besonders stark ausgesprochen (s. Abb. 65). Der Venenpuls zeigt deutlich
das Verschwinden der Vorhofzacke *a* bei Lähmung des Vorhofs, ebenso
das Elektrokardiogramm ein Fehlen von P.

Vielfach gilt die Mitralstenose als derjenige Herzfehler, der am schlech- Folgen
testen ertragen wird; das ist in dieser Allgemeinheit sicher nicht richtig
(HAMPELN). Besonders gibt es gewisse schleichend verlaufende Formen,
die sich im jugendlichen Alter, vor allem beim weiblichen Geschlecht, allmählich ausbilden ohne auffindbare Ätiologie; DUROZIER, der solche Fälle zuerst
beschrieben hat, brachte sie ebenso wie andere französische Autoren mit
der Tuberkulose in Zusammenhang, doch ist das nicht erwiesen. Jedenfalls
kann die Mitralstenose außerordentlich gut ertragen werden; auch ich habe
bei Obduktionen starke Stenosen der Mitralis gesehen, bei Leuten, die ein
hohes Alter erreicht und stets schwer körperlich gearbeitet hatten. Ein
seltenes Symptom ist die Lähmung des linken Nervus recurrens durch
Druck von seiten des erweiterten Vorhofs oder der Pulmonalis.

Mechanik **Die Aorteninsuffizienz.** Dieser Klappenfehler macht sowohl am Herzen wie an den peripheren Gefäßen prägnante Symptome. Bedingt werden dieselben dadurch, daß von dem in die Aorta geworfenen Blutvolum ein Teil während der Diastole in den linken Ventrikel zurückfließt; dieser wird nun außerdem noch vom linken Vorhof mit Blut gespeist, so daß er, um diese Blutmenge zu fassen, sich erweitert. Bei jeder Systole wirft er nun ein größeres Schlagvolum in die Aorta, was neben der Dilatation zu einer ausgesprochenen Hypertrophie führt.

Die am Herzen selbst eintretenden Veränderungen sind demnach eine Dilatation und Hypertrophie des linken Ventrikels, die manchmal erhebliche Grade erreicht. Die Arterien, besonders die Aorta werden mit der Zeit ebenfalls weiter und stärker geschlängelt und zeigen durch die stärkere Beanspruchung auch organische Wandveränderungen.

Ätiologie Während die übrigen Klappenfehler meist durch Endokarditis hervorgerufen werden, spielt bei der Aorteninsuffizienz die Lues die Hauptrolle. ROMBERG rechnet unter seinem Münchener Material bei Aorteninsuffizienz 67% Syphilis, 17% Endokarditis und nur 5,5% Arteriosklerose als Ursache.

Anatomie Die Klappen werden durch die Erkrankung starr, verkürzt, verdickt; dadurch entsteht Schlußunfähigkeit, wozu auch eine gleichzeitig sich einstellende Erweiterung der Aorta und des Klappenrings mit beiträgt. Der Weg des rückströmenden Blutes ist gekennzeichnet durch die Abplattung der Innenwand des Ventrikels, besonders auch der Papillarmuskeln und durch Wucherung des parietalen Endokards, die an den Stellen, wo das Blut anprallt, zu leistenartiger Verdickung (ZAHN) führt.

Die Vergrößerung des Ventrikels geht sowohl in die Breite, wodurch das Septum nach rechts verschoben wird, als auch stark in die Länge. Die übrigen Herzteile sind unverändert. Der rechte Ventrikel bildet besonders bei starker Vorbuchtung des Septums, häufig nur ein in die Länge gezogenes Anhängsel des linken Ventrikels. Zuweilen findet sich auch eine Veränderung des Aortensegels der Mitralklappe, von den Aortenklappen fortgeleitet.

Symptome Die klinischen Symptome sind Verbreiterung des Herzens nach unten und links, hebender Spitzenstoß und diastolisches Geräusch über der Aorta, außerdem ein schnellender, hoher Puls.

Herz-
dämpfung
Spitzenstoß Die Vergrößerung des Herzens findet bei völliger Kompensation besonders stark nach unten statt, weniger nach der Seite; den Spitzenstoß fühlt man im 5., 6. oder 7. Interkostalraum innerhalb oder in der Mamillarlinie, meist deutlich hebend, umschrieben, von wechselnder Ausdehnung. Eine ihm kurz voraufgehende Erhebung fühlt man zuweilen bei schwankender Kompensation; sie ist bedingt durch eine Kontraktion des linken Vorhofs. Ein Nachstoß in der Diastole wird als Wirkung der in den Ventrikel zurückfließenden Blutwelle angesehen.

Irgendwelche Schlüsse aus der Größe und Stärke des Spitzenstoßes auf die Kraft des Ventrikels zu machen, ist nicht möglich. Auffallend breiter und kräftiger Stoß findet sich sogar manchmal bei ausgesprochener Herzschwäche.

Das diastolische Geräusch ist am lautesten nicht über der Aorta selbst, Geräusche
sondern meist links vom Sternum am Ansatz der 3. und 4. Rippe, zuweilen ist es nur dort allein hörbar. Es kann in seiner Intensität außerordentlich wechseln und hat häufig einen gießenden, musikalischen Charakter.
Im Liegen hört man es zuweilen besser als im Stehen; durchweg ist der
1. Ton an der Basis auch geräuschartig, bedingt entweder durch einen
gewissen Grad von Stenose oder durch Veränderungen an der Aortenwand.
Das diastolische Geräusch kann den 2. Ton völlig ersetzen, in vielen Fällen
ist derselbe manchmal sogar recht laut und kurz hörbar, und das Geräusch schließt sich unmittelbar daran an. Oft ist es so laut, daß
es auf größere Entfernung ohne Aufsetzen des Hörrohrs gehört wird.

Häufig hört man an der Spitze ein systolisches Geräusch, das meist
durch eine organische, zuweilen aber auch durch eine relative Mitralinsuffizienz bedingt ist. Sehr selten ist das Auftreten eines präsystolischen
Geräusches (FLINT), das durch die Annahme erklärt wird, daß das Mitral-
ostium gegenüber dem erweiterten linken Ventrikel relativ eng ist.

Die Pulsfrequenz ist meist erhöht, die Pulswelle hoch, schnell auf- Puls
steigend und abfallend, Eigenschaften, die in der plötzlichen Ausdehnung
des Arteriensystems durch die große Blutwelle und ihren Abfluß nach
beiden Seiten ihre Erklärung finden. Nach GERHARDT ist diese Erklärung
indes nicht ganz zutreffend, da diese Pulseigenschaften schon zu einer Zeit
auftreten, wo die Systole noch nicht beendigt ist, demnach von einem
Rückfluß noch keine Rede sein kann. GERHARDT findet die Zelerität wesentlich bedingt durch das kraftvolle Hineinschleudern einer großen
Blutmenge in die wenig gefüllten und gespannten Arterien. Daher
sieht man dieselbe auch am ausgesprochensten bei jugendlichen Individuen
mit guter Herzkraft und elastischen Arterien, während sie bei älteren
Leuten mit rigiden Gefäßen weniger deutlich ist.

Schon äußerlich sind bei der Besichtigung diese Eigenschaften an der
Pulsation der großen und nicht selten auch der kleineren Arterien zu sehen.
Deutlich werden sie auch an den Kapillaren, wenn man dieselben durch
Reiben, besonders an der Stirn erweitert; man sieht dann das mit der Ar-
terienerweiterung synchrone Dunkel- und mit der Arterienverengerung
Hellerwerden der geriebenen Hautpartien. Auch an den Lippen ist
dieser Kapillarpuls deutlich, ebenso am Nagelbett. Er kann sich sogar
bis in die Venen hinein fortpflanzen, wie QUINCKE, dem wir diese Beobachtungen verdanken, nachgewiesen hat. An der Retinaarterie sieht man
zuweilen den Pulsus celer deutlich; derselbe führt auch nicht selten zu
sichtbarer Pulsation des weichen Gaumens und mancher parenchy-
matöser Organe (FR. MÜLLER). Der Kapillarpuls ist aber bei Aorteninsuffizienz nicht immer vorhanden. Gerade bei Fällen mit starker Erhöhung des maximalen Blutdrucks fehlt er zuweilen, wahrscheinlich
infolge von Kontraktion der präkapillaren Arteriolen.

Prägnant ist auch das sphygmographische Pulsbild, das gekennzeichnet ist durch den schnellen, steilen Anstieg und Abstieg, welch letzterer
nur durch Elastizitätselevationen unterbrochen ist und meist keine oder
nur eine geringere dikrote Welle zeigt (s. Abb. 27, S. 41); deutlich sind

diese Erscheinungen indes nur an den peripheren Arterien, während die mehr zentral gelegenen häufig Anakrotie zeigen (GERHARDT).

Arterientöne Bei kräftigerer Herzaktion hört man über den Arterien, selbst über den kleineren, einen herzsystolischen Ton, der bei Druck auf das Gefäß zu einem Geräusch wird. Zuweilen ist über der Kruralis ein herzsystolischer Doppelton (DUROZIER) hörbar, dessen Erklärung noch strittig ist; häufiger hört man sowohl während der Systole wie Diastole einen Ton, bzw. bei Druck ein Geräusch. Große diagnostische Bedeutung haben diese Schallerscheinungen nicht.

Blutdruck Die Messung des Blutdrucks zeigt bei unkomplizierten Fällen meist eine mäßige Erhöhung des maximalen Drucks — derselbe schwankt zwischen 120—160 mm Hg —, dagegen einen sehr niedrigen minimalen Druck bis 20 mm Hg, während er normal höchstens bis auf 70 mm Hg sinkt. Die große Differenz zwischen maximalem und minimalem Druck ist also charakteristisch.

Im Röntgenbild (Abb. 66) zeigt sich die starke Verlängerung des Herzens nach unten und die auffallend kugelige Vorwölbung des linken Ventrikels.

Die Diagnose ist aus den geschilderten Symptomen meist nicht schwer. Zu viel Gewicht lege man jedoch nie auf den Pulsus celer, da derselbe auch bei anderen Erkrankungen mit erregter Herzaktion und schlaffen Arterien vorkommen kann, z. B. im Fieber, bei Morbus Basedowii u. a.

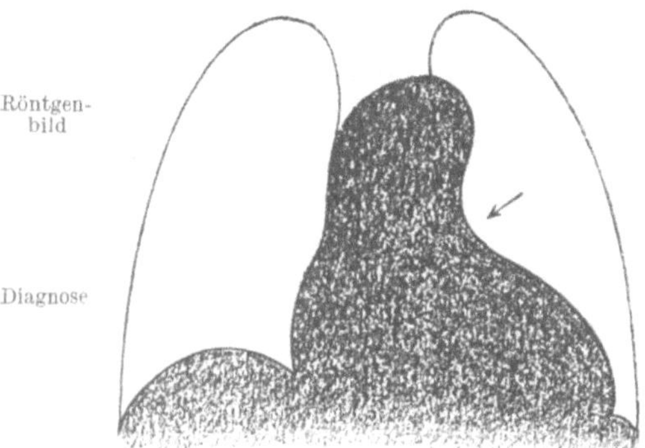

Röntgenbild

Diagnose

Abb. 66. Aorteninsuffizienz. (Nach KÜLBS.)

Das Vorkommen relativer Insuffizienzen ist bei starker Arteriosklerose mit Erweiterung der Aorta nicht so selten, kommt aber ohne diese organischen Veränderungen wohl kaum vor.

Über die Größe des Klappendefektes während des Lebens ein Urteil abzugeben ist recht schwierig. Am ehesten mag noch die Hypertrophie und Dilatation des linken Ventrikels einen Maßstab abgeben: je geringer die Dilatation, um so geringer auch die Insuffizienz. Die Lautheit der Geräusche erlaubt keine Schlüsse in dieser Richtung.

Folgen Die Aorteninsuffizienz ist ein Klappenfehler, der häufig recht gut ertragen wird, und bei dem auch schwere körperliche Leistungen möglich sind. Ich habe in Übereinstimmung mit anderen Beobachtern gefunden, daß Kompensationsstörungen bei ihm später auftreten, wie bei andern Klappenfehlern; auch bleibt der Puls lange Zeit regelmäßig. Wenn aber einmal Dekompensation eingetreten ist, dann ist eine Wiederherstellung viel schwerer als bei anderen Fehlern. Gar nicht so selten beobachtet man gerade bei Aorteninsuffizienz plötzlichen Herztod. Die schlechtesten Aussichten haben natürlich die Fälle, welche sich auf Grund der Arteriosklerose, also eines fortschreitenden Leidens entwickeln. Bei Lues kann eine kausale Therapie oft wesentlichen Nutzen bringen.

Aortenklappenstenose. Die reine Aortenstenose ist selten, ebenso Mechanik wie die reine Mitralstenose. Wenn sie isoliert auftritt, ist sie auch meist recht hochgradig; die Klappen sind so stark verdickt und verwachsen, daß nur ein kleiner Spalt in der Mitte übrig bleibt.

Durch diese Verengerung muß der linke Ventrikel das Blut unter höherem Druck durchpressen; die Folge davon ist eine ausgesprochene Hypertrophie ohne oder mit geringer Erweiterung, so lange die Kompensation erhalten ist. Läßt diese nach, dann erst tritt Stauungsdilatation des linken Ventrikels bzw. des linken Vorhofs und der übrigen Herzteile auf.

Am Herzen sind demnach die Veränderungen außer der Klappenstenose, Symptome die entweder durch Endokarditis oder Arteriosklerose, zuweilen auch durch kongenitale Ursachen, hervorgerufen wurde, wesentlich nur die Hypertrophie des linken Ventrikels, die sich in mäßigen Grenzen hält. Klinisch finden wir — nicht immer — eine mäßige Verbreiterung des Herzens nach links, regelmäßig einen umschriebenen, kräftigen Spitzenstoß und ein lautes systolisches Geräusch über der Aorta. Letzteres ist in der Regel sehr laut und rauh, pflanzt sich deutlich bis in die Karotiden und zum Halse fort, kann aber auch über dem übrigen Herzen gut gehört werden. Es tritt kurz nach Beginn der Systole auf. Der 2. Ton ist leise oder gar nicht hörbar. Der Puls ist meist klein, mäßig gespannt, langsam ansteigend, die Frequenz verhältnismäßig langsam. Bei der Aufzeichnung zeigt er deutliche Anakrotie.

Systolische Geräusche über der Aorta hört man auch sonst nicht Diagnose selten, so bei Arteriosclerosis aortae, bei Aneurysmen, auch im Fieber, bei Anämie und Morbus Basedowii. In der Regel ist dann aber der 2. Ton zu hören, der Puls ist kein Pulsus tardus und rarus, und es fehlt auch die Hypertrophie des linken Ventrikels.

Ähnliche Symptome macht die sog. wahre Herzstenose, wobei im Conus arteriosus sich meist eine Verengerung durch entzündliche Prozesse am Endokard oder durch Geschwülste gebildet hat. Dieselbe ist übrigens sehr selten und klinisch wohl kaum von der Stenose des Ostiums zu trennen.

Die **Trikuspidalinsuffizienz** kommt selten primär vor, bewirkt durch Vorkommen endokarditische Veränderungen an den Klappen; meist stellt sie sich sekundär nach anderen Klappenfehlern und Herzmuskelerkrankungen ein, am häufigsten nach Mitralinsuffizienz. Dann ist sie eine relative Insuffizienz. Organische Trikuspidalinsuffizienz kommt in seltenen Fällen als Folge fötaler Endokarditis angeboren vor.

Bei der Systole wirft der rechte Ventrikel einen Teil seines Blutes Mechanik in den rechten Vorhof, der dadurch überfüllt und gedehnt wird, ebenso wie auch der angrenzende Teil der großen Venenstämme; während der Diastole ergießt sich dann eine übernormal große Blutmenge in den rechten Ventrikel. Die Folgen sind Hypertrophie und Dilatation des rechten Ventrikels und rechten Vorhofs und Stauung in Vena cava superior und inferior.

Symptome Klinisch äußert sich die Insuffizienz durch ein systolisches Geräusch über der Trikuspidalis, Erweiterung des Herzens, besonders nach rechts, und Stauung, sowie Pulsationserscheinungen, hauptsächlich in der Vena jugularis und in den Lebervenen. Dazu treten dann noch die Symptome des primären Herzfehlers.

Das systolische Geräusch hört man am deutlichsten über dem untersten Teil des Sternums; doch ist die Trennung von einem gleichzeitigen Mitralgeräusch manchmal sehr schwierig. Zuweilen tritt auch trotz bestehender Insuffizienz kein Geräusch auf.

Die Erweiterung der Herzdämpfung nach rechts ist in der Regel sehr ausgesprochen.

Venenpuls Auffallend sind die in den Venen zu beobachtenden Pulsationen. Dieselben werden dadurch hervorgerufen, daß bei jeder Systole ein Teil des Bluts in den Vorhof und auch in die großen Venen zurückgeworfen wird, wenigstens wenn die Insuffizienz einigermaßen bedeutend und die Stauung im Vorhof schon erheblich ist. Die Folge davon ist eine in den Venen sicht- und auch fühlbare, rückläufige, positive Welle, die synchron der Herzsystole ist; am ersten ist dieselbe zu bemerken in der Vena jugularis externa, bei längerer und stärkerer Stauung auch im Bulbus der Vena jugularis und in der Vena jugularis interna. Wenn die Klappen der Vena jugularis noch schließen, hört man häufig durch den Anprall der systolischen Venenwelle einen Ton. In der Regel werden dieselben aber bald insuffizient, und dann sieht man die Vena jugularis pulsieren.

Bei graphischer Aufzeichnung des Venenpulses sieht man in der Regel statt der gewöhnlichen systolischen Einsenkung eine Erhebung, auf der sich meist zwei Zacken befinden, die Erhebung c entsprechend der systolischen Welle und Erhebung v entsprechend der diastolischen Welle. Die präsystolische Zacke a fehlt in der Regel, da der Vorhof durch die lange Dehnung entweder vollkommen gelähmt ist oder das Phänomen des Vorhofflimmerns zeigt. Der Puls zeigt dann auch meist die als perpetuelle Arhythmie bezeichnete Irregularität.

Der Rückfluß des Bluts in die Lebervenen erzeugt den Leberpuls, der sowohl palpatorisch, wie graphisch leicht nachweisbar ist. Bei der Palpation muß man die Leber von der Seite und von vorn gleichzeitig fassen und kann dann die systolische Entfernung der Hände deutlich fühlen. Beweisend für Insuffizienz der Trikuspidalis ist diese Venenpulsation indes nur dann, wenn sie sehr stark und ausgesprochen ist; der systolische Venenpuls kann sonst auch zustande kommen bei einer Form der Herzirregularität, bei der Vorhof und Ventrikel sich gleichzeitig zusammenziehen oder bei Lähmung des Vorhofs der Ventrikel sich allein kontrahiert. Wenn dann auch bei der Systole kein Blut in den Vorhof geworfen wird, so findet doch in dem Moment eine so plötzliche Stauung in dem überfüllten Vorhof und Venensystem statt, daß es ebenfalls zu einem systolischen Venenpuls kommt. Nur pflegen dann stärkere Pulsationserscheinungen zu fehlen.

Kompensation Eine ausreichende Kompensation dieses Herzfehlers ist nicht möglich, da der rechte Vorhof zum Ausgleich zu schwach und der linke

Ventrikel funktionell zu weit entfernt ist, um durch Arterien- und Venensystem noch zu kompensieren.

Trotzdem gibt es eine Anzahl solcher Kranken, die sich Jahre lang recht wohl befinden, und das mag wohl so zu erklären sein, daß die venöse Stauung sich auf die nächsten großen Gefäße, Vena cava sup. und inf. und Lebervenen, beschränkt und sich nicht auf die peripheren Venen weiter erstreckt; es ist ja bekannt, wie große Blutmassen besonders die Lebervenen beherbergen können.

Die Trikuspidalstenose ist ein sehr selten rein vorkommender Klappenfehler. Meist ist er mit Insuffizienz und mit anderen Klappenfehlern kombiniert. Die Folgen der Stenose sind starke Erweiterung und Hypertrophie des rechten Vorhofs und Überfüllung des venösen Kreislaufs. Man hört über der Trikuspidalis im unteren Teil des Sternum ein diastolisches oder präsystolisches Geräusch, einen schwachen 2. Pulmonalton. Ferner stellt man über den Venen eine sehr starke präsystolische Erhebung und ebenso einen präsystolischen Leberpuls fest.

Meistens ist die Deutung der Symptome schwierig wegen der gleichzeitig bestehenden Veränderungen an anderen Klappen. Eine vollständige Kompensation ist selten.

Die Pulmonalinsuffizienz ist ebenfalls ein seltener Herzfehler; er kann durch Endokarditis erworben sein, aber auch durch relative Insuffizienz entstehen bei starken Stauungen im Pulmonalkreislauf, wie sie bei Kyphoskoliose und besonders bei Mitralstenose nicht selten sind. Die Zeichen derselben sind Hypertrophie und Dilatation des rechten Ventrikels, diastolisches Geräusch im linken 3. Interkostalraum und in der Regel mit Verschwinden des 2. Pulmonaltons, dann gewisse Zeichen, die auf einen Pulsus celer im Gebiet der Pulmonalarterie hinweisen.

Klinisch findet man Verbreiterung des Herzens nach rechts, starke Pulsation des rechten Ventrikels, auch im Epigastrium — wenn die Erweiterung sehr groß ist, schiebt sich der Ventrikel nach links herüber und bildet auch den Spitzenstoß —, dann das diastolische Geräusch links neben dem Sternum im 3. Interkostalraum, das sich nach links oben, aber auch nach rechts verbreitet. Über der Lunge hört man zuweilen auch an den peripheren Teilen eine, dem Puls synchrone, Verstärkung des Vesikuläratmens, ferner ab und zu den DUROZIERschen Doppelton; bei Registrierung der Pulsationen der Nasenluft erhält man sehr starke Schwankungen. Die meisten dieser Symptome sind aber nur dann sicher zu verwerten, wenn eine Aorteninsuffizienz ausgeschlossen werden kann.

Die Pulmonalstenose ist meist ein angeborenes Leiden. Sie wird nur selten im späteren Leben durch Endokarditis erworben; zuweilen rufen chronische Entzündungen, besonders luischer Natur, im Konusteil eine Stenose hervor, die dieselbe Wirkung hat.

Die Symptome sind Hypertrophie des rechten Ventrikels mit geringer Verbreiterung des Herzens nach rechts und lebhafte Pulsation des rechten Ventrikels, langgezogenes, scharfes systolisches Geräusch im 2. linken Interkostalraum, häufig von fühlbarem Schwirren begleitet, der 2. Ton ist schwach oder nicht hörbar. Bei den kongenitalen

Fällen ist eine stark ausgesprochene Zyanose vorhanden, die durchaus im Vordergrund der Krankheitserscheinungen steht (Blausucht).

Die Diagnose ist bei Berücksichtigung aller Symptome in der Regel leicht zu stellen. Die genauere Beschreibung folgt unter den angeborenen Herzfehlern (S. 162).

Stenose der Lungenarterie und der Aorta. Verengerungen der Lungenarterie kommen zuweilen durch Kompression von Narben und Geschwülsten zustande. Die Zeichen sind ein lautes systolisches Geräusch an der Kompressionsstelle bei erhaltenem lautem 1. Pulmonalton und starker Hypertrophie, später auch Dilatation des rechten Ventrikels. Wenn das Stück der Arterie vor der Verengerung stark erweitert ist, kann man zuweilen das Schwirren auch links vom Sternum fühlen.

Von den Stenosen der Aorta hat die meiste Bedeutung die angeborene Enge in der Gegend des Isthmus Botalli. Dieselbe ist entweder bedingt durch eine diaphragmaartige Verengerung des Lumens oder dadurch, daß auf einer kurzen Strecke das ganze Lumen der Arterie stark eingeengt ist. Der Teil der Aorta vor der Stenose ist dann meist stark erweitert und der Stamm nebst den abgehenden großen Gefäßen, zuweilen auch schon in jugendlichem Alter, stark sklerosiert, während der Teil hinter der Stenose entsprechend verengt und demgemäß die Blutversorgung der unteren Körperteile vermindert ist. Kompensiert wird die Stenose zum größten Teil dadurch, daß die vom erweiterten Teil ausgehenden Aa. mammaria und intercostales stark erweitert sind und die untere Körperhälfte durch Kollateralen mit Blut versorgen, zuweilen in recht bedeutendem Maße. Klinisch kann man nachweisen: ein lautes systolisches Geräusch über der Stenose bei lautem 2. Aortenton, ferner Vergrößerung der Aortendämpfung nach rechts vom Sternum, wo ihre Pulsation auch zuweilen gefühlt werden kann, dann die Differenz zwischen den Pulsen in der Kopf- und Armarterie gegenüber den Gefäßen der unteren Extremität, deren Puls häufig klein ist und verspätet eintritt.

Die Diagnose ist, wenn diese Zeichen ausgesprochen sind, leicht, sonst aber manchmal recht schwer.

Die erworbenen Stenosen der Aorta durch Narben- oder Geschwulstkompression sind selten.

Kombinierte Klappenfehler. Reine Klappenfehler, wodurch nur die Öffnung oder die Schließung allein beeinträchtigt werden, sind selten, meist finden sich Insuffizienz und Stenose gleichzeitig, wobei allerdings im klinischen Bilde die eine häufig so vorherrscht, daß sie praktisch allein in Betracht kommt; immerhin sind Vereinigungen von Stenose und Insuffizienz manchmal besonders an der Mitralis so deutlich ausgesprochen, daß beide klinische Symptome machen.

Auch das gleichzeitige Vorkommen von Klappenfehlern an 2 Ostien ist häufig festzustellen; besonders Mitral- und Aortenfehler treffen leicht zusammen, da die Klappen anatomisch so nahe beieinander liegen, daß die Fortsetzung eines entzündlichen Prozesses von der einen auf die andere möglich ist. Besonders Aorteninsuffizienz, mit Mitralinsuffizienz und -stenose vereinigt, trifft man nicht selten.

Die Diagnose dieser zusammengesetzten Herzfehler ist im Kompen- Diagnose
sationsstadium möglich, wenn sich die Folgezustände aus beiden
Veränderungen nachweisen lassen.

Am häufigsten finden sich Mitralinsuffizienz und -stenose zusammen. Mitralfehler
Man hört dann ein systolisches und ein diastolisches Geräusch, das
wie bei der reinen Stenose wechseln kann, einen klappenden 2. Pulmonalton, eine Erweiterung der Herzdämpfung nach rechts und links —
sowohl der rechte wie auch der linke Ventrikel sind vergrößert und
hypertrophiert —; der Spitzenstoß ist dementsprechend nach unten
und nach links verschoben, er ist meist hebend.

Den Grad der Insuffizienz oder Stenose zu bestimmen ist im Einzelfall
schwierig. Aus den Geräuschen ist es kaum möglich; relativ oft tritt das
diastolische Geräusch trotz starker Stenose vor dem systolischen zurück;
ja die Fälle sind nicht selten, wo es vollkommen ausfällt, selbst bei gut
erhaltener Kompensation. Im übrigen erlaubt das stärkere Vorwiegen der
Dilatation des linken Ventrikels wohl einen ganz ungefähren Schluß auf
das Vorwiegen der Insuffizienz, während man bei Fehlen der Erweiterung des linken Ventrikels und bei gleichzeitiger stärkerer Stauung im
rechten Herzen vorwiegend an eine Stenose zu denken hat. Im Stadium
der Dekompensation werden alle diese Erwägungen noch unsicherer.

Auch bei der Aorteninsuffizienz ist stets ein gewisser Grad von Stenose Aorten-
vorhanden, die sich durch das charakteristische rauhe systolische Geräusch fehler
und besonders durch ihren Einfluß auf die Beschaffenheit des Pulses
und die Frequenz der Herztätigkeit kundgibt, wenn sie ausgesprochen
ist. Das Geräusch der Stenose ist rauh und laut und setzt gleich zu Anfang
der Systole ein, im Gegensatz zu den systolischen Geräuschen, die durch
Rauhigkeiten im Anfangsteil der Aorta entstehen. Die Herzaktion
ist in der Regel etwas langsamer, besonders die Austreibungszeit verlängert, die Pulswelle weniger celer, weniger gespannt, und der Unterschied zwischen systolischem und diastolischem Druck geringer.

Auch Ventilstörungen gleichzeitig an zwei Ostien sind nicht selten, Fehler an
besonders Aorten- und Mitralinsuffizienz kommen kombiniert vor. zwei Ostien
Die Diagnose, daß zwei verschiedene Klappen erkrankt sind, stützt sich
in erster Linie auf eine genaue Beobachtung der über dem Herzen hörbaren
Geräusche; man sucht festzustellen, daß dieselben verschiedene Punkte
der besten Hörbarkeit haben, und daß der Charakter des Geräuschs an
diesen Punkten ein verschiedener ist. Wenn also ein Mitral- und Aortenfehler vorliegen, wird man gewöhnlich ein Intensitätsmaximum der Geräusche an der Spitze, ein anderes über der Aorta oder meist im 3.
rechten Interkostalraum finden. Der Charakter des letzteren ist oft ein
mehr musikalischer, während das bei dem ersteren nicht der Fall ist.
Auch die Beachtung, ob das Geräusch einen Crescendo- oder Diminuendo-
charakter hat, ist von Wichtigkeit. Dazu kommen die sekundären Veränderungen an den übrigen Herzteilen, die sich wohl bis zu einem gewissen Grade modifizieren, die aber doch wohl kaum je, wie man früher
angenommen hat, sich gegenseitig kompensieren. So wird z. B. bei kom-
binierter Mitral- und Aorteninsuffizienz die Blutmenge, welche in

die Aorta kommt, nicht so groß sein wie bei reiner Aorteninsuffizienz; infolgedessen wird der Puls natürlich nicht immer den Charakter des Pulsus celer so rein zeigen.

Trotz des Vorhandenseins zweier Herzfehler kann aber die Kompensation für lange Zeit eine recht gute sein, wenn natürlich auch leichter Störungen eintreten, als wenn nur eine Klappe affiziert ist.

Kombination von Klappenfehlern des linken und rechten Herzens sind selten und praktisch wenig wichtig. Am häufigsten kommt noch vor: Mitralinsuffizienz und -stenose und Trikuspidalinsuffizienz, wobei letztere in der Regel eine relative ist, die sich einstellt, sobald die Kompensation wirklich gestört ist, und mit deren Wiederherstellung wieder schwindet. Für die Diagnose sind dieselben Gesichtspunkte maßgebend, welche wir vorhin dargelegt haben.

Ätiologie   **Die angeborenen Herzfehler** entstehen entweder durch fehlerhafte Entwicklung des Herzens oder durch fötale Endokarditis.

Im ersteren Fall ist der Grund der Mißbildung meist der, daß die Scheidewand, welche sich im gemeinsamen Gefäßtrunkus nach der Herzhöhle zu entwickelt, entweder nicht genau die Mitte einhält und daher eine ungleichmäßige Trennung herbeiführt, oder daß sie nicht genau mit den übrigen sich im Herzen entwickelnden Scheidewänden, dem Septum ventriculorum und der Vorhofsscheidewand zusammentrifft. Daher kann es dann zu Lückenbildung in den Septen kommen. Eine andersartige Entstehung hat natürlich das Offenbleiben des Ductus Botalli.

Pulmonal-   Die am häufigsten vorkommenden Erkrankungen sind die kongenitalen
stenose   Pulmonalstenosen, die sowohl durch Mißbildung wie durch fötale Endokarditis hervorgerufen sein können; nicht selten sind sie mit einem Defekt im Ventrikelseptum kompliziert. Dieser Defekt kann bei der Herstellung der Kompensation in günstigem Sinn mitwirken.

Die Symptome sind: lautes systolisches Geräusch über der Pulmonalis, schwacher 2. Ton, Hypertrophie und geringe Dilatation des rechten Ventrikels; bei stärkerer Stenose kommt es zu Erweiterung des rechten Vorhofs und starker Stauung in dem venösen Kreislauf, die sich besonders durch eine auffallend starke Zyanose bemerklich macht. Man hat diese, durch ihre Intensität kenntliche »Blausucht«, die wir in der Stärke bei den erworbenen Herzfehlern fast nie sehen, nicht bloß durch die Stauung, sondern durch eine Vermischung des arteriellen und venösen Bluts infolge eines in der Regel vorhandenen Septumdefekts erklären wollen. Doch spricht dagegen, daß diese Färbung bei ganz hochgradigen Septumdefekten fehlen und ohne Septumdefekt vorhanden sein kann. Plausibel ist die Erklärung von VIERORDT, wonach wohl eine durch die allmähliche Stauung eingetretene starke Erweiterung der Venen die Ursache ist; diese Erweiterung mag auch den Umstand erklären, daß erst bei hochgradiger Dekompensation die gewohnten Stauungserscheinungen in den inneren Organen eintreten.

Ein anderes bei der Pulmonalstenose sowie bei den übrigen angeborenen Klappenfehlern häufigeres Zeichen ist die trommelschlägelförmige Auftreibung der Finger- und Zehenphalangen.

Die Pulmonalstenose wird trotz der starken Blausucht zuweilen viele Jahre gut ertragen; diejenigen Fälle, welche ins Pubertätsalter gelangen, sterben besonders an Lungenschwindsucht.

Viel seltener sind Defekte an den übrigen Klappen, welche die gewöhnlichen Symptome zeigen.

Offenbleiben des Foramen ovale findet sich häufig ohne jedes Symptom; nur bei gleichzeitigem Vorhandensein anderer Kreislaufstörungen kann es zu einem Überfließen des Bluts aus dem linken in den rechten Vorhof und umgekehrt kommen. Besonders ein Mitralfehler kann eine Strömung des Bluts aus dem linken in den rechten Vorhof bewirken und dadurch Zyanose, Stauung und positiven Puls im Venensystem herbeiführen.

Ein Defekt des Septum ventriculorum läßt sich manchmal durch ein lautes systolisches Geräusch über dem unteren Teil des Sternums und eine Hypertrophie des rechten Ventrikels diagnostizieren.

Transposition der großen Gefäße, so daß die Aorta aus dem rechten, die Pulmonalis aus dem linken Ventrikel entspringen, kommt in der Regel mit anderen Defekten im Herzen zusammen vor und ist meist der Diagnose schwer zugänglich; fast regelmäßig ist die Veränderung derart, daß eine längere Lebensdauer ausgeschlossen ist.

Nicht selten ist dagegen das Offenbleiben des Ductus Botalli; es ist in vielen Fällen der Diagnose zugänglich. Das Blut wird durch denselben aus der Aorta in die Pulmonalis geschleudert, die dadurch eine starke Zunahme ihres Inhalts und Drucks erfährt.

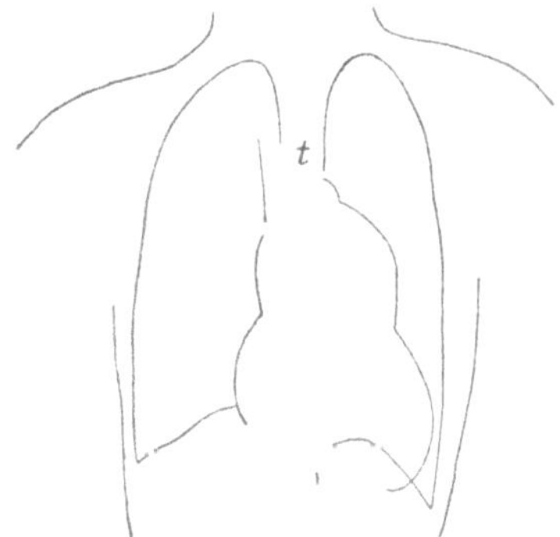

Abb. 67. Orthodiagramm eines Falles, bei dem die Verfasser eine Persistenz des ductus arteriosus Botalli annehmen. (Nach TH. u. FR. GROEDEL.)

Die Symptome sind Hypertrophie des rechten Ventrikels, 1. und 2. stark verstärkter Pulmonalton und ein lautes systolisches Geräusch im 2. Interkostalraum links, das nach der linken Halsseite hin und auch im Rücken gut zu hören ist. Die durch die stärkere Füllung der Pulmonalis hervorgerufene Verbreiterung derselben läßt sich häufig durch eine dem Ventrikel aufsitzende Dämpfung links vom Sternum erweisen, besonders im Röntgenbild (s. Abb. 67).

Nicht immer ist das Geräusch nur systolisch, besondere anatomische Umstände können auch bewirken, daß das Überfließen des Blutes in die Pulmonalis und damit auch die Geräuschbildung mehr diastolisch erfolgt, wie in einem von mir beschriebenen Fall.

Die »Allgemeine angeborene Enge des Aortensystems« ist besonders durch VIRCHOW bekannt geworden, der auf ihren Zusammenhang mit schweren Chlorosen hinwies.

Die Arterien, besonders die Aorta, sind dabei von ungewöhnlicher Enge, Dünnheit und Zartheit. Das Verhalten des Herzens ist verschieden;

manchmal ausgesprochen hypoplastisch, wird es sekundär häufig hyper-trophisch und dilatiert und zwar zuerst das linke, nachher auch das rechte Herz. Mit ihr zusammen sind häufig noch andere Entwicklungs-störungen, sowohl Riesenwuchs wie auch Zwergwuchs, vorhanden.

Die betroffenen Individuen sind meist zart, grazil, blutarm, wenig leistungs-fähig; ausgesprochene klinische Erscheinungen machen sich erst im Puber-tätsalter bemerkbar, wenn an das Herz und Gefäßsystem stärkere Anforde-rungen gestellt werden; dieselben präsentieren sich als Insuffizienzerschei-nungen des Herzens. Der objektive Befund ist verschieden: entweder neben der Enge des Arteriensystems ein kleines hypoplastisches Herz, oder aber ein hypertrophisches mit sekundärer Dilatation; auch früh-zeitige Arteriosklerose und sogar Aortenruptur ist beobachtet worden. Groß ist die Neigung solcher Kranken, an Endokarditis sowie an anderen Infektionskrankheiten zu erkranken.

Häufig findet sich ferner das Zusammenvorkommen mit Blutkrankheiten, am häufigsten mit der Chlorose, seltener mit Hämophilie, perniziöser Anämie und Purpura haemorrhagica.

Die Diagnose ist recht schwierig und meist nur vermutungsweise zu stellen; man wird am ehesten daran denken, wenn bei zarten, blassen, wenig ent-wickelten Individuen plötzlich in der Pubertätszeit Zeichen von Herz-insuffizienz auftreten, ohne irgendwelche erkennbare Ursachen. STOERK hat versucht durch Messung der Breite des Aortaschattens im Röntgenbild die Diagnose zu stellen.

Die Behandlung würde in den Fällen, welche vorzugsweise Insuffizienz-erscheinungen des Herzens bieten, die für diese Erscheinungen bekannte sein; sonst sind passende, auf allgemeine Stärkung und Kräftigung des ganzen Körpers hinzielende Maßnahmen am Platz.

Verlauf.

Nur selten hat man auf Heilung eines Klappenfehlers zu rechnen. Wohl kann eine Endokarditis geringen Grades, die mäßige Klappenstörungen verursacht, so ausheilen, daß auch die Erscheinungen des Ventildefekts schwinden, auch sind vereinzelte Fälle bekannt, in denen z. B. eine Insuffizienz der Aortenklappen durch Erweiterung eines Klappensegels vollkommen aus-geglichen wurde; aber das sind immerhin nur spärliche Ausnahmen.

Kompen-sation
Als Regel hat zu gelten, daß ein Klappendefekt zeitlebens bestehen bleibt. Wenn er trotzdem gut ertragen wird, so beruht das darauf, daß die durch die Blutverschiebung gesetzten sekundären Veränderungen den Herzmuskel befähigen, die Blutzirkulation so aufrecht zu erhalten, daß sie den normalen Anforderungen des Lebens genügt. Man sagt dann: »Der Herzfehler ist im Stadium der Kompensation«.

Der Grad dieser Kompensation kann ein sehr verschiedener sein. Die Regel ist, daß der Träger eines kompensierten Herzfehlers imstande ist, mäßige Anstrengungen, seien sie körperlicher oder anderer Art, ohne Beschwerden zu leisten. Nur wenn dieselben größer und dauernder werden, treten die ersten Zeichen leichter Insuffizienz in Form von Herz-klopfen und Atemnot auf. Seltene Ausnahmen sind es, wenn Herzkranke auch

die schwersten Anstrengungen, anstrengende Märsche, Laufen, Berg-
besteigungen ertragen, wie Gesunde. Häufiger sieht man schon, daß auch im
Stadium der Kompensation nach einer etwas größeren Anstrengung
leicht Dyspnoe und Herzbeschwerden auftreten.

Leider ist die Dauer der Kompensation nicht unbegrenzt; im Gegenteil pflegen nach einer gewissen Zeit, die zwischen einem Jahr und vielen
Jahrzehnten schwanken kann, Störungen der Herztätigkeit aufzutreten,
die man als Dekompensation bezeichnet.

Die Ursachen derselben sind sehr mannigfach: einmal kann mit der Zeit
der Ventildefekt zunehmen und dadurch die Blutverschiebung so verstärken, daß ein Ausgleich schwer möglich ist. So kann besonders eine
Stenose durch stete Retraktion des Bindegewebes immer stärker werden;
das gleiche ist auch bei der Insuffizienz möglich. Am häufigsten ist es
aber das Nachlassen der Kraft des Herzmuskels, besonders des hypertrophischen Teils, das die Störungen bewirkt. Anlaß dazu können alle die
Momente geben, welche wir bei der Insuffizienz des Herzmuskels schon
früher erwähnt haben, also die chronische Myokarditis, die rekurrierende
akute Myokarditis, die funktionelle Schwäche des Herzmuskels durch
Überanstrengung, durch Intoxikationen und Infektionen, ferner die
zahlreichen Komplikationen in anderen Organen, welche die Herzkraft
schädlich beeinflussen, besonders Erkrankungen der Lunge (Bronchitis, Pneumonie, Pleuritis, Lungenzirrose), Veränderungen des Thorax (Kyphose,
Skoliose, Starre), Krankheiten der Gefäße (Arteriosklerose) und der Nieren.
Von besonderer Gefahr für das Herz ist auch die Schwangerschaft. Wohl
sehen wir häufig bei gut kompensierten Herzfehlern, daß auch eine Gravidität
gut ertragen wird; indes wenn die Kompensation weniger gut ist, kann
doch leicht eine ernstere Störung derselben auftreten.

Die Symptome der Kompensationsstörung gleichen im großen und Kompen-
ganzen denen der chronischen Herzinsuffizienz und treten zu Anfang sations-
störung
am Herzen häufig weniger zutage als an den übrigen Körperorganen,
in Form von Knöchelödemen, Leberanschwellung oder Bronchitis,
während später sowohl am Herzen wie auch an den übrigen Organen die
Störungen deutlich sind. Wie dieselben sich im einzelnen gestalten, ist in
früheren Kapiteln beschrieben worden; hier sei nur nochmals hervorgehoben,
daß bei den einzelnen Klappenfehlern sich am ersten und deutlichsten immer
in dem hypertrophischen Herzteil, der die Kompensation herbeiführte,
die Veränderungen anzeigen. Durch seine Schwäche ist er nicht mehr imstande,
seinen Blutinhalt zu entleeren; es findet in ihm also eine Blutstauung statt,
die zu der vorhandenen Hypertrophie eine Dilatation (Stauungsdilatation)
fügt oder eine schon vorhandene Dilatation, die vorher eine kompensatorische war, noch vermehrt. Die dadurch hervorgerufene Ausdehnung dieser Herzteils kann dann zu Insuffizienz an bisher intakten
Klappen führen. So kann durch Stauungsdilatation des rechten Ventrikels
die Trikuspidalis insuffizient werden, was man dann als relative Insuffizienz bezeichnet. Dieselbe ist in einzelnen Fällen dadurch bedingt, daß die
an die Klappe angrenzenden Herzhöhlen derartig erweitert werden, daß die
Klappen tatsächlich nicht mehr imstande sind, das stark vergrößerte

Klappenlumen zu schließen. Meistens wird die Ursache aber in der Schwäche der den Klappenschluß bewirkenden zirkulären Muskelfasern zu suchen sein, weshalb man sie auch als muskuläre Insuffizienzen bezeichnet. Ob der eine oder andere Zustand vorliegt, wird wohl selten sicher zu entscheiden sein.

Verlauf und Dauer des Dekompensationsstadiums können sehr wechselnd sein und hängen in erster Linie davon ab, ob die veranlassenden Momente andauern, sich sogar steigern, oder ob dieselben zu beseitigen sind.

Zu praktischen Zwecken hat es sich eingebürgert, dieselben in Stadien einzuteilen; man spricht deshalb von leichteren, mittelschweren und hochgradigen Dekompensationserscheinungen.

In der Regel dauern die leichteren Störungen eine Anzahl Jahre, in denen die Kranken es meist lernen, sich mit den subjektiven und leichteren objektiven Beschwerden ganz gut abzufinden, um so mehr, als die Behandlung noch Zeiten recht guten subjektiven Befindens herbeiführt. Allmählich wird die Dekompensation stärker und stärker, die Medikation wird unwirksamer, und schließlich tritt entweder durch eine Komplikation oder durch allmählich sich steigernde Herzschwäche der Tod ein. Seltener sind die Fälle, wo gleich anfangs eine schwere Dekompensation einsetzt. Man sieht das zuweilen nach heftiger Überanstrengung oder nach schweren Entbindungen; unaufhaltsam tritt dann ein fortschreitender Nachlaß der Herzkraft ein bis zu den schwersten Kompensationsstörungen.

Starke Dekompensationserscheinungen, die manchmal einer völligen Rückbildung fähig sind, sieht man im Anschluß an akuten Gelenkrheumatismus: sooft eine Exazerbation desselben auftritt, werden auch die Erscheinungen am Herzen verschlimmert, manchmal bis zu hochgradiger Herzschwäche. Mit Nachlaß des Rheumatismus gelingt es dann, auch die Kompensation wiederherzustellen.

Das kann sich bei diesen Erkrankungen mehrfach wiederholen, ehe eine dauernde Schwäche zurückbleibt; das gleiche sieht man zuweilen auch im Gefolge von anderen akuten Erkrankungen, besonders von Bronchopneumonie. Indes kommt es auch bei reinen Klappenfehlern vor.

Plötzlichen Tod bei Herzfehlern sieht man im Stadium guter Kompensation wohl kaum, ab und zu bei geringen Störungen derselben und dann am ehesten, wenn Koronarsklerose zugrunde liegt. Dagegen sah ich bei ausgesprochener Dekompensation dieses Ereignis nicht so selten, meist auch ohne daß die Sektion irgendeine Erklärung gegeben hätte (z. B. durch Embolie). Man muß wohl annehmen, daß die Kraft des Herzmuskels dann einmal plötzlich aus irgendeinem Grunde versagte. Manchmal schien mir daran eine Erregung oder Anstrengung schuld zu sein; zuweilen gewann ich auch den Eindruck, daß doch die Medikation (Adrenalineinspritzung oder Strophantin) einen gewissen Einfluß gehabt hätte. Jedenfalls war auch häufig gar keine Ursache zu finden.

Die Diagnose

des einzelnen Klappenfehlers ist schon früher besprochen. Die Frage, ob derselbe kompensiert ist oder nicht, beantwortet sich durch eine genaue Untersuchung des gesamten Kreislaufs. Dabei ist zu bemerken, daß, wie schon mehrfach hervorgehoben, die ersten Störungen der Herztätigkeit sich am leichtesten am peripheren Kreislauf erkennen lassen.

Besonders sei nochmals betont, daß die genaue Diagnose des einzelnen Herzfehlers im Dekompensationsstadium häufig große Schwierigkeiten macht, ja unmöglich sein kann. Durch die dann einsetzende Frequenz und Unregelmäßigkeit sowie die Schwäche der Herztätigkeit verschwinden manche Geräusche (besonders an der Mitralis) vollkommen und werden durch Töne ersetzt, und auf der anderen Seite treten durch die sog. muskulären Insuffizienzen an ganz gesunden Klappen starke Geräuschbildungen auf. Es ist dadurch, besonders in den extremen Stadien der Herzschwäche, vielfach unmöglich, eine exakte Diagnose des einzelnen Klappenfehlers zu stellen, und man muß sich mit der für Therapie und Prognose auch meist genügenden Feststellung einer Herzinsuffizienz begnügen.

Prognose.

Die Prognose der Herzfehler ist deshalb außerordentlich schwierig, weil die Zahl der sie beeinflussenden Faktoren eine sehr große ist. Im allgemeinen wird der Zustand des Herzmuskels am wichtigsten sein. Wenn man durch die Anamnese erfährt, daß der Kranke trotz seines Klappenfehlers lange Märsche machen kann, ohne zu ermüden, daß er sogar Berge steigt, ohne mehr Herzklopfen und Atemnot zu haben als Gesunde, dann ist die Kompensation und damit die Prognose eine sehr gute; das umgekehrte ist der Fall, wenn schon das Besteigen einer kleinen Anhöhe oder sonst eine geringe Anstrengung Herzklopfen und Atemnot macht. Von Wichtigkeit ist dann ferner die Konstitution, der Ernährungszustand und die Widerstandsfähigkeit, besonders gegen Krankheiten; neigt der Kranke leicht zu Mandel- oder Gelenkentzündungen, zu Pneumonien und Bronchitiden, zu Störungen des Magendarmkanals oder zu Nierenleiden, dann ist die Vorhersage eine weniger gute.

Wichtig sind dann ferner die Lebensstellung, die Gewohnheiten und die Ernährungsweise. Leute, die in der Lage sind, sich zu schonen, besonders körperliche Überanstrengungen zu meiden, sind natürlich besser daran als solche, die ihrem Herzen starke Anstrengungen zumuten müssen.

Noch schwieriger sind die Aufgaben des Arztes, wenn er bei einer Kompensationsstörung die an ihn gerichteten Fragen über die Prognose beantworten soll: wird die Störung überhaupt zurückgehen, wie lange wird sie dauern, ist Gefahr des Rückfalls vorhanden? Die Antwort wird sich einmal nach dem erhobenen Befund richten müssen: ob die Dekompensation eine leichte oder schwere ist, ob dieselbe nur geringe Störungen an den peripheren Organen und am Herzen zur Folge hat, oder ob schon ein stärkerer Grad von Herzschwäche vorliegt, der zu Stauungsdilatation am Herzen, zu Unregelmäßigkeit und erhöhter Frequenz der Herztätigkeit und zu ausgesprochenen Stauungserscheinungen in den übrigen Organen geführt hat. Im ersteren Falle wird man die Prognose relativ günstig stellen können, besonders, wenn die Störung zum erstenmal auftritt, in letzterem Fall ist die Prognose um so ernster, je stärker die Störungen sind; besonders, wenn sich noch Komplikationen hinzugesellt haben wie Bronchopneumonien, Entzündungen der Pleura oder der Nieren. Immerhin pflegt auch eine starke Dekompensation beim ersten Auftreten nur selten den Tod herbeizuführen. Man muß auch die Art des Herzfehlers in Betracht ziehen. Stenosen sind im allgemeinen ungünstiger zu beurteilen als Insuffizienzen. Bei Mitralfehlern kommt eine Dekompensation verhältnismäßig leicht zustande; bei ihnen läßt sich auch die Kompensation verhältnismäßig leicht wiederherstellen. Aortenfehler bleiben oft lange Zeit kompensiert; tritt aber einmal eine Dekompensation ein, so ist sie sehr schwer zu beseitigen. Bei Fehlern des rechten Herzens ist vielfach eine Kompensation gar nicht möglich.

Den besten Anhaltspunkt gibt die Beobachtung, wie unsere Behandlung einwirkt. Wenn schon Ruhe und Eisblase Besserung herbeiführen, kann man auf baldige Wiederherstellung der Kompensation hoffen. Aber auch so lange unsere Herzmittel, besonders die Digitalis, wirksam sind, läßt sich ein Rückgang selbst ganz schwerer Störungen mit Recht erhoffen; die Prognose wird stark getrübt, wenn die Digitalis unwirksam wird.

Auch die Erwägung, ob die einwirkenden Schädlichkeiten zu beseitigen sind, gibt für die Beurteilung wichtige Anhaltspunkte. Wenn Überanstrengung, schlechte Ernährung und sonstige schlechte hygienische Bedingungen an der Dekompensation schuld sind, wird man nach deren Beseitigung auf Besserung hoffen können; ist das aber nicht der Fall, liegen fortschreitende Herzmuskelentartung oder Zunahme des Ventildefekts der Dekompensation zugrunde, dann sind die Zukunftsaussichten sehr getrübt.

Daß das Alter auch eine gewisse Rolle spielt, ist selbstverständlich, insofern die Kompensation in der Jugend leichter und dauerhafter eintritt als im Alter. Die für manche Herzfehler kritischen Altersstufen wurden schon erwähnt (S. 65).

Auffallenderweise werden kombinierte Klappenfehler nicht selten viele Jahre gut ertragen bei vollkommener Kompensation, obschon die Meinung mancher Autoren, daß ein bestehender Herzfehler durch das Hinzutreten eines zweiten Klappendefekts gebessert werden könne, wohl irrig ist.

Therapie.

Die Therapie ist die gleiche wie die der Herzinsuffizienz, welche S. 110 beschrieben ist.

Literatur.

Vgl. außer den früher schon angeführten Lehrbüchern besonders Romberg, Lehrbuch der Herzkrankheiten. 3. Aufl. 1921. Gerhardt, D., Klappenfehler. In Nothnagels Handbuch mit ausführlicherer Literaturangabe.

Allgemeines. Ätiologie und Anatomie.

Fatianoff, Zur Statistik und Ätiologie der Herzklappenfehler. Basel 1910. — Frank, O., Zur Dynamik des Herzmuskels. Z. f. Biol., N. F., 14. — Hasenfeld u. Romberg, Die Reservekraft des hypertrophischen Herzmuskels. Arch. f. exp. Path. u. Pharm. Bd. 39. — Krehl, Beitrag zur Pathologie der Klappenfehler. Arch. f. kl. Med., Bd. 46. — Lewy, B., Die Arbeit des gesunden und kranken Herzens. Zeitschr. f. kl. Med., Bd. 31. — Mohr, Über familiäre Klappenfehler. Med. Kl. 1905, Nr. 23. — Moritz, Allg. Pathologie des Herzens. In Handb. d. allg. Path. von Krehl u. Marchand, 1903. — Romberg, Über die Bedeutung des Herzmuskels. Arch. f. kl. Med., Bd. 53. — Rosenbach, O., Über artefizielle Klappenfehler. Arch. f. exp. Path. u. Pharm., Bd. 9. — Tangl, Hypertrophie des Herzens. Virch. Archiv, Bd. 116.

Symptome.

Mitralinsuffizienz: Lüthje, Zur Frage der systolischen Geräusche. Med. Kl. 1906. — Mackenzie, Lehrbuch der Herzkrankheiten. — Naunyn, Systolisches Geräusch am Pulmonalostium bei Mitralinsuffizienz. Berl. kl. W. 1868. — Sahli, Untersuchungsmethoden. 6. Aufl.

Mitralstenose: Alsleben, Magnus, Mechanik der Mitralklappe. Arch. f. exp. Path. u. Pharm., Bd. 57. — Ders., Versuche über relative Herzinsuffizienz. Ebenda. — Brookbank, The murmurs of mitral disease, 1899. — Dunker, Das Verhalten des l. Ventrikels bei Mitralfehlern. Arch. f. kl. Med., Bd. 99. — Gerhardt, D., Über Kompensation von Mitralfehlern. Arch. f. exp. Path. u. Pharm., Bd. 45. — Hampeln, Zur Frage der Mitralstenose. D. med. W. 1908, Nr. 20. — Ders., Über die reine Mitralstenose. Arch. f. kl. Med., Bd. 105. — Hirschfelder, The volume curve of the ventricle in exp. mitr. stenosis. John Hopkins Hosp. Bull. 1908. — Lenhartz, Das Verhalten der l. Herzkammer bei Mitralstenose. Münch. med. W. 1890. — v. Noorden, Beziehung zwischen Pulsbildern und Herzklappenfehler. Charitée-Ann. 1890. — Ortner, Zur Klinik der Stenose des Mitralostiums. Med. Kl. 1908.

Aorteninsuffizienz: Bard, C., Les insuffisances aortiques sans souffle. Sem. med. 1909. — Mac Callum, The changes of the circulation in aortic insuff. John Hopkins Bull. 1911. — Friedreich, Zur Lehre von Doppelton und Doppelgeräuschen der Arterien. Arch. f. kl. Med., Bd. 20. — Ders., Über Doppelton an den Kruralarterien, Ebenda, 21. — Gerhardt, C., Pulsierender Milztumor. Zeitschr. f. kl. Med., Bd. 4. — Goldscheider, Dikrotie bei Aorteninsuffizienz. Zeitschr. f. kl. Med., Bd. 59 u. 65. — Hochhaus, Zur pathologischen Bedeutung der ausk. Wahrnehmungen an der Kruralarterie. Virch. Archiv, Bd. 111. — Lewy, B., Mechanismus der Aorteninsuffizienz. Zeitschr. f. klin. Med. Bd. 22. — Müller, Fr., Zur Pathologie des weichen Gaumens. Charité-Ann. XIV. — Quincke, Pulsationen an Kapillaren und Venen. Berl. kl. W. 1870 u. 1890. — Rosenbach, O., Über artefizielle Klappeninsuffizienz. Arch. f. exp. Path. u. Pharm., Bd. 9. — Schwalbe, J., Zur Klinik der Aorteninsuffizienz. Arch. f. kl. Med·, Bd. 44 u. 45. — Steinitz, E., Traumatische Zerreißung der Aortenklappen. Arch. f. kl. Med., Bd. 99. — Thayer, Observation on the frequency and diagnosis of the Flint murmur in aortic insuff. Transaction of the Amer. Physicians 1901. — Zahn, Anatomische Zeichen der Herzklappeninsuffizienz. Kongr. f. i. Med. 1895. — Zollinger, Zur exp. Pathologie und Therapie der akuten Aorteninsuffizienz. Arch. f. exp. Path. u. Pharm. Bd. 61.

Aortenstenose: Gallaradin, Rétrécissement aortique non rheumatismal. Lyon. méd. 1909. — Leyden, Fall von Stenose des Ost. aort. Virch. Archiv, Bd. 29. — Matterstock, Die auskult. Erscheinungen der Aorta usw. D. Arch. f. kl. Med., Bd. 97. — v. Noorden, Aortenstenosengeräusch. Charité-Ann., Bd. 15.

Insuffizienz und Stenose der Pulmonalis und Tricuspidalis.

Gerhardt, C., Pulmonalklappeninsuffizienz. Charité-Ann., Bd. 17. 11. Kongr. f. i. Med. — Grawitz, E., Kasuistik seltener Herzfehler. Zeitschr. f. kl. Med., Bd. 23. — Hering, H. E., Kann man klinisch die Trikuspidalinsuffizienz diagnostizieren? Med. Klinik 1909, Bd. 30. — Rinsema, Akquirierte Stenose des Ost. pulmonale. Arch. f. kl. Med., Bd. 84. — Stadler, Massenverhältnisse des Kaninchenherzens bei experimentell erzeugter Trikuspidalinsuffizienz. Arch. f. kl. Med, Bd. 83. — Tabora, V., Trikuspidalinsuffizienz und ihre Symptome. D. med. W. 1908. — Volhard, Über Leberpulse und die Kompensation der Herzklappenfehler. Berl. kl. W. 1904, No. 20.

Stenose der Lungenarterie und der Aorta.

Borié, De rétrécissement congénit. de l'aort. desc. Revue de méd. 1886. — Krigh, Drei neue Fälle von Stenose der Aorta und der Gegend der Insertion des Ductus Botalli. Prag. Vierteljahrsschrift 1878. — Schichhold, Die Verengerung der Aorta in der Gegend des Ductus Botalli und ihre Folgeerscheinungen. Münch. med. W. 1897.

Angeborene Herzkrankheiten.

Lehrbuch der Kinderkrankheiten von HENOCH, GERHARDT; Die angeborenen Herzfehler von VIERORDT in NOTHNAGELS Path. u. Therapie. — BÄUMLER, Latente Veränderungen innerer Organe bei scheinbar völlig Gesunden. Münch. med. W. 1910, Nr. 31. — DE LA CAMP, Kongenitale Herzleiden. Deutsche Klinik, Bd. 4. — FRÄNKEL, O., Über angeborene Enge des Aortensystems. D. med. W. 1883. — GROEDEL, D. Arch. f. kl. Med., Bd. 103. — KREHL, Ein Fall von Stenose der Lungenarterie mit Defekt der Ventrikelscheidewand. D. Arch. f. kl. Med., Bd. 44. — RIEGEL, Über regelwidrige Enge des Aortensystems. Berl. kl. W. 1872. — STARKE, Über angeborene Enge des Aortensystems. D. Arch. f. kl. Med. 1901. — STOERK, E., Zur klinischen Diagnose der hypoplastischen Aorta. Med. Klinik 1912. — VIRCHOW, Über Chlorose und damit zusammenhängende Anomalien im Gefäßapparat, 1872. — VIERORDT, H., Über Zyanose. Verh. d. Kongr. f. i. Med. 1900.

Verlauf — Diagnose und Prognose.

DEHIO, Myofibrosis cordis. Arch. f. kl. Med., Bd. 62. — FELLNER, O., Die Beziehungen innerer Krankheiten zu Schwangerschaft, Geburt, Wochenbett, 1903. — KISCH, Mors subita bei Herzkranken. Münch. med. W. 1908. — Kraus, F., Die Ermüdung als Maß der Konstitution. Bibl. medica. — LEYDEN, Prognose der Herzkrankheiten. D. med. W. 1889. — Ders., Komplikation der Schwangerschaft mit chronischen Herzkrankheiten. Zeitschr. f. kl. Med., Bd. 23. — SCHOTT, AUG., Zur allg. Pathologie der Herzkrankheiten. Zeitschr. f. kl. Med., Bd. 12. — SENATOR, Ein Fall von geheilter Aorteninsuffizienz. Th. d. G. 1901. — SIEBECK, Die funktionelle Bedeutung der Atemmechanik und die Lungenventilation bei kardialer Dyspnoe. Arch. f. kl. Med., Bd. 107.

III. Akute Myokarditis.

Ätiologie und pathologische Anatomie.

Ursache Die Ursache der akuten Myokarditis bilden fast ausschließlich die akuten Infektionskrankheiten, allen voran die Diphtherie; in weitem Abstand folgen die Polyarthritis acuta, der Typhus abdominalis, die Pneumonie, der Scharlach, die Angina, die Grippe und die Gonorrhöe. Wir kennen kaum eine, die nicht gelegentlich eine akute Myokarditis zur Folge hat; auch die septischen Erkrankungen sind nicht selten von Myokarditis gefolgt. Primäre Entzündung des Myokards, deren Ursache uns noch unbekannt ist, kommt vor, ist aber selten. Auch schwere Alkaloidvergiftungen können von Myokarditis gefolgt sein. Als direkte Veranlassung der Muskelveränderungen haben wir nur in den seltensten Fällen die Bakterien selbst, viel häufiger ihre Toxine und Endotoxine anzusehen.

Zeit des Eintritts Der zeitliche Eintritt der Herzerkrankung ist verschieden. Nicht selten stellen sich gleich zu Beginn der ursächlichen Erkrankung auch schwere Kreislaufsstörungen ein; sie beruhen in einem Teil der Fälle vorwiegend auf Vasomotorenlähmung. Bei sehr schweren Infektionen sind sie aber das erste Zeichen einer schweren Herzerkrankung. Bei der Schwere der übrigen Symptome brauchen diese ersten Zeichen der Organvergiftung nicht besonders hervorzustechen. In der Regel sehen wir ausgesprochene Herzstörungen erst zu Ende der ersten oder Anfang der zweiten Krankheitswoche oder in der Rekonvaleszenz.

Anatomische Befunde Die anatomischen Befunde sind verschieden. Bei den in den frühen Stadien auftretenden Herzerkrankungen finden sich die bemerkenswerten Befunde an den Muskelfasern: trübe Schwellung, Verfettung, Hyalinisierung und Zerklüftung mit Veränderungen in Form und Färbbarkeit der Kerne, entweder an einzelnen Stellen umschrieben oder diffus im ganzen Muskelgewebe. Bei den späteren Stadien zeigen sich vorwiegend interstitielle Infiltrationen, in der Regel mit, hier und da aber auch ohne die eben erwähnten Faserveränderungen. Entzündliche Veränderungen an den Gefäßen und Nerven des Herzens sind von einzelnen beobachtet worden, von anderen werden sie bestritten.

Für die Myokarditis bei akutem Gelenkrheumatismus haben ASCHOFF und seine Schüler gezeigt, daß sich häufig in den Herzmuskel- interstitien eigentümliche »rheumatische Knötchen« finden, deren Bau in manchen Punkten dem des Tuberkels ähnlich ist, sich aber doch prinzipiell davon unterscheidet. *(Rheumatische Myokarditis)*

Häufig scheinen klinischer und pathologisch anatomischer Befund nicht in Einklang zu stehen. Auch bei sicherem Herztod ist der letztere manchmal gering oder fehlt vollkommen, so daß er nicht als genügende Ursache gelten kann. Diese Tatsache wird verschieden erklärt: in einem Teil der Fälle — besonders in den Frühstadien der Infektionskrankheiten — ist die Kreislaufschwäche durch Lähmung der Vasomotorenzentren mit ihren Folgen bedingt. Experimente von ROMBERG und seinen Schülern und die klinischen Erfahrungen sprechen dafür. In einem anderen Teil der Fälle haben die giftigen Bakterienprodukte noch nicht zu sichtbaren, sondern nur zu funktionellen Veränderungen der Muskelfasern geführt. Die gleiche Annahme muß man auch da machen, wo die Ausdehnung der gefundenen Veränderungen eine sehr geringe ist, wenn man nicht etwa nachweisen kann, daß besonders wichtige Teile des Herzmuskels be-troffen sind; neuere Untersuchungen (MÖNCKEBERG) lassen darauf schließen, daß das Reizleitungssystem in manchen Fällen besonders stark befallen ist. *(Fehlen anatomischer Befunde)*

Symptome und Verlauf.

Bei der Diphtherie kennen wir die akute Myokarditis klinisch und anato- misch am besten, weil bei der Häufigkeit dieser Erkrankung die Gelegenheit zur Beobachtung vielfach gegeben ist. Die bei schweren Fällen schon im Beginn auftretenden Zustände von Kreislaufschwäche beruhen zweifellos auf Giftwirkung, die teils an den Vasomotorenzentren teils am Herzen selbst angreift. Die Störungen gehen häufig in die Erscheinungen der echten Myo- karditis über, die schon am Ende der ersten Krankheitswoche auftreten können. In den meisten Fällen zeigt sich die Myokarditis erst in der dritten Krankheitswoche oder später in der Rekonvaleszenz. *(Diphtherie)*

Der klinische Verlauf ist sehr verschieden. Vielfach deutet weder das Aussehen noch das subjektive Befinden auf eine Komplikation hin, sondern nur bei genauer Untersuchung findet man den Puls auffallend frequent, leicht arhythmisch, häufig eine Verbreiterung der Herzdämpfung, mitunter ein systolisches, muskuläres Mitralgeräusch; die Erscheinungen verlieren sich allmählich vollkommen und würden bei weniger sorgfältiger Be-obachtung sicher übersehen worden sein. *(Leichte Form)*

Meist kündet sich indes die Myokarditis durch ein auffallend blasses Aussehen, durch allgemeine Schlaffheit und Müdigkeit, zuweilen auch durch *(Schwere Form)* heftiges Erbrechen an; die Kinder selbst klagen manchmal über Atemnot und Beklemmung in der Herzgegend. Der Puls ist dann frequent und arhythmisch, zuweilen — und das sind dann die schwereren Fälle — verlangsamt; die Herzdämpfung ist vergrößert, besonders nach links, manchmal ganz erheblich, wie das DIETLEN orthodiagraphisch nachgewiesen hat; an der Leber, besonders aber auch an Nieren und Lungen machen sich bald Stauungserscheinungen bemerkbar.

Der weitere Verlauf ist verschieden; plötzlicher Tod schon bald nach dem Auftreten der ersten Symptome ist nicht so ganz selten, obschon ich mit ROMBERG der Meinung bin, daß man bei genauer Beobachtung in den meisten Fällen doch längere Zeit vorher schon die Anzeichen der Herzschwäche bemerken und therapeutisch beeinflussen kann.

Langsamer Verlauf In der Regel zieht sich die Erkrankung unter Exazerbationen und Remissionen wochenlang hin. Die meisten Erkrankten genesen nach einer sehr langen Rekonvaleszenz, die durchweg durch die fast stets vorhandenen Komplikationen von Nephritis oder Bronchopneumonien oder Lähmungen noch erschwert wird. Aber auch wenn die Erkrankung anscheinend vollkommen überwunden ist, bleiben manchmal noch lange Jahre Dilatation und Schwächezustände der Herzens zurück, die später wie SCHMALTZ u. A. nachgewiesen haben, bei nicht vorsichtigem Verhalten zum Ausgangspunkt einer chronischen Myokarditis werden können.

Der anatomische Befund, dessen Beschreibung wir vorzugsweise den Arbeiten von ROMBERG verdanken, entspricht der früheren Schilderung; doch sieht man gerade hier nicht so selten, daß bei schwersten Herzerscheinungen sich nur minimale Muskelveränderungen finden. In solchen Fällen ist besonders von MÖNCKEBERG auf die starke Beteiligung des Reizleitungsystems hingewiesen worden. Auch klinische Untersuchungen von FAHR schienen diese Annahme zu stützen, da derselbe durch die Aufnahme der elektrokardiographischen Kurven nachwies, daß häufig Reizleitungsstörungen vorhanden waren. Nachuntersuchungen von ROHMER, die sich auf ein großes Material stützen, haben aber ergeben, daß derartige Störungen des Reizleitungsystems sich nur in einem kleinen Teil der schweren Fälle nachweisen ließen und für die Myocarditis diphtherica jedenfalls nicht charakteristisch sind.

Sicher müssen wir gerade hier bei der Erklärung der Kreislaufschwäche häufiger auf die Intoxikation und auf die Lähmung der Vasomotoren zurückgreifen. Klinisch sind diese letzteren Fälle durch eine ganz auffallende Blässe ausgezeichnet, ferner durch die trotz hochgradigster Kreislaufschwäche auffallend geringen Stauungserscheinungen, Dyspnoe, Zyanose usw., Besonderheiten, die sich nach ROMBERG dadurch erklären, daß eben die größte Blutmenge in den Gefäßen der Bauchorgane (Splanchnikusgebiet) aufgehäuft ist.

Bei den übrigen Infektionskrankheiten ist die akute Myokarditis seltener und vor allem sind die autoptischen Untersuchungen, vielleicht mit Ausnahme des Typhus abdominalis und des akuten Gelenkrheumatismus, doch sehr wenig zahlreich; trotzdem können wir annehmen, daß diese anatomischen Veränderungen sich nicht prinzipiell von denen bei der Diphtherie unterscheiden werden. Immerhin ist die Auffassung der zuweilen markant hervortretenden Herzschwäche als durch Myokarditis verursacht noch lange nicht so sicher wie bei der Diphtherie.

Beim akuten Gelenkrheumatismus tritt die Myokarditis häufig in Verbindung mit Endo- oder Perikarditis auf, die Symptome der beiden letztgenannten Krankheiten stehen dann in der Regel im Vordergrund und lassen die Erscheinungen von seiten des Myokards mehr zurücktreten. In einer geringen Zahl von Fällen, etwa 10—20%, bildet die akute Myokarditis indes die Hauptkomplikation. Polyarthritis

Dieselbe tritt schon am Ende der ersten Woche auf und macht sich den Kranken bemerkbar durch Beklemmung auf der Brust, Herzklopfen, Atemnot und nicht selten Schmerzen unter dem Sternum, die zuweilen sogar die Heftigkeit der stenokardischen erreichen können. Objektiv findet sich der Puls auffallend frequent, leicht irregulär, der Spitzenstoß ist schwächer geworden und die Herzdämpfung meist deutlich verbreitert. Man hört die Töne entweder rein und leise oder aber auch häufig systolische Geräusche an den Ostien, besonders stark an der Mitralis. Die Differentialdiagnose gegen Endokarditis ist dann nicht leicht; diese Geräusche, welche offenbar durch eine muskuläre Insuffizienz hervorgerufen werden, unterscheiden sich durch nichts von den Geräuschen bei wirklicher Endokarditis; da auch der 2. Pulmonalton dabei häufig verstärkt und eine Verbreiterung des Herzens nach rechts ebenfalls vorhanden ist, kann die Diagnose sehr schwierig werden. Nur die Beachtung der übrigen Krankheitserscheinungen, besonders des Fiebers, vermag hier bei längerer Beobachtung den Ausschlag zu geben.

Der Verlauf ist ein protrahierter, bei stärkerer Entzündung des Herzmuskels treten auch die sekundären Erscheinungen der Herzschwäche an den übrigen Organen hervor: Schwellung der Leber, Stauungsniere, Bronchialkatarrh, leichte Ödeme, doch ist der Ausgang in Heilung die Regel; eine gewisse Herzschwäche bleibt doch manchmal lange Zeit zurück und kann unter Umständen auch Veranlassung zu chronischer Herzentzündung werden.

Während des langen Verlaufs eines Typhus abdominalis werden Erscheinungen, die auf Myokarditis zu beziehen sind, nicht ganz selten beobachtet, meistens erst im späteren Verlauf, etwa in der dritten oder vierten Woche, oder nach Ablauf des Fiebers in der Rekonvaleszenz. Auch hier sind es zuerst die subjektiven Erscheinungen des Herzklopfens und des Oppressionsgefühls, welche auf diese Komplikation aufmerksam machen. Der Puls findet sich dann sehr frequent, klein und zuweilen irregulär, die Herzdämpfung meist verbreitert und die Töne leise. Die Herzschwäche pflegt in der Regel keine höheren Grade anzunehmen und bei verständigem Verhalten sich nach Wochen zurückzubilden. Die Fälle, welche ich selbst beobachtet habe, traten in der Rekonvaleszenz auf, meist nachdem die Kranken die ersten Gehversuche gemacht und dieselben auf eigene Faust zu weit ausgedehnt hatten; sie bekamen dann Herzklopfen, einige wurden ohnmächtig und mußten ins Bett zurückgebracht werden. Die Untersuchung ergab bei diesen Kranken, die sich im Bett anscheinend ganz wohl gefühlt hatten, daß zweifellos eine Myokarditis vorhanden war. Man tut deshalb gut, jeden Typhuskranken, den man aufstehen läßt, vorher genau auf seine Herz- Abdominaltyphus tätigkeit zu untersuchen, da die plötzlichen Todesfälle, welche man bei solchen Kranken beim ersten Aufstehen zuweilen sieht, sicher zum Teil auf die Existenz einer bis dahin nicht beachteten Myokarditis zurückzuführen sind.

Pneumonie Bei der Lungenentzündung treten Erscheinungen von Herzschwäche, die man auf Myokarditis beziehen kann, in der Regel erst kurz vor der Krise, oder nach derselben auf. Der Puls wird kleiner, außerordentlich frequent und irregulär, die Herzdämpfung ist verbreitert, die Töne werden leise, nehmen häufig den sogenannten Pendelrhythmus an. Subjektive Erscheinungen habe ich hierbei selten beobachtet, manche Kranke klagen wohl über Herzklopfen und Oppressionsgefühl, auch Stiche in der Herzgegend, aber diese sind dann schwer von den Erscheinungen des ursprünglichen Leidens zu unterscheiden.

Ganz besonders gefürchtet ist die Herzschwäche, welche sich manchmal ziemlich plötzlich nach der Krise einstellt; der Kranke fühlt sich vorher noch ganz wohl, man glaubt ihn, weil die Temperatur normal geworden ist, außer Gefahr, bis er anfängt über Stiche in der Herzgegend zu klagen sowie über Beklemmung und erneute Atemnot. Er wird blaß, manchmal zyanotisch, die Herzaktion ist außerordentlich frequent, häufig irregulär, die Herzdämpfung ist verbreitert und der Puls sehr klein und beschleunigt, zuweilen erliegt der Kranke dieser Herzschwäche recht bald; in anderen Fällen zieht sich dieselbe eine Zeitlang hin und geht dann langsam in Besserung über.

Ob alle diese Fälle von Herzschwäche auf Myokarditis zu beziehen sind, ist gerade bei der Pneumonie zweifelhaft; sicher spielt manchmal die Intoxikation und die Vasomotorenlähmung die Hauptrolle, wenigstens muß ich das annehmen nach vereinzelten Untersuchungen, die ich selbst angestellt habe, wo ich am Herzen nur unbedeutende Veränderungen fand.

Scharlach Im Verlauf des Scharlach wird die akute Myokarditis erst in den späteren Stadien, meist in der Rekonvaleszenz beobachtet. Die Erscheinungen sind dieselben, die wir auch von den anderen Infektionskrankheiten her kennen, nur will mir nach meinen eigenen Beobachtungen scheinen, daß die Vergrößerung des Herzens gerade bei dieser Erkrankung sehr früh und stark zutage trat. Auch glaube ich in Übereinstimmung mit anderen Autoren, daß die Häufigkeit derselben vielleicht größer ist, als man bisher angenommen hat, weil sich gerade nach Ablauf der ganzen Scharlacherkrankung häufig noch Erscheinungen am Puls und am Herzen selber einstellen, die nur als Symptome einer Myokarditis verständlich sind.

Die anatomischen Veränderungen sind wohl die gleichen, wie bei der Diphtherie, doch ist verschiedentlich darauf hingewiesen worden (HELLER) — und ich selber kann das bestätigen — daß sich beim Scharlach manchmal die Zellinfiltration nicht herdweise findet, sondern diffus im ganzen Muskel.

Bei Gonorrhöe ist die Myokarditis sehr selten beobachtet worden, bei Masern sind die bisherigen Befunde auch noch unsicher.

Influenza Ob die nach Influenza auftretenden Erscheinungen von Herzinsuffizienz auf eine Myokarditis zurückzuführen sind, ist noch fraglich. Nach dem klinischen Bilde wäre man berechtigt in einem Teil der Fälle daran zu denken, aber beweisende autoptische Befunde liegen bis jetzt noch nicht vor. Dagegen spielen bei diesen Formen der Kreislaufsschwäche Vasomotorenlähmungen sicher eine große Rolle.

Daß bei vielen septischen Erkrankungen neben anderen Organen auch das Herz durch Embolien in die Kranzarterien beteiligt wird, ist von vornherein wahrscheinlich, und tatsächlich beobachtet man häufig bei der Autopsie zahlreiche umschriebene Infiltrationen, die zum Teil zu makroskopisch wahrnehmbaren kleinen Abszessen führen. Sicher tragen dieselben zur Schwächung der Herzkraft bei, aber eine präzise Diagnose läßt sich im Einzelfall wohl kaum mit Sicherheit machen. Daß nach Heilung mancher septischen Erkrankung sich später manchmal die Zeichen gestörter Herztätigkeit, Schwäche und Unregelmäßigkeit des Pulses, Arhythmien, nachweisen lassen, läßt, wie ROMBERG mit Recht bemerkt, darauf schließen, daß man es hier doch mit den Resten einer akuten Myokarditis zu tun hat; mit Sicherheit läßt sich das natürlich bei dem Mangel autoptischer Beweise nicht sagen. *Septische Erkrankungen*

Als primäre Erkrankung ist die akute Myokarditis nur vereinzelt beobachtet worden (FIEDLER, SCHMALTZ, ROMBERG). Dieselbe beginnt mit Allgemeinsymptomen, Fieber, Abgeschlagenheit, Schmerzen in allen Gliedern, danach treten bald die Zeichen einer auffallenden Herzschwäche auf, der Puls wird sehr klein, frequent und arhythmisch, die Herzdämpfung ist verbreitert, und zuweilen hört man statt der Töne auch Geräusche, im weiteren Verlauf treten neben den Erscheinungen der Infektionskrankheit Milzschwellung, Albuminurie auf, die Herzschwäche macht sich immer stärker bemerkbar, und der tödliche Ausgang ist die Regel; nur vereinzelt ist auch Heilung beobachtet worden. Anatomisch findet sich eine starke interstitielle Myokarditis mit hochgradigen Muskelveränderungen; die Erreger der Erkrankung ließen sich nicht feststellen. Man wird KREHL in der Annahme beistimmen, daß es sich hier um eine Infektion unbekannten Ursprungs, vielleicht vom Rachen ausgehend, handeln muß. Offenbar handelte es sich in den Fällen zum Teil um septische Erkrankungen, deren Eingangspforte sich nicht sicher eruieren ließ, vielleicht war doch in einem Teil der Fälle Angina anzuschuldigen, während bei anderen, wie KREHL hervorhebt wohl eine rheumatische Infektion die Hauptursache war. *Primäre Erkrankung*

Über die

Diagnose

ist bei der Besprechung der Symptome das Notwendige gesagt worden.

Prognose.

Bei der in den akuten Stadien einer Infektionskrankheit sich einstellenden Kreislaufsschwäche hängt der Ausgang mit dem Verlauf der Grundkrankheit eng zusammen, sie ist in der Hauptsache für die Prognose entscheidend.

Von den später auftretenden Formen der Myokarditis ist die diphtherische als recht gefährlich und heimtückisch bekannt, da sie häufig akut auftritt und unerwartet mit dem Tode endet. Bei den protrahierten Formen ist der tödliche Ausgang viel seltener, sie bedürfen aber einer sehr lang dauernden Rekonvaleszenz.

Bei der Myokarditis nach Gelenkrheumatismus, Typhus, Pneumonie und Scarlatina wird die Vorhersage in der Regel günstig sein, obschon auch nach Pneumonie und Abdominaltyphus in seltenen Fällen plötzlicher Herztod eintritt. Der Ausgang der septischen Myokarditis ist wie der der Grundkrankheit in der Regel ein tödlicher, ebenso ist die primäre Myokarditis, die am häufigsten wohl in die Rubrik der letzteren gehört, von übler Prognose.

Allen diesen Erkrankungen ist gemein, daß, wenn sie auch anscheinend heilen, doch noch Reste von Herzschwäche zurückbleiben können, die dann später gelegentlich zu einer chronischen Myokarditis überleiten; am häufigsten scheint das bei der Diphtherie der Fall zu sein.

Therapie.

Früh-
stadium
    Die Behandlung der Herzschwäche im Infektionsstadium fällt zusammen mit der der Grundkrankheit, immerhin wird man von den sogenannten Herzexitantien, Kampher und besonders Coffein. natr. benz., die auch als Vasomotorenmittel wirksam sind, reichlich Gebrauch machen, und zwar meist in Form der subkutanen Injektionen, also von Kampheröl zweistündlich 1 ccm, ebenso eine Lösung von Coffein. natr. benz. 1/10,0, davon 2—3stündlich eine Spritze. Bei sehr frequenter Herztätigkeit scheinen mir auch die intravenösen Injektionen von Digalen und Strophanthin manchmal von guter Wirkung zu sein. Bei Vasomotorenlähmung ist die subkutane Injektion von Suprarenin 1/1000 mehrmals eine Spritze, oder intravenöse Einspritzung stark vedünnter Suprareninkochsalzlösung (s. o. S. 121) angezeigt.

Spätformen
    Bei den später auftretenden Formen der Myokarditis spielt die Prophylaxe eine große Rolle, besonders die energische Verhütung einer zu frühen Inanspruchnahme des Herzens und größte Schonung. Nach jeder Infektionskrankheit, der erfahrungsgemäß Herzstörungen folgen können, wird man den Kranken genügend lange im Bett halten und erst nach sorgfältigster Prüfung des Herzens das Aufstehen erlauben. Bei den geringsten Störungen aber wird man die Bettruhe länger ausdehnen und bei ausgesprochener Myokarditis auch die Bewegungen im Bett möglichst einschränken, man wird darauf dringen, daß der Kranke sich nicht aufrichtet, und vor allem, daß er Stuhl und Urin auch liegend im Bett entleert. Erst wenn der Puls wieder vollkommen regelmäßig und kräftiger geworden ist, läßt man zuerst leichte gymnastische Übungen im Bett in liegender Stellung machen, wenn diese gut vertragen werden, mag der Kranke sich zuweilen einmal aufrichten und nach und nach im Stuhl aufsitzen und aufstehen, alles das unter sorgfältigster Kontrolle des Herzens. Monate können vergehen, ehe der Kranke wieder imstande sein wird, herumzugehen und das Haus zu verlassen.

Medikamentöse Mittel, um derartige Herzstörungen zu verhüten, haben wir nicht, wohl scheint es mir, daß das Diphtherieserum, in großen Dosen gleich zu Anfang gegeben, insofern günstig wirkt, als ich danach seltener Herzschwäche auftreten sah; von anderen wird dieser Einfluß aber geleugnet. Im übrigen wird man bei den protrahierten Formen der Myokarditis neben einer entsprechenden Diät und Allgemeinbehandlung die Herzmittel anwenden, welche wir auch sonst bei Herzschwäche anzuwenden pflegen, wenn auch ihre Wirkung dabei nicht eklatant erscheint. Immerhin glaube ich hier von der längeren Anwendung des Kampher, Koffein und Digitalis in geeigneten Dosen manchmal unzweifelhaften Nutzen gesehen zu haben. Man wird von der subkutanen Anwendung absehen können und Kampher und Koffein als Schüttelmixtur bzw. Lösung geben oder in Pulverform zweckmäßig auch in Kombination mit Digitalis, z. B.

> Camphor. trit.
> Acid. benzoic. $\overline{aa}$ 1,0
> m. f. p. D. tal. dos. 10
> S. 3 × tägl. 1 Pulver

oder 3 × 0,2 Coffein. natr. benzoic. oder Fol. digital. titr. 0,05 1—3 × täglich.

Bei der **septischen Myokarditis** sowie bei der **primären** habe ich mehrfach das **Streptokokkenserum** angewandt, aber nur **einmal** davon einen **Erfolg** gesehen.

Zur Unterstützung und Kräftigung des geschwächten Herzens empfehlen sich außer leichten gymnastischen Übungen und vorsichtiger Massage besonders noch die Kohlensäurebäder; dieselben müssen aber zu Anfang in geringer Stärke und nur kurze Zeit, etwa 5—7 Minuten, gegeben werden und auch nur dann, wenn das Herz wieder eine gewisse Widerstandsfähigkeit erlangt hat.

Literatur.

Aschoff, Zur Myokarditisfrage. Verh. d .Path. Gesellsch. 1904, H. 2. — Dietlen, Über Herzdilatation bei Diphtherie. Münch. med. W. 1905, Nr. 15. — Fiedler, Über akute interstitielle Myokarditis. Festschr. z. 50j. Bestehen d. Stadtk. Dresden. — Foerster, Über Myokarditis und Gefäßerkrankungen im Kindesalter. D. Arch. f. kl. Med., Bd. 85. — Geigel, Über rheumatische Myokarditis. D. Arch. f. kl. Med., Bd. 85. — Hallwachs Myokarditis bei Diphtherie. D. Arch. f. kl. Med., Bd. 64. — Hayem, Etudes sur les myosites sympt. Arch. de phys. norm. et path. III. — Henschen, Akute Herzdilatation infolge von akuten Infektionskrankheiten. Mitt. a. d. Klinik v. Upsala 1899. — Hochhaus, Diphtherische Lähmungen. Virch. Archiv, Bd. 124. — Krehl, Handb. von Nothnagel; Beobachtungen über Influenza. D. med. W. 1890. — Leyden, Über die Herzaffektionen bei Diphtherie. Zeitschr. f. kl. Med., Bd. 4. — Ortner, Verhalten der Kreislauforgane bei den akuten Infektionskrankheiten. Wien u. Leipzig 1905. — Pässler u. Romberg, Herz und Vasomotoren bei Infektionskrankheiten. Kongr. f. i. Med. 1896. — Ribbert, Myokarderkrankungen bei Diphtherie. Grenzgebiete, Bd. 5. — Rolly, Wirkung des Diphtheriegiftes aufs Herz. Arch. f. exp. Path. u. Pharm., Bd. 42. — Romberg, Erkrankungen des Herzmuskels bei Typh. abd., Scharlach und Diphtherie. D. Arch. f. kl. Med., Bd. 48 u. 49. — Ders., Welchen Anteil haben Herz und Vasomotoren an den als Herzschwäche bezeichneten Erscheinungen bei Infektionskrankheiten? Berl. kl. W. 1895. — Schmaltz, Die klinischen Erscheinungen am Zirkulationsapparat bei der Diphtherie. Jahrb. f. Kinderkr. 1897. — Ders., Chronische Herzstörungen nach Diphtherie. Festschr. z. 50j. Bestehen d. Krankenh. in Dresden. — Ders., Verhalten des Zirkulationsapparats bei den akuten Infektionskrankheiten. D. Arch. f. kl. Med., Bd. 85. — Takayasu, Zur Kenntnis der sog. Endarteriitis infectiosa und der Knötchenbildung bei rheumatisch maligner Endokarditis. D. Arch. f. kl. Med., Bd. 95. — Wiesel, Erkrankungen der Koronararterien im Verlauf akuter Infektionskrankheiten. Wien. kl. W. 1906, Nr. 24.

IV. Subakute und chronische Erkrankungen des Herzens.

1. Chronische Myokarditis.

Ätiologie und pathologische Anatomie.

Ursachen Infektiöse und toxische Einflüsse werden als Hauptursache der chronischen Myokarditis angesehen. Sicher ist das richtig für die nicht seltenen Fälle, wo die Erkrankung im Anschluß an eine akute Myokarditis nach einer der im vorhergehenden Kapitel erwähnten Infektionskrankheiten auftritt. Auch wenn im Anschluß an eine solche Infektionskrankheit sich die chronische Myokarditis ohne akutes Stadium langsam entwickelt, ist der Zusammenhang nicht zweifelhaft; besonders nach Anginen sieht man das nicht so selten. Jede akute Myokarditis, die weder zum Tod noch zu vollkommener Ausheilung führt, wird chronisch. Es gibt aber Fälle, die von vornherein chronisch verlaufen. Für einen Teil dieser Fälle kennen wir eine sichere Ursache noch nicht, für andere ist außer den früher angeführten Krankheiten Tuberkulose (G. LIEBERMEISTER, MASSINI), für wieder andere Syphilis (T. LANG, CURSCHMANN) als ätiologisches Moment nachgewiesen. Besonders der letztere Nachweis ist praktisch wichtig, weil sich aus ihm therapeutische Konsequenzen ergeben. Endo- und Perikarditis greifen oft auf das Myokard über, und die Dekompensation mancher Herzfehler wird durch frische Schübe einer begleitenden chronischen Myokarditis verursacht. Die Rolle, welche Intoxikationen mit Blei, Alkohol und Tabak in der Ätiologie spielen, ist im einzelnen noch nicht geklärt, doch scheint besonders der Alkohol und das Zigarettenrauchen den Herzmuskel häufiger zu schädigen.

Nach den experimentellen Untersuchungen von KÜLBS ergibt sich in Übereinstimmung mit den klinischen Erfahrungen für manche Fälle auch die ätiologische Bedeutung von Traumen, besonders wenn sie die linke Brustwand treffen. Wie weit akute und besonders chronische Überanstrengungen für die Entstehung einer chronischen Myokarditis verantwortlich zu machen sind, ist im einzelnen noch nicht exakt festgestellt. Sicher spielen sie eine wichtige Rolle (s. S. 196).

Das gehäufte Auftreten von Herzerkrankungen in einer und derselben Familie läßt sehr daran denken, daß bei ihrer Entstehung neben den exogenen Schädlichkeiten eine endogene Organminderwertigkeit ein wichtiger Faktor ist. Wie so häufig, wirken auch hier oft mehrere schädliche Momente gemeinsam.

Anatomie Die Abgrenzung der anatomischen Veränderungen gegenüber chronischen Degenerationsvorgängen ist aus dem Grunde schwierig, weil auch bei der chronischen Myokarditis degenerative Vorgänge am Muskelgewebe von großer Wichtigkeit sind. Bei dem chronischen Verlauf der Erkrankung treten daneben aber immer mehr die interstitiellen Vorgänge in den Vordergrund, so daß das primäre Bild oft verwischt ist. Dann findet man vorzugsweise umschriebene, frischere Infiltrationen und Entwicklung von narbigem Bindegewebe (Herzschwielen). Die Zahl und Größe der Herde ist im Einzelfall verschieden; bei älteren Fällen sind zuweilen größere Partien des Muskelgewebes durch Bindegewebe ersetzt, woraus sich dann ein **Herzaneurysma** entwickeln kann. Das Nebeneinandervorkommen von **frischen** und **älteren** Herden findet sich auch bei sehr langsamem Ablauf und zeigt, daß der **Prozeß nicht zum Stillstand** gekommen ist.

Das Verhalten der **Gefäße** ist verschieden: in den frischeren Herden sind dieselben entweder intakt oder nur mäßig infiltriert, in den älteren häufig verdickt wie bei Arteriosklerose. Die Unterscheidung von **arteriosklerotischen Herden** ist manchmal schwierig oder unmöglich. Die meisten Herde finden sich an der hinteren Wand des linken Ventrikels nahe der Basis und vorn an der Spitze (KÖSTER).

Eine diffuse Bindegewebswucherung (**Myofibrose**) ist von DEHIO und seinen Schülern beschrieben worden; ich habe sie aber **ebenso wenig wie** ROMBERG bestätigen können. Manchmal beobachtet man eine »**idiopathische**« **Hypertrophie des ganzen Herzens, deren Entstehungsweise noch nicht** geklärt ist; vielleicht handelt es sich dabei um Folgen einer **Arteriosklerose**.

Die **tuberkulöse Myokarditis** ist ein häufiger Nebenbefund bei schwerer Organtuberkulose; sie führt zu Degenerationen und Verfettungen der Muskelfasern, Wucherungen und Kernvermehrungen im interstitiellen Gewebe, strichförmigen und flächenhaften Infiltraten, Hyperämien, kleinen Blutungen, Thrombosen und Infarktbildung. Tuberkel fehlen fast regelmäßig, trotzdem im Tierversuch der Nachweis der Bazillen im Herzmuskel gelingt. Auch LANGHANSsche Riesenzellen fehlen meist, und ihre Anwesenheit läßt in jedem Fall auch an Lues denken.

Die **luische Myokarditis** ist dadurch charakterisiert, daß neben den Zeichen der Muskeldegeneration und der interstitiellen chronischen Entzündung **Gummenbildung mit zentraler Verkäsung** und manchmal sehr reichliche LANGHANSsche Riesenzellen gefunden werden. Zugleich sind oft die **Gefäß**-**veränderungen, insbesondere die Mesarteriitis**, sehr deutlich.

Symptome.

Die Symptome sind die der **chronischen Herzinsuffizienz**, die wir früher geschildert haben. Im Beginn der Erkrankung treten meist die **subjektiven** Beschwerden in den Vordergrund, Herzklopfen, Stiche in der Herzgegend, Atemnot bei Anstrengungen oder in schwereren Fällen auch in der Ruhe, Schlaflosigkeit, nervöse Reizbarkeit, Affektlabilität. Später kommen die **objektiven** Zeichen am Herzen, in der Regel Verbreiterung der Herzdämpfung, meist sowohl nach rechts als nach links; der Spitzenstoß ist nach links verschoben, verbreitert, zuweilen auch hebend, wenn Herzhypertrophie eingetreten ist. Die Herztöne sind anfangs rein, in späteren Stadien sind die ersten Töne, besonders an der Spitze geräuschartig oder durch Geräusche ersetzt, die wohl durch eine Insuffizienz der **Klappenmuskulatur** bedingt sind. Auch diastolische Geräusche an der Basis, durch **funktionelle** Schlußunfähigkeit der Semilunarklappen werden berichtet (KREHL). Der Puls ist klein, in der Regel frequent, alle Formen der Irregularität können auftreten. Besonders häufig werden Extrasystolen und Arrhythmia perpetua beobachtet.

An den **übrigen Organen** sind in den späteren Stadien die bekannten Zeichen der Blutstauung mehr oder minder stark ausgesprochen, besonders

Herz

Übrige
Organe

ein mäßiger Grad von Zyanose, Ödem an den abhängigen Stellen, spärliche Sekretion eines hochgestellten, manchmal geringe Eiweißmengen enthaltenden Urins, zuweilen Nykturie.

Man hat Gelegenheit, die Symptome von ihren leichtesten Anfängen bis zu den schwersten Späterscheinungen zu verfolgen. Dabei beobachtet man oft vorübergehende Remissionen, abwechselnd mit Exazerbationen. Der Blutdruck ist uncharakteristisch, bald erniedrigt, bald normal, bald leicht erhöht. Stärkere Blutdruckerhöhungen erwecken immer den Verdacht auf Aorteninsuffizienz, Arteriosklerose und Nephrosklerose, besonders bei Hyposthenurie, auch wenn Eiweiß und Formbestandteile fehlen.

Die Erkrankung tritt vorwiegend im 2. und 3. Dezennium auf, indes wird sie auch im Kindes- und Greisenalter beobachtet. Über ihre Häufigkeit bestehen verschiedene Ansichten; während einige Forscher (KREHL) sie für häufig halten, haben andere sie nur selten beobachtet. Die Differenzen erklären sich leicht aus der Schwierigkeit der Abgrenzung degenerativer gegenüber chronisch entzündlichen Prozessen.

Diagnose.

Differential-diagnose
Die Diagnose stützt sich auf die Zeichen der chronischen Herzinsuffizienz. Im Beginn der Erkrankung ist die Abgrenzung gegenüber den Herzneurosen nicht leicht; hier bringt oft nur längere Beobachtung eine Klärung. In späteren Stadien ist die Entscheidung, ob nicht arteriosklerotische Herzstörungen vorliegen, recht schwierig, um so mehr als alle möglichen Übergänge vorkommen. Asthma cardiale und Stenokardie sind für letztere charakteristisch. Wenn sich die Erkrankung im Anschluß ·an eine Infektionskrankheit entwickelt, denkt man eher an chronische Myokarditis, ebenso bei jugendlichem Alter der Patienten. Für Arteriosklerose spricht das charakteristische Verhalten der Arterien und häufig, aber nicht immer, das Vorhandensein von Blutdrucksteigerung mäßigen Grades. Auch die Abgrenzung gegenüber den Herzbeschwerden bei Alkoholikern und Fettleibigen kann Schwierigkeiten machen, um so mehr als solche Leute besonders zu Myokarditis neigen. Endlich ist oft schwer zu entscheiden, ob nicht ein echter Herzklappenfehler vorliegt. Besonders Mitralfehler kommen differentialdiagnostisch in Betracht, weil Mitralinsuffizienzgeräusche mit akzidentellen Herzgeräuschen verwechselt werden und bei Mitralstenose Geräusche fehlen können. Hier gibt oft die Akzentuierung des zweiten Pulmonaltons, das Vorhandensein von Herzfehlerzellen im Sputum und die Herzform im Röntgenbild oder im Orthodiagramm mit der Vorwölbung des Pulmonalisbogens die Entscheidung für Mitralfehler.

Ätiologische Diagnose
Für die Therapie ist oft die Abgrenzung des detaillierten Zustandsbilds nicht absolut notwendig. Dagegen kann in manchen Fällen die ätiologische Diagnose von ausschlaggebender Wichtigkeit sein. Vor allem muß festgestellt werden, ob luische Infektion nachweisbar ist oder nicht. Bei positivem Ausfall der Untersuchung ist eine kausale Therapie angezeigt und oft erfolgreich. Daß eine tuberkulöse Myokarditis ohne progrediente Herderkrankung in anderen Organen vorkommt, ist kürzlich nachgewiesen worden (MASSINI). Ebenso kann die Feststellung einer noch nicht ausgeheilten

Malaria im Einzelfall wichtig sein. Auch sonst werden wir möglichst auf ätiologische Klarstellung dringen müssen, weil sich daraus wichtige Schlüsse für Prognose und Therapie ziehen lassen.

Prognose.

Wenn die Krankheit im Kindesalter auftritt, heilt sie manchmal vollkommen aus. In der Regel ist aber der Verlauf ein langsam fortschreitender, obschon langjährige Remissionen nicht so ganz selten sind. Wenn Lues die Ursache ist, kommt bei entsprechender Behandlung Heilung vor, wenn nicht schon schwere Zerstörungen im Herzmuskel platzgegriffen haben.

Therapie.

In jedem Fall ist zu überlegen, ob nicht durch eine spezifische Kur, je nach der Ursache, ein kausaler Erfolg zu erzielen ist. Die symptomatische Behandlung ist die gleiche, wie sie bei der Allgemeinbehandlung der Herzschwäche geschildert wurde (s. S. 110).

2. Koronarsklerose und Arteriosklerose des Herzens.

Ätiologie und pathologische Anatomie.

Dieselben Schädlichkeiten, welche Arteriosklerose verursachen, kommen auch für die Entstehung der Koronarsklerose in Betracht; sie werden später erörtert werden. *Ätiologie*

Von größter praktischer Bedeutung ist die Unterscheidung der luischen Erkrankung der Koronararterien von der Arteriosklerose im engeren Sinne des Worts.

Die Veränderungen treten am stärksten an der linken Koronararterie *Anatomie* auf und zwar entweder in mehr diffuser oder in umschriebener Form. Bei starker Erkrankung kann die Lichtung erheblich verengt oder sogar verschlossen werden. Als Folge der Zirkulationsstörung tritt Nekrose des Herzmuskels mit den Zeichen reaktiver Bindegewebswucherung auf, die myomalazische Herzschwiele. Diese kann ganz bedeutende Ausdehnung haben und führt, wenn das Bindegewebe nicht widerstandsfähig genug ist, zum Herzaneurysma, das in seltenen Fällen zur Perforation kommt. Meist sitzen diese Aneurysmen, welche oft mit Thromben gefüllt sind, an der Herzspitze. Eigentliche Entzündung der Koronargefäße wird bei Infektionskrankheiten von französischen Forschern vielfach angenommen. In Deutschland sind derartige Beobachtungen selten. Bei jugendlichen Tuberkulösen findet man hier und da bei der Autopsie Koronarsklerose. Sonst kommt das Leiden meist im höheren Alter vor, etwa vom fünften Dezennium an beginnend. Bei jugendlicherem Alter muß immer an eine luische Ätiologie gedacht werden. Dieselbe ist auch bei älteren Patienten häufig vorhanden. Oft kommen Kombinationen von luischer Mesarteriitis und echter Arteriosklerose vor.

Symptome.

Der Verlauf bietet häufig das Bild einer Herzinsuffizienz, ähnlich wie bei der chronischen Myokarditis. Dazu gesellen sich Erscheinungen, welche für die Erkrankung der Herzgefäße charakteristisch sind.

Beginn   In den allerersten Stadien treten die subjektiven Erscheinungen in den Vordergrund, besonders die leichte Ermüdbarkeit und Dyspnoe bei jeder Bewegung, ferner Herzklopfen und Stiche in der Herzgegend. Objektiv ist dann am Herzen selbst weder perkutorisch noch auskultatorisch etwas Krankhaftes nachzuweisen. Daher kommt es, daß dieses Initialstadium, das oft recht lange dauern kann, häufig mit nervösen Herzstörungen verwechselt wird.

Herztöne   Daran schließen sich dann allmählich oder auch plötzlich die Symptome der Herzinsuffizienz mit Zeichen der Verbreiterung des Herzens nach links und in geringem Grad auch nach rechts. Die Herztöne sind verändert, die ersten Töne an der Spitze, aber auch an der Basis, geräuschartig; über der Basis beobachtet man nicht selten auch diastolische Geräusche. In einem Teil der Fälle entstehen die Geräusche dadurch, daß an den Klappen sklerotische Veränderungen sich einstellen. In anderen Fällen besteht eine muskuläre Insuffizienz des Klappenrings. Wenn das Aortenostium normal weit, die Aorta selbst aber durch Arteriosklerose erweitert ist, hört man über der Aorta ein systolisches Geräusch. Von der gewöhnlichen, verhältnismäßig seltenen Aortenstenose unterscheidet sich der Befund dadurch, daß die jener eigentümliche Pulsverlangsamung und auch der kleine und langsam ansteigende Puls fehlt. Ist der Klappenring mit erweitert, so entsteht ein diastolisches Geräusch, ähnlich wie bei der organisch bedingten Aortenklappeninsuffizienz. Bei den Erscheinungen der Aorteninsuffizienz älterer Leute muß man immer an diese Möglichkeit denken, da sowohl bei der luischen als der sklerotischen Aortenerkrankung die Aorta häufig erweitert wird.

Puls   Der Puls ist anfangs meist gespannt, was durch die in der Regel gleichzeitig vorhandene Sklerose in anderen Arteriengebieten und besonders in der Niere bedingt ist. Diese Spannung bleibt auch oft bei ausgesprochener Herzschwäche lange bestehen, später wird der Puls klein, weich und auch irregulär. Alle Formen der Rhythmusstörungen können dabei beobachtet werden. An den Körperorganen können sich mehr oder weniger frühzeitig Stauungserscheinungen zeigen.

Stenokardie   Charakteristisch für die Erkrankung der Koronararterien sind besonders zwei Symptome: die Angina pectoris (Stenokardie) und das kardiale Asthma, die meist gesondert, hier und da aber auch gleichzeitig auftreten können. Von großer Wichtigkeit ist die Feststellung ROMBERGS, daß das kardiale Asthma nie bei luischen Koronarerkrankungen vorkommt, während die Stenokardie sowohl bei Lues als bei Arteriosklerose der Koronargefäße beobachtet wird.

     Der Ablauf der stenokardischen Anfälle ist außerordentlich charakteristisch. Aus scheinbarem Wohlbefinden heraus stellen sich plötzlich schwerste Schmerzen in der Herzgegend, besonders hinter dem Sternum, oft in den linken, seltener in den rechten Arm ausstrahlend, ein. Die Schmerzen sind so stark, daß die Kranken unbeweglich in der Körperhaltung, in der sie sich gerade befinden, still halten. Eigentliche Atemnot gehört nicht zum Krankheitsbild des stenokardischen Anfalls; dagegen ist das Vernichtungsgefühl so stark, daß die Kranken glauben, im Anfall zu sterben. Nicht selten tritt der Tod im ersten Anfall ein. Mit dem Vernichtungsgefühl stellt sich gleichzeitig hochgradige Blässe des Gesichts und der Extremitäten mit kleinem frequentem Puls und kaltem Schweiß ein. Die Anfälle kommen meist wie aus heiterem Himmel, nach körperlicher Anstrengung, nach seelischer Erregung, aber auch direkt aus dem Schlaf heraus. Sie entstehen dadurch, daß die Blutzirkulation durch die verengten Koronargefäße zu stark behindert wird, entweder wenn besonders starke Anforderungen an die Zirkulation gestellt werden, oder wenn die Zirkulationsgröße, wie im Schlaf, an sich vermindert ist. Die Dauer der Anfälle kann wenige Minuten, aber auch Stunden betragen; der Kranke, der einen derartig qualvollen Anfall durchgemacht hat, behält davon eine fürchterliche Angst vor einer Wiederholung.

Während in manchen Fällen der Tod im ersten Anfall eintritt, kann sich bei anderen das Leiden über viele Jahre hinziehen, wobei die Anfälle manchmal viele Monate ausbleiben. Je schwerer und länger dauernd der einzelne Anfall ist, um so kürzer ist im allgemeinen die Lebensdauer des Kranken. Man beobachtet alle Übergänge von den leichtesten bis zu den allerschwersten Anfällen.

In nicht ganz seltenen Fällen ist die Lokalisation des Schmerzes atypisch. Wenn die rechte Koronararterie vorwiegend betroffen ist, kann der Schmerz soweit nach rechts lokalisiert werden, daß eine Gallensteinkolik vorgetäuscht wird. Diese Täuschung ist um so naheliegender, wenn man eine durch Stauung vergrößerte, derbe und bei Palpation schmerzhafte Leber nachweist. In anderen Fällen werden Patienten jahrelang wegen angeblicher Magenkrämpfe behandelt, oft auch von Magenspezialisten, bis sich herausstellt, daß es sich um stenokardische Anfälle gehandelt hat. Über das Verhalten des Blutdrucks und des Elektrokardiogramms während des Anfalls fehlen aus begreiflichen Gründen genauere Beobachtungen. Sie würden unter Umständen über den Ablauf der Störungen wichtige Aufschlüsse geben.

Auch die Anfälle von kardialem Asthma treten bei Anstrengungen, bei psychischen Erregungen und besonders nachts aus dem Schlaf heraus auf. Bei ihnen fehlt häufig der Schmerz, die Atemnot steht durchaus im Vordergrund. Das Vernichtungsgefühl kann recht groß sein, erreicht aber meistens nicht die hohen Grade, wie beim stenokardischen Anfall. Verhältnismäßig selten kommen beide Arten von Anfällen kombiniert vor.

Beide Symptome können zuweilen schon recht frühzeitig auftreten, besonders gilt das für das Asthma cardiale, das häufig das erste Zeichen der schweren Erkrankung ist.

Ursache der Anfälle ist wohl sicher die mangelhafte Blutzufuhr zum Herzmuskel durch die erkrankten Gefäße, und zwar nimmt man besonders nach den grundlegenden Forschungen ROMBERGS an, daß bei kardialem Asthma mehr eine diffuse Erkrankung der Koronararterien vorliegt, während bei der Angina pectoris umschriebene Herderkrankungen vorherrschen.

Von den Rhythmusstörungen geben die Veränderungen der Reizleitung manchmal zu charakteristischen Erscheinungen Veranlassung. Die Reizleitung vom Vorhof zum Ventrikel durch das Hissche Bündel ist häufig behindert, manchmal sogar ganz aufgehoben. Es tritt dann eine ausgesprochene Bradykardie auf, die häufig durch Dissoziation bedingt ist. Diese Bradykardie kann anfallsweise ganz extreme Grade erreichen. Man hat Fälle beobachtet, wo die Ventrikel nur noch 10 und weniger Kontraktionen in der Minute ausführten. Dazu gesellt sich dann Bewußtlosigkeit und Konvulsionen, die auf die ungenügende Ernährung des Gehirns zurückzuführen sind. Derartige Anfälle bezeichnet man als Adams-Stokessches Phänomen. Auf der anderen Seite hat man auch Fälle von Tachykardie beobachtet.

Gefäß-
system An dem übrigen Gefäßsystem, besonders an der Aorta, an den peripheren Arterien, an dem Gefäßsystem der Niere finden sich gleichzeitig die Zeichen arteriosklerotischer Veränderungen, die aber in manchen Gefäßprovinzen gering sein oder fehlen können, wie ja die Verbreitung der Arteriosklerose im Körper in der Regel ungleichmäßig ist.

Diagnose.

Neurosen Im Beginn der Erkrankung, wenn die subjektiven Symptome vorherrschen, ist die Abgrenzung gegen nervöse Affektionen häufig nicht leicht. In höherem Alter, besonders wenn früher nervöse Erscheinungen nicht beobachtet wurden, wird man immer eher an organische Arterienveränderungen denken müssen, um so mehr, wenn die Untersuchung des übrigen Körpers die gleiche Erkrankung an anderen Gefäßprovinzen nachweist. Läßt sich dieser Nachweis nicht erbringen, so kann, besonders bei jüngeren Individuen, manchmal nur eine längere Beobachtung entscheiden.

Bei reinen Fällen ist die Unterscheidung meist leicht. Die genaue Beobachtung des Seelenlebens und des Nervensystems gibt sehr wichtige Anhaltspunkte. Ist allgemeine hysterische Reaktionsweise vorhanden, so werden wir geneigt sein, auch für die Herzstörung nervöse Ursachen anzunehmen. Bei organisch bedingten Störungen werden von den Patienten die subjektiven Empfindungen ohne irgendwelche Neigung zur Übertreibung als sehr ernst geschildert, während die nervösen Patienten sich gerne in einer schwülstigen und phantasiereichen Schilderung ihrer Beschwerden ergehen. Anfälle, die besonders nachts aus dem Schlaf heraus auftreten, sind immer auf organische Störungen sehr verdächtig. Viele Kranke mit Koronarsklerose gehören zu den vagotonischen Typen, während wir bei sympathikotonisch eingestellten Kranken im allgemeinen eher geneigt sind, nervöse Störungen anzunehmen.

Außerordentlich schwierig wird die exakte Diagnosenstellung, wenn bei nervösen Menschen die Erscheinungen organischer Koronargefäßveränderungen auftreten. Man muß sich immer vor Augen halten, daß Nervöse und insbesondere Hysterische ebensogut organisch erkranken können wie andere auch, und man muß auch in Rechnung ziehen, daß bei vielen Menschen durch die Anfälle von Stenokardie oder von Asthma cardiale die seelische Selbstbeherrschung untergraben und zermürbt wird, so daß diese Menschen unter dem Einfluß ihrer organischen Erkrankung starke Störungen des seelischen Gleichgewichts und der nervösen

Funktion aufweisen. Trotz der genannten Schwierigkeiten wird dem erfahrenen Beobachter die Analysierung der Krankheitszustände im Einzelfall nicht schwer fallen.

Bei ausgesprochenen Insuffizienzerscheinungen wird manchmal die einfache Myokarditis schwer auszuschließen sein. Wenn Stenokardie oder Asthma cardiale auftritt, ist die Diagnose einer organischen Erkrankung der Koronargefäße gesichert. Bei Vorhandensein des ADAMS-STOKESschen Symptomenkomplexes wird auch in den meisten Fällen diese Diagnose richtig sein, ebenso, wie oben ausgeführt, bei anderweitig nachgewiesener Sklerose. Von besonderer Wichtigkeit ist das Verhalten der Aorta, die fast immer gleichzeitig mit den Koronararterien erkrankt ist. Man wird deshalb besonders auf die Aortentöne und auf die Zeichen einer Erweiterung und einer Verlängerung der Aorta achten; die letztere ist nicht selten an einer fühlbaren Pulsation im Jugulum zu erkennen, die Erweiterung läßt sich in einem Teil der Fälle durch Perkussion, in allen Fällen sicherer durch die Röntgendurchleuchtung feststellen. Dagegen ist der Nachweis peripherer Arteriosklerose nur mit Vorsicht zu verwenden, da die Herzgefäße dabei durchaus nicht immer erkrankt zu sein brauchen.

Oft ist das Alter der Patienten von großer differentialdiagnostischer Bedeutung. Bei Jugendlichen ist sowohl luische als sklerotische Erkrankung der Koronararterien selten, dagegen nervöse Pseudo-Angina pectoris häufiger. Je älter die Patienten sind, um so eher wird man an organische Störungen denken, wenn auch höheres Alter nervöse Störungen nicht ausschließen läßt.

Daß die Schmerzen bei den stenokardischen Anfällen manchmal falsch lokalisiert werden und Magenkrämpfe oder Gallensteinkoliken vortäuschen können, wurde schon bei der Schilderung des Symptoms erwähnt. Eine genaue Untersuchung des Herzens und der Aorta sollte bei diesen Fällen nie unterlassen werden, da dadurch häufig die Diagnose geklärt wird.

Leichteste stenokardische Anfälle werden von den Kranken selber als rheumatisch aufgefaßt und geschildert. Bei Lokalisation dieser rheumatischen Beschwerden auf Brust, Oberbauchgegend oder linke Rückenseite versäume man nie eine genaue Untersuchung des Herzens und der Aorta.

Bei Perikarditis kommt es nicht selten zu stenokardischen und Asthmazuständen, die aber meist nicht so scharf anfallsweise, sondern mehr schleichend verlaufen. In der Regel wird die Diagnose dieser Zustände, die nach Abheilung der Perikarditis verschwinden können, keine großen Schwierigkeiten machen.

Weiter beobachtet man bei dem abnormen kleinen Herzen, besonders bei Chlorotischen und Asthenikern manchmal Anfälle, die an leichte Stenokardie erinnern, ohne daß schwerere organische Erkrankungen vorliegen.

Endlich ist zu bedenken, daß übermäßiges Rauchen (Zigaretten) ähnliche Anfälle hervorruft, und daß klimakterische Beschwerden auch gelegentlich zu Verwechslung Anlaß geben können.

Von größter Wichtigkeit ist die ätiologische Diagnose der organischen Koronarerkrankung. Immer halte man sich die Häufigkeit der luischen Aortitis vor Augen, die bis ins höchste Alter hinein vorkommen kann.

Man versäume daher in keinem Fall, die Untersuchung auf anderweitige Lues-symptome und die Feststellung der WASSERMANNschen Reaktion. Gerade die ätiologische Diagnose ist für eine erfolgreiche Behandlung oft ausschlag-gebend, wenn auch die Heilerfolge bei Aortenlues auf die Dauer in vielen Fällen noch nicht befriedigend sind.

Im allgemeinen scheint heute die Diagnose auf organische Koronar-arterienerkrankung von den älteren Ärzten zu selten, von jüngeren zu häufig gestellt zu werden.

Prognose.

In jedem Fall ist die Prognose ernst zu stellen, da es sich um eine schwere, organische Erkrankung des Herzens handelt. Man muß immer damit rechnen, daß im akuten Anfall der Tod eintreten kann, und daß die Anfälle, wenn sie sich einmal gezeigt haben, sich meist wiederholen. Auf der anderen Seite muß man wissen, daß in Ausnahmefällen die Krank-heit Jahre und Jahrzehnte dauern kann, ehe sie zum Ende führt. In der Mehrzahl der Fälle tritt aber der Tod ungefähr ein halbes bis ein Jahr nach dem ersten Auftreten der Anfälle ein. Im einzelnen spielt das Ver-halten der Kranken und die Durchführung der Behandlung für die Prognosenstellung eine große Rolle.

Wo bei Perikarditis eine Mitbeteiligung der Koronargefäße erkennbar ist, richtet sich die Vorhersage nach dem Ablauf der Perikarditis, die durch diese Komplikation ungünstig beeinflußt werden kann. Bestehen Zeichen von Nephrosklerose oder stellen sich solche neben der Koronargefäßerkrankung ein, so ist die Prognose schlecht. Besonders ernst sind die Aussichten auch, wenn nicht bloß kardiales Asthma, sondern Lungenödem auftritt. Bei allgemeiner Arteriosklerose mit Beteiligung der Koronargefäße richtet sich die Prognose bis zu einem gewissen Grad nach der Schwere und Dauer der Anfälle, doch kommt es gar nicht so selten vor, daß Kranke schwerste Anfälle überstehen und andere nach einem oder wenigen leichteren Anfällen plötzlich in einem schweren Anfall sterben. Man darf sich in der Prognosen-stellung auch nicht dadurch täuschen lassen, daß bei manchen Kranken die Anfälle von Stenokardie ganz oder für lange Zeit verschwinden. Nur wenn damit gleichzeitig eine Besserung der gesamten Herzfunktion einhergeht, ist das ein günstiges Zeichen. In anderen Fällen verschwinden die steno-kardischen Anfälle, während sich die Herzfunktion weiter verschlech-tert, dadurch, daß die in der Ernährung gestörten Anteile des Herzmuskels zerfallen und im besten Fall durch bindegewebige Schwielen ersetzt werden.

Lues   Bei nachgewiesener Lues ist im ganzen die Prognose etwas günstiger, weil in manchen Fällen durch sachgemäße Behandlung weitgehende Besse-rung erzielt werden kann. Man muß aber wissen, daß auch hier nach an-fänglicher Besserung gar nicht selten akute Verschlimmerungen mit tödlichem Ausgang eintreten. Man findet dann bei der Autopsie ausgedehnte bindegewebige Schwielen im Herzmuskel, und man muß annehmen, daß schon zuviel Muskelgewebe zerstört war, als die spezifische Behandlung ein-setzte, so daß trotz des kausalen Erfolgs der Therapie die Herzmuskelinsuffizienz fortschreiten mußte.

In hohem Maß ist die Prognose gerade bei diesen Erkrankungsformen davon abhängig, ob der behandelnde Arzt diese Erkrankung in ihrem Ablauf genau kennt und sachgemäß zu behandeln versteht.

Therapie.

Über die Behandlung der Arteriosklerose wird später gesprochen werden. Die Allgemeinbehandlung deckt sich in der Hauptsache mit der der Herzinsuffizienz, wie sie früher geschildert wurde. Dagegen muß die Behandlung des einzelnen Anfalls der Stenokardie und des Asthma cardiale hier besprochen werden.

Wenn der Kranke das Herannahen eines Anfalls fühlt, so bringe man ihn in eine möglichst bequeme Körperlage. Der eine Kranke wird sich im Liegen am wohlsten fühlen, andere halten besser im Sitzen aus, weil das Liegen ihre Beschwerden steigert. Die dringendste Aufgabe ist zunächst die, die Gefäßspasmen zu beseitigen. In dieser Richtung wirkt besonders die Anwendung der Wärme günstig. Heiße Fuß- und Handbäder mit Zusatz von etwas Salz oder Senfmehl, heiße Tücher oder eine mit heißem Wasser gefüllte Eisblase auf die Herzgegend aufgelegt, wirken oft außerordentlich günstig. Man kann auch einen LEITERschen Kühler in der Herzgegend anwenden, durch den man heißes Wasser zirkulieren läßt. Sind stärkere Hautreize nötig, so legt man ein Senfpflaster auf die Brust oder macht Abreibungen mit Senfspiritus oder kölnischem Wasser. Gleichzeitig gibt man innerlich Nitroglyzerin in 1% spirituöser Lösung 3—5 Tropfen, um die Gefäßerweiterung zu befördern. Nitroglyzerintabletten scheinen weniger prompt zu wirken, ebenso Natr. nitros. zu 0,01 in wässeriger Lösung subkutan injiziert. Auch Amylnitrit, 3 bis 5 Tropfen auf ein Taschentuch gegossen zum Einatmen, wirkt meist nicht so sicher wie die alkoholische Nitroglyzerinlösung. Die Nitrite einschließlich Nitroglyzerin wirken bei manchen Fällen von Stenokardie außerordentlich prompt, während sie beim Asthma cardiale häufig versagen.

Man verlasse sich aber nicht bloß auf die Wirkung dieser Mittel, sondern gebe gleichzeitig Narkotika: 0,01 Morphium subkutan oder 0,02 Dionin innerlich. Bei stärkerem Darniederliegen der Herztätigkeit ist Kampher und besonders das die Koronargefäße erweiternde Koffein am Platz, je 0,2 subkutan, unter Umständen mehrfach wiederholt. Auch eine Tasse starken heißen Kaffees wirkt oft sehr günstig. Ist Alkohol nicht zu entbehren, so gebe man keinen Champagner, weil die Kohlensäureentwicklung im Magen die Kranken belästigt, sondern konzentriertere Alkoholica: Kognak, Tokayer, Malaga oder Sherry. Bei starkem kardialen Asthma wirken oft Sauerstoffeinatmungen sehr günstig. Steht die akute Herzinsuffizienz sehr im Vordergrund, und ist ein höherer Grad von Zyanose vorhanden, so wirkt in einzelnen Fällen ein kleiner Aderlaß von 200 bis höchstens 300 ccm günstig. Bei ausgesprochen plethorischen Kranken kann man bis zu 500 ccm ablassen. Der Aderlaß ist bei echter Angina pectoris weniger angezeigt als bei Asthma cardiale mit erhöhtem Blutdruck und besonders bei Lungenödem.

 Wenn die akuten Anfälle abgeklungen sind, hat die kausale Therapie einzusetzen. Sowohl bei Lues als bei Arteriosklerose wirkt Jod günstig, nur sei man im Anfang mit der Dosierung vorsichtig. Die folgende Medikation scheint am besten ertragen zu werden:

> Atropin. sulf. 0,002
> Dionin. 0,1
> Natr. jod.
> Natr. bicarb. } ana 2,0
> Aquae dest. ad 200,0

M. D. S. 3 × tägl. ein Eßlöffel nach dem Essen. Jedesmal, wenn eine Flasche aufgebraucht ist, wird Jodnatrium und Natron bic. um ana 1,0 gesteigert, so lange sich keine Zeichen unangenehmer Jodwirkung einstellen.

Bei nachgewiesener Lues ist eine Salvarsankur angezeigt, die anfangs mit kleinen, später mit größeren Dosen energisch durchgeführt werden muß. (2 × wöchentlich, anfangs 0,15 später steigend bis 0,6 Salv. Natr. evtl. in Verbindung mit Quecksilber nach Linser.) Auch Schmierkuren mit grauer Salbe wirken manchmal recht günstig. Dagegen sind intramuskuläre Injektionen gelöster und ungelöster Quecksilbersalze wegen der Unberechenbarkeit der rascheren oder langsameren Resorption nicht zu empfehlen. In manchen Fällen, sowohl von Lues als von Arteriosklerose hat man den Eindruck, daß das Heilnersche Gefäßpräparat »Telatuten« günstig einwirkt. Man gehe auch damit tastend vor und gebe 2 × wöchentlich eine Einspritzung intravenös, bei der ersten Einspritzung $^1/_4$ Ampulle, bei der zweiten $^1/_2$, bei der dritten $^3/_4$ und erst von der vierten Einspritzung an je $^1/_1$ Ampulle. Zu einer Kur gehören im allgemeinen 20 Einspritzungen. Bei günstiger Wirkung wiederhole man die Kur nach $^1/_4$ Jahr, auch wenn mittlerweile keine Anfälle mehr aufgetreten sind.

 Möglichst bald sollte auch die Digitalisbehandlung einsetzen. Sie wird oft in Form der oben angegebenen »3-Di-Pulver« sehr gut vertragen (s. S. 117) und ist sehr wirksam. Man gibt davon am besten anfangs 3 × tägl. 1 Pulver. Sobald die ersten Zeichen der Wirkung vorhanden sind, geht man auf 1 Pulver abends zurück. Dabei wirkt das Dionin nicht bloß allgemein beruhigend, sondern es befördert durch Milderung der auf den Darmkanal reizenden Wirkung der Digitalis die Resorption, so daß man oft mit kleineren Digitalisdosen auskommt, als ohne den Dioninzusatz. Das Diuretin wirkt nicht nur koronargefäßerweiternd, sondern beeinflußt auch das Asthma cardiale mit seinen subjektiven Beschwerden günstig.

Da nicht selten durch übermäßigen Tabakgenuß Gefäßkrämpfe ausgelöst werden, verbietet man Zigaretten- und Pfeifenrauchen am besten ganz und reduziert das Zigarrenrauchen auf höchstens 1—2 Zigarren. Bohnenkaffee ganz zu verbieten liegt kein Grund vor, vor übermäßigem Genuß ist aber zu warnen. Die Wirkung des Koffeins im Anfall ist um so besser, je weniger der Kranke an Koffein gewöhnt ist. Der Alkoholgenuß ist möglichst einzuschränken. Kranke die keinen Alkohol gewöhnt sind, sollen auch während der Krankheit ihn nur auf ärztliche Verordnung als Medikament nehmen. Bei Kranken die gewohnheitsmäßig größere Mengen Alkohol zu sich nehmen, wird man die Mengen allmählich und vorsichtig immer mehr verkleinern. Je weniger Alkohol die Kranken gewöhnlich nehmen, um so sicherer wirkt er, wenn man ihn als Medikament im Anfall braucht.

3. Embolie und Thrombose größerer Äste der Kranzarterien.

Nach den experimentellen Untersuchungen COHNHEIMS hielt man die Verlegung größerer Äste der Kranzarterien meist für tödlich. Es trifft dies aber durchweg nur für die Verstopfung der Hauptstämme zu, während die Unwegsamkeit auch größerer Äste manchmal längere Zeit ertragen wird. Dies erklärt sich aus dem Nachweis ausgedehnter Anastomosenbildungen der Herzarterien (HIRSCH und SPALTEHOLZ).

Embolien entstehen durch Verschleppung von Gerinnseln entweder *Ursachen* aus den Herzhöhlen oder Lungenvenen oder von erkrankten Herzklappen. Thrombose bildet sich in erkrankten Arterien. Zuweilen führt die Gefäßerkrankung für sich allein zu plötzlichem Verschluß der Lichtung.

Die Folge des plötzlichen Verschlusses ist die Bildung einer mehr oder *Folgen* weniger ausgedehnten Nekrose mit blutiger Infarzierung, die entweder zu Erweichung und auch zum Durchbruch der Herzwand oder bei günstigeren Zirkulationsbedingungen zu Schwielenbildung führt. Am häufigsten finden sich große Infarkte an der Vorderfläche des linken Ventrikels, an der Spitze oder auch an der Scheidewand. Der rechte Ventrikel wird selten betroffen.

Die Diagnose stützt sich auf die Erscheinungen der Angina pectoris *Diagnose* von stärkster Intensität und langer Dauer — zuweilen wochenlang mit geringen Unterbrechungen —, verbunden mit unaufhaltsam fortschreitender Herzschwäche. Am häufigsten stellt sich das Ereignis bei Kranken ein, die schon früher Anfälle von Stenokardie gehabt haben, und bei denen sich deutliche Zeichen von Arteriosklerose am Herzen oder der Aorta finden, es kann aber auch eintreten, ohne daß subjektive Beschwerden vorausgegangen sind. OBRASTZOW und STRASCHESKO und auch ich selbst haben in solchen Fällen intra vitam die Diagnose gestellt.

Die Prognose ist durchweg schlecht. Die Therapie wird symptoma- *Prognose* tisch durch Narkotika die Schmerzen zu lindern und durch örtliche Wärme *Therapie* und die bekannten Herzmittel die Herzkraft zu heben suchen.

4. Das Verhalten des Herzens bei peripherer Arteriosklerose.

Dies ist uns in allen Einzelheiten noch nicht mit genügender Sicherheit *Herzhyper-* bekannt. Wir können wohl annehmen, daß bei Arteriosklerose des ge- *trophie* samten Arteriensystems eine Erschwerung der Zirkulation, eine Druckerhöhung und dauernde Mehrbelastung des Herzens stattfinden würde; die Folge würde eine Hypertrophie oder bei Versagen des Herzmuskels Dilatation sein. Praktisch kommt dieser Fall wohl selten vor, der gewöhnliche ist die Arteriosklerose entweder einer oder mehrerer Gefäßprovinzen.

Nach HASENFELD soll nun regelmäßig bei Aortensklerose und bei Sklerose der Darmarterien eine Hypertrophie des Herzens mit Druckerhöhung eintreten; häufig trifft das zu, aber noch lange nicht immer. Auch wenn andere Gefäßpartien erkrankt sind, selbst in ausgedehnterem Maße, fällt dieselbe Inkonstanz in der Wirkung auf Druck und Herz auf; manchmal ist das Herz hypertrophisch — und zwar zu Anfang stets der linke Ventrikel, erst später der rechte —, andere Male bleiben diese Wirkungen aus.

Präsklerose　　Nach Romberg ist in den ersteren Fällen stets die Niere miterkrankt, daher rührt dann die Hypertrophie; es gibt aber Fälle genug von partieller Arteriosklerose mit Herzhypertrophie, wo auch die genaueste Untersuchung keine Nierenaffektion nachweist. Besonders sind das diejenigen, bei denen sich Druckerhöhung und Herzhypertrophie schon ganz im Beginn der Erkrankung einstellt oder sogar die Einleitung derselben bilden. Dieses besonders von Huchard beschriebene Stadium der »Präsklerose« kommt sicher vor; hier kann die Arteriosklerose nicht ursächlich Druck und Herzveränderung hervorgerufen haben. Viel näher liegt hier die Erklärung, daß Druck, Herz- und Arterienveränderung koordinierte Effekte einer gemeinsamen Ursache sind, wie das auch von vielen Autoren jetzt angenommen und besonders von Krehl neuerdings bestimmt behauptet wird. Die Ursachen können verschieden sein, Überanstrengungen, infektiöse und toxische Einwirkungen, in den meisten Fällen eine Kombination mehrerer.

Symptome　　Die Veränderungen, welche das Herz zeigt, bestehen zuerst in einer Hypertrophie des linken Ventrikels mit meist deutlich hebendem Spitzenstoß und verstärktem 2. Aortenton, in späteren Stadien, wenn der linke Ventrikel insuffizient wird, auch in einer Dilatation und Hypertrophie des rechten Ventrikels. Krankheitsverlauf und Behandlung wird im Kapitel »Arteriosklerose« besprochen werden (s. S. 268).

5. Herzstörungen bei chronischer Nephritis.

Ätiologie und pathologische Anatomie.

Über die Ursachen der Herzhypertrophie, welche sich bei chronischer Nephritis so außerordentlich häufig findet, ist bis jetzt noch keine Einigkeit erzielt; man weiß nur durch Erfahrung, daß sowohl bei der parenchymatösen als der interstitiellen Form in der Regel der linke Ventrikel zuerst, später auch der rechte, hypertrophiert und zwar am stärksten bei der letzteren Form. Bei dieser spielt das Herz und seine Leistungsfähigkeit eine wichtige Rolle, die hier kurz besprochen werden soll. Was man unter Schrumpfniere versteht, und welche Zustandsbilder sich bei ihr unterscheiden lassen, ist in den letzten Jahren Gegenstand reger wissenschaftlicher Erörterung gewesen (Jores, Schlayer, Volhard, Fahr, Siebeck u. a.). Jores unterscheidet die rote Granularniere, bei der das wesentliche eine Sklerose der feineren Arterien in der Niere mit sekundärer Erkrankung des Nierenparenchyms ist, von der sekundären Schrumpfniere, bei der die Erkrankung des eigentlichen Parenchyms im Vordergrund steht und erst sekundär Schrumpfungsprozesse einsetzen. Bei der ersteren ist die Herzhypertrophie sehr stark ausgesprochen, besonders am linken Ventrikel, weniger am rechten, bei der anderen ist dieselbe in geringerem Grade vorhanden. Zwischen beiden gibt es auch »Übergangsformen« (Volhard).

Symptome und Verlauf.

Klinisch ist die rote Granularniere durch die Zeichen der Herzhyper- Rote Gra-
nularniere
trophie und einen sehr hohen Blutdruck ausgezeichnet (bis 200 mm Hg
und mehr). Der Puls ist sehr gespannt, das Arterienrohr rigide (Draht-
puls). Der Urin ist reichlich, häufig von normaler Konzentration, enthält
sehr wenig Eiweiß und nur spärliche Formbestandteile; beide oder eins
von beiden kann auch zeitweilig, oft sehr lange, fehlen. Die Nierenfunktions-
prüfung ergibt meist gute sekretorische Fähigkeiten. Der Kranke fühlt
sich wohl, so lange das hypertrophische Herz genügend arbeitet. Die größte
Gefahr für den Kranken bildet die Neigung zu Apoplexie, die durch die
Blutdrucksteigerung und die Gefäßerkrankung bedingt ist. Tritt eine Störung
der Kompensation ein, dann finden sich alle gewöhnlichen Folgen der
Herzinsuffizienz, wie sie bei der arteriosklerotischen Myokarditis
beschrieben wurden. Der Urin wird konzentrierter und infolge der Stauung
treten in der Regel reichlich Eiweiß und Zylinder, sowohl hyaline als
gekörnte, auf. Wenn nicht eine Apoplexie den Tod herbeiführt, stirbt der
Kranke an Herzinsuffizienz. Urämie tritt selten auf.

Anders ist es bei der sekundären Schrumpfniere. Hier treten neben Sekundäre
Schrumpf-
niere
den Zeichen der Herzinsuffizienz die Erscheinungen der Nephritis in den
Vordergrund; der Urin bleibt trotz der Stauung in der Regel reichlich und
niedriggestellt, enthält reichlich Eiweiß und Zylinder. Neben den
Erscheinungen der Herzdilatation und dem schwachen und unregelmäßigen
Puls stehen die Ödeme in der Regel am ganzen Körper, besonders auch im
Gesicht im Vordergrund, ohne daß die abhängigen Partien bevorzugt sind.
Kopfschmerzen, Erbrechen und alle anderen Zeichen der Urämie finden sich
langsam ein, und die Kranken gehen meist daran zugrunde.

In ausgesprochenen Fällen scheiden sich die Krankheitsbilder scharf
voneinander; indes gibt es auch klinische Übergangsbilder, die es manchmal schwer machen, den einzelnen Fall mit Sicherheit zu klassifizieren.

Die Dauer der Erkrankung kann sich auf viele Jahre erstrecken, ganz
bedeutende Besserungen sieht man öfters, und erst wiederholten Anfällen des
Leidens erliegt der Kranke.

Diagnose.

Die reinen Fälle sind leicht zu erkennen. Bei der roten Granularniere
stützt sich die Diagnose auf die starke Herzhypertrophie, die starke
Blutdruckerhöhung, die erhaltene Fähigkeit, den Urin zu konzentrieren
und Wasser und Jodkali auszuscheiden, die sehr geringen, zeitweise
fehlenden Eiweißmengen und Formbestandteile. Auf der anderen Seite
ist die Herzhypertrophie bei der sekundären Schrumpfniere geringer, ebenso die Blutdruckerhöhung mit ihren Folgen. Der Urin ist sehr
reichlich, enthält mehr Eiweiß und Formelemente; die Fähigkeit zu
konzentrieren ist herabgesetzt oder verloren gegangen. Aus der Anamnese ist nicht selten das frühere Überstehen einer akuten Nephritis zu
entnehmen. Bei Fortschreiten des Leidens beherrscht bei der roten Granularniere die Neigung zu Apoplexien und die zunehmende Herzinsuffizienz

das Krankheitsbild, während bei der sekundären Schrumpfniere die Zeichen der Nephritis die Hauptrolle spielen. Tod an Herzschwäche ist bei der ersteren die Regel, terminale Urämie bei der zweiten. Bei den Mischfällen ist die Diagnose nicht immer leicht; besonders fand ich auch, daß das Verhalten der Herzhypertrophie nicht immer charakteristisch ist.

Prognose.

Bei beiden Formen lassen sich in den Anfangsstadien Besserungen erzielen, die manchmal Jahre lang anhalten. In den Spätstadien ist die Vorhersage immer sehr ernst.

Therapie.

Bei der roten Granularniere spielt die Behandlung des Herzens die Hauptrolle. Dabei ist immer an die drohende Gefahr der Apoplexie zu denken. Wir werden daher bei der Behandlung des Herzens alle brüsken Eingriffe, die zu plötzlichen Blutdrucksteigerungen führen können, streng vermeiden — besonders intravenöse Digitalis-, Strophantin- oder gar Suprareninneinspritzungen sind kontraindiziert —, und wir werden besonders darauf achten, daß die das Herz kräftigenden Maßnahmen möglichst schonend und vorsichtig zur Wirkung kommen. An sich ist die Digitalis bei diesen Fällen, wenn Herzschwäche eintritt, durchaus angezeigt. Bei richtiger Anwendung macht sie auch keine erhebliche Blutdrucksteigerung. Jodpräparate sind da zu vermeiden, wo eine schlechte Jodausscheidung durch die Nieren anzunehmen oder Neigung zu Ödemen vorhanden ist. Meist ist das Jod bei diesen Fällen wertlos. Im übrigen ist die Behandlung so einzurichten, wie es bei der Therapie der Herzinsuffizienz besprochen wurde. Bei der sekundären Schrumpfniere hat die Behandlung der Nephritis im Vordergrund zu stehen.

6. Die Herzstörungen der Fettleibigen.

Daß Fettsucht verhältnismäßig häufig zu Kreislaufstörungen leichterer und ernsterer Art führt, ist eine alte Erfahrung. Über die zugrunde liegenden anatomischen Veränderungen hat man früher vielfach falsche Vorstellungen gehabt, wie LEYDEN, C. HIRSCH, ROMBERG u. a. nachgewiesen haben.

»Fettherz«   Die »fettige Degeneration« des Herzmuskels selbst ist nach den neueren Forschungen sehr fraglich geworden; jedenfalls hat sie mit der Fettsucht nichts zu tun. Häufig findet man Fettablagerungen im viszeralen Blatt des Perikards (Fettumwachsung) und Fettdurchwachsung des Muskelfleischs selbst, besonders am rechten Ventrikel. Daß aber die Fettdurchwachsung als Ursache des Herzmuskelschwunds anzusehen sei, wie früher vielfach angenommen wurde, kann heute nicht mehr anerkannt werden. Wir sprechen auch bei Fettleibigen mit Schrumpfniere, bei denen das verloren gegangene Nierengewebe durch Fettanhäufung in der Nierenkapsel und im Nierenbecken räumlich ersetzt ist, nicht von »Fettniere«. Viel eher müßten wir auch am Herzen annehmen, daß geschwundene Muskelsubstanz räumlich durch Fett ersetzt worden sein könnte.

Die Entwickelung des Herzmuskels geht parallel mit der Stärke der quergestreiften Körpermuskulatur. Und so gibt es Fettleibige mit gut entwickelter Körpermuskulatur und starkem Herzmuskel und muskelschwache Fettleibige mit muskelschwachem Herzen. Aus dieser Feststellung ergibt sich schon, daß es falsch ist, bei jedem Fettleibigen ein »Fettherz« anzunehmen und ihn kritiklos zu entfetten. Der muskelstarke Fettleibige bedarf keiner Entfettung, wenn die Fettleibigkeit in der Anlage seines Körpers endogen bedingt ist und keine krankhaften, funktionshemmenden Grade erreicht hat.

Die Kreislaufinsuffizienz der Fettleibigen hat vielfach ganz andere und sehr verschiedenartige Ursachen. Kreislauf-
insuffizienz
der Fett-
leibigen

Der muskelschwache Fettleibige hat ein im Verhältnis zu seiner Körpermasse zu kleines Herz, dessen Leistungen für den Ruhezustand noch einigermaßen ausreichen, aber bei jeder Anstrengung ungenügend sind. Die Herzmuskulatur wird oft auffallend brüchig und matsch gefunden. Häufig finden sich die Veränderungen der Arteriosklerose, seltener die der Myokarditis.

Es kommt aber hier noch ein sehr wichtiger Umstand in Betracht: Bei jeder Autopsie eines Fettleibigen fällt es einem auf, wie klein im Verhältnis zu dem scheinbar breiten und gedrungenen Körperbau der knöcherne Thorax und die Lungen sind. Ein sehr großer Teil des breiten Körperbaus kommt auf Rechnung des Fettpolsters. Es sind nicht nur das Herz, sondern auch die Lungen für die Körpermasse relativ zu klein. Daraus erklärt sich, daß beim »Fettherzen« meist die Kurzatmigkeit im Vordergrund der Erscheinungen steht. Wird ein solcher Kranker noch von einer Bronchitis, einem asthmatoiden Katarrh oder einer Pneumonie befallen, so ist er in besonders großer Gefahr, an Kreislaufinsuffizienz infolge von Insuffizienz der Atmungsorgane zugrunde zu gehen, um so mehr, wenn er ein muskelschwaches Herz hat. So fürchten die Chirurgen bei Fettleibigen oft weniger die eigentliche Herzinsuffizienz als Komplikationen von seiten der Atmungsorgane mit ihren Folgen. Die Erscheinungen der Atmungsinsuffizienz sind oft die ersten Zeichen des »Fettherzens«. Atmungs-
insuffizienz

Die unter dem Begriff des »Fettherzens« früher zusammengefaßten Krankheitsbilder können demnach recht verschiedenartige Ursachen haben: Atmungsstörungen als Folge relativ zu kleiner Atmungsfläche, verbunden mit einer Schwäche der Atmungsmuskulatur, ein verhältnismäßig zu kleines und schwaches Herz, das infolge der zu großen Körpermasse größere Leistungen aufbringen muß, mangelhafte Übung der Herz- und Körpermuskulatur infolge von sitzender Lebensweise, die durch die Fettleibigkeit bedingten Störungen des allgemeinen Stoffumsatzes; dazu kommen vielfach zu große Mengen fester und flüssiger Speisen und Mißbrauch von starken Gewürzen, Alkohol und Tabak. Die meisten Fettleibigen geben an, nur wenig zu essen; bei einigen mag dies den Tatsachen entsprechen, bei vielen ist zu bedenken, daß die Begriffe von »viel« und »wenig« in bezug auf das Essen sehr verschiedenartig sind. Ursachen

Daß die regelmäßige Aufnahme zu großer Mengen von Flüssigkeiten, Alkohol und reichlicher Tabakmißbrauch geeignet sind Arteriosklerose hervorzurufen, ist ja bekannt.

Der Begriff des Fettherzens ist demnach kein einheitlicher, und man tut am besten, ihn nach Rombergs Vorschlag ganz fallen zu lassen und nur von Herzbeschwerden oder Kreislaufschwäche der Fettleibigen zu sprechen. Die Aufgabe des Arztes ist, in jedem einzelnen Fall einen möglichst genauen Einblick in das Zusammenspiel der verschiedenen einwirkenden Faktoren zu bekommen und darnach die Behandlung einzurichten.

Symptome.

Das erste Zeichen der Kreislaufstörung bilden Atemnot und Herzklopfen bei jeder Anstrengung. Der Puls ist meist wenig voll und kräftig, am Herzen selbst sind noch keine Veränderungen nachweisbar. Erst bei stärkerer Entwicklung des Leidens ist eine Verbreiterung der Herzdämpfung nach links und rechts nachweisbar. Es kann aber nicht genug betont werden, daß diese Verbreiterung häufig nur eine scheinbare ist, wie die Orthodiagraphie oder die Röntgenfernaufnahme zeigt; sie wird dann durch Querlagerung des Herzens infolge von Zwerchfellhochstand oder durch falsche Projektion auf die abnorm dicke Brustwand vorgetäuscht. Bei der echten Herzverbreiterung ist der Spitzenstoß nach links verschoben; sehr oft ist er aber nicht oder nur sehr schwach fühlbar. Die Herztöne sind leise und werden häufig geräuschartig. Stauungen in den Bauchorganen, besonders in der Leber, treten erst spät auf, sind auch bei dem dicken Fettpolster nur schwer nachweisbar. Ohnehin ist die Leber bei Fettleibigen häufig vergrößert. Relativ früh treten Ödeme an den Beinen auf. Bei anämischen Fettsüchtigen ist die Haut blaß, leicht zyanotisch, bei den plethorischen stark gerötet und oft stärker zyanotisch.

Der Blutdruck ist bei anämischen Fettleibigen niedrig, 90—120 mm Hg, bei plethorischen steht er an der oberen Grenze des normalen, um 140 mm Hg, bei Arteriosklerose ist er meist leicht erhöht, bis etwa 170 mm Hg, bei Schrumpfniere stärker erhöht.

Bei hinzutretender Koronarsklerose tritt Angina pectoris oder Asthma cardiale auf. Dieses ist nicht zu verwechseln mit der Atemnot der Fettleibigen bei Anstrengungen. Es tritt mehr anfallsweise auf und ist viel quälender und mit Vernichtungsgefühl verbunden. Recht häufig findet man die Zeichen der Arteriosklerose und der Schrumpfniere. Die häufigen Ohnmachts- und Schwindelanfälle sind auf Vasomotorenstörungen im Gehirn, meist infolge von Arteriosklerose zu beziehen, wenn es sich nicht um apoplektische Insulte bei Schrumpfniere handelt.

Diagnose.

Die Kreislaufschwäche bei Fettleibigen ist meist leicht zu erkennen. Schwieriger ist es, den einzelnen Fall nach seiner Genese zu analysieren, wie das für eine rationelle Therapie notwendig ist. Bei der Beurteilung initialer Fälle wird man sich stets zu erinnern haben, daß ein gewisser Grad von Atemnot, Kurzatmigkeit und Pulsbeschleunigung auch bei muskelstarken Fettleibigen mit kräftigem Herzen vorkommt. Als Krankheit ist diese Dyspnoe, die rein mechanische Ursachen haben kann, — Behinderung der Zwerchfellatmung durch Fettanhäufung im Brust- und Bauchraum —, nicht anzusehen. Solche Fettleibige sind nicht herzkrank, neigen aber mehr als andere dazu, es zu werden.

Die Unterscheidung ist oft nicht leicht. Die Berücksichtigung der ge-samten Körpermuskulatur und ihrer Leistungsfähigkeit, Blutdruck, Herzgröße, Blutbeschaffenheit und Puls geben hier Anhaltspunkte. Herzschwache Fettleibige haben meist eine schwache Körpermuskulatur und weisen häufig einen gewissen Grad von Anämie oder Hydrämie auf. Eine zu geringe Atmungsfläche wird oft durch eine Neigung zu Emphysem und zu Bronchitiden angezeigt. Auch auf die Zeichen der Arteriosklerose und der Schrumpfniere ist zu achten; die Koronarsklerose ist verhältnismäßig leicht zu erkennen. Es ist zu bedenken, daß alle diese verschiedenen Schäden sich sehr häufig kombinieren, in ihrer Wirkung steigern und oft zu einem Circulus vitiosus führen.

Differential-
diagnose

Prognose.

Die Prognose richtet sich nach der Art und Stärke der vorliegenden Schädigungen. In den Frühstadien kann bei geeigneter Behandlung weitgehende Besserung, ja sogar nicht selten Heilung erzielt werden, wenn tiefergehende Veränderungen des Myokards noch nicht vorliegen. Besteht eine Myokarditis, stärkere Arteriosklerose oder Schrumpfniere, so wird die Prognose durch vorhandene Fettleibigkeit sehr ungünstig beeinflußt, wie ja Fettleibige überhaupt gegenüber vielen Schädigungen weniger widerstandsfähig sind als Menschen mit geringem Fettpolster. Bei den unkomplizierten Fällen hängt die Prognose vor allem davon ab, ob es gelingt, die ganze Lebensweise des Kranken auf die Dauer zweckmäßig zu regeln.

Therapie.

Die Behandlung richtet sich nach dem Wesen der vorliegenden Störungen. Sie setzt daher eine möglichst genaue funktionelle Diagnose voraus.

Wo es sich um rein mechanische Störungen der Atmung und der Zirkulation durch die Fettleibigkeit ohne eigentliche Erkrankung der Respirations- und Zirkulationsorgane handelt, ist eine Entfettungskur am Platz, bei der zugleich eine Kräftigung und Stärkung der Körpermuskulatur und des Herzmuskels erstrebt wird. Dies wird erreicht durch diätetische Maßnahmen in Verbindung mit Terrainkuren nach ÖRTEL, Gymnastik, Massage und Kohlensäure-Solbäder. Sehr günstig wirken 1—2 »Milchtage« in der Woche. Auf eine Kräftigung der Atmungsmuskulatur durch Atmungsgymnastik ist besonderer Wert zu legen. Natürlich muß die Kur dem Kräftezustand sorgfältig angepaßt sein. Nichts ist schlimmer als eine rapide Abmagerungskur oder übertriebene Übungs- und Badekuren. Wir wollen nicht aus dem Fettleibigen einen mageren Menschen machen, sondern nur das Zuviel an Fett allmählich beseitigen und zugleich die Muskulatur kräftigen. Durch zu energische Abmagerungskuren wird auch Körpereiweiß mit eingeschmolzen und der Körper geschwächt. Die Gewichtsabnahme soll im Anfang 1 kg, später $1/_2$ kg in der Woche nicht über-

Entfet-
tungs- und
Übungs-
kuren

schreiten und darf in keinem Fall zu einer Schwächung des Kranken führen. Viele Menschen schaden sich durch kritiklos forzierte Entfettungs- und gewaltsame Übungskuren.

Aderlaß Die Atemnot des plethorischen Fettleibigen wird manchmal durch einen Aderlaß von 300—500 ccm mit einem Schlag sehr günstig beeinflußt, bei anämischen ist ein solcher natürlich zu unterlassen, höchstens bei »hydrämischer Plethora« kann er unter Umständen günstig wirken. Dagegen ist seine Wirkung bei Schrumpfniere recht günstig, wenn sie auch oft nur vorübergehend ist.

Atmungsorgane Bei den oben beschriebenen Störungen der Atmungsorgane ist besonders auf Vermeidung und Beseitigung von Bronchitiden und Verbesserung der Atmungsmechanik zu achten; die letztere macht oft große Schwierigkeiten, wenn schon eine gewisse Starre des Thorax eingetreten ist.

Lebensweise Auch sonst wird unser Bestreben darauf gerichtet sein müssen, die Fettleibigen wieder beweglich zu machen. Wir werden vor allem auf die Regelung der Lebensweise Wert legen und die Unzweckmäßigkeiten derselben beseitigen. Gegen die sitzende Lebensweise muß durch vorsichtig begonnene und allmählich gesteigerte Bewegung im Freien, die dauernd beibehalten werden muß, ein Gegengewicht geschaffen werden. Die Zufuhr fester und flüssiger Speisen muß dauernd auf ein zweckmäßiges Maß eingestellt werden, der Mißbrauch starker Gewürze ist zu beseitigen, der Alkoholgenuß auf ein geringes Maß einzuschränken, Bier ganz zu verbieten. Auch im Rauchen muß Mäßigkeit dauernd durchgesetzt werden. Wo die Kranken sich nicht darin einschränken können, ist das Rauchen ganz zu verbieten.

Kreislaufschwäche Bei echter Kreislaufschwäche treten die Herzmittel in ihr Recht, um so mehr, wenn Herzdilatation sicher nachgewiesen ist: besonders Strophantus, Digitalis und Koffein wirken hier günstig, doch hüte man sich vor Überdosierung und Kumulativwirkung. Bei hochgradiger Herzschwäche ist strengste Bettruhe und die ganze früher beschriebene Behandlungsweise mit den bekannten Herzmitteln angezeigt. Erst wenn die Herzschwäche beseitigt ist, treten dann die übenden Methoden in ihr Recht. Bei ihnen ist besondere Vorsicht notwendig, wenn schon einmal ein Zustand von Kreislaufschwäche vorhanden war.

7. Die Überanstrengung des Herzens.

Das normale Herz Das normale Herz verfügt über so viele Kraftreserven, daß es ein Mehrfaches von dem leisten kann, was in der Ruhe von ihm verlangt wird. Die Größe dieser Reserven ist beim einzelnen Menschen verschieden. Die Unterschiede beruhen teils auf Erbanlage, teils auf dem größeren oder geringeren Grad von Übung. Daß das normale Herz des Jugendlichen nicht leicht überanstrengt wird, das haben uns die Leistungen unserer Soldaten in Krieg und Frieden gezeigt. Einen guten Schutz gegen Überanstrengungen geben die subjektiven Empfindungen bei starker Anstrengung und das Ermüdungsgefühl. Beide stellen sich in der Regel viel früher ein, als die Grenze der Reserven überschritten wird. Jede körperliche Anstrengung, die innerhalb dieser individuellen Grenzen liegt, dient zur Kräftigung der Körper- und Herzmuskulatur. Jede Anstrengung, die die in der Konstitution gegebenen Grenzen überschreitet, bedeutet eine Überanstrengung des Herzens.

Innerhalb der gegebenen Grenzen paßt sich das Herz den gestellten Anforderungen an. Schon bei kleinen Leistungen, z. B. Steigen einer Treppe oder zehn Kniebeugen, steigt die Pulsfrequenz, während das Schlagvolumen wahrscheinlich in geringerem Maß verkleinert wird; nach ganz kurzer Zeit, höchstens wenigen Minuten wird die Ruhefrequenz wieder erreicht oder sogar um ein Kleines unterschritten. Bei nervösen Herzen folgt der Frequenzsteigerung häufig eine stärkere Herabsetzung. Unterbleibt die Frequenzsteigerung, so haben wir es entweder mit einem Herzen zu tun, das so geübt ist, daß es bei kleinen Anstrengungen einer solchen Kompensation nicht bedarf, oder das Herz vermag nicht mehr, diese Kompensation aufzubringen. Das letztere ist z. B. bei Arteriosklerose hier und da der Fall, kann aber auch bei Vagotonie vorkommen. Bleibt nach so kleiner Belastung die Frequenzerhöhung längere Zeit bestehen, so handelt es sich in der Regel um ein geschädigtes Herz.

Ältere Forscher (SCHOTT u. A.) nahmen an, daß durch starke Anstrengungen eine Dilatation des Herzens verursacht werde. Neuere Untersuchungen, besonders von MORITZ und DIETLEN, ergaben durch orthodiagraphische Feststellung, daß dabei eine deutliche Verkleinerung zustandekam, die wahrscheinlich keine durch Zwerchfelltiefstand vorgetäuschte, scheinbare, sondern eine echte Volumverminderung darstellt. Als Ursache sehen diese Autoren die Vermehrung der Schlagzahl an, die so groß wird, daß die einzelne Systole trotz der größeren Blutmenge, welche die erhöhte Muskelarbeit im ganzen erfordert, weniger Blut auswirft. Die Verkleinerung überdauert die Anstrengung häufig um mehrere Stunden. Ob nicht doch bei starker Überanstrengung auch bei gesundem Herzen eine akute Dilatation zustande kommt, ist noch nicht sicher entschieden. *(Herzdilatation)*

Die Frage, welche Leistung beim einzelnen Individuum eine Überanstrengung bedeutet, und welche nicht, ist schon bei normalem Herzen verschieden zu beantworten. Bei Muskelschwachen mit wenig kräftigem Herzen liegt die Grenze viel niedriger als beim Muskelstarken. Ausschlaggebend ist vielfach auch das Lebensalter. Das Kind verfügt über außerordentlich viele Reservekräfte und wird durch das normale Ermüdungsgefühl und das unwiderstehliche Ruhebedürfnis vor Überanstrengungen ziemlich bewahrt, obwohl es sich in seinem Tätigkeitsdrang oft großen Anstrengungen aussetzt. Im Pubertätsalter, in dem der Mensch gegen sich und andere rücksichtslos ist, ist die Gefahr größer, besonders auch aus dem Grunde, weil hier oft eine gewisse Disharmonie in der Entwicklung der einzelnen Körperorgane und vor allem des Herzens besteht. Der jugendliche Erwachsene verfügt über so viele Reservekräfte, daß eine Überanstrengung nicht leicht zustande kommt. Je mehr aber im reifen und späteren Alter die Reservekräfte abnehmen, um so größer wird die Gefahr der Überanstrengung, und bei um so kleineren Leistungen kann sie eintreten. Aber auch im späteren Alter ist die Gefahr geringer bei solchen Menschen, die ihre Körper- und Herzmuskulatur *(Begriff der Überanstrengung)* dauernd gut in Übung gehalten haben. Die Gefahr der Überanstrengung ist erheblich, wenn man sich nach längerer körperlicher Untätigkeit plötzlich, ohne vorhergehende vorsichtige Übung, großen körperlichen Anstrengungen aussetzt.

Herzkranke Wenn so schon bei gesundem Herzen die Grenze der Leistungsfähigkeit eine sehr verschiedene ist, so gilt dies noch viel mehr von dem schon vorher kranken. Hier wird ein mehr oder weniger großer Teil der Reservekräfte zur Kompensation des vorhandenen Fehlers verbraucht, und wir können im Einzelfall sehr schwer beurteilen, wie groß der für größere Leistungen übriggebliebene Rest an Reserven ist.

Das reine Bild der Überanstrengung des Herzens bekommen wir nur beim Herzgesunden zu sehen. Beim Herzkranken wird es immer mehr oder weniger durch das Bild der jeweils vorliegenden Krankheit überdeckt. Tatsächlich handelt es sich bei der überwiegenden Zahl der Herzüberanstrengungen, die wir zu sehen bekommen, um solche gemischte Krankheitsbilder, bei denen durch die Überanstrengung nur ein vorher latentes Herzleiden manifest geworden ist.

Folgen der Überanstrengung Die erhebliche Erhöhung des Blutdrucks, welche durch die Feststellung des Thorax, durch die große Anstrengung der Muskulatur und die intensive nervöse Anspannung hervorgerufen wird, scheint geeignet, die der Herzarbeit entgegenstehenden Widerstände so zu vermehren, daß das Herz Schaden leidet. Welche Veränderungen sich dabei am Herzen abspielen, wissen wir noch nicht genau. Zweifellos sind diese zuerst rein funktioneller Natur, um erst später in organische Störungen überzugehen.

Die Beurteilung wird noch dadurch erschwert, daß fast stets auch andere schädliche Momente, besonders Alkohol und Tabak, mit im Spiel sind. Mit Recht nimmt man wohl an, daß ebenso wie körperliche, so auch starke geistige Überanstrengung und besonders heftige, plötzliche Gemütsbewegungen wirken. Sicher sind die Folgen einmaliger akuter Überanstrengung weniger schwer als die Wirkung häufiger wiederholter übermäßiger Leistungen.

Eine akute einmalige Überanstrengung kann z. B. durch Heben schwerer Lasten oder durch gewaltsames Sichanstemmen an schwere Wagen entstehen. Die überwiegende Mehrzahl der Herzen, die dabei akut versagen, ist vorher schon krank gewesen. Auf diese Weise können besonders Einrisse der Aortenklappen entstehen. Durch Wiederholung derartiger Überanstrengungen kommen vor allem Herzmuskelschädigungen zustande. Das letztere ist auch der Fall bei allen übertriebenen Sportleistungen. Besonders gefährlich ist in dieser Richtung das Radfahren, weil dabei momentan das Gefühl der starken Anstrengung, das vor Übertreibung schützt, oft fehlt. Auch zu rasches und anhaltendes Bergsteigen ohne vorherige Übung kann gefährlich sein. Für alle sportlichen Leistungen gilt die Regel, daß sie nach vorheriger Übung gut ertragen werden, während sie dem Ungeübten schädlich sind, daß aber der Steigerung der Leistungsfähigkeit durch Übung Grenzen gesteckt sind, die individuell verschieden hoch liegen. Aus diesem Grunde sind Muskelschwache stark gefährdet, wenn sie bei Wettbewerben in Höchstleistungen mitmachen. Schon mancher hat dadurch seine Gesundheit ruiniert.

Symptome und Verlauf.

Die Folgen einer einmaligen akuten Überanstrengung kennen wohl die meisten aus eigener Erfahrung. Es sind die einer akuten Herzinsuffizienz: große Atemnot, Herzklopfen, Stiche in der Herzgegend, Seitenstechen, Beklemmung, Zyanose, Auftreten von Schweiß und sehr frequenter kleiner Puls. Fast immer gehen die Erscheinungen auch nach ganz hochgradiger Anstrengung nach einiger Zeit vorbei, ohne erkennbare Symptome zu hinterlassen. Das Herz wird, wie oben erwähnt, meist verkleinert gefunden. Ob bei den Fällen, in denen sich im Anschluß an eine einmalige Überanstrengung dauernde Herzstörungen eingestellt haben, das Herz vorher ganz gesund gewesen ist, muß bezweifelt werden. Bei der Überanstrengung durch schweres Heben oder Stemmen treten die subjektiven Erscheinungen schon gleich bei der Arbeit ein: heftiger Schmerz in der Herzgegend, das Gefühl, als ob daselbst etwas gerissen wäre, häufig sogar eine Ohnmacht.

Bei vorher schon krankem Herzen stellen sich bald die objektiven Zeichen der Herzinsuffizienz ein: Dilatation, kleiner, frequenter Puls, Leberschwellung, Bronchitis, Nierenstörungen. In der Regel finden sich auch Zeichen starker nervöser Reizbarkeit und Übererregbarkeit.

Der weitere Verlauf ist verschieden. Die Herzinsuffizienz kann bis zum Tod unaufhaltsam fortschreiten, besonders wenn das Herz vorher schon krank war. In der Mehrzahl der Fälle bilden sich die Störungen wieder zurück, oder die Erscheinungen der chronischen Herzinsuffizienz entwickeln sich langsamer, zuerst die subjektiven, dann die objektiven mit Dilatation, mit oder ohne systolische Geräusche, mit kleinem frequentem Puls. Eine Besserung ist bei zweckmäßigem Verhalten sehr wohl möglich.

Wie schon erwähnt wurde, ist bei den Fällen mit chronisch fortschreitender Herzinsuffizienz nach einmaliger Überanstrengung das Herz meist schon vorher krank gewesen. Daß aber auch bei gesundem Herzen die scheinbar restlos überstandene Überanstrengung Folgen hinterlassen kann, ergibt sich daraus, daß die Wiederholung der Überanstrengung nicht selten zu dauernden Herzschädigungen führt. Dies gilt besonders auch für Herzen, die zwar nicht eigentlich krank, aber muskelschwach und ungeübt sind.

Die durch wiederholte oder chronische Überanstrengung bedingten Herzstörungen entwickeln sich meist allmählich. Dabei findet man besonders häufig die Zeichen der krankhaften Herzhypertrophie mit ihren Folgen, besonders auch Arteriosklerose. Andere schädigende Faktoren wirken oft mit, wie Alkohol, Tabak und unzweckmäßige Ernährung.

Diagnose.

Die Erkennung dieser Zustände ist meist an sich leicht, wenn die Herzerscheinungen sich direkt an die Überanstrengung angeschlossen haben; die Beurteilung ist manchmal schwierig, wenn sie erst später aufgetreten sind. Handelt es sich um Unfallbegutachtungen, so sind die Aussagen der Kranken und ihrer Angehörigen aus leicht ersichtlichen Gründen mit großer Vorsicht aufzunehmen. Bei chronischen Fällen können die Schwierigkeiten besonders groß sein, weil die Möglichkeit vorliegt, daß andere Schädlichkeiten mit eingewirkt haben. Noch schwieriger kann die Entscheidung der Frage sein, ob das Herz und die Blutgefäße vor den Überanstrengungen gesund gewesen sind oder nicht; die Tatsache, daß der Betroffene vorher gearbeitet hat, bürgt nicht für die Intaktheit des Herzens. Nur große Erfahrung kann hier eine gewisse Sicherheit geben.

Prognose.

Die Vorhersage hängt von einer Reihe von Umständen ab. Sie ist nur dann schlecht, wenn die Zirkulationsorgane schon vorher erkrankt waren, und sie richtet sich dann nach der zugrunde liegenden Krankheit. Waren die Zirkulationsorgane vorher gesund, so pflegen bei geeigneter Behandlung sich die Erscheinungen meist gut zurückzubilden. Von großer prognostischer Bedeutung ist das Lebensalter: bei Jugendlichen ist im allgemeinen eher mit einer vollständigen Rückbildung der Störungen zu rechnen als bei älteren Menschen. Getrübt wird die Prognose in jedem Fall, wenn es nicht gelingt, den Betroffenen vor weiteren Überanstrengungen zu bewahren, sei es, daß sein Beruf solche mit sich bringt, sei es, daß er nicht so vernünftig ist, den Warnungen des Arztes vor Wiederholung der Schädigungen zu folgen.

Behandlung und Verhütung.

Die Behandlung deckt sich mit der der akuten oder chronischen Kreislaufinsuffizienz. Wo die Kreislauforgane vorher schon erkrankt waren, richtet sie sich nach der vorhandenen Erkrankung.

Verhütung Von größter Wichtigkeit ist die Verhütung. Herzkranke sollen größere Anstrengungen vermeiden. Für sie bedeuten schon kleinere Belastungen ihrer Kreislauforgane eine Gefahr. Man wird ihnen daher, wenn eine Kompensation ihres Leidens eingetreten ist, immer das erlaubte Höchstmaß an Anstrengungen genau vorschreiben müssen und auch dieses erst gestatten, wenn sie durch vorsichtige Übung ihre Leistungsfähigkeit bis zu einem gewissen Grad wieder erlangt haben.

Da das gesunde Herz bei muskelschwachen Menschen wenig leistungsfähig ist und daher leichter überanstrengt wird, so besteht hier die beste Vorbeugung in vernünftigen Muskelübungen. In dieser Hinsicht ist ein verständiger Sport nur von günstiger Wirkung. Er wird aber gefährlich, wenn er nicht bloß bis zur Übung, sondern im Übermaß betrieben wird. Daher sind die Sportarten, die auf Rekordleistungen abzielen, zu verwerfen. Das Maß an Anstrengungen, das dem Einzelnen dienlich ist, richtet sich nach seiner Konstitution und besonders auch nach seinem Alter. Menschen, die ihre Muskulatur immer vernünftig geübt haben, sind auch in späterem Alter noch ziemlich großen Anstrengungen gewachsen, die für andere schon verhängnisvoll wären. Liegen im Beruf unvermeidbare Ursachen der Überanstrengung, so wird man zu Berufswechsel oder zu leichterer Arbeit raten müssen, sobald die ersten krankhaften Zeichen sich einstellen. Gegen die Gefahren der seelischen Überbelastung können viele Menschen durch eine vernünftige Erziehung geschützt werden, wenn es gelingt, ihnen beizubringen, daß sie sich im seelischen Gleichgewicht halten üben. Die Gefahr der seelischen Überanstrengung durch den Beruf läßt sich häufig nur durch Berufswechsel beseitigen. In jedem Fall ist eine vernünftige, pädagogische Psychotherapie am Platz, zu deren Ausübung aber viel persönlicher Takt notwendig ist.

8. Herzhypertrophie durch nervöse Erregungen.

Daß auf dem Wege der nervösen Überreizung eine Vergrößerung des Herzens hervorgerufen werden kann, scheint nach der klinischen Erfahrung ziemlich sicher, doch ist der strikte Beweis dafür noch nicht mit aller Bestimmtheit geführt. Der Nachweis einer Herzvergrößerung ist in solchen Fällen nicht immer leicht bei der schnellen, aufgeregten Tätigkeit des Herzens, obschon die Durchleuchtung in dieser Beziehung größere Sicherheit geschaffen hat. Außerdem sind bei der längeren Dauer solcher Krankheitszustände andere Einwirkungen, durch Intoxikationen oder Infektionen, durch Überanstrengung selten auszuschließen.

Von den Erkrankungen, die hier in Frage kommen, steht obenan der Morbus Basedowii, bei dem die jahrelang dauernde Tachykardie das Zustandekommen einer Herzhypertrophie wohl verstehen läßt; tatsächlich beobachtet man auch bei länger bestehender Krankheit nicht selten einen sehr hebenden Spitzenstoß außerhalb der Mammillarlinie, eine starke Verbreiterung des Herzens, besonders nach links und einen verstärkten 2. Aortenton. Bei Fortschreiten des Leidens treten dann auch die Zeichen der Herzinsuffizienz, unregelmäßige Herztätigkeit (Extrasystolie und Delirium cordis) ein mit den bekannten Stauungserscheinungen. Hier ist man wohl berechtigt, die Hypertrophie durch die langdauernde Tachykardie zu erklären, in anderen Fällen scheinen aber die Herzerscheinungen durch infektiöse oder arteriosklerotische Prozesse bedingt zu sein; die Unterscheidung ist nicht immer leicht. *Basedow*

Manche Autoren trennen von dem eigentlichen Basedowherz noch das Kropfherz ab; indes halten die meisten Autoren daran fest, daß es sich auch bei diesem nur um einen geringen Grad von Basedow handelt.

Ob auch nervöse Beschleunigung des Herzens auf anderer Grundlage materielle Herzveränderungen hervorruft, ist weniger sicher.

Am bekanntesten ist noch die von Krehl zuerst beschriebene Hypertrophie bei Masturbanten, bei denen neben einer sehr erregten Herztätigkeit häufig eine Hypertrophie des linken Ventrikels sich nachweisen läßt, zuweilen auch ein wenig kräftiger, irregulärer Puls; stärkere Grade von Herzschwäche scheinen sich danach aber nicht auszubilden.

Ich selber habe bei einer sehr großen Zahl von länger dauernder nervöser Tachykardie Zeichen von Herzhypertrophie nur vereinzelt beobachten können, dabei aber stets den Eindruck gehabt, daß neben der nervösen Erregung doch noch andere schädliche Momente, besonders Überanstrengung, schlechte Ernährung, Intoxikation durch Alkohol oder Tabak mitschuldig waren. *Tachykardie*

Über die Beziehungen des Myoms zu Veränderungen des Herzens sind die Untersuchungen auch noch nicht abgeschlossen; manche Autoren (Kraus, Strassmann) wollen sie denen des Kropfes zum Herzen an die Seite stellen. *Klimakterium*

Genauere Untersuchungen des Myomherzens haben indes ergeben, daß die gefundenen Veränderungen sich durch die lange Krankheitsdauer mit ihren schwächenden Einflüssen, besonders den Blutungen, und die mechanischen Verhältnisse des Hochstandes des Zwerchfells mit stärkerer Anpressung des Herzens an die vordere Brustwand erklären lassen. Ein besonderes Myomherz dürfte wohl nicht erweislich sein. Dagegen können die nervösen Beschwerden des Klimakteriums, wenn sie besonders stark und andauernd sind, das Herz wohl ähnlich beeinflussen wie die BASEDOWsche Krankheit.

9. Herzstörungen nach übermäßigem Genuß von alkoholischen Getränken, besonders nach Bier (Bierherz).

Ätiologie und pathologische Anatomie.

Bierherz   Herzerkrankungen nach übermäßigem Biergenuß sind hauptsächlich aus München berichtet, wo von einzelnen Bevölkerungsschichten ungewöhnlich große Quantitäten (bis 20 Liter) tagtäglich genossen wurden. Nach den Beobachtungen von BOLLINGER sollen dadurch Hypertrophie und Dilatation des Herzens mit den Erscheinungen der Insuffizienz entstehen, die in erster Linie durch die übermäßige Flüssigkeitszufuhr, in zweiter durch die Einwirkung des Alkohols hervorgerufen werden. Das Verständnis der Entstehung durch eine Plethora, deren Existenz man wohl zugeben kann, ist schwierig, da ein dadurch erhöhter Blutdruck und vermehrter Widerstand bis jetzt nicht erwiesen ist, wie besonders Untersuchungen von HESS zeigen. Wahrscheinlicher ist, daß bei der Entstehung dieser Krankheiten außer der Plethora auch der Alkohol, eine unzweckmäßige Ernährung, Tabak, Überanstrengung, vielleicht auch Infektionen mitwirken, die nicht nur das Herz, sondern auch die Gefäße und die Nieren schädigen. Daß auch übermäßiger Weingenuß in gleicher Weise wirkt, ist wohl anzunehmen, wird aber selten berichtet; noch seltener soll Schnapsmißbrauch die Ursache sein. Anatomisch fand BOLLINGER die Herzen stark vergrößert und hypertrophisch, und zwar in der Regel beide Ventrikel; mikroskopisch ließ sich an den Muskelfasern meist nichts Krankhaftes nachweisen. Neuere Nachuntersuchungen darüber existieren nicht, sie wären nach der von KREHL und ROMBERG empfohlenen Methode anzustellen.

Verlauf.

Subjektive Erscheinungen treten zuerst auf, Herzklopfen, Stechen, Atemnot, Beklemmungen; dann bald objektiv Dyspnœ, stärkere Pulsfrequenz und am Herzen die Zeichen der Hypertrophie und Dilatation. Die Herzinsuffizienz mit all ihren Folgen schreitet häufig auffallend schnell voran und führt bei den meist jugendlichen Individuen zum Tode. Außerhalb Münchens sind derartige Beobachtungen selten gemacht worden, doch ist es ja eine alte Erfahrung, daß übermäßiger Bier- und Weingenuß die Herztätigkeit schädigt, wobei indes fast stets die oben genannten anderen Schädlichkeiten mitwirken; dann entsteht das Bild der Myocarditis arteriosclerotica. In der Regel wird reichlicher Bier- oder Weingenuß verhältnismäßig lange gut ertragen, wenn diese anderen Schädlichkeiten nicht mitwirken; er führt bei reichlicher

Ernährung manchmal zu Fettleibigkeit, die dann Herzstörungen im Gefolge
haben kann. Im übrigen pflegen sich merkliche Störungen der Herztätigkeit
meist Ende der 40er oder Anfang der 50er Jahre geltend zu machen, wenn die
Arterien schon normalerweise Veränderungen zeigen, die dann durch das
Trinken verstärkt werden. Nur bei vorher geschädigten Herzen pflegen
sich die Erscheinungen der Herzinsuffizienz manchmal überraschend schnell
einzustellen.

Die Diagnose

ergibt sich aus dem im vorhergehenden Gesagten. Eine gewisse Plethora
mit schwammigem, aber oft scheinbar sehr muskelkräftigem Körperbau, eine
gewisse alkoholische Euphorie mit gutem Humor und Freude an Wortwitzen
und harmloser Komik lassen auch dann reichlichen Biergenuß annehmen,
wo dieser auf Befragen nicht zugegeben wird.

Die Prognose

ist im ganzen ungünstig. Wo der Alkoholgenuß allein als Schädigung in Betracht
kommt, ist der Verlauf meist ein langsamer. Die von BOLLINGER geschilderten
Fälle führten rasch zum ungünstigen Ende.

Die Behandlung

erfordert, wenigstens bei jungen Leuten vollständige Enthaltung vom Alkohol.
Bei älteren Leuten ist die vollständige Entziehung manchmal gewagt und kann
Schaden bringen; in diesem Fall muß eine mäßige Menge zugestanden werden.
Auf die Beseitigung der begleitenden Schädlichkeiten ist der größte
Wert zu legen. Im übrigen ist die Behandlung die im allgemeinen Teil ge-
schilderte.

10. Herzstörungen bei Erkrankungen der Atmungsorgane und des Brustkorbs.

Ätiolologie.

Die wichtige Rolle ausgiebiger Atembewegungen für die Blutzirkulation lassen von vorn herein annehmen, daß Störungen derselben auch die
letztere in ungünstigem Sinn beeinflussen.

Von den Erkrankungen, die hier in Betracht kommen, ist in erster Linie
das Lungenemphysem zu nennen, welches sowohl durch die Verminderung
der Atemexkursionen, wie auch durch den Ausfall zahlreicher Blutbahnen
in der Lunge eine Erschwerung für die Tätigkeit des rechten Herzens schafft.
In ähnlicher Weise wirkt die diffuse chronische Bronchitis, besonders
stark aber die so häufige Kombination beider Zustände, wie sie sich beim chronischen Asthma findet. Dabei ist die Ansaugung des venösen Bluts durch
den Thorax im ganzen vermindert, und die verlängerte, pressende Ausatmung
setzt dem Rückfluß aus den Venen des großen Kreislaufs starke Widerstände
entgegen, was schon aus der Anschwellung der Halsvenen zu erkennen ist.
Ferner sind hier Verwachsungen der Pleura zu nennen, deren Wirkung
um so ungünstiger ist, je ausgedehnter sie sind, und je mehr sie die Zwerchfellbewegungen hindern. Weiter stören Pneumonokoniosen und chronische

Pneumonien den Blutumlauf erheblich, ebenso chronische Lungentuberkulose, besonders der zirrotischen Form; auch größere Pleuraergüsse und plötzlich eintretender Pneumothorax behindern die Zirkulation. Besonders ungünstig ist die Wirkung des Ventilpneumothorax auf die Zirkulation wegen der dabei vorhandenen starken Druckwirkung und der Verdrängung des Mediastinums und des Zwerchfells. Dagegen wird ein langsam einsetzender, offener und auch der künstlich angelegte, geschlossene Pneumothorax meist ohne nennenswerte Zirkulationsstörungen ertragen, obwohl dabei die Strombahn in den Lungen ganz wesentlich eingeschränkt ist.

Zwerchfell   Eine besonders wichtige Rolle für die Zirkulation spielt das Zwerchfell, das durch seine Bewegungen den Rückfluß des venösen Bluts aus der Bauchhöhle, vor allem durch Auspressung der Leber bei der Inspiration, wesentlich fördert. Seine Tätigkeit kann bei Lungen-, Pleura- und Abdominalerkrankungen und auch bei Formveränderungen des Brustkorbes gehemmt sein. WENCKEBACH hat die Wichtigkeit dieses Muskels für die Zirkulation hervorgehoben und die schweren Störungen beschrieben, welche durch sein mangelhaftes Funktionieren entstehen. Jede Behinderung der Zwerchfellbewegungen kann schädlich wirken, ob dieses nun in Inspirations- oder in Exspirationsstellung fixiert ist. Große Beachtung verdienen auch die Erkrankungen des Thoraxskeletts. Durch die Thoraxstarre werden die Atembewegungen und damit die Sauerstoffaufnahme des Bluts wesentlich beeinträchtigt, und die ungünstige Wirkung verstärkt sich noch durch den dabei stets vorhandenen Zwerchfelltiefstand. Bei der Kyphoskoliose wirkt neben der Erschwerung der Atmung häufig eine starke Verlagerung des Herzens als Kreislaufhindernis. Als weitere Ursachen für Zirkulationsstörungen seien noch Verengungen der Luftwege durch Diphtherie, durch retrosternale Strumen und durch Mediastinaltumoren genannt.

Folgen am Herzen   Ist durch eine derartige Ursache ein stärkeres Zirkulationshindernis entstanden, so kommen oft Stauungsbronchitis und Lungenstarre als sekundäre Schädigungen hinzu, so daß für den Blutumlauf daraus ein fehlerhafter Zirkel entsteht. Dann kann es große Schwierigkeiten machen, die einzelnen Symptome in ihrer Bedeutung richtig zu werten.

Durch die vorgenannten Zustände, von denen fast durchweg mehrere kombiniert einwirken, wird fast nur die Tätigkeit des rechten Herzens erschwert, das seinen Inhalt gegen einen vermehrten Widerstand in der Lungenstrombahn austreiben muß. Zugleich setzt sich die Stauung auf die Körpervenen fort, so daß das rechte Herz zu wenig venöses Blut erhält. Die venöse Stauung ihrerseits hat eine schlechte Ernährung der Körperorgane und auch des Herzens zur Folge. Man findet eine Hypertrophie, und wenn die Herzkraft nachläßt, eine Dilatation des rechten Herzens. Das linke Herz ist in der Regel unbeteiligt; bei längerer Insuffizienz des rechten Ventrikels erhält es zu wenig Blut, und es kann eine Atrophie eintreten. Hier und da wird auch Hypertrophie des linken Ventrikels beobachtet. Sie ist meist durch komplizierende Myokarditis, Arteriosklerose oder Nephritis bedingt, kann aber auch, wie TRAUBE zuerst angegeben hat, auf einer Druckerhöhung im arteriellen Kreislauf beruhen, die durch Spasmen der kleinen Arterien infolge von Kohlensäureüberladung hervorgerufen wird.

Mikroskopisch findet sich bei jungen Individuen außer der Hypertrophie oft nichts Krankhaftes; bei älteren Leuten bestehen meist Schwielen, die auf Myokarditis oder Arteriosklerose zurückzuführen sind.

Symptome und Verlauf.

Bei Lungenemphysem und ausgedehnter chronischer Bronchitis gibt sich subjektiv die Beteiligung des Herzens durch stärkere Atemnot kund, ferner durch Herzklopfen bei kleinen Anstrengungen, durch allgemeines Schwächegefühl, das stärker ist, als der Entwicklung der Lungenkrankheit entspricht. Objektiv lassen sich, wenigstens bei etwas längerem Bestand, die Zeichen einer Hypertrophie des rechten Herzens nachweisen, oft auch Erweiterung des Herzens nach rechts, Betonung des 2. Pulmonaltons als Zeichen des erhöhten Drucks im Lungenkreislauf, unter Umständen auch epigastrische Pulsation, ferner Stauung in den Venen, Zyanose, Vergrößerung der Leber, besonders ihres linken Lappens, und die sonstigen Zeichen der Insuffizienz des rechten Herzens. Bei hochgradigen Fällen ist das rechte Herz enorm vergrößert, schiebt sich in die linke Seite vor und kann dadurch manchmal eine erhebliche Vergrößerung auch des linken Ventrikels vortäuschen. Hypertrophien des letzteren sind nicht selten, aber meistens bedingt durch komplizierende Arteriosklerose des Herzens oder der Nieren.

Der Puls ist meist voll und kräftig, gut gespannt und bleibt lange Zeit auch regelmäßig. Leere des Pulses und Irregularität tritt erst bei starken Schwächezuständen auf. Die Zyanose der Haut und der Schleimhäute ist meist beträchtlich, Ödeme treten frühzeitig in Erscheinung.

Bei den tuberkulösen Prozessen, ebenso wie bei Schrumpfungsprozessen aus anderen Ursachen läßt sich die Hypertrophie des rechten Ventrikels auch häufig nachweisen, doch ist dieselbe meist nicht so hochgradig und spielt im klinischen Bilde nicht eine so bedeutende Rolle. Das gleiche gilt für die Pleuraverwachsungen und den Pneumothorax. Dagegen wird das Herz bei ausgedehnter Kyphoskoliose in der Regel frühzeitig und in ausgedehntem Maße in Mitleidenschaft gezogen, was wohl auf die Vielheit der schädigenden Momente zurückzuführen ist. Die Arbeit wird erschwert durch das meist vorhandene Emphysem und Bronchitis, durch die Behinderung in Lage und Bewegung infolge der Verbiegung des Thorax (Herzenge) und ferner dadurch, daß die Zwerchfellbewegung fast stets, wie LOESCHCKE nachgewiesen hat, ganz erheblich beeinträchtigt wird.

Daher kommt es, daß schon frühzeitig eine manchmal außerordentlich starke Hypertrophie und Dilatation sowohl des rechten Herzens wie auch des linken Vorhofs eintritt mit Stauung in den Venen, Zyanose, Leberschwellung und Ödemen; am linken Ventrikel ist in der Regel keine Hypertrophie nachweisbar. Die Veränderungen am Herzen sind so stark, daß fast nie eine völlige Kompensation eintritt. Diese vielfachen schädigenden Momente mögen es ferner auch bedingen, daß wir so häufig gerade Kyphoskoliotiker an plötzlichem Herztod sterben sehen, besonders wenn noch eine geringe Erschwerung der Herztätigkeit, z. B. durch Bronchopneumonie, hinzutritt.

Die Herzstörungen durch Tief- oder Hochstand des Zwerchfells hat neuerdings WENCKEBACH sehr eingehend beschrieben; es tritt dabei nicht bloß eine Erschwerung der Zirkulation vornehmlich in den Bauchgefäßen auf, sondern die Herztätigkeit wird auch direkt durch die Änderung seiner Lage und der seiner Gefäße schädlich beeinflußt; bei abnormem Tiefstand Steilstellung und Streckung, bei Hochstand Querlagerung und Stauchung. Die Symptome sind Atemnot, Herzklopfen, Ermüdung und objektive Zyanose, kleiner Puls und geringe Ödeme; also die Anfänge der Herzinsuffizienz; ausgesprochene Erscheinungen am Herzen selber, außer den vorerwähnten Lageveränderungen, waren meist nicht vorhanden.

Diagnose.

Die Diagnose stützt sich bei den meisten hier in Frage kommenden Zuständen (Emphysem, Bronchitis) darauf, daß die Lungenerscheinungen allein die vorhandene Atemnot und Zyanose nicht erklären können, dann später auf den Nachweis der objektiven Veränderungen am Herzen selber, der Erweiterung der Herzdämpfung nach rechts, der epigastrischen Pulsation, des klappenden 2. Pulmonaltons und der sekundären Stauungserscheinungen. Früher wurden die objektiven Veränderungen am Herzen vielfach deshalb übersehen, weil der Nachweis durch Perkussion durch die Ausdehnung der Lunge recht erschwert wird; die Durchleuchtung erleichtert das außerordentlich, und wir haben dadurch hauptsächlich das häufige Vorkommen von Herzveränderungen bei Tuberkulose, Pleuritis und Pneumonokoniose kennen gelernt. Sie schützt uns vor Verwechslungen zwischen Verlagerung und Vergrößerung des Herzens.

Die Diagnose der leichteren Formen der Herzinsuffizienz bei Hoch - oder Tiefstand des Zwerchfells ist deshalb recht schwierig, weil meist noch andere Symptome — von seiten des Magens oder Darms — im Vordergrund stehen. Nur wer an diesen Zusammenhang denkt, wird bei dem Mangel gröberer Herzveränderungen die Erscheinungen richtig deuten und sie zum großen Teil auf beginnende Herzinsuffizienz zurückführen.

Prognose.

Die leichteren Grade der Herzinsuffizienz sind häufig länger dauernder Besserungen fähig, die höheren nehmen in der Regel einen progressiven Verlauf. Bei der Kyphoskoliose pflegt eine einmal eingetretene Dekompensation sich nicht leicht zurückzubilden. Hier sieht man plötzlich eintretende Todesfälle, selbst wenn bisher der Puls anscheinend noch kräftig war.

Therapie.

Die Behandlung wird zunächst darauf ausgehen, das Grundleiden zu beseitigen oder zu bessern. Bei Zwerchfelltiefstand wird man durch passende Ernährung, durch Kräftigung der Bauchmuskulatur durch Massage und Übungen und durch eine gut sitzende Leibbinde den Stand des Zwerchfells zu bessern suchen. Bei Hochstand verfährt man je nach der Ursache. Ist Meteorismus vorhanden, so beseitigt man diesen; bei Fettleibigkeit wird eine zweckentsprechende Diätkur einzuleiten sein. In allen Fällen ist zu versuchen, ob nicht durch Atemübungen eine wesentliche Besserung zu erzielen ist.

Wo schon Zeichen von Herzinsuffizienz nachweisbar sind, muß diese entsprechend behandelt werden; Digitalis ist hier nicht immer genügend wirksam, doch werden häufig die Erscheinungen des Emphysems und der Bronchitis durch Verbesserung des Kreislaufs günstiger beeinflußt als durch Expektorantien. Oft wirkt auch eine vorsichtige Jodkur recht günstig.

11. Herzstörungen im Pubertätsalter.

Ätiologie.

Nicht selten treten bei jungen Leuten im Entwicklungsalter, etwa zwischen dem 14. und 18. Lebensjahr, Herzbeschwerden auf. Auch bei ihrer Entstehung wirken meist mehrere Faktoren gleichzeitig ein; es liegt aber der Mehrzahl eine Störung in der Entwicklung der Kreislaufsorgane zugrunde. Das Wachstum und die Funktionstüchtigkeit der Körperorgane und des Herzens ist oft ungleichmäßig und unharmonisch. Daher kommt es, daß manche Leute in diesem Alter, meist vorübergehend, ein relativ zu kleines oder zu großes Herz haben.

Französische Autoren, welche diese Störungen schon länger beschrieben haben (SÉE), führen sie auf eine mangelhafte Entwicklung des Herzens zurück; deutsche Forscher (KREHL, ROMBERG) sind ähnlicher Ansicht. Andere denken dabei an die von VIRCHOW zuerst beschriebene angeborene Enge des Aortensystems, wobei die Anomalie erst unter der stärkeren Belastung des Pubertätsalters Störungen macht. ROMBERG bringt diese Störungen mit Veränderungen der peripheren Arterien in Zusammenhang, die sich bei derartigen, rasch wachsenden jungen Leuten oft auffallend hart anfühlen. Sichere anatomische Befunde am Herzmuskel und den Gefäßen fehlen bisher noch bei dem gutartigen Verlauf der Störungen.

Es ist auch immer daran zu denken, daß im Pubertätsalter mit seiner besonderrs starken Beanspruchung der Organe manche Herzkrankheiten, die schon vorher latent vorhanden waren, erst manifest werden. Endlich ist sehr zu beachten, daß neben der Entwicklung noch viele andere Schädlichkeiten gleichzeitig einwirken, so z. B. Überanstrengung, Masturbation, Tabak, insbesondere Zigaretten, Alkohol. Das eigentliche Wachstumsherz zeigt sich nur da als reines Krankheitsbild, wo all diese anderen ätiologischen Faktoren fehlen.

Symptome.

Die genaueste Beschreibung dieser Erkrankungen verdanken wir KREHL, der Gelegenheit hatte, sie bei einer großen Zahl von jungen Leuten zu beobachten. Die subjektiven Beschwerden bestanden in Herzklopfen, Stichen in der Herzgegend und Atemnot. Objektiv waren die Zeichen der Hypertrophie und Dilatation des linken Ventrikels mit hebendem Spitzenstoß, systolischen Geräuschen an der Spitze und leicht klingendem 2. Aortenton am häufigsten. Verbreiterung nach rechts und einfache linksseitige Dilatation waren selten. Die Arterien fühlten sich in den Fällen von Herzhypertrophie recht derb an, ohne daß der Blutdruck erhöht war. Vorherrschend waren also die Zeichen einer Hypertrophie und Dilatation des linken Herzens, für die sich weder in der Anamnese noch in der Beschäftigung oder sonstigen Gewohnheiten eine Ursache finden ließ.

Verlauf   Der Verlauf war verschieden; im größten Teil der Fälle gingen die Erscheinungen innerhalb eines halben oder ganzen Jahres allmählich zurück. Doch zeigten Nachuntersuchungen von LOMMEL und FABER, daß bei einem geringen Teil der Fälle später die Hypertrophie des linken Ventrikels noch stärker wurde und sich ausgesprochene Arteriosklerose einstellte. Bei diesen hat es sich zweifellos um eine Präsklerose im Sinn HUCHARD's gehandelt.

Ich selber habe nicht selten junge Leute mit ähnlichen Erscheinungen beobachtet; meist handelte es sich um muskulöse und kräftige, hochaufgeschossene Individuen, bei denen ich doch den Verdacht hatte, daß unzweckmäßige Sportübungen oder berufliche Überanstrengungen ursächlich mitwirkten. Der Verlauf war stets ein guter.

Diagnose.

Kommen Patienten in entsprechendem Alter mit den oben angegebenen subjektiven Beschwerden zur Untersuchung, so ist zuerst festzustellen, ob ein abnorm kleines, ein normal großes oder ein vergrößertes Herz vorliegt. Dazu ist oft neben der Perkussion die Orthodiagraphie oder die Herzfernaufnahme notwendig. Ist das Herz abnorm klein, so handelt es sich entweder um ein endogen zu kleines Herz, vielleicht im Sinn der angeborenen Enge der Aorta, oder um ein im Wachstum zurückgebliebenes Herz, das den Anforderungen der Pubertätszeit nicht gewachsen ist. Die letztere Störung wird sich bei ruhigem Verhalten »auswachsen«. Ist das Herz normal groß, so hat man nach den Zeichen der Hypertrophie zu suchen. Fehlen sie, so handelt es sich nicht um ernstere Störungen, es liegt dann ein nervöses Herz vor oder in nicht seltenen Fällen ein Masturbantenherz. Beide werden durch sachgemäße Behandlung leicht zu bessern sein. Sind Zeichen von Hypertrophie vorhanden, so ist auf Einwirkung von Infektionen, Intoxikation mit Alkohol und Tabak, besonders Zigaretten, auf Überanstrengung durch Beruf oder Sport, auf Masturbation und Nephritis zu fahnden. Fehlen sie, so kann es sich um eine Präsklerose oder um ein echtes Wachstumsherz handeln. Das letztere wird bei Ruhebehandlung bald normal werden. Findet sich ein abnorm großes Herz, so liegt immer eine Dilatation, fast immer auch eine Hypertrophie vor. In diesem Fall müssen erst alle anderen Möglichkeiten sicher ausgeschlossen sein, ehe man ein Wachstumsherz annimmt. Dieses wird bei sachgemäßem Verhalten sich im Lauf von einem halben oder ganzen Jahr ausgleichen. Wo dieser Ausgleich nicht eintritt, handelt es sich sicher nicht um ein reines Wachstumsherz. Selbstverständlich muß man, um diese Diagnose zu stellen, auch organische Herzklappenfehler mit Sicherheit ausschließen.

Prognose.

Die Vorhersage ist bei dem echten Wachstumsherzen günstig; es wird bei ruhigem Verhalten sich auswachsen, und die Beschwerden werden verschwinden. Doch wird man die Prognose mit einer gewissen Reserve stellen müssen, weil es oft sehr schwer ist, die in Betracht kommenden anderen Schädigungen mit Sicherheit auszuschließen. Vor allem muß man immer an die Möglichkeit einer Präsklerose denken.

Therapie.

Das reine Wachstumsherz heilt aus, wenn es gelingt, ihm alle Schädlichkeiten fernzuhalten. Die Ernährung ist reichlich, einfach und nicht reizend zu gestalten. Es ist für Ruhe zu sorgen, mäßige Bewegung in frischer Luft ist anzuraten, jede Überanstrengung zu verhüten. An Medikamenten wird Eisen und Arsen nützlich sein. Eigentliche Herzmittel sind nicht nötig.

Sind die oben genannten anderen Schädlichkeiten nachgewiesen, so bedürfen sie einer besonderen Behandlung. Insbesondere denke man bei anämisch-asthenischen Menschen im Wachstumsalter auch an die Möglichkeit, daß ein Frühstadium der Tuberkulose vorliegen kann, das eine besondere Behandlung nötig macht.

12. Die nach Unfällen entstehenden Herz- und Gefäßerkrankungen.

Die durch direkte Verwundung des Thorax und des Herzens durch Stich, Schuß oder Hieb hervorgerufenen Erkrankungen sind lange bekannt — sie fallen in das Gebiet der Chirurgie —, ebenso die durch Einwirkung schwerer stumpfer Gewalt auf die Herzgegend verursachten Veränderungen am Herzen und den großen Gefäßen und die infolge schwerer Erschütterung und Fall aus bedeutender Höhe sich einstellenden Zerreißungen an dem zentralen Herz- und Gefäßapparat.

Hier sollen in der Hauptsache die krankhaften Folgen an Herz und Gefäßen erörtert werden, welche sich nach mäßig starker Kontusion der Brustwand, nach einmaliger, plötzlicher Überanstrengung oder nach Erschütterung des ganzen Körpers, z. B. durch Fall aus mäßiger Höhe, oder nach plötzlicher seelischer Erregung einstellen. Erst nach Inkrafttreten der Unfallgesetzgebung haben diese Zusammenhänge ein besonderes Interesse gewonnen.

Eine experimentelle Grundlage für die Beurteilung solcher Fälle haben die Arbeiten von Külbs geschaffen, der im Tierexperiment nachgewiesen hat, daß nach Einwirkung mäßig starker stumpfer Gewalt auf die Brustgegend, ohne daß die Brustwand irgendwelche Veränderungen darbot, im Herzmuskel mehr oder minder starke Blutungen eintreten können; besonders häufig waren diese in der Nähe der Klappenansatzstellen lokalisiert. Diese Feststellungen sind deshalb so wertvoll, weil nicht viele Fälle, bei denen das Trauma eine Rolle spielt, zur Autopsie kommen. Experimente

Nach den zahlreichen, schon jetzt vorliegenden Beobachtungen (s. Thiem, Stern) muß man annehmen, daß infolge einer Verletzung sowohl am Herzmuskel als auch am Klappenapparat organische Veränderungen sich einstellen können. Ihre Ursache kann in einem stumpfen Trauma liegen, das die Herzgegend trifft, den elastischen Brustkorb eindrückt und das Herz gegen die Wirbelsäule preßt — die klassischen Darlegungen Heinr. Curschmanns über die Lage des Herzens in der Enge zwischen Brustbein und Wirbelsäule werden bei der Perikarditis (S. 239) besprochen. Das Trauma kann auch in einer Erschütterung des ganzen Körpers liegen, wie sie am häufig- Ursachen sten durch einen Fall aus größerer Höhe bewirkt wird; sie kann ganz ähnliche Folgen haben. Es entstehen kleinere oder größere Blutungen oder Einrisse in der Herzmuskulatur, die unter günstigen Umständen verheilen, aber auch zu chronischen Entzündungszuständen führen und das Bild der Myocarditis chronica hervorrufen können. Man muß annehmen, daß durch eine einmalige starke Überanstrengung derartige Veränderungen verursacht werden können. Der Klappenapparat kann ebenfalls infolge der eben genannten Einwirkungen erkranken und zwar dadurch, daß die Blutungen sich in der Nähe der Klappenansatzstellen lokalisieren und durch sekundäre Narbenbildung zu Retraktion der Klappen führen, oder dadurch, daß direkt durch den Stoß oder Fall Einrisse an Semilunarklappen oder Klappensegeln entstehen. Viel häufiger aber erkranken diese dadurch, daß bei einer plötzlichen starken Anstrengung, bei der, wie beim VALSALVAschen Versuch, durch Exspirationsbewegungen bei geschlossener Stimmritze der Blutdruck sehr stark erhöht wird, die Klappen einen Riß erhalten. Am häufigsten sehen wir das bei den Aortenklappen, und Beispiele dieser Art sind schon lange bekannt. Auch an den Zipfelklappen kann durch Einreißen von Papillarsehnen oder -muskeln eine plötzliche Insuffizienz hervorgerufen werden.

Wichtig ist die Frage, ob sich an eine solche Verletzung eine akute oder chronische Entzündung des Klappenapparats und des Herzmuskels anschließen kann. Nach dem jetzigen Stand unserer Kenntnisse kann man diese Möglichkeit nicht in Abrede stellen, da an der verletzten Stelle leicht Mikroorganismen sich ansiedeln und zu Entzündung führen können; wir wissen ja heute, daß Krankheitserreger aller Art selbst bei anscheinend Gesunden viel häufiger im Körper vorhanden sein können, als man früher annahm. Durch das Trauma können Keime aus einem latenten Krankheitsherd mobilisiert, ebenso kann eine ältere Herzklappen- oder Herzmuskelerkrankung reaktiviert werden.

Gefäße Wie die Klappen und der Herzmuskel, so zeigen auch die großen Gefäße nicht selten die Folgen von Einwirkungen stumpfer Gewalt, Erschütterung oder Überanstrengung in Gestalt von umschriebenen Einrissen sowohl der Intima wie in schwereren Fällen der Media. Mit Vorliebe wird die Aorta oberhalb der Semilunarklappen befallen. Diese Kontinuitätstrennung führt dann zu erheblicher Herabsetzung der Widerstandsfähigkeit der Gefäßwand. Daß man früher sehr oft in einem Trauma die Veranlassung zur Entstehung von Aneurysmen gesehen hat, wird später besprochen werden (s. S. 259).

Perikard Auch das Perikard kann nach Einwirkung stumpfer Gewalt entzündliche Erscheinungen, meist einfach chronischer Natur, zeigen; doch kann sich auch nach einem Trauma eine tuberkulöse Perikarditis entwickeln, wie das ein interessanter Fall von AUERBACH zeigt.

Neurosen Außer diesen organischen Veränderungen kann sich an ein Trauma ein ganzes Heer von nervösen Störungen anschließen. Wenn die Schwierigkeiten der Feststellung und Deutung der organischen Veränderungen schon sehr groß sind, so gilt dies noch mehr für die Unterscheidung organischer und nervöser Störungen und für die psychische Analyse der letzteren.

Symptome.

Die Erscheinungen von seiten des Zirkulationsapparates können bei und nach einer solchen traumatischen Einwirkung verschieden sein; manchmal klagt der Betroffene zu Anfang über gar keine Herzbeschwerden, und erst nach Tagen, Wochen oder Monaten machen sich solche geltend. Andere Male deutet ein plötzlicher Schmerz in der Herzgegend, häufig verbunden mit Ohnmachtsgefühl, oder heftiges Herzklopfen mit Beklemmung und Atemnot sofort darauf hin, daß eine schwere Schädigung des Zirkulationsapparats vorliegt. Bei weiterer Beobachtung treten dann die Zeichen der Myokarditis oder Endokarditis auf oder die einer Klappeninsuffizienz, die in ihren Symptomen fast nicht von der gewöhnlichen abweicht. Die Erscheinungen werden in der Regel von manchen nervösen Störungen überlagert, wie sie sich nach Unfällen so häufig einstellen. Der weitere Verlauf ist in vielen Fällen dadurch günstiger, daß den rein trau matischen Veränderungen nicht die Neigung zum Fortschreiten anhaftet wie den entzündlichen; daher ist die Prognose bei den rein traumatischen Fällen im späteren Stadium durchweg günstiger. Dies gilt aber nicht für die gemischten Fälle, bei denen ein schon vorher bestehendes Herzleiden durch ein Trauma verschlimmert worden ist.

Diagnose.

Die Aufgabe der Diagnostik ist bei diesen Fällen sehr vielseitig. Zuerst muß festgestellt werden, ob ein organisches Herzleiden vorliegt, und welcher Art dieses ist. Das macht für die Klappenveränderungen in der Regel keine großen Schwierigkeiten. Schwieriger sind schon Einrisse in großen Gefäßen festzustellen. Dazu ist häufig Röntgenuntersuchung mit diagonaler Durchleuchtung notwendig. Sehr schwierig ist oft die Entscheidung, ob eine Myokarditis vorliegt, besonders wenn diese nicht sehr hochgradig ist. Die Abgrenzung gegen die so häufigen nervösen Herzleiden kann nicht selten erst durch längere Beobachtung getroffen werden. Die Grundsätze, nach denen die Entscheidung zu treffen ist, werden später ausgeführt (S. 222).

Noch schwerer ist manchmal die Feststellung, ob die vorliegenden Herzstörungen wirklich Folge des Trauma sind oder nicht. Es kommt hier sehr viel auf eine zuverlässige Anamnese an, die man von dem Patienten selber in der Regel deshalb nicht erhalten kann, weil er weiß, daß die Frage der Rente von seinen Aussagen abhängt. Er behauptet meist, früher stets gesund und leistungsfähig gewesen zu sein. Hier muß man durch Vertrauenspersonen feststellen lassen, ob diese Angaben stimmen, und ob und an welchen Krankheiten er gelitten hat. Die so erhaltenen Angaben stehen häufig mit denen des Untersuchten in Gegensatz.

Im allgemeinen habe ich den Eindruck, daß organische und besonders unaufhaltsam fortschreitende Herzerkrankungen nach Trauma zwar vorkommen, daß das aber im ganzen nur selten der Fall ist. Ist ein organisches Herzleiden nachzuweisen, so hat es meist schon vorher bestanden, ohne von dem Kranken beachtet worden zu sein. Durch den Unfall und die im Anschluß daran gesteigerte Selbstbeobachtung kommen die Beschwerden nun zum Bewußtsein und werden als eben erst eingetreten gedeutet. Am häufigsten habe ich das bei der arteriosklerotischen Myokarditis gesehen.

Verschlim-
merung Wenn ich nun die Entstehung von organischen Herzleiden durch Trauma für selten halte, so scheint mir eine Verschlimmerung eines vorhandenen Herzleidens häufiger vorzukommen. So scheint mir z. B. ein Stoß oder Fall bei einer Myokarditis mit brüchigen Arterien sehr leicht zu unangenehmen Folgen führen zu können, einmal weil das oft vorher schon stark vergrößerte Herz für einen Stoß und auch für Verletzung durch einen Fall eine größere Angriffsfläche bietet, und dann weil das erkrankte Herzmuskelgewebe wesentlich weniger widerstandsfähig ist als ein normales Herz. Daher wird man eine Verschlimmerung eines vorhandenen Leidens viel eher annehmen können, und das ist nach der Unfallgesetzgebung für den Verletzten sehr wichtig.

Neurosen Die Entstehung nervöser Herzkrankheiten nach Unfällen wird seit Einführung der Unfallgesetzgebung viel häufiger beobachtet. Die Diagnose hat die Aufgabe festzustellen, wie weit sie rein psychogener Natur sind, ob es sich um Teilerscheinungen von Schreckneurosen handelt. Reine Schreckneurosen heilen bei sachgemäßer psychischer Behandlung in wenigen Tagen oder Wochen vollständig aus. Dagegen sind die psychisch oder affektiv fixierten sekundären Neurosen, deren Krankheitsbilder den primären Schreckneurosen zum Verwechseln ähnlich sind, außerordentlich hartnäckig. Bei diesen sekundären Neurosen ist die Feststellung von größter Wichtigkeit, wie weit bei der Fixierung und Reproduktion der Symptome der Wunsch nach einer möglichst hohen Rente eine Rolle spielt. Je größer das Mißverhältnis zwischen den geklagten subjektiven Beschwerden und den objektiven Krankheitszeichen ist, um so eher wird man an einen solchen Zusammenhang denken.

Daß durch die früher erwähnten traumatischen Einwirkungen zuweilen auch nervöse Herzerkrankungen entstehen, die sicher nicht rein pyschogener Natur sind, muß man nach einzelnen Beobachtungen wohl annehmen. So stellen sich besonders nach einer einmaligen Überanstrengung nicht selten rein nervöse Herzstörungen ein, die auch bei längerer Beobachtung diesen Charakter bewahren, und die in das Gebiet der affektiven oder der reflektorischen Neurosen zu rechnen sind (s. S. 217).

Prognose.

Die Prognosenstellung hängt in erster Linie von einer exakten Diagnose ab. Bei traumatisch bedingten organischen Veränderungen, die keine Neigung zum Fortschreiten zeigen, darf man meist annehmen, daß das Herz vor dem Trauma gesund war. Dann ist die Prognose von der Art und dem Grad der nachgewiesenen organischen Störung bedingt. Ist das Herz schon vor dem Trauma organisch krank gewesen, so hat man nicht selten mit einer Neigung des organischen Herzleidens zu rascherem Ablauf zu rechnen und darf daher die Prognose nicht zu günstig stellen. Bei den rein nervösen Herzstörungen nach Trauma ist die Prognose quoad vitam durchaus günstig. Dagegen sind die Beschwerden oft außerordentlich hartnäckig.

Therapie.

Organische
Leiden Die Behandlung der durch Trauma entstandenen organischen Herzleiden weicht in keiner Weise von der bei nichttraumatisch entstandenen ab.

Die traumatisch entstandenen, nervösen Herzstörungen sind einer Be- *Nervöse Störungen* handlung in weitem Maß zugänglich, aber diese macht oft sehr große Schwierigkeiten, besonders wenn der Gesundungswille, weil eine Rente in Frage kommt, nicht vorhanden ist und die Behandlung nicht unterstützt. Die Behandlung ist in der Hauptsache eine psychische. In manchen Fällen ist die Hypnose von besonders günstiger Wirkung, wenn es gelingt, in ihr die Rentenbegehrungsvorstellungen zu beseitigen. Leider erlebt man es oft, daß die Hypnose in jeder Beziehung gut funktioniert, daß aber die Wirkung der Suggestion in der Hypnose sofort aufhört, sobald sie den nervösen Zustand zu beseitigen sucht, ein Zeichen, wie sehr gerade diese Störungen schon fixiert sein können. Auch im Wachzustand wird man den Gesundungswillen in jeder Beziehung zu wecken und zu bestärken versuchen. Das beste Mittel zur Beseitigung der nervösen Herzstörungen, soweit sie psychogen bedingt sind, ist zweifellos die Nichtgewährung einer Rente. Im übrigen ist die Therapie der traumatischen Herzneurosen die gleiche wie bei den nichttraumatischen. Zur Beseitigung der nervösen Beschwerden muß man versuchen, die Kranken wieder an die Arbeit zu bringen. — Wo es sich um echte Schreckneurosen handelt, hilft Ruhe, gute Ernährung, zweckmäßige Hydrotherapie in Verbindung mit Baldrian oder Brom meist sehr rasch.

Begutachtung.

Es ist zuerst festzustellen, ob ein nervöses oder ein organisches oder *Art des Leidens* gar kein Herzleiden vorliegt. Reine Simulation ist im allgemeinen selten, doch wird man jetzt eher an sie denken müssen als vor dem Kriege; sie kommt besonders bei den Fällen mit frequentem, regulärem Pulsschlag in Betracht.

Weiter ist festzustellen, ob und welcher Zusammenhang zwischen dem *Zusammenhang* Unfall und dem Herzleiden besteht. Diese Feststellung ist leicht, wenn direkt bei dem Unfall oder ganz kurz nachher die Zeichen einer akuten Kreislaufsinsuffizienz mit traumatischem Schock nachgewiesen sind. Je länger nach dem Unfall die Erscheinungen von seiten des Kreislaufs sich eingestellt haben, um so schwieriger ist die Beurteilung; sie wird häufig nur einen gewissen Grad von Wahrscheinlichkeit erreichen, und es ist hier größte Vorsicht geboten (s. REICHARDT). Man wird es sich zur Regel machen, in zweifelhaften Fällen bei organischen Störungen eher zugunsten eines Zusammenhangs, bei nervösen Fällen im gegenteiligen Sinn zu entscheiden. Die übrigen ausschlaggebenden Momente wurden schon bei der Schilderung des Verlaufs und der Diagnose besprochen.

Bei organischen Störungen ist ferner die Feststellung wichtig, ob das Herz vor dem Unfall gesund war, besonders weil bei vorher krankem Herzen mit einem ungünstigeren Verlauf zu rechnen ist. Ferner ist festzustellen, wie weit die Erwerbsfähigkeit schon vor dem Unfall beeinträchtigt war.

Sehr schwierig kann es sein, den Grad der Erwerbsbeschränkung an- *Grad der Erwerbsbeschränkung* zugeben. Dabei wird man bei organischen Störungen bei vorher gesundem Herzen damit rechnen können, daß nach etwa 4—8 Wochen ein stationärer Zustand sich eingestellt hat, und daß später keine Verschlechterung, manchmal sogar eine leichte Besserung der Störungen eintreten wird. War das Herz schon vor dem Unfall krank, so hat man nicht selten mit weiteren Verschlimmerungen und rascherem Ablauf der Erkrankung zu rechnen. In zweifelhaften Fällen wird man bei organischen Veränderungen die Rente eher etwas höher, bei nervösen etwas niedriger einschätzen.

Rente bei Neurosen Die primären Schreckneurosen bedürfen keiner Rente, sondern der Behandlung bis zur Heilung. Die sekundären, psychogenen Neurosen sollten womöglich keine Rente erhalten, weil die Störungen am ehesten heilen, wenn der Betroffene gezwungen ist, zu arbeiten. Muß man eine Rente zubilligen, so wäre die einmalige Abfindung weitaus das beste für den Kranken. Die fortlaufende Rente wird man niedrig zu bemessen haben, unbekümmert darum, daß der Neurotiker nie mit seiner Rente zufrieden ist, ob sie hoch oder niedrig bemessen ist. Bei den affektiven und reflektorischen Neurosen ist die Erwerbsfähigkeit meist in mäßigem Grad beeinträchtigt. Mehr als 20, höchstens einmal 30% Erwerbsbeschränkung wird man hier nie anzunehmen haben.

Literatur.

Chronische Myokarditis.

Bard und Philippe, De la myocardite interst. chronique. Rev. d. méd. 1891. — Dehio, Kongr. f. i. Med. 1895. — Ders., Über Myofibrosis. Arch. f. kl. Med., Bd. 62. — Kelle, Primäre chronische Myokarditis. D. Arch. f. kl. Med., Bd. 49. — Köster, Über Myokarditis. Bonn, 3. Kongr. 1888. — Krehl, D. Arch. f. kl. Med., Bd. 46 u. 48. — Riegel, Zur Lehre von der chronischen Myokarditis. Zeitschr. f. kl. Med., Bd. 14. — Romberg, D. Arch. f. kl. Med., Bd. 48 u. 53. — Rühle, Diagnose der Myokarditis. D. Arch. f. kl. Med., Bd. 22. — Radasewsky, Zeitschr. f. kl. Med., Bd. 17.

Arteriosklerose des Herzens, Koronarsklerose; Verhalten des Herzens bei allgemeiner Arteriosklerose.

v. Basch, Die Herzkrankheiten bei Arteriosklerose. Berlin 1901. — Curschmann, Arbeiten aus der Leipziger Klinik 1893. — Fränkel, A., Zeitschr. f. kl. Med., Bd. 4 u D. med. W. 1905. — v. Frey, Folgen der Verschließung der Kranzarterien. Zeitschr. f. kl. Med., Bd. 25. — Grober, Massenverhältnisse des Herzens bei künstlicher Arterienstarre. Verh. d. Kongr. f. i. Med. 1907. — Hasenfeld, D. Arch. f. kl. Med., Bd. 59. — Hirsch, C., D. Arch. f. kl. Med., Bd. 68. — Hochhaus, Embolie und Thrombose der Koronararterien. D. med. W. 1913. — Huber, Einfluß der Kranzarterienerkrankung auf das Herz und chronische Myokarditis. Virch. Archiv, Bd. 89. — Leyden, Zeitschr. f. kl. Med., Bd. 7. — Marchand u. Romberg, Kongr. f. i. Med. 1904. — Obrastzow u. Strachesko, Thrombose der Koronararterien. Zeitschr. f. kl. Med., Bd. 7.

Herz bei chronischer Nephritis.

Fahr, Chronische Nephritis und Atherosklerose. Virch. Archiv, Bd. 195. — Frank, Nephrogene Hypertonie. Berl. kl. W. 1911. — Jores, Arch. f. kl. Med., Bd. 95. — Ders., D. path. Gesellsch. Kiel 1908. — Loeb, Blutdruck und Herzhypertrophie bei Nephritikern. D. Arch. f. kl. Med., Bd. 85. — Pässler, Volkmanns Vorträge, N. F., 408. 1906. — Ders. u. Heineke, D. path. Gesellsch. 1905. — Ponfick u. Müller, D. path. Gesellsch. 1905. — Senator, Zeitschr. f. kl. Med., Bd. 72. — Volhard, D. path. Gesellsch. 1905.

Das „Fettherz".

Curschmann, D. Arch. f. kl. Med., Bd. 12. — Ebstein, Die Fettleibigkeit. 8. Aufl. 1904. — Kisch, Berl. kl. W. 1885; Die Fettleibigkeit. Stuttgart 1888. — Ders., Das Mastfettherz. Prag 1894; Wien. med. W. 1902. — Leyden, Über Fettherz. Zeitschr. f. kl. Med., Bd. 5. — Mönckeberg, Berl. kl. W. 1909. — v. Noorden, Die Fettsucht. Nothnagels Path., Bd. 7.

Überanstrengung des Herzens und Störungen durch nervöse Erregung.

ALBU, Berl. kl. W. 1897. — BACCHUS, Herzerkrankung bei Masturbanten. D. Arch. f. kl. Med., Bd. 54. — BRUNS, O., Münch. med. W. 1899. — DE LA CAMP, Zeitschr. f. kl. Med., Bd. 51. — DIETLEN u. MORITZ, Verhalten des Herzens nach Radfahren. Münch. med. W. 1908. — FRAENTZEL, Charité-Ann., Jahrg. 5 u. 6; Vorlesungen über Herzkrankheiten, Berlin, Bd. 1. — HENSCHEN, Mitt. a. d. Klinik v. Upsala 1899. — HOFFMANN, A., Kongr. f. i. Med. 1907. — KIENBÖCK, SELIG u. BECK, Untersuchungen an Schwimmern. Münch. med. W. 1907. — KRAUS, Das Kropfherz. Wien. med. W. 1899 — KREHL, D. Arch. f. kl. Med., Bd. 48. — KÜLBS, Experimentelles über Herzmuskel und Arbeit. D. Arch. f. kl. Med., Bd. 53. — MÜNZINGER, Arch. f. kl. Med., Bd. 19. — NAUWERK, Arch. f. kl. Med., Bd. 33. — PEACOCK, Croonian lecture. London 1865. — SCHOTT, TH., Überanstrengung des Herzens. Berlin 1898. — LEVY, Überanstrengung des Herzens. Berlin 1875.

Herzkrankheiten durch übermäßigen Genuß alkoholischer Getränke. Bierherz.

AUFRECHT, D. Arch. f. kl. Med., Bd. 54. — BAUER u. BOLLINGER, Idiopathische Herzvergrößerung. Festschr. f. PETTENKOFER. München 1893. — BOLLINGER, Münch. med. W. 1886. — BINGEL, Münch. med. W. 1907. — KREHL, D. Arch. f. kl. Med., Bd. 48. — v. MAXIMOWITSCH u. RIEDER, D. Arch. f. kl. Med., Bd. 46. — WOLFFHÜGEL, Münch. med. W. 1900.

Herzstörungen bei Erkrankung der Respirationsorgane und des Thorax.

BÄUMLER, D. Arch. f. kl. Med., Bd. 19. — BLAUEL, OTFRIED MÜLLER u. SCHLAYER, Bruns Beiträge, Bd. 62. — BOLLINGER, l. c. — BRAGSCH, Verhalten des Herzens bei Skoliose. Münch. med. W. 1910. — DE LA CAMP, Zeitschr. f. kl. Med., Bd. 49. — HERZ, Symptome der Herzbeengung. Zeitschr. f. exp. Path. u. Pharm., Bd. 6. — Ders., Herzinsuffizienz durch Raummangel. Kongr. f. i. Med. 1908. — MINNICH, Das Kropfherz. Leipzig u. Wien 1904. — TENDELOO, Studien über die Ursachen der Lungenkrankheiten. Wiesbaden 1902. — WENCKEBACH, Atmung und Kreislauf. Volkmanns Vorträge, N. F., 456—466.

Herzstörung im Pubertätsalter. Wachstumsherz.

BENEKE, Zentralbl. f. d. med. Wissensch. 1879. — Ders., Pubertätsalbuminurie. D. Arch. f. kl. Med., Bd. 78. — FABER, Arch. f. kl. Med. 1903. — HIRSCH, C., D. Arch. f. kl. Med., Bd. 68. — KREHL, Erkrankungen des Herzens. In NOTHNAGELS Handbuch. — LOMMEL, Krankheiten des Jünglingsalters. Ergeb. d. i. Med., Bd. 6. — ORTNER, Wien. kl. W. 1891. — RITROP, Zeitschr. f. kl. Med., Bd. 61. — ROMBERG, Kongr. f. i. Med. 1904. — RÖSSLE, Herzhypertrophie und Organkorrelation. Münch. med. W. 1908. — SCHLAYER u. FISCHER, D. Arch. f. kl. Med., Bd. 98. — STERNBERGER, Münch. med. W. 1911. — SÉE, G., Traité des maladies du cœur. T. 1. Paris 1889.

V. Nervöse Störungen des Herzens und der Gefäße.

Begriffsbestimmung, Vorkommen und Ursachen.

Alle die krankhaften Erscheinungen am Herzen und den Gefäßen, für welche sich eine anatomische Grundlage nicht nachweisen läßt, und die auch bei längerer Dauer in der Regel nicht zu den bekannten, anatomisch nachweisbaren Veränderungen am Herzen und an den Gefäßen führen, wie wir sie bei den organischen Erkrankungen finden, bezeichnet man als »funktionelle«, und ein Teil von diesen ist nervös bedingt. Dabei ist aber zu bedenken, daß in Zukunft bei Verfeinerung der Arbeitsmethoden sich manches, was wir heute als funktionell und nervös ansehen, vielleicht als organisch bedingt herausstellen wird. Was wir als nervöse Herz- und Gefäßerkrankungen bezeichnen, stellt nicht etwa ein engumschriebenes, einheitliches Krankheitsbild dar, sondern die beobachteten Störungen sind außerordentlich vielgestaltig. Daß wir heute den einzelnen vorliegenden Krankheitszustand häufig noch nicht genau analysieren können, hat seinen Grund darin, daß die verschiedenen Ursachen und ihr Zusammenwirken außerordentlich kompliziert und vielfach noch zu wenig genau bekannt sind.

Tonus im vegetativen System Nach EPPINGER, RUDINGER und FALTA, deren Untersuchungen an die Forschungen englicher Autoren angeknüpft haben, besteht innerhalb des vegetativen Nervensystems ein Antagonismus zwischen dem Tonus des Vagus oder besser Parasympathikus und dem des Sympathikus. Zu einer normalen Funktion gehört ein gewisser Gleichgewichtszustand beider Systeme. Überwiegt der Tonus des Vagus, so bezeichnet man diesen Zustand als Vagotonie, überwiegt der Sympathikus, so spricht man von Sympathikotonie. Beiden Zuständen entsprechen ziemlich greifbare und klar umschriebene Zustandsbilder. Im einzelnen liegen die Verhältnisse viel komplizierter als diese Forscher ursprünglich annahmen.

Schon bei dem scheinbar normalen Gleichgewichtszustand kann das Gleichgewicht zwischen einem sehr niedrigen, einem mittleren oder einem sehr hohen Tonus beider Systeme vorhanden sein. Bei den Störungen des Gleichgewichts kann die Ursache auf einem Zuwenig auf der einen Seite oder einem Zuviel auf der anderen beruhen.

Normale Gleichgewichtsverschiebungen Beim normalen Menschen bestehen Gleichgewichtsverschiebungen zwischen beiden Systemen. Im allgemeinen überwiegt beim Kind der Sympathikus-Tonus und je älter der Mensch wird, um so mehr tritt der Parasympathikus in Wirksamkeit. Auch zwischen beiden Geschlechtern bestehen insofern Unterschiede, als man bei Männern häufiger Vagotoniker, beim weiblichen Geschlecht häufiger Sympathikotonie findet.

Auch die Entwicklung vom Sympathikotoniker zum Vagotoniker ist keine gleichmäßige. Beim weiblichen Geschlecht überwiegt der Sympathikustonus besonders in den Entwicklungsjahren, in der Zeit der Geschlechtsreife und im Klimakterium. Durch Schwangerschaft und Wochenbett werden häufiger Gleichgewichtsstörungen zwischen beiden Systemen bewirkt. Beim männlichen Geschlecht sieht man besonders in den Entwicklungsjahren solche Gleichgewichtsstörungen häufiger im Sinn eines Überwiegens des Vagustonus, oft aber auch im Sinn einer Sympathikotonie.

Es ist ferner zu bedenken, daß ein Überwiegen eines Systems mit starker funktioneller Beanspruchung häufig zu einer Übermüdung dieses Systems führt, so daß dann das andere System für mehr oder weniger lange Zeit die Führung übernimmt. Man sieht dieses Verhalten besonders bei sehr temperamentvollen Menschen, bei denen man an sich einen sehr hohen Tonus beider Systeme annehmen muß.

Weiter ist in Rechnung zu ziehen, daß, wie vielfältige Erfahrungen zeigen, der Tonus in dem einzelnen System kein ganz gleichmäßiger ist, so daß z. B. beim Vagotoniker bald die Erscheinungen von seiten des Herzvagus, bald die von seiten der Baucheingeweide überwiegen.

Endlich sei an die vielfache Einwirkung von Sekreten der verschiedenen Drüsen und von Hormonen der Drüsen mit innerer Sekretion auf die beiden Teile des vegetativen Systems erinnert. Wir wissen darüber eine ungeheure Menge von Einzeltatsachen, ohne daß diese schon einen zusammenfassenden Überblick erlauben. Hormonen

Diese wenigen Andeutungen mögen genügen, um zu erklären, wie außerordentlich vielgestaltig nervöse Störungen in ihrem Einfluß auf die Kreislaufsorgane sich äußern können. Sie geben uns auch das Verständnis dafür, weshalb im einzelnen auf diesem Gebiet die meisten Fragen noch ungeklärt sind.

Der Vagus wirkt nach unseren bisherigen Kenntnissen im allgemeinen als Hemmungsnerv auf die Funktionen des Herzens. Die Frequenz der Herzschläge ist bei Vagustonus herabgesetzt, ebenso die Stärke der einzelnen Herzkontraktionen und wahrscheinlich auch das Schlagvolumen, ferner die Reizbarkeit und die reizleitenden Funktionen der entsprechenden Fasersysteme. Der Sympathikus scheint auf alle diese Funktionen in positivem, förderndem Sinn einzuwirken. Wie schon oben gesagt, kann das Überwiegen des Vagus- oder Sympathikustonus sowohl auf einer Unterfunktion des einen als einer Überfunktion des anderen Systems beruhen. Vagus und Sympathikus

Der Vagotoniker zeichnet sich im allgemeinen aus durch blasse, trockene Haut, enge Pupillen, tiefliegende Augen mit enger Lidspalte, matte Herzaktion, geringe Pulsfrequenz, gleichmäßigen, niedrigen Blutdruck, geringe Äußerungen seelischer Reaktion nach außen, verschiedenartige Störungen der Magenmotilität und Sekretion. Beim Sympathikotoniker sehen wir gerötete, zu Schweiß neigende Haut mit sehr starker Dermographie und Neigung zu affektiv bedingtem Erröten, weite Pupillen, Glanzauge, Exophthalmus, weite Lidspalte, erregte, frequente Herzaktion, Neigung zu affektiv bedingter Blutdruckschwankung und zeitweiliger Erhöhung, starke, fast hysterische, seelische und affektive Reaktionsweise, starke Beweglichkeit und häufig Supersekretion des Magens und Darms.

Wir teilen die nervösen Kreislaufstörungen am besten in folgende Gruppen ein: Entstehungsweise

    die psychisch bedingten,
    die affektiv bedingten,
    die reflektorischen,
    die neuritischen (Vagus, Sympathikus),
    die hormonal bedingten Kreislaufneurosen.

Jede dieser Gruppen kann sowohl an dem sympathischen als dem parasympathischen Herznervensystem angreifen.

Die psychisch bedingten Herzstörungen durch Freude und Leid und alle möglichen anderen psychischen Erregungen sind außerordentlich vielgestaltig. Wir sehen unter psychischen Einflüssen eine Erhöhung der Herzfrequenz mit Verbesserung der Herzkraft und wahrscheinlich Vergrößerung des Schlagvolumens, aber ebenso oft auch die entgegengesetzten Äußerungen an der Herzfunktion eintreten. Psychisch bedingte Störungen

Je weiter wir unter die Schwelle des Bewußtseins heruntersteigen, um so stärker und eigenartiger macht sich die nervöse Beeinflussung der Herztätigkeit geltend. Das Triebleben, das gewissermaßen das Zwischenglied Affektive Störungen zwischen den höheren psychischen Funktionen und den vegetativen bildet, beeinflußt die Kreislaufsfunktion schon in wesentlich höherem Maße. So ist es zu verstehen, daß eigentlich krankhafte nervöse Störungen von den höheren seelischen Funktionen aus nur bei sehr starken oder bei sehr lange dauernden Reizen zustande kommen, während die affektiv bedingten Kreislaufstörungen viel eher das Maß des Normalen überschreiten. Es ist leicht begreiflich, daß bei vielen Menschen mit stark entwickelten höheren psychischen Funktionen durch diese die Neigung zu affektiven Kreislaufstörungen kompensiert werden kann. Die durch das Triebleben verursachten Kreislaufstörungen beruhen in der Hauptsache auf Erhöhung oder Verminderung der Schlagfrequenz, der Kontraktionsstärke, des Schlagvolumens, des Blutdrucks und wahrscheinlich auch der Reizbarkeit. Unregelmäßigkeiten in der Schlagfolge und in der Kontraktionsgröße kommen hier wesentlich häufiger vor als bei den rein psychisch bedingten Störungen. Die Vasomotorenwirkung, wie sie sich in Erröten und Erblassen, in örtlichen Gefäßerweiterungen und -verengerungen, in peripher bedingter Blutdrucksteigerung oder -senkung äußert, ist bei den affektiven Störungen häufiger als bei den rein psychisch bedingten. Ein großer Teil der Krankheitsäußerungen bei »Vasomotorikern« ist affektiv verursacht. Ein anderer Teil gehört der folgenden Gruppe an.

Reflekto-
rische Neu-
rosen Weit weniger von den höheren psychischen Funktionen abhängig sind die »reflektorischen« Kreislaufsneurosen. Dagegen stehen sie oft noch in sehr enger Beziehung zum Triebleben. Bei ihnen ist nicht nur die Frequenz, die Kontraktionskraft und die Reizbarkeit, sondern auch die Reizleitungsfähigkeit gestört. Wir finden nicht nur die oben geschilderten Veränderungen, sondern auch Arhythmien, die durch funktionelle Einflüsse auf das Reizleitungssystem bedingt sind. Bei dieser Form treten besonders auch die örtlichen Reizerscheinungen von seiten der Vasomotoren in den Vordergrund. So sieht man vielfach örtliche Gefäßkontraktionen an den Händen (»Leichenfinger«), Kontraktionen der Gehirngefäße mit Schwindel und Ohnmachtsanfällen und zum Teil migräneartigen Kopfschmerzen, ferner Kontraktionen der Bauchgefäße und endlich funktionelle Angina pectoris.

Die reflektorischen Kreislaufstörungen kommen am häufigsten bei Lungen- und Pleuraerkrankungen, vom Magendarmkanal und von den Genitalien aus zustande, letzteres besonders in der Pubertät, während der Menses, nach der Entbindung und stärker im Klimakterium. Meist handelt es sich aber nicht um reine Reflexneurosen, sondern oft kommen toxische Wirkungen, besonders vom Magendarmkanal aus, oder durch Produkte der inneren Sekretion in Betracht. Auch daran ist zu denken, daß Krankheitserscheinungen dieser verschiedenen Organe nicht die Ursache der Kreislaufstörungen, sondern gleichberechtigte Teilerscheinungen einer gemeinsamen Krankheit sein können

Bei den bisher angeführten Störungen wirken häufig die verschiedenen Systeme gemeinsam ein, und die Abgrenzungen sind oft im einzelnen nicht streng durchführbar.

Periphere
Neuritis Weiter gibt es nervöse Herz- und Gefäßerkrankungen, die durch periphere Schädigungen der sympathischen und parasympathischen Nervenbahnen bedingt sind. Ein besonders deutliches Beispiel dafür sind die vor allem von KÜTTNER beschriebenen örtlichen Gefäßkrämpfe bei Extremitätenschüssen, die die Nähe der Arterien getroffen haben. Es kann dabei, ohne daß die Gefäße selbst verletzt sind, zu einem Stunden und Tage lang dauernden, durch Krampf bedingten, totalen Gefäßverschluß, mit vollständiger Aufhebung der Zirkulation in dem betreffenden Ernährungsbezirk kommen. Es können aber auch die verschiedensten Arhythmien und Reizleitungsstörungen entstehen, wenn zum Beispiel die Herzäste des Vagus in mediastinitische oder pleuritische Entzündungsmassen und Schwarten eingebettet sind. Auch bei der paroxysmalen Tachykardie muß man in vielen Fällen neben der reflektorischen Entstehung an diese Ursache denken.

Endlich kommen nervöse Kreislaufstörungen vor, die weder von dem ani- Hormone malen noch vom vegetativen Nervensystem und seinen Bahnen direkt verursacht sind. Es sind das die Neurosen, die durch die Hormone von Drüsen mit innerer Sekretion auf dem Weg der Nervenbahn entstehen. Die Wirkung der Hormone auf das Herz und die Vasomotoren ist außerordentlich intensiv; man denke nur an die Kreislaufswirkung des Suprarenin, des Pituitrin, der toxischen Substanzen des BASEDOW-Kropfs. Wahrscheinlich sind auch bei dem plötzlichen »Thymustod« solche Hormone wirksam.

Wenn man sich alle diese verschiedenen Einwirkungen auf das sympathische und parasympathische System vor Augen hält, so wundert man sich nicht mehr darüber, wie vielgestaltig die nervösen Herz- und Gefäßstörungen sind, wie weit wir von der sicheren Analyse des Einzelfalles entfernt sind, und wie sehr unsere Therapie auf diesem Gebiete noch einer exakteren Bearbeitung bedarf.

Im einzelnen müssen wir häufig mit einer neuropathischen Disposition rechnen. Auslösend wirken körperliche oder geistige Überanstrengungen, und besonders starke Affekte.

Symptome und Verlauf.

Für viele Neurosen des Kreislaufsystems ist es charakteristisch, daß die   subjektiven Erscheinungen sehr stark im Vordergrund stehen und in den Störungen der Funktion keinen entsprechenden Hintergrund finden. Die abnormen Sensationen in der Herzgegend sind mannigfachster Art: Stiche und Schmerzen in der Gegend des Herzens und nach außen davon auf der linken Seite, das Gefühl von Wundsein, von Druck, das Gefühl, als ob das Herz hin und her wandere, als ob es zu viel oder zu wenig Platz hätte, Atemnot, Beklemmungen und Angst, die manchmal erhebliche Grade erreicht und mit der Empfindung des Zusammengeschnürtseins in der Kehle verbunden ist. Alle diese Sensationen in Verbindung mit Schmerzen, welche in den linken Arm ausstrahlen, erreichen zuweilen einen Grad, der eine Verwechslung mit echter Angina pectoris nahelegt. Fast stets ist die Empfindung von starkem Herzklopfen vorhanden.

Alle diese subjektiven Erscheinungen haben das der Neurose gemeinsame, daß sie meist anfallsweise auftreten, oder wenigstens anfallsweise stärker werden, besonders im Anschluß an psychische Erregungen. Auch die von ROMBERG hervorgehobene Tatsache, daß sie sich mit einer gewissen Regelmäßigkeit zur gleichen Zeit einstellen, teilen sie mit anderen nervösen Erscheinungen.

Puls

Objektiv kann man bei den sympathikotonischen Neurosen eine Vermehrung der Herzfrequenz feststellen, meist bis auf 100 und mehr Pulsschläge; die Frequenzerhöhung tritt anfallsweise oder dauernd auf. Dabei ist es charakteristisch, daß sie sich besonders bei psychischen Aufregungen einstellt, bei körperlichen Anstrengungen dagegen ausbleibt oder geringer ausfällt, und ferner, daß Ablenkung der Aufmerksamkeit bei psychischen Anlässen die Schlagzahl wenig oder gar nicht steigen läßt. Die dauernd erhöhte Frequenz geht bei guter Herzfunktion im Anschluß an körperliche Anstrengung häufig herunter. Der Herzspitzenstoß ist meist lebhaft, hoch und verbreitert, häufig wird die ganze Gegend des Herzens und das Epigastrium erschüttert. Die Herzdämpfung ist normal. Die ersten Herztöne sind oft während der Schnellschlägigkeit stark geräuschartig verändert, dann können auch die zweiten Töne an der Basis verstärkt erscheinen.

Bei vagotonischen Störungen ist die Pulsfrequenz normal oder herabgesetzt, der Herzspitzenstoß schwach oder nicht fühlbar, die Herztöne leise und dumpf, häufig geräuschartig, die zweiten Basistöne leise.

Der Rhythmus des Herzens kann die mannigfachsten Störungen erleiden; wie es scheint, entsteht gelegentlich jede der bekannten Rhythmusstörungen durch nervöse Einflüsse. Am häufigsten sehen wir die respiratorische Arhythmie und die Extrasystolie.

Charakteristisch für die erstere ist das Schnellerwerden des Pulses bei der Inspiration und das Langsamerwerden bei der Exspiration und in der Atempause. Schon bei normaler, ruhiger Atmung findet sich diese Erscheinung bei nervösen Menschen, und bei nervösen Herzanfällen pflegt sie besonders ausgesprochen zutage zu treten. Daß es sich hier um eine nervöse Beeinflussung auf dem Weg des Vagus handelt, ist durch Experiment und klinische Erfahrung gesichert.

Daß Extrasystolen auf nervöser Basis entstehen können, ist experimentell noch nicht ganz einwurfsfrei dargetan, muß aber nach zahlreichen klinischen Erfahrungen als feststehend angenommen werden, wenn auch die Entstehungsweise im einzelnen nicht genau angegeben werden kann. Meist handelt es sich dabei um ventrikuläre Extrasystolen und häufig um die von QUINCKE und HOCHHAUS als frustrane Kontraktionen beschriebene Form. Gerade diese sind mit besonders unangenehmen Empfindungen verbunden. Der Kranke merkt das Herannahen einer jeden Extrasystole und hat bei ihrem Eintritt das Gefühl, als ob das Herz stillstände, dabei hat er lebhafte Empfindungen von Angst und Vernichtungsgefühl. Nicht selten empfindet er den entsprechenden Spitzenstoß als besonders heftig und unangenehm. Wenn diese Extrasystolen sich häufig wiederholen, ist das subjektive Befinden des Kranken ein besonders ängstliches und qualvolles. Beide Formen der Irregularität können vereinigt sein und der Arterienkurve ein sehr schwer zu entzifferndes Aussehen geben.

Die als Arrhythmia perpetua bezeichnete Herzunregelmäßigkeit kommt, rein nervös bedingt, sicher nur ganz selten vor und dann, wie ich selber einmal sah, nur anfallsweise.

Auch der Pulsus alternans soll gelegentlich durch nervöse Einflüsse hervorgerufen werden.

Das Verhalten des **Blutdrucks** ist verschieden. Ich selber habe ihn Blutdruck häufig, aber nicht immer, erhöht gefunden. Doch ist die Erhöhung meist nicht beträchtlich. Nervös bedingte Blutdruckserhöhung verschwindet in der Hypnose. Auch die Differenz zwischen maximalem und minimalem Blutdruck ist zuweilen erheblicher als in der Norm. Bei einem und demselben Individuum wechselt das Verhalten je nach dem Befinden. Für Neurosen charakteristisch ist die starke psychische Beeinflußbarkeit des Blutdrucks.

Zu den Herzerscheinungen gesellen sich die dem Krankheitsbild der Allgemein-neurose vorhandenen **Allgemeinneurose** entsprechenden sonstigen Symptome. Die Regel ist, daß die Herzerscheinungen das ganze Krankheitsbild beherrschen, und die anderen nur bei genauer Untersuchung nachweisbar sind. Indessen gibt es Fälle genug, wo andere nervöse Symptome neurasthenischer oder hysterischer Natur eine wesentliche Rolle spielen.

Neben den nervösen Erscheinungen am Herzen gehen auch solche am Gefäße **peripheren Gefäßapparat** einher. Fast regelmäßig haben die Kranken bei ihren Anfällen das Gefühl des Klopfens und Pulsierens in den Arterien, besonders des Halses und des Kopfes. Dem entspricht ein lebhaftes äußerlich sichtbares Pulsieren. Dasselbe sieht man häufig an der Bauchaorta. In andern Fällen klagen die Patienten über das Gefühl der Blutwallung nach dem Kopf und Gesicht, und äußerlich sieht man zuweilen die Gesichtshaut lebhaft kongestioniert. Nicht selten ist zu gleicher Zeit an den Extremitäten die Haut kalt und blaß, und die Kranken klagen über das Gefühl der Kälte, des Pelzigseins und Abgestorbenseins in den betreffenden Gliedern. Besonders häufig ist der Gefäßkrampf mit seinen subjektiven Empfindungen an den unteren Extremitäten lokalisiert und läßt dort das peinigende Gefühl der Kälte gar nicht loswerden. Auch starkes Hautnachröten und spontanes Hauterröten ist häufig (Sympathikus).

Solche örtliche Erweiterungen und Krämpfe der feineren Gefäße sind ganz gewöhnliche Begleiterscheinungen der Herzneurosen. Zuweilen können sie größere Gefäßprovinzen treffen und dann durch ihren länger dauernden Krampfzustand die gesamte Zirkulation und besonders das Herz nachteilig beeinflussen. Dann können erhebliche Blutdruckserhöhungen zustande kommen, ebenso wie die Zustände von Angina pectoris vasomotorica, wie sie von NOTHNAGEL und in ähnlicher Weise von JACOB beschrieben wurde.

Diese länger dauernden Neurosen der Gefäße bilden den Übergang zu gewissen anderen, mehr selbständigen Gefäßneurosen, die später noch beschrieben werden sollen (S. 234).

Der **Verlauf** der kardiovaskulären Neurosen richtet sich nach dem **Verlauf** Verlauf des **Grundleidens.** Bessert sich die Neurasthenie oder Hysterie, dann wird auch die Herzstörung besser. Liegt eine solche Neurose nicht vor, dann wird der weitere Verlauf davon abhängig sein, ob es gelingt, das ursächliche Moment zu beseitigen, bei den sogenannten reflektorischen Neurosen also davon, ob das primär erkrankte Organ zu bessern oder zu heilen ist, bei den durch Alkohol, Nikotin oder Tee hervorgerufenen Formen davon, ob der Mißbrauch dieser Gifte abgestellt wird. Meist aber ist der Verlauf der Erkrankungen ein recht langwieriger, wenn es sich um Individuen mit neuropathischer Veranlagung handelt. Zwei Fragen sind noch zu beantworten: Ob die nervösen Herzerscheinungen auch zu gewöhnlicher Herzschwäche führen können, und ob sie organische Veränderungen, Hypertrophie und Dilatation des Herzens oder sonstige Erkrankungen (Arteriosklerose), im Gefolge haben können.

Als »nervöse Herzschwäche« wird von vielen an Herzneurose leidenden Kranken und auch von manchen Ärzten das Unvermögen zu jeder stärkeren körperlichen Bewegung bezeichnet, bei der sofort Ermüdungsgefühl, Herzklopfen und Atemnot auftritt. Zweifellos handelt es sich hierbei um das bei Neurasthenikern so leicht auftretende Allgemeingefühl der Ermüdung in Verbindung mit Reizerscheinungen am Herzen und den Atmungsorganen. Mit eigentlicher Herzschwäche haben diese Zustände nichts zu tun. Trotzdem halte ich es nach vereinzelten Beobachtungen doch für möglich, daß die Kraft und Arbeit der Herzmuskulatur unter rein nervösem Einfluß eine solche Einbuße erleidet, daß man von Herzschwäche reden kann. Jedenfalls ist das selten.

Folgen   Daß Hypertrophie und Erweiterung nach länger bestehenden Neurosen eintreten kann, halte ich für möglich, wenn sich auch einwandfreie Beobachtungen darüber bis jetzt nicht erbringen lassen. Warum sollte ein Herz, das jahrelang übernormale Erregbarkeit zeigt und stärker arbeitet, nicht schließlich langsam in seiner Kraft erlahmen und der Dilatation anheimfallen oder im günstigeren Fall hypertrophisch werden? Die Analogie mit dem Herzen bei BASEDOWscher Krankheit, der ja eine toxisch bedingte Übererregbarkeit des sympathischen Systems zugrunde liegt, läßt sehr daran denken.

Daß sich aus einer Herzneurose eine Arteriosklerose entwickeln kann, halte ich für durchaus möglich, da bei der erhöhten Beanspruchung sowohl des Herzens wie auch der Gefäße eine verstärkte Abnutzung derselben wohl denkbar ist. Auch hier wird sich ein strikter Beweis im Einzelfall nur sehr schwer erbringen lassen, besonders da die Arteriosklerose in ihren ersten Anfängen ganz ähnliche Symptome macht wie eine Neurose und sich häufig gerade bei Neurasthenikern entwickelt. Man könnte versucht sein bei jugendlichen Herzneurotikern aus dem Vorhandensein harter, derber Arterien auf die Entwicklung einer Arteriosklerose zu schließen. Neuere Untersuchungen aus der ROMBERGschen Klinik haben indes gezeigt, daß derartig derbe Arterien nichts mit Arteriosklerose zu tun haben, und sich auch sonst bei nervösen Jugendlichen finden.

Diagnose.

Fehlen sekundärer Störungen   Erst wenn durch die genaueste Untersuchung des Herzens und der Gefäße festgestellt ist, daß organische Veränderungen fehlen, sowie daß die nach Herzerkrankungen sich einstellenden sekundären Störungen an den inneren Organen: Lungen, Leber, Nieren usw. nicht nachweisbar sind, darf man die Diagnose Herzneurose in Betracht ziehen. Man wird dies um so mehr tun, wenn die subjektiven Beschwerden im Vordergrund stehen, wenn sie sich anfallsweise äußern, und wenn neben ihnen noch zweifellos nervöse Erscheinungen an anderen Organen nachweisbar sind. In keinem Fall darf man vergessen, daß auch nervöse Menschen an organischen Herzleiden erkranken können, und daß funktionelle Herzstörungen nicht identisch sind mit Neurosen. Man wird ein Diphtherieherz deshalb, weil man keine organischen Veränderungen anatomisch nachweisen kann, nicht unter die Herzneurosen einbeziehen dürfen.

Die Diagnose ist häufig sehr schwierig, besonders auch aus dem Grund, weil manche organische Erkrankungen in ihrem Beginn wesentlich nur nervöse Erscheinungen machen, ohne daß sich irgendwelche materielle Veränderungen am Herzen oder den Gefäßen nachweisen lassen. Dahin gehört vor allem die Arteriosklerose. Auch hier können zu Anfang ausschließlich subjektive Erscheinungen am Herzen vorhanden sein, ohne daß sonst irgendwelche ausschlaggebende Momente für organische Erkrankungen sprächen. Eine Verwechslung ist um so eher möglich, als die Arteriosklerose bekanntlich häufig mit den nervösen Allgemeinsymptomen der Neurasthenie vergesellschaftet ist. Die Anamnese hilft in solchen Fällen nur wenig weiter, da beide Erkrankungen sich nach den gleichen schädigenden Momenten einstellen können. Die Zeit des Eintritts der Erkrankung ist für die Entscheidung wichtig, da vor dem 30. Lebensjahr wohl kaum an Arteriosklerose zu denken sein wird. Sobald die 30 überschritten sind, kann erst nach längerer Beobachtung durch unsere Untersuchungsmethoden, besonders durch den Nachweis einer erweiterten Aorta mittels der Röntgenstrahlen die richtige Diagnose gestellt werden. Aber das gelingt nicht immer. Dafür sprechen die schweren Fälle von Koronarsklerose mit ausgesprochener Angina pectoris, bei denen selbst sehr erfahrene Beobachter die Differentialdiagnose nicht stellen konnten. Daß auf nervöser Basis die sämtlichen Erscheinungen der Angina pectoris auch schwereren Grades mit Zyanose und Kollapserscheinungen entstehen können, wird von den meisten Forschern anerkannt, desgleichen, daß die Unterscheidung manchmal unmöglich sei. Diese wird besonders durch den Umstand erschwert, daß nicht selten die Herzneurose eine organische Erkrankung kompliziert und sich so beide Symptomenreihen zusammen finden. Wenn bei den schwereren Formen die Unterscheidung schon große Schwierigkeiten macht, so wird das um so mehr bei den leichteren Formen der Angina pectoris der Fall sein, die oft nur ganz flüchtig sind und geringe Beschwerden verursachen. In den meisten Fällen ermöglicht aber doch eine häufige Untersuchung und Beobachtung eine sichere Diagnose Man findet dann immer Anhaltspunkte nach einer Richtung. Von Wichtigkeit für die Unterscheidung ist auch die Erfahrung, daß die echte Angina pectoris bei Menschen vom vagotonischen Typus, die nervöse Form beim Sympathikotoniker häufiger ist.

In manchen Fällen ist das Verhalten in der Hypnose differentialdiagnostisch ausschlaggebend. Herzstörungen, die in der Hypnose verschwinden, sind sicher nicht durch eine organische Herzerkrankung bedingt. In den meisten Fällen handelt es sich um psychogene oder affektiv bedingte Störungen, in einem Teil der Fälle auch um reflektorische Neurosen. Zur Beurteilung ist aber große Erfahrung notwendig, weil auch die sekundären psychischen Erscheinungen, die bei jeder organischen Herzerkrankung auftreten, durch Hypnose günstig beeinflußt werden können.

Die gleichen Schwierigkeiten bestehen in den Anfangsstadien mancher Myokarditiden, ferner bei Beschwerden nach körperlicher Überanstrengung, nach Exzessen in Alkohol und Venere und bei Fettleibigkeit. Hier kann nur eine genaue Anamnese, häufige Untersuchung und längere Beobachtung Klarheit bringen.

Art der Neurose Wenn wir die nervöse Entstehung eines Herzleidens festgestellt haben, so ist damit noch keine genügende Diagnose gestellt. Wir müssen versuchen in jedem Fall zu entscheiden, ob es sich um psychogene, affektive, reflektorische, peripher-neuritische oder um durch Hormone bedingte, toxische Neurosen handelt. Ferner ist klarzustellen, wie weit das sympathische und parasympathische System bei den Störungen beteiligt ist.

Charakteristisch für durch Hormone bedingte Störungen sind die Herzneurosen bei Morbus Basedowii. Bei den ausgesprochenen Formen ist ihre Erkennung nicht schwierig. Dagegen gibt es leichtere, nur angedeutete Fälle, bei denen der Kropf nur wenig entwickelt ist und auch nicht die charakteristischen Zeichen des BASEDOW-Kropfes zeigt, wo wesentlich nur die Herzsymptome vorhanden und die übrigen nervösen Erscheinungen nur angedeutet sind. In Süddeutschland sind solche Fälle nach ROMBERG nicht selten. Im Rheinland habe ich sie nur vereinzelt gesehen. KRAUS hat diese Fälle unter das Kropfherz gerechnet, doch ist es vielleicht besser, diese Bezeichnung für die Herzerscheinungen zu reservieren, welche durch Kompressionswirkungen von seiten größerer Strumen bedingt sind. Jedenfalls sind die thyreotoxischen Symptome als eine besondere Gruppe der Herzneurosen abzugrenzen. Beim Myxödem herrschen vagotonische Symptome vor.

Auch die organisch bedingten peripheren Vagusneurosen lassen sich nicht so selten klinisch diagnostizieren. Man muß an sie denken, wenn neben den Zeichen ausgesprochener Vagusreizung oder -lähmung die Symptome einer Mediastinitis, einer Perikarditis oder einer Pleuritis bestehen.

An reflektorische Herzneurosen wird man denken, wenn Krankheitserscheinungen seitens der Pleura, der Baucheingeweide oder der Genitalien nachweisbar sind.

Prognose.

Die Voraussage ist quoad vitam stets eine gute. Bezüglich der Besserung oder Heilung richtet sie sich nach dem zugrunde liegenden Leiden und nach der Stärke der vorhandenen neuropathischen Anlage. Am günstigsten liegen die Fälle, bei denen die Herzneurose ein bis dahin gesundes Nervensystem befallen hat. Hier kann man auf völlige Heilung in kurzer Zeit hoffen. In anderen Fällen erweisen sich aber gerade die kardiovaskulären Symptome als so hartnäckig, daß sie auch nach Beseitigung oder Linderung der übrigen nervösen Beschwerden bestehen bleiben.

Im allgemeinen sind die Aussichten um so besser in je höheren Systemen des Zentralnervensystems die zugrundeliegende Störung ihren Sitz hat. So werden wir bei psychogenen und affektiven Störungen eine Heilung mit größter Wahrscheinlichkeit voraussagen können; bei den reflektorischen Neurosen sind die Aussichten schon weniger gut, bei den organisch bedingten peripheren Vagusneurosen ebenso wie bei den durch innere Sekretion verursachten, toxischen Störungen zweifelhaft.

Bei sehr vielen kardiovaskulären Neurosen ist die Prognose in allererster Linie von dem Können des Arztes abhängig.

Therapie.

Wenn irgendwo, so gilt besonders für die nervösen Herzstörungen der Grundsatz, daß man nicht die Krankheit, sondern den Kranken behandeln muß. Die Behandlung ist um so mehr eine psychische, je höhere Funktionen des Zentralnervensystems bei der Neurose beteiligt sind. So sind die psychogenen und affektiven Störungen in weitestgehendem Maße der Psychotherapie zugänglich. Bei diesen Störungen ist es Aufgabe des Arztes, den Kranken in geeigneter Weise über seinen Zustand aufzuklären und ihm die Sorge und Angst wegen seines »Herzleidens« zu nehmen. Die dadurch erzielte Beruhigung wird in vielen Fällen allein schon günstig wirken. Weiter muß man in schonender Weise dem ursächlichen Moment der Nervosität und speziell auch der Herzbeschwerden nachgehen. Dazu ist Erfahrung und Takt notwendig. Wo es möglich ist, muß man die Ursachen des Leidens zu beseitigen versuchen. Große Schwierigkeiten bestehen da, wo die Ursachen rein psychisch bedingt sind, und die von außen kommenden psychischen Momente sich nach Lage der Verhältnisse nicht beseitigen lassen. Aber gerade hier wird der Arzt, der zugleich verstehender Mensch ist, ohne großen äußeren Heilapparat viel erreichen können.

[Randnotiz: Psychotherapie]

In manchen Fällen kommt man mit Hypnose besser zum Ziel als mit Wachsuggestion. Es ist das durchaus begreiflich, weil sich bei den Herzneurosen die krankhaften Störungen größtenteils unter der Schwelle des Bewußtseins abspielen. Aber auch bei den psychogenen Neurosen gelingt eine wirksame Beeinflussung manchmal besser in Hypnose als im Wachzustand. Die affektiven und die reflektorischen Neurosen des Herzens, wie auch anderer innerer Organe, sind geradezu eine Domäne der Hypnosebehandlung. Bei den reflektorischen Neurosen gelingt es vielfach im Wachzustand gar nicht, die tief im Unterbewußtsein liegenden Störungen des vegetativen Systems von der Psyche aus zu beeinflussen. Sobald durch Hypnose die höheren psychischen Funktionen ausgeschaltet werden, ist eine solche Beeinflussung möglich. Das Verhalten in Hypnose wird uns bei den viszeralen Neurosen auch noch manche Aufschlüsse über das Wesen der Erkrankung bringen. Doch soll die Hypnose nur von solchen Ärzten angewandt werden, die über reiche Erfahrung auf dem Gebiet der Psychotherapie verfügen.

[Randnotiz: Hypnose]

Sind Überanstrengungen körperlicher oder geistiger Art die Ursache des Leidens, so kommt alles darauf an, diese Schädlichkeiten abzustellen und den Kranken zur Ruhe zu bringen. Man braucht sich dabei in vielen Fällen vor der Anwendung narkotischer Mittel nicht zu fürchten. Der gewissenhafte Arzt hat aber dem vorzubeugen, daß das Einnehmen dieser Mittel zur Gewohnheit wird, und er wird versuchen sie möglichst bald durch die rein psychisch wirkenden Methoden in Verbindung mit physikalischen Heilmethoden zu ersetzen. Für ein individualisierendes Verfahren im Einzelfall ist dem denkenden Arzt reichliche Gelegenheit gegeben. Man kann z. B. so vorgehen: Vollständige Bettruhe, morgens 25 Tropfen einer 1%igen Morphiumlösung, jeden Tag einen Tropfen weniger. Dem Kranken wird dadurch während des Tages eine behagliche Euphorie verschafft, unangenehme Erinnerungsbilder verschwinden leichter, und der Kranke kommt dazu, die von außen auf ihn

[Randnotiz: Beruhigende Verfahren]

einwirkenden seelischen Momente mit größerer Gelassenheit zu ertragen. Die Morphiumdosis wird rasch so niedrig, daß bald nur noch die tonisierende Wirkung zum Ausdruck kommt. Daneben ist für reichliche Ernährung zu sorgen, ohne daß man durch zu rigoroses Vorgehen die konträren Autosuggestionen des Patienten wachruft. Ein solches oder ähnliches Verfahren ist besonders da angebracht, wo Erschöpfungs- oder Schreckneurosen zugrunde liegen.

Von größter Wichtigkeit ist die Sorge für ausreichenden Schlaf. Dieser stellt sich oft schon unter dem Einfluß der psychischen Behandlung und der geschilderten Morphiumtherapie von selber ein. Wo dies nicht der Fall ist, wirkt in vielen Fällen ein abends gegebenes Bad von 35^δ C und 30 Minuten Dauer oder eine Ganzpackung von 30′ schlafmachend. Aus suggestiven Gründen wirken in manchen Fällen Kohlensäurebäder besonders günstig. Man muß aber dafür sorgen, daß die Kranken durch ihre Anwendung nicht in dem Glauben an eine schwere Herzkrankheit bestärkt werden. Die gleiche Wirkung hat in diesen Fällen das Luftsprudelbad; Pinofluol- oder Fluinol-zusatz ist zweckmäßig. Auch die beruhigende und in manchen Fällen direkt einschläfernde Wirkung des über das Bett gestellten Elektrischlichtkastens in mäßiger Dosierung, die bei jedem Einzelfall erst auszuprobieren ist, kann man ausnützen. Ebenso wirkt manchmal die Bestrahlung mit künstlicher Höhensonne beruhigend, vielleicht zum Teil durch die dabei stattfindende Bildung von Stickoxydul. Kommt man mit diesen physikalischen Mitteln nicht aus, so gebe man im Anfang unbedenklich Brom, Baldrian, Adalin, Veronal oder Luminal, sorge aber, daß keine Gewöhnung eintritt.

Tonisie-
rende Ver-
fahren Ist auf diese Weise eine allgemeine Beruhigung erzielt, so geht man langsam zu den mehr tonisierenden Verfahren über, zu denen die Bestrahlung mit natürlicher und künstlicher Höhensonne gehört. Sehr günstig wirken in dieser Richtung auch Bäder, evtl. mit den oben genannten Zusätzen: 3 bis 6 × in der Woche ein Bad, beginnend mit 35° C und 5′ Dauer, jedesmal ein Grad weniger und eine Minute länger, bis 25° C und 15′ Dauer erreicht sind, mit welcher Dosierung fortgefahren wird.

Zugleich läßt man die Kranken aufstehen, zuerst täglich 1 Stunde, jeden Tag $^1/_2$ Stunde länger. In späteren Stadien der Behandlung läßt man die Kranken ebenfalls nach genauer Dosierung, mit allmählicher Steigerung der Leistungen Arbeit verrichten, entweder in Form von Widerstandsgymnastik oder durch dosiertes Turnen an ZANDER-Apparaten oder durch Freiübungen. In vielen Fällen wirkt auch Ganzmassage, mit allmählicher Steigerung der Intensität und der Dauer, günstig. Eine kalte Abwaschung des ganzen Körpers morgens beim Aufstehen sollte der Kranke für sein ganzes Leben beibehalten.

Geistige
Nahrung Liegt geistige Überarbeitung als Krankheitsursache vor, so ist der Kranke für einige Zeit aus seinem Beruf herauszunehmen und ihm Denkarbeit aus dem Gebiet seines Berufs zu verbieten. Dagegen kann man manchen Patienten mäßige Beschäftigung mit ferner liegenden Arbeitsgebieten erlauben. Auch die Wahl der Lektüre ist unter Umständen wichtig. Man scheide alles Sensationelle aus und erlaube nur Allerbestes. Tageszeitungen sind zu verbieten, desgleichen Beschäftigung mit Parteipolitik; dagegen wirkt häufig FRITZ REUTER, GOTTFRIED KELLER, STORM, STIFTER, RAABE, WIL-HELM BUSCH u. A. nervenstärkend. Musik ist nur in beschränktem Maße zulässig; wo sie zu pathetisch ist, wie z. B. bei WAGNER und seinen direkten Nachahmern, ist sie gefährlich. Mäßige Beschäftigung mit BACH, HÄNDEL, HAYDN, MOZART, SCHUBERT, BEETHOVEN, BRUCKNER wirkt auf solche Menschen, die musikalisch eingestellt sind, günstig.

Selbstverständlich sind alle Exzesse in Alkohol, Tabak, Kaffee oder Tee auszuschalten. Wo Störungen der Sexualsphäre in Betracht kommen, wird man versuchen, die zugrundeliegenden Schädigungen zu beseitigen. Doch hüte man sich vor spezialistischer örtlicher Behandlung in allen Fällen, wo nicht durch organische Leiden eine zwingende Indikation in dieser Richtung gegeben ist. Wo affektive Sexualstörungen vorhanden sind, bewahre man die Kranken vor der FREUDschen Psychanalyse. Man behandle suggestiv, und zwar möglichst in der Richtung, daß die sexuellen Momente an Wichtigkeit verlieren. In vielen Fällen ist gerade in diesem Punkt das Verfahren der »freundlichen Vernachlässigung« und die indirekte Suggestion das Richtige. Man versuche die Interessen des Patienten von der sexuellen Sphäre abzulenken. Dies gelingt gar nicht selten, wenn man den Patienten größere Lebensaufgaben in den Mittelpunkt ihres Denkens zu stellen versteht.

Häufig findet man Störungen gerade dieser Sphäre bei solchen Menschen, die nicht an einem Zuviel, sondern an einem Zuwenig an körperlicher und geistiger Arbeit leiden. Hier wird man eine anregende, Gedanken und Kräfte in Anspruch nehmende Beschäftigung anraten müssen. Bei kinderlosen Frauen wird man die Sorge für den Ehemann und das Interesse für soziale Fragen zu wecken suchen, bei unverheirateten ist oft das Ergreifen eines Berufs, der ihnen liegt, von ausgezeichneter Wirkung; besonders der Krankenpflegeberuf ist hier geeignet, weil durch die Sorge für andere die überwertigen, eigensüchtigen Gedanken verdrängt werden.

Wo die Schädigung in einseitiger körperlicher Arbeit besteht, wird man oft mit Erfolg geistige Interessen wecken. Dem geistigen Arbeiter sorge man für Ruhe und Bewegung in der freien Natur, lasse ihn aber wissen, daß Mäßigkeit auch dabei notwendig ist, und daß die Folgen geistiger Überarbeitung durch körperliche Überanstrengung nur verschlimmert werden können.

Schon der Aufenthalt in einer schönen Gegend wirkt manchmal auf Nerven und Herz beruhigend. Besonders gut werden mittlere Höhen bis zu 1000 m ertragen, bei manchen Herzneurosen wirkt auch das Hochgebirge sehr günstig. Das Gleiche ist bei BASEDOWscher Krankheit der Fall. Der Aufenthalt ist aber auf mindestens 6 Wochen, oft auf eine Reihe von Monaten zu bemessen.

Sympathikotoniker schicke man nicht an die See, die bei Vagotonikern oft auffallend günstig wirkt.

Viele Kranke erholen sich besonders gut an manchen Badeorten, z. B. Baden-Baden, Wildbad, Pyrmont, Ragatz, Teplitz, Gastein. Die eigentlichen Herzbäder wie Nauheim, Kissingen, wo sich organisch Herzkranke in größerer Menge ansammeln, sind für nervös Herzkranke nicht geeignet.

Krankenhaus

Da es bei vielen Fällen nicht bloß darauf ankommt, sie aus ihrer häuslichen Umgebung zu entfernen, sondern unter dauernden suggestiven Einfluß eines energischen Psychotherapeuten zu bringen, so genügt manchmal eine Bade- oder Luftkur nicht, und es wird stationäre Behandlung in einem Krankenhaus oder einem Sanatorium notwendig; auch diese muß mindestens 4 bis 6 Wochen dauern, wenn etwas Bleibendes erreicht werden soll.

Elektrizität

Die Elektrizität ist bei diesen Störungen meist von geringem Nutzen. Vorsichtige elektrische Vollbäder wirken so, wie die Suggestion, die man an sie knüpft. Manchmal ist das Vierzellenbad von günstigem Einfluß. Vor örtlichem Elektrisieren der Herzgegend ist im allgemeinen zu warnen. Vielleicht wirkt in manchen Fällen die vorsichtige Anodengalvanisation der Herzgegend mit langsam ein- und ausschleichendem Strom beruhigend. Ebenso hat die Vibrationsmassage der Herzgegend hie und da beruhigende Wirkung auf den Herzschlag, besonders in Verbindung mit entsprechender Suggestion.

Diät

Die Regelung der Diät erfordert strenges Individualisieren. Bei den sympathikotonischen Formen der Neurose sind alle Reizstoffe zu vermeiden und die Kochsalzzufuhr zeitweise mäßig einzuschränken, bei der Vagotonie wirken Reizstoffe ebenso wie Kaffee und Tee sehr günstig. Unterernährten Patienten führe man reichlich Nahrungsmittel zu, überernährte halte man etwas knapp unter Kontrolle des Gewichts.

Medikamente

Nicht nur durch physikalisch-diätetische Methoden, sondern auch durch manche Medikamente kann der allgemeine Kräftezustand gehoben und das Nervensystem günstig beeinflußt werden. An erster Stelle stehen hier die Arsenpräparate, vor allem die FOWLERsche Lösung und die Dürkheimer Maxquelle; auch Solarsoninjektionen haben sich sehr bewährt und nie irgendwelchen Schaden gebracht. Ähnlich günstige Wirkung sieht man häufig von Eisenpräparaten, wobei die anorganischen prompter zu wirken scheinen als die organischen. Die Produkte der Chinarinde sind recht nützlich, entweder in Form der Tinctura chinae oder des Chininum hydrochloricum, letzteres in kleinen Dosen von $3 \times 0,1$ täglich. Am besten wirken die Chininpräparate, wenn sie gleichzeitig mit Arsen oder Eisen angewandt werden.

Neuritische Herzstörungen

Prinzipiell anders als die psychogenen, affektiven und reflektorischen Neurosen müssen die gar nicht so seltenen Krankheitsbilder behandelt werden, die auf einer organischen Schädigung des Vagus oder Sympathikus in ihrem peripheren Verlauf beruhen. Hier müssen wir versuchen, die schädigende Ursache zu beseitigen. Da diese meist in entzündlichen Vorgängen der Pleura, des Mediastinum oder des Perikards beruhen, so muß die Behandlung diese Erkrankungen zu heilen suchen. Das beste Mittel um entzündliche Schwarten seröser Häute zum Schwinden zu bringen, ist die intensive Anwendung örtlicher Wärme: gleichmäßige Bettruhe, ein elektrisches Wärmekissen oder ein heißer Sandsack unter den Rücken, Anwendung der Diathermie. Auch allgemeine heiße Prozeduren wirken günstig, besonders heiße Bäder und der elektrische Lichtkasten, bei vagotonischen Zustandsbildern heiße Kompressen in der Herzgegend oder LEITERsche Röhren, die von heißem Wasser durchflossen werden. Bei Sympathikotonikern muß man mit der Anwendung von Wärme vorsichtig sein und sie so dosieren, daß sie nicht zu sehr erregend auf die Herztätigkeit wirkt.

Von Medikamenten kommen bei diesen entzündlichen Prozessen hauptsächlich Jod- und Salizylpräparate in Betracht, manchmal wirkt die Kombination beider sehr günstig, besonders bei luischen, tuberkulösen und rheumatischen Serosaentzündungen. Auch hier ist bei den sympathikotonischen Bildern Vorsicht notwendig, während das Bild der Vagotonie durch Jod auch symptomatisch günstig beeinflußt wird.

Wieder anders muß die Behandlung bei den durch Hormone verursachten Zustandsbildern sein. Sie wäre sehr einfach, wenn man die Störungen der inneren Sekretion und der Korrelation der inneren Sekrete im Einzelfall genau kennen würde. Da dies vielfach nicht der Fall ist, muß man häufig tastend vorgehen. Bei den sympathikotonischen Störungen der Pubertätszeit und des Klimakteriums wirken Ovarienpräparate oft sehr günstig. Auch Arsenpräparate haben sich hier bewährt, besonders FOWLERsche Lösung in Dosen von 3—15 Tropfen 3× tägl., oder Dürkheimer Maxquelle, zuerst in steigender, später in fallender Dosis. Ebenso sind bei thyreotoxischen Zuständen manchmal Ovarienpräparate von Nutzen, in einzelnen anderen Fällen wirken Parathyreoidintabletten oder Pankreon oder Pankreatin günstig.

Bei innersekretorischen Vagotonien ist oft Jodothyrin oder ein anderes Schilddrüsenpräparat wirksam. In anderen Fällen kann man einen Versuch mit Nebennierensubstanz, z. B. mit Interrenalintabletten machen.

Noch weniger praktische Erfahrungen besitzen wir über die verschiedenen stark wirkenden Alkaloide und ähnliche Präparate bei den verschiedenen Formen der Neurosen. Daß bei manchen Vagotonien das Atropin großen Nutzen bringt, ist bekannt. Dagegen muß erst sichergestellt werden, ob nicht bei manchen Sympathikotonien eine Anregung des Vagussystems durch vorsichtige Gaben von Muskarin, Pilokarpin oder Physostigmin von Wert ist. Wo man bei Vagotonie einen abnorm niedrigen Sympathikustonus annehmen muß, ist vielleicht von Suprarenin, häufiger von Thyreoidin eine günstige Wirkung zu erwarten.

Bei gemischten Herzneurosen, die sowohl vagotonische als sympathikotonische Züge aufweisen, und bei denen wir einen abnorm hohen Tonus beider Systeme annehmen müssen, ist manchmal Nikotin von außerordentlich guter Wirkung. Auf solche Patienten kann eine gute Zigarre direkt beruhigend wirken. Dagegen ist den Neurotikern jeder Form das Zigarettenrauchen streng zu verbieten, weil wir heute gar nicht wissen, wie viele andere Gifte neben den Tabakstoffen in den Zigaretten enthalten sind.

Bei den gemischten Neurosentypen wirken alle sedativen Mittel günstig. An erster Stelle sind die verschiedenen Baldrianpräparate zu nennen, die man ruhig jahrelang geben kann. Auch Brompräparate sind nützlich und werden in Form der ERLENMEYERschen Gemische gut ertragen. Ihre Wirkung läßt sich dadurch verstärken, daß man gleichzeitig die Kochsalzzufuhr etwas beschränkt. Daß das Morphium und seine Derivate günstig wirken, wurde schon erwähnt. Dabei ist aber unbedingt mißbräuchliche Verwendung zu verhüten. Die Gefahr der letzteren ist bei Anwendung per os weniger groß als bei der subkutanen Einspritzung, die meist nicht nötig ist.

Die Digitalis ist bei Herzneurosen im allgemeinen wertlos. Sie kommt nur für solche Fälle in Betracht, bei denen man Grund hat, eine Kombination zwischen Neurose und organischer Herzerkrankung anzunehmen. Eher kann man bei Herzneurosen einen vorsichtigen Versuch mit Strophantustinktur machen, die man dann am zweckmäßigsten mit Tinctura chinae und Tinctura valerianae kombiniert, etwa in der Form

> Tr. Stroph.
> Tr. Chin.
> Tr. Valerian. āā 10,0
> MDS. 3 × tägl. 20 Tropfen zum Essen z. n.

Manchmal sieht man günstige Wirkungen bei der Anwendung von Convallariapräparaten, z. B. dem Cardiotonin, 3 × tägl. 1 ccm. Es scheint sich dabei nicht bloß um suggestive Wirkung zu handeln.

Die paroxysmale Tachykardie (Das Herzjagen).

Begriffsbestimmung und Ätiologie.

Ein wohlumschriebenes Zustandsbild unter den Herzneurosen stellt die paroxysmale Tachykardie dar: ganz plötzlich setzt eine abnorm hohe Schlagfrequenz ein, die nach kurzer oder längerer Dauer ebenso schnell wieder verschwindet (vgl. S. 87).

Ätiologie   Solches anfallsweises Herzjagen kann bei sonst anscheinend ganz gesunden Menschen auftreten, die besonders am Herzen keinerlei Erkrankung zeigen. Meist handelt es sich um nervöse Individuen, die Zeichen von Neurasthenie, Hysterie, seltener von Epilepsie oder Migräne deutlich aufweisen; auch bei organischen Nervenerkrankungen, Meningitis cerebrospinalis, Hirntumoren u. dgl. ist es beobachtet worden.

Recht häufig findet es sich bei organischen Herzerkrankungen, besonders bei der Sklerose der Herzgefäße, der Myokarditis und der Perikarditis. Auch krankhafte Veränderungen des Magen-Darmkanals werden als auslösende Momente angesehen, besonders Auftreibung des Magens oder Darms und dadurch bewirkte Hochdrängung des Zwerchfells, ferner hartnäckige Verstopfung.

Wo das Herzjagen nicht durch organische Veränderungen (Vagusneuritis) verursacht ist, müssen wir es den oben besprochenen affektiven Neurosen, in der Mehrzahl der Fälle aber den Reflexneurosen zurechnen. Auf alle Fälle muß im Anfall die Vagusfunktion gestört sein.

Auslösende Ursache   Die spezielle auslösende Ursache des einzelnen Anfalls ist sehr verschieden. Häufig kommt derselbe ganz unvermittelt, ohne daß der geringste Anlaß nachzuweisen ist. Andere Male ist eine unbedeutende Anstrengung oder eine psychische Erregung, die aber gar nicht sehr groß zu sein braucht, anzuschuldigen. Daß eine echte Überanstrengung den Anfall herbeiführt, wird nur selten beobachtet.

Lebensalter und Geschlecht spielen keine entscheidende Rolle. Man sieht die Entstehung schon im 2. Lebensdezennium, aber auch wesentlich später, bis zum 60. Lebensjahr.

Symptome.

Die Anfälle setzen in der Regel ganz plötzlich ein, meist mit einer unan- Anfälle
genehmen Empfindung in der Brustwand. Die Dauer kann eine sehr
verschiedene sein, von wenigen Minuten, einer Viertelstunde bis zu Tagen und
Monaten. Die Rückkehr zur Norm ist meist ebenso plötzlich wie der
Anfang, auch hier meist verbunden mit einer plötzlichen Empfindung der
Erleichterung in der Brust.

Manche Kranke haben die Anfälle häufig, jeden Monat oder jede Woche
einen, andere nur im Jahr 1—2, und viele behalten sie bis ins hohe Alter,
während andere sie allmählich verlieren. Von der Häufigkeit, Dauer und
Stärke der Anfälle wird natürlich auch ihr Einfluß auf das Herz und das
Allgemeinbefinden bestimmt.

Die Erscheinungen am Zirkulationsapparat sind verschieden: Die Zirkula-
tions-
apparat
Herzfrequenz ist durchweg erheblich gesteigert; 140—150 Pulse in der Minute
sieht man nur bei geringgradigen Anfällen. Meist steigt die Frequenz auf
200—300 Schläge in der Minute. Dabei ist der Puls sehr klein und bei extremen
Graden kaum zu fühlen.

In solchen Fällen, wo es gelang, den Beginn des Anfalls zu beobachten
und den Puls aufzuschreiben, hat man gefunden, daß der Anstieg der Pulsfrequenz doch nicht immer plötzlich, sondern häufig allmählich vor sich geht,
und daß die Tätigkeit des Herzens nicht selten arhythmisch ist, während sie
auf der Höhe des Anfalls durchweg regelmäßig wird. Ebenso hat man bei der
Rückkehr zur Norm die verschiedenen Formen der Arhythmien, besonders der Extrasystolie, beobachtet. Am Herzen selbst sind die Töne rein
und leise und zeigen den Typus der Embryokardie.

Die Größe des Herzens ist verschieden, manchmal normal oder verkleinert, andere Male vergrößert. Normale Größe der Herzdämpfung findet
sich bei allen Formen, bei denen die Frequenz keine allzugroße und die Dauer
der Anfälle keine zu lange ist. Vergrößerung des Herzens wird manchmal schon
bald nach Beginn des Anfalls beobachtet, und von manchen Autoren (HOCH-
HAUS und MARTIUS) wurde in der Erweiterung des Herzens ein wesentliches
Moment der Erkrankung gesehen. Nach späteren Untersuchungen wird man
dieselbe doch anders zu deuten haben. Erweiterung in späteren Stadien des
Anfalls wird durch die dann eintretende Herzinsuffizienz erklärlich.

Verkleinerung des Herzens kann dadurch eintreten, daß das Herz bei
seiner schnellen Schlagfolge nur wenig Blut schöpfen und fördern kann. Es
paßt sich seinem Inhalt an und nimmt daher unter Umständen ein kleineres
Volumen ein.

Die Venen, besonders am Hals, sind prall gefüllt und in starker Bewegung.
Die Aufzeichnung des Venenpulses in Verbindung mit der Elektrodiogra-
phie hat uns über die Bewegungen des Herzens und deren Entstehung die
überraschendsten Aufschlüsse gegeben.

Nach den neuesten Forschungen (LEWIS, H. E. HERING, AUG. HOFFMANN, Ausgangs-
punkt
WENCKEBACH u. A.), deren Einzelheiten allerdings noch umstritten sind,
muß man annehmen, daß das Herzjagen von den verschiedensten Stellen
des Herzens seinen Ausgang nehmen kann. Danach unterscheidet man

nomotope und heterotope Tachykardien; die ersteren nehmen ihren Ursprung vom Sinus, die letzteren können aurikulär, atrioventrikulär und ventrikulär sein.

Diese Studien, besonders die Arbeiten WENCKEBACHS, haben auch die Erklärung für die von mir und MARTIUS zuerst beobachtete Tatsache der schon im Anfang des Anfalls sich einstellenden Dilatation gebracht. Wenn nämlich die Herzfrequenz eine gewisse kritische Höhe, meist etwa 180 Pulse in der Minute, überschreitet, dann fällt die Vorhofskontraktion noch in die Systole des Ventrikels. Infolgedessen kann der Vorhof seinen Inhalt nicht in diesen entleeren; er füllt unter Sprengung des muskulären Venenverschlusses die großen Venen. Dadurch wird der Ventrikel blutleer, dagegen die Venen und besonders der Vorhof so prall gefüllt, daß eine Dilatation am Vorhofsteil des Herzens die Folge ist. WENCKEBACH bezeichnet diesen Vorgang als Vorhofspfropfung. Daß er nur in einem Teil der Fälle auftritt, erklärt sich wohl aus der verschiedenen Genese der Anfälle.

Folgen
Wie in den Venen, so zeigen sich auch in den meisten Körperorganen die Folgen der Stauung zeitlich und örtlich verschieden je nach der Entstehung, Dauer und Stärke der Anfälle.

Bei leichten und auch bei manchen mittelschweren Anfällen sind außer der vermehrten Pulsfrequenz kaum irgendwelche sekundäre Folgen zu merken. Subjektiv spüren die Kranken nur wenig, höchstens ein mäßiges Herzklopfen und etwas allgemeines Unbehagen, die so wenig stören, daß die Patienten ruhig ihrer gewohnten Beschäftigung nachgehen.

Bei stärkeren Anfällen machen sich aber bald die Folgen der venösen Stauung geltend: die Leber schwillt stark an und wird schmerzhaft, die Urinsekretion spärlich, es tritt Stauungsurin auf, auch die Beine schwellen an; es stellen sich Stauungsbronchitis und nicht selten Bronchopneumonien ein.

Das Krankheitsbild kann sehr beängstigend werden und Erscheinungen schwerster Herzinsuffizienz bieten. Indes tritt der Tod bei reiner paroxysmaler Tachykardie nur selten ein, nur bei Komplikation mit anderen Krankheiten und besonders mit Herzfehlern.

Wesen der Erkrankung
Über das Wesen der Erkrankung wissen wir nur wenig Genaues, wir kennen noch nicht die Ursache, warum nun plötzlich von einer Stelle des Herzens aus so viele Reize auftreten und wirksam werden.

In Anbetracht der Tatsache, daß es sich in den meisten Fällen um nervöse Individuen handelt, daß auch während des Anfalls manche nervöse Erscheinungen hervortreten, und daß das Herz vor und nach dem Anfall vollkommen gesund und leistungsfähig gefunden wird, darf man wohl der besonders von A. HOFFMANN vertretenen Auffassung folgen, daß es sich um eine nervöse Erkrankung handelt. Die nicht seltene Beobachtung der Anfälle bei organisch Herzkranken würde dann als eine Überlagerung des organischen Herzleidens durch die Neurose anzusehen sein. Das trifft sicher für viele Fälle zu. Bei anderen kann man sich doch des Eindrucks nicht erwehren, daß die materiellen Veränderungen an der Erkrankung mit schuld sind, und so glauben manche Autoren, daß der Sitz, wenigstens für einen Teil der Fälle im Herzen selbst zu suchen ist.

Diagnose.

Die Diagnose ist in den meisten Fällen durch das plötzliche Auftreten der Anfälle bei vorher gesunden Menschen leicht zu stellen. Gewisse Schwierigkeiten erwachsen nur bei den schweren, länger dauernden Anfällen, bei denen durch den frequenten Puls, durch die Herzdilatation und durch die Stauungen im venösen Kreislauf die Symptome der Herzinsuffizienz in den Vordergrund treten. Aber auch hier ermöglicht die Anamnese, der plötzliche Beginn und die enorme Erhöhung der Pulsfrequenz, welche die Tachykardien bei organischen Herzleiden meist wesentlich übersteigt, durchweg die Diagnose.

Prognose.

Die Vorhersage ergibt sich aus dem über den Verlauf Gesagten. Die Anfälle können bei häufiger Wiederkehr die Arbeitsfähigkeit sehr beeinträchtigen und schließlich auch bei längerer Dauer die Herzkraft selbst wesentlich schwächen. Einzelne Autoren haben sogar den Tod in einem Anfall beobachtet, doch ist das jedenfalls selten.

Therapie.

Für die Behandlung gilt das über die Herzneurosen im allgemeinen Gesagte. Wir haben bis jetzt noch kein Mittel, um die Anfälle oder deren Wiederkehr zu verhüten. Doch ist eine ganze Anzahl von Mitteln und Prozeduren empirisch gefunden worden, die wenigstens ab und zu helfen. So empfiehlt A. Hoffmann zum Abschneiden des Anfalls starkes Pressen bei angehaltenem Atem (Valsalvascher Versuch). Andere Autoren sahen in tiefer Inspiration den Anfall schwinden. Auch durch das Hervorrufen von Aufstoßen, Würgbewegungen und Erbrechen hatte man gelegentlich denselben Erfolg, desgleichen durch Herbeiführen starker Darmentleerung. Druck auf den Vagus bringt das Herz zuweilen sofort zur Ruhe. Eisbeutel, Schröpfköpfe, warme oder kalte Umschläge, Vibration oder Faradisation werden empfohlen. Von inneren Mitteln sieht man selten Erfolg. Brom, Morphium und andere Narkotika habe ich ohne Erfolg angewandt. Ebenso die Digitalis, von der andere zuweilen Gutes sagen. A. Fraenkel und Volhard empfehlen die intervenöse Strophantintherapie. Ich habe keinen Nutzen davon gesehen. Von allen speziell empfohlenen Mitteln wirkt keines sicher. Vielleicht wird man eher Erfolg haben, wenn man die Behandlung so einrichtet, wie es für die Sympathikotonie angegeben ist (S. 225).

Phrenokardie.

Aus dem Gebiet der Herzneurosen hat M. Herz einen von ihm beschriebenen Symptomenkomplex als Phrenokardie herausgehoben, dem nach seiner Meinung wegen seiner Entstehung und Häufigkeit eine besondere Stellung zukommt.

Diese Phrenokardie ist charakterisiert durch Schmerzen oder Stiche, die stets nach links und unten von der Herzspitze lokalisiert werden, und auf Zwerchfellkrampf zu beziehen sind, durch Veränderung der Atmung, die Herz als Atemsperre bezeichnet, und die ebenfalls auf Zwerchfellkrampf beruhen soll, und durch starkes Herzklopfen. Alle diese Symptome treten in gesteigertem Maße in phrenokardischen Anfällen auf, die mit heftiger und leidenschaftlicher Erregung einhergehen, und bei denen die Herzstiche, die Atemnot und das Herzklopfen einen ganz unerträglichen Grad annehmen. Die Ursache dieser Störung soll durchweg in unbefriedigtem Geschlechtsgenuß bestehen.

Das Vorkommen dieses Symptomenkomplexes ist von vielen Beobachtern bestätigt worden. Doch wird die Ätiologie nicht nur in der Erotik, sondern auch in anderen seelischen Störungen gefunden, wie sie besonders zu Hysterie führen. Es ist nicht einzusehen, weshalb diese hysterischen Anfälle einen besonderen Namen haben müssen.

Eine richtig geleitete Psychotherapie wird sie prompt und sicher beseitigen.

Nervöse Störungen an den peripheren Gefäßen.

Außer den oben beschriebenen kardiovaskulären Neurosen sind noch einige Gefäßneurosen anzuführen, die sich dadurch von den anderen unterscheiden, daß sie sich meist auf einzelne Gefäßprovinzen beschränken, und daß das Herz selbst bei ihnen nicht beteiligt zu sein braucht. Bei vielen von ihnen finden sich neben den neurotischen Störungen organische Veränderungen, die oft ganz wesentlich an dem Zustandekommen des Krankheitsbilds beteiligt sind. Hierher gehören: das umschriebene Ödem QUINCKES, die Akroparästhesien, die RAYNAUDsche Krankheit, die Sklerodermie, die Erythromelalgie und die Dyspraxia angiosclerotica. Wahrscheinlich sind auch manche Fälle von Migräne hierher zu rechnen.

QUINCKE'- sches Ödem

Das akute QUINCKE'sche Ödem ist charakterisiert durch anfallsweise, oft ziemlich plötzlich einsetzende, umschriebene Hautschwellungen. Den Beginn merkt der Kranke in der Regel an einem juckenden und ziehenden Gefühl an der betroffenen Stelle, die dann gleichzeitig oder bald nachher mehr oder weniger stark anschwillt. Die Haut darüber kann normal gefärbt, aber auch gerötet oder bläulich verfärbt sein. Das Ödem ist meist flüchtig, es schwindet häufig unter leichter Abschuppung der Haut.

Der häufigste Sitz ist an den Extremitäten in der Nähe der Gelenke, besonders des Kniegelenks, doch können auch die Gesichtshaut und die Schleimhäute der Nase, des Mundes und Rachens, sowie des Kehlkopfs befallen werden; in letzterem Fall kann zuweilen lebenbedrohendes Glottisödem auftreten. Auch akutes Ödem der Retina ist kürzlich beobachtet worden (R. WIRTZ und G. LIEBERMEISTER). Daß auch die Schleimhäute innerer Organe, der Bronchien, des Magens und Darms, die Synovialis der Gelenke, die gleichen Erscheinungen zeigen können, ist wohl möglich und wird von manchen Autoren angenommen. QUINCKE selbst denkt auch · daran, daß manche Form von Meningitis serosa auf ähnlichen Vorgängen beruhen könne. In letzter Zeit betont er, daß bei der Entstehung dieser Ödeme das Organgewebe selbst eine Hauptrolle spiele und Gefäßveränderungen erst sekundär aufzutreten brauchen (»histiogene« Entstehung).

Die Störungen finden sich meist bei Leuten, die auch sonst Zeichen der Nervosität bieten. Selten tritt nur ein Anfall auf, meist wiederholen sich dieselben häufiger aus geringfügigen Anlässen. Es gibt nach SCHLESINGER ganze Familien, in denen diese Affektion erblich ist.

Differentialdiagnostisch muß das Ödem von den ihm sehr ähnlichen Affektionen unterschieden werden, die nach manchen Hautreizen entstehen, besonders durch die behaarte Primel, die als Zimmerpflanze gezüchtet wird, durch manche Raupen u. dgl.

Die Störungen sind, außer wenn es zu Glottisödem kommt, trotz ihres manchmal recht beunruhigenden Aussehens meist ungefährlich. Eine wirksame Therapie gibt es kaum; zuweilen sah ich Erfolg von Atropin zu 0,001 in Pillen. Vielleicht ist von Suprarenin oder von Kalziumsalzen eine Wirkung zu erwarten.

Als Akroparästhesie hat SCHULTZE einen Symptomenkomplex beschrieben, der sich durch das Gefühl von Kälte, Kribbeln und Ameisenlaufen, besonders in den Fingerspitzen, kund gibt und in einzelnen Fällen zu heftigen Schmerzanfällen führen kann. Das Leiden dauert verschieden lang, es kann sich auf Wochen und Monate, aber auch auf Jahre erstrecken, dann aber völlig verschwinden.

Als Ursache nimmt man mit größter Wahrscheinlichkeit einen Krampf der kleinen Gefäße an, wodurch die weiße oder leicht bläuliche Verfärbung der Finger gut zu erklären ist. Indes sind diese äußeren Merkmale des Gefäßkrampfes nicht immer deutlich.

Von den Akroparästhesien gibt es Übergänge zu der viel schwereren RAYNAUDschen Krankheit, die ihrerseits wiederum Beziehungen zu der Sklerodermie zu haben scheint. Als Grundlage der RAYNAUDschen Krankheit nimmt man einen sehr intensiven und hartnäckigen Krampf der kleinen Extremitätengefäße an. Die Neurose setzt meist mit Parästhesien ein: Kribbeln, das Gefühl von Taubsein oder Pelzigsein in Händen oder Füßen, die anfangs nur zeitweise, später dauernd ein ganz blasses oder bläuliches Aussehen zeigen. Mit der Zeit werden die Parästhesien stärker, es treten Gefühllosigkeit und heftige Schmerzen auf, und die Haut der befallenen Glieder wird dauernd weiß oder bläulich. In der Folge wird die Haut trocken, spröde, hebt sich dann in Blasen ab und wird nekrotisch. Die trockene Nekrose ergreift nicht bloß die Haut, sondern auch die Nägel und Knochen, so daß dann ganze Finger- oder Zehenglieder abgestoßen werden. Diese Gangrän kann einseitig aber auch doppelseitig auftreten.

Die Sklerodermie beginnt mit einem harten Ödem des Gesichts, und der Extremitäten. Die Verhärtung kann sehr lange bestehen bleiben und geht dann in ausgesprochene Atrophie über, die auch das Unterhautzellgewebe so stark in Mitleidenschaft zieht, daß Kontrakturen entstehen. Damit sind oft Pigmentanomalien verbunden, teils Pigmentschwund, teils übermäßig starke, fleckweise Pigmentierungen. In den Endstadien ist die Haut papierdünn, auf der Unterlage nicht verschieblich, Nase, Mundpartie, Extremitäten erscheinen deutlich verkleinert und in ihrer Beweglichkeit stark behindert, so daß das Gesicht einen maskenartigen oder mumienhaften Ausdruck bekommt. Tritt Gangrän hinzu, so wird häufig der gleiche Fall von dem inneren Mediziner als RAYNAUDsche Krankheit, von dem Dermatologen als Sklerodermie bezeichnet

Die Erythromelalgie ist gekennzeichnet durch anfallsweise auftretende, fleckige Röte der Füße und Hände, der meist heftiges Brennen und

Schmerzen vorausgehen. Die Anfälle werden zuweilen durch Anstrengungen oder Durchnässungen ausgelöst. Die Störung kann nach ein- oder mehrmaligem Auftreten spurlos verschwinden.

Diese vasomotorischen Neurosen seien nur kurz hier angeführt, weil ihre Ursache nicht eigentlich in einer Erkrankung des Zirkulationsapparates, sondern in einer vom Nervensystem ausgehenden Störung zu suchen ist. Die Störungen am Zirkulationsapparat sind nur Symptome dieser Nervenerkrankung.

Bei der Dyspraxia angiosclerotica spielt der Gefäßkrampf eine ausschlaggebende Rolle in der Entstehung der Krankheitserscheinungen. Sie wird bei der Arteriosklerose, die diesen Fällen so gut wie immer zugrunde liegt, besprochen werden (s. S. 272).

Dyspraxia angiosclerotica

Literatur

ASCHNER, Über Herzneurosen und Basedowoid usw. Zeitschr. f. kl. Med., Bd. 70. — BLAUEL, O. MÜLLER u. SCHLAYER, Verhalten des Herzens bei Struma. Beitr. z. kl. Chir. v. BRUNS, 1909. — BIRCHER, E., Fortfall und Änderung der Schilddrüsenfunktion als Krankheitsursache. Ergeb. d. allg. Path. u. prakt. Anat. 1911. — CASSIRER, R., Die vasomotorisch-trophischen Neurosen. Berlin 1901. — CITRON, J., Zur Pathologie der psychophysischen Blutverschiebung. D. med. W. 1911, Nr. 39. — v. CYON, Les nerfs du cœur. Paris 1905. — ERB, Diskussion zum Vortrag über Herzneurosen. D. Zeitschr. f. Nervenheilkunde, Bd. 38. — Ders., Ist die von M. HERZ beschriebene Phrenokardie usw. Münch. med. W. 1909, Nr. 22. — GERHARDT, C., Über einige Anigoneurosen. Volkmanns Samml. kl. Vortr. Nr. 209. — GIBSON, G. A., Die nervösen Erkrankungen des Herzens. Übers. v. M. KELLER. Wiesbaden 1910. — GOLDSCHEIDER, Über Abscheidung und Behandlung der Herzneurosen. Zeitschr. f. phys. u. diät. Th., Bd. 16. — HERING, Die Funktionsprüfung der Herzvagi beim Menschen. Münch. med. W. 1910, Nr. 37. — HERZ, M., Herzkrankheiten. Wien u. Leipzig 1912. — HOCHHAUS, H., Beiträge zur Pathologie des Herzens. D. Arch. f. kl. Med., Bd. 51. — Ders., Über funktionelle Herzkrankheiten. D. med. W. 1900, Nr. 14. — HOFFMANN, A., Die paroxysmale Tachykardie. Wiesbaden 1900. — Ders., Pathologie und Therapie der Herzneurosen, 1901. — Ders., Die Lehre von den Herzneurosen. D. Zeitschr. f. Nervenheilkunde, Bd. 38. — Ders., Funktionelle Diagnostik und Therapie des Herzens und der Gefäße. 2. Aufl. Wiesbaden 1920. — KRAUS, Über das Kropfherz. D. med. W. 1906, Nr. 47. — KREHL, Die Erkrankungen des Herzmuskels und die nervösen Herzkrankheiten. 2. Aufl. 1913. — LEWIS, R., Paroxysmale Tachykardie. Heart. 1. 1909. — LIEBERMEISTER, G., Über die Behandlung von Kriegsneurosen. Halle 1917. — MARTIUS, Tachykardie. Wiesbaden 1895. — MÜLLER, FR., The nervous affections of the heart. Arch. of intern. Med. Jan. 1908. — PAL, J. Gefäßkrisen. Leipzig 1905. — PAL, P. S., Über paroxysmale Tachykardie. Wien. med. W. 1908. — PLETNEW, D., Über Herz- und Gefäßneurosen. Ergeb. d. i. Med. u. Kinderheilk. 1912. — QUINCKE, Über akutes umschriebenes Ödem. Monatsschr. f. prakt. Dermat. 1882. — Ders., Med. Klinik 1921. — ROMBERG, Die Herzneurosen. Zeitschr. f. Nervenheilkunde, Bd. 38. — RUMPF, Zur Behandlung der nervösen oder funktionellen Herz- und Gefäßstörungen. Ther. d. Gegenw. 1899. — SCHLESINGER, Über die paroxysmale Tachykardie usw. Volkmanns Vorträge Nr. 433. 1906. — SCHMIDT, A., Zur Kenntnis der Herzneurosen. D. med. W. 1901. — Ders., Wechselbeziehungen zwischen Herz und Magen-Darmleiden. Berl. kl. W. 1906. — Ders., Neurosen innerer Organe und Erkrankungen der Organnerven. Münch. med. W. 1909. — TREUPEL, Über Herzneurosen. Münch. med. W. 1909. — WENCKEBACH, Die unregelmäßige Herztätigkeit, 1914. — WIRTZ und LIEBERMEISTER, Akutes Ödem der Retina Kl. Monatsbl. f. Augenhlk. 1922.

VI. Erkrankungen des Herzbeutels.

1. Akute Perikarditis.

Ätiologie und pathologische Anatomie.

Eine Unterscheidung zwischen trockener und exsudativer Perikarditis ist nicht notwendig, weil es bei jeder Entzündung des Perikards auch
zu Exsudation kommt. Bei der »trockenen« Form besteht das Exsudat aus
Fibrin, wobei in der Regel auch das Serum vermehrt ist.

Die Entzündung des Herzbeutels ist fast durchweg eine Teilerscheinung
anderweitiger Erkrankungen. Sicher erwiesene Fälle von »idiopa-
thischer« Perikarditis sind selten; Traumen mögen noch am häufigsten
die Ursache sein. Bei den früher als idiopathisch bezeichneten Fällen erfolgt
die Infektion des Herzbeutels auf dem Blutwege. Zweckmäßig ist eine Unterscheidung zwischen »hämatogener« und »Begleitperikarditis«. Die
letztere entsteht durch Fortleitung krankhafter Prozesse aus der Nachbarschaft des Herzbeutels.

Die hämatogene Perikarditis ist am häufigsten eine Teilerscheinung
von Infektionskrankheiten. An erster Stelle steht der akute Gelenkrheumatismus. Neuere Untersuchungen haben es wahrscheinlich gemacht, daß
ein Teil der »rheumatischen« Perikarditiden auf Tuberkulose beruht.
Dies gilt besonders für die Formen von rezidivierendem Gelenkrheumatismus mit rheumatischen Augenerkrankungen. Häufig erkranken dabei auch
andere seröse Häute, besonders die Pleura. In weitem Abstand folgen
Pneumonie, Abdominaltyphus, Scharlach, Diphtherie und Blattern.
Septische Erkrankungen und besonders pyämische Prozesse verursachen
nicht selten eiterige Perikarditis, teils auf dem Blutweg, teils durch direkte
Fortleitung.

Eiterige und geschwürige Prozesse in der Nachbarschaft des Herzbeutels
können durch Übergreifen seine Entzündung hervorrufen; am häufigsten
kommt das bei eiterigen Erkrankungen der linken Pleura oder der linken
Lunge vor, ferner bei verjauchenden Karzinomen des Ösophagus, des Magens
und bei Mediastinaltumoren.

Unter den chronischen Infektionskrankheiten steht die Tuberkulose
an erster Stelle. Hier sieht man fast gesetzmäßig bei zerfallenden tuberkulösen Herderkrankungen nur Begleitperikarditis, bei den von
G. LIEBERMEISTER als Sekundärstadium beschriebenen Formen nur die
hämatogene Perikarditis auftreten. Bei dem von RANKE als isolierte
Phthise bezeichneten Endstadium der Lungentuberkulose kommt hämatogene
Perikarditis nie vor.

Nur selten kommt Syphilis und Aktinomykose als ursächliches Moment
in Betracht. In seltenen Fällen ist auch das Perikard bei Karzinomen und
Sarkomen mitbeteiligt, bei Karzinomen fast nur in Form der Begleitperikarditis, bei Sarkomen in beiden Formen. Bei einigen chronischen konsumptiven Erkrankungen wie Anämie, Skorbut, Gicht und besonders chronischer
Nephritis, beobachtet man manchmal hämatogene Perikarditiden, deren

eigentliche Ursache noch nicht sichergestellt ist. Meist werden begleitende Infektionen anzuschuldigen sein.

Anatomie · Die ersten Veränderungen zeigen sich auf der Serosa in Form von Injektion der Gefäße und Trübwerden des oberflächlichen Endothels, das bald abgestoßen wird. Es bildet sich ein fibrinöses Exsudat, das die verschiedenste Ausdehnung und Dicke erreichen kann; zuweilen ist es umschrieben und bildet nur ein oberflächliches, leicht abstreifbares Häutchen. Meist bedeckt es die ganze Serosa, sowohl die viszerale als die parietale, und kann eine erhebliche Mächtigkeit erreichen: fibrinöse, zottige Auswüchse bekleiden zuweilen das ganze Herz (Cor villosum), andere Male haben sie ein kammartiges oder wabenartiges Aussehen, offenbar eine Folge der fortwährenden Verschiebungen der beiden Perikardblätter aneinander. Flüssiges Exsudat ist daneben fast stets vorhanden, manchmal nur in geringer Menge; zuweilen kann es eine ganz erhebliche Ausdehnung gewinnen (bis zu 2 Liter).

Exsudat · Die Beschaffenheit des Exsudats ist in der Regel fibrinös oder serös-fibrinös, besonders bei fast allen Infektionskrankheiten. Andere Male enthält es Blutbeimengungen, z. B. bei Tuberkulose, bei Skorbut, auch bei lang bestehenden chronischen Formen, ferner bei Karzinose und Sarkomatose. Der Blutgehalt kann besonders bei Tumoren außerordentlich groß sein; bei Tukerkulose ist er mit bloßem Auge oft nicht, oder nur an einer leichten grünlichen Fluoreszenz zu erkennen, während der Bodensatz beim Zentrifugieren rot gefärbt ist. Eiterig oder jauchig ist das Exsudat, wenn eiterige oder jauchige Prozesse die Ursache sind; im letzteren Fall enthält der Herzbeutel dann auch Gas oder Luft, wenn Durchbrüche vom Ösophagus, der Luftröhre oder einer Lunge die Veranlassung waren.

Rück-
bildung · Bei den serösen und serofibrinösen Formen ist völlige Rückbildung nicht selten: das Fibrin zerfällt fettig und wird dann mit dem serösen Exsudat allmählich aufgesaugt. Manchmal tritt indes eine Ersetzung des Exsudats durch Bindegewebe ein, und es findet sich dann eine umschriebene oder totale Umwandlung des viszeralen Blatts in schwieliges Bindegewebe oder Verwachsungen desselben mit dem parietalen Blatt. Diese können partiell, strangförmig, oder total sein, so daß die Perikardialhöhle ganz obliteriert.

Media-
stinitis · Bei sehr intensiver Entzündung des parietalen Blatts greift dieselbe in das umliegende Bindegewebe des Mediastinum über, und es kommt zu begleitender Mediastinitis, wodurch bei späterer Schrumpfung das Herz in verschiedenstem Umfang an die Nachbargebilde, besonders Brustwand, Pleura und Ösophagus fixiert wird.

Myo-
karditis · Ist das viszerale Blatt stark entzündet, so kann der Prozeß auf den Herzmuskel übergreifen, indem zunächst besonders die Bindegewebssepten infiltriert werden. Je mehr der Herzmuskel bei der Erkrankung mitbeteiligt ist, um so schwerer verläuft diese.

Eiterige und besonders jauchige Exsudate bilden sich nie von selbst zurück. Das gleiche gilt von der Karzinose und Sarkomatose.

Symptome.

Subjektive
Störung · Manche Perikarditis scheint ohne erkennbare Symptome zu verlaufen, was aus den ausgedehnten Verwachsungen zu schließen ist, die man autop-

tisch bei Leuten ohne Angaben über Herzbeschwerden findet. Die Symptome sind je nach der Ursache der Erkrankung recht verschieden. Nur in einem Teil der Fälle gibt sich die Entzündung durch Schmerzen oder Stiche in der Herzgegend kund. Zuweilen sind die Schmerzen so stark, daß sie einem Anfall von Angina pectoris gleichen. Daneben tritt Beklemmung und Atemnot auf. Besonders nach akutem Gelenkrheumatismus und nach Pneumonie und Pleuritis treten diese subjektiven Störungen hervor.

Von den objektiven Zeichen ist das perikardiale Reiben das markanteste. Es ist zuweilen knirschend, derb wie grobes Lederknarren, seinen Ursprung durch das Aneinanderreiben rauher Flächen sofort verratend. Andere Male ist sein Charakter mehr weich und hauchend, und dazwischen gibt es alle Übergänge. Objektive
Zeichen

Zuerst hört man das Reiben in der Regel in der Nähe der großen Gefäße, später auch über dem ganzen Herzen. Am stärksten tritt es während der Systole und Diastole hervor, obschon es sich nicht so scharf an die einzelnen Herzphasen gebunden erweist wie die endokardialen Geräusche. Manchmal ist ein gewisses Nachschleppen charakteristisch, in anderen Fällen hört man ein dreiteiliges Geräusch, wovon der erste Teil der Bewegung der Vorhöfe, die beiden anderen der Systole und Diastole entsprechen. Reibe-
geräusch

Die Lautheit ist sehr verschieden; manchmal sind die Geräusche so stark, daß die Herztöne gar nicht zu hören sind, andere Male so leise, daß es nur mit vieler Mühe gelingt, sie neben den Herztönen zu hören. Zuweilen hört man sie bei aufrechter und besonders vornüber geneigter Stellung besser als im Liegen; daß sie durch Druck des Hörrohrs deutlicher werden, wie vielfach angegeben wird, konnte ich nur selten finden. Auffallend ist ein Wechsel in ihrer Intensität: bei kurz nacheinander folgenden Untersuchungen ist das Reiben zuweilen anfangs laut und deutlich und nachher kaum zu hören. Eine Ursache dafür ist schwer zu finden; wahrscheinlich ist das dauernde intensive Bewegtwerden der Exsudatmassen daran schuld.

Das Reibegeräusch, das oft dem auskultierenden Ohr aus nächster Nähe herzukommen scheint, kann dann auch der aufgelegten Hand deutlich fühlbar werden.

Warum in manchen Fällen mit starken Auflagerungen und wenig flüssigem Erguß dauernd kein Reiben zu hören ist, ist noch nicht aufgeklärt.

Daß die Geräusche, wie man früher in Analogie zu dem Verhalten der Pleuraergüsse annahm, bei großem Exsudat vollkommen schwinden, trifft nur für einen kleinen Teil der Fälle zu. Meist bleiben sie trotzdem gut hörbar. Die topographischen Verhältnisse, auf denen dies beruht, hat HEINR. CURSCHMANN in besonders plastischer Weise geschildert. Durch die Lage des Herzens zwischen Wirbelsäule und Brustbein ist es bedingt, daß größere Exsudatmengen an der Hinter- und Vorderseite des Herzens keinen Platz finden, sie sammeln sich rechts und in größerem Umfang links vom Herzen an, und der Herzbeutel bildet unter dem Brustbein nur einen schmalen Spalt, in dem die Bedingungen zur Entstehung von Reibegeräuschen fortbestehen. Besser als jede wörtliche Beschreibung zeigt diese Verhältnisse die folgende Abb. 68.

Das Auftreten von Exsudat im Perikardialsack gibt weitere wichtige Symptome. Eine Vorwölbung in der Herzgegend tritt wohl nur bei sehr massigem,

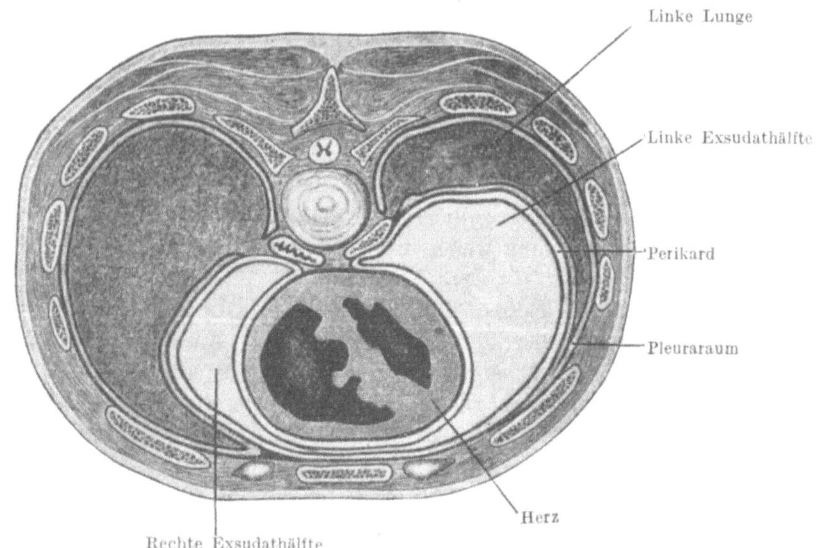

Abb. 68. Pericarditis exsudativa. (Nach HEINRICH CURSCHMANN.) Querschnitt durch
den Thorax.

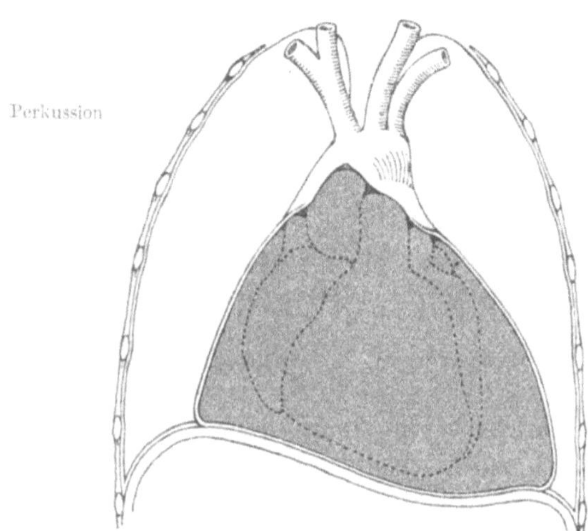

Abb. 69. Flüssigkeitserguß im Perikard.
(Nach KÜLBS.) Frontalschnitt.

meist eiterigem Exsudat und nachgiebiger Thoraxwand auf, am ehesten
also bei Kindern.

Dagegen ändern sich die perkutorischen Verhältnisse in charakteristischer Weise. Das erste
sichere Anzeichen eines Herzbeutelexsudats ist, wie EBSTEIN wohl zuerst nachgewiesen hat, das Verstreichen des Herzleberwinkels; dann
tritt eine Verbreiterung auch der
oberen Grenze und endlich der linken
Begrenzung auf (s. Abb. 69). Diese
Änderungen vollziehen sich konform
der Entwicklung der Flüssigkeitsansammlung, die wir durch die Arbeiten
von SCHAPOSCHNIKOFF, DAMSCH und
besonders von HEINR. CURSCHMANN
genauer kennen gelernt haben. Die

Flüssigkeit sammelt sich zuerst und auch am stärksten zu beiden Seiten des
Herzens, insbesondere links, in geringerem Maße an der Basis an. Bei
größerem Exsudat findet sich dann häufig eine schornsteinartige Erweiterung der Herzdämpfung nach oben; sie kann bis zur ersten Rippe
reichen und jene Dreiecksform mit der Spitze an der Fossa jugularis

zeigen, die man früher als charakteristisch für die exsudative Perikarditis ansah. Heute weiß man, daß auch manche starke Dilatationen diese Verlängerung nach oben zeigen, die durch das Auseinanderweichen der vorderen Lungenränder bedingt ist.

Viel sicherer für Perikarditis sprechend ist das Aneinanderrücken der absoluten und relativen Herzdämpfung, besonders wenn die tägliche Beobachtung das Vorschreiten der absoluten Dämpfung bis fast zur relativen verfolgen läßt.

Die Beurteilung der perkutorischen Verhältnisse wird natürlich durch ältere Veränderungen am Herzen, besonders Myokarditis und perikarditische Verwachsungen erschwert, am meisten aber durch gleichzeitige pleuritische Ergüsse, die die Deutung der Perkussionsbefunde stören. Sehr große Ergüsse im Perikard sammeln sich besonders links und links hinten vom Herzen an und können dann die linke Lunge verdrängen und nach oben drücken, so daß der erweiterte Perikardialsack direkt der Thoraxwand anliegt.

Durch den Druck massiger Ergüsse können die im Mediastinum liegenden Organe in ihrer Funktion erheblich beeinträchtigt werden. So entstehen Schluckbeschwerden durch Druck auf den Ösophagus, Rekurrenslähmungen durch Beteiligung des N. recurrens, Zwerchfellähmungen, wenn der N. phrenicus mitbetroffen ist. Auch eine wesentliche Zuflußbehinderung des venösen Bluts durch Kompression und Knickung der Vv. cavae ist möglich. Daß das Zwerchfell durch die Last des auf ihm ruhenden Herzens und Exsudats in seiner Tätigkeit ebenfalls leidet, unterliegt keinem Zweifel.

Wechselnd ist das Verhalten des Herzspitzenstoßes; bei kleinen und mittleren Exsudaten zeigt er in der Regel keine Änderung. Mit dem Größerwerden der Exsudate schwindet er manchmal zusehends. Dies ist aber durchaus nicht immer der Fall; auch wenn die Dämpfung bis zur Axillarlinie geht, ist der Spitzenstoß zuweilen noch an seiner normalen Stelle nachweisbar. Dieses Verhalten ist gerade für Perikarditis sehr charakteristisch; die Herzdämpfung reicht dann viel weiter nach außen als der Herzspitzenstoß. Bei starker Ansammlung des Exsudats über dem Zwerchfell ist der Spitzenstoß zuweilen erheblich oberhalb der unteren Herzgrenze zu fühlen. Bei Rechtslagerung des Kranken tritt oft der vorher kaum fühlbare Spitzenstoß an normaler Stelle deutlich hervor.

Der Puls wird bei Perikarditis meist frequenter, nur in wenigen Fällen langsamer. Dabei ist er etwas klein, nur selten arhythmisch. Bei längerer Dauer der Erkrankung und hochgradiger Exsudation wird der Puls sehr frequent, klein und arhythmisch, und dann stellen sich auch an den übrigen Körperorganen alle oben beschriebenen Zeichen der Herzschwäche und der Stauung ein. Findet man diese Erscheinungen schon frühzeitig, dann sind sie fast durchweg auf komplizierende Erkrankung des Myo- und Endokards zurückzuführen.

Die Körpertemperatur ist in der Regel erhöht, doch zeigt die Fieberkurve nichts Charakteristisches. In vielen Fällen bleiben die Erhöhungen in mäßigen Grenzen, vereinzelt können sie sogar ganz fehlen. Bei eiterigen Entzündungen kommen sehr hohe Temperaturen von hektischem Typus vor.

Hautfarbe

Bei manchen Fällen von hämatogener tuberkulöser Perikarditis ist oft eine ganz eigentümliche, blasse und dabei ein wenig zyanotische Hautfarbe, besonders im Gesicht, zu bemerken, die dem Erfahrenen ein Fingerzeig sein kann, genau auf Perikarditis zu untersuchen.

Verlauf.

Bestimmend für den Verlauf ist die Ätiologie, die Art des Ergusses und die Komplikationen. Die Perikarditiden beginnen meist mit den schon geschilderten subjektiven Erscheinungen von Schmerzen in der Brust, Beklemmung und Atemnot, und bald stellt sich dann als erstes objektives Zeichen das Reiben ein. Wenn sich kein großer Erguß bildet, kann die Dauer der Erkrankung sehr kurz sein, nur wenige Tage betragen. Kommt es zur Bildung eines Ergusses, so kann sich je nach seiner Größe der Verlauf viele Wochen hinziehen; dann tritt allmählich Besserung ein, wenn nicht etwa Komplikationen am Herzen den Tod herbeiführen. Exsudate, die durch ihre Größe allein das Leben bedrohen, sah ich nur selten.

Hämatogene tuberkulöse Ergüsse heilen oft nach subakutem bis chronischem Verlauf aus. Die subjektiven Beschwerden sind dabei häufig gering. Tuberkulöse Begleitperikarditis verläuft fast immer ungünstig. Entzündungen bei chronischer Nephritis, auch wenn sie eiterig sind, machen oft gar keine auffallenden subjektiven Symptome; man würde sie neben den Zeichen der Grundkrankheit leicht übersehen, wenn man nicht dauernd genau untersuchte. Ihr Verlauf ist durchweg ein schneller und tödlicher. Bei allen Begleitperikarditiden bestimmt Art und Schwere der Grundkrankheit den Verlauf.

Diagnose.

Endokard-
geräusche

Das Reibegeräusch ist das sicherste Merkmal der Perikarditis, wenn es den bekannten, nahe klingenden, rauhen, knirschenden Charakter hat, so daß es häufig auch gefühlt werden kann. Jedoch ist zu bedenken, daß auch die sogenannten akzidentellen Geräusche zuweilen ähnliche Gehörseindrücke machen können. Wenn der reibende Charakter nicht so ausgesprochen ist, mag die Unterscheidung von endokardialen Geräuschen Schwierigkeiten machen. Die Reibegeräusche sind im Gegensatz zu den endokardialen in Systole und Diastole gleichmäßig deutlich zu hören, an der Basis des Herzens nicht selten, infolge der Vorhofsbewegungen, dreiteilig. Nie findet sich die größte Intensität an der Auskultationsstelle einer Klappe. Auch sind sie nie so scharf an die einzelnen Herzphasen gebunden, sondern schleppen häufig etwas nach.

Extraperi-
kardiales
Reiben

Schwierig ist zuweilen die Unterscheidung von dem extraperikardialen Reiben, das sich bei linksseitiger Pleuritis am linken Herzrand zeigt (s. Abb. 70). Das wichtigste Unterscheidungsmerkmal ist der Einfluß der Atmung. Die extraperikardialen Geräusche sind synchron dem In- und Exspirium, verstärken sich bei starker Atmung und schwinden bei Atmungsstillstand, die perikardialen schließen sich an die Herzbewegungen an, werden bei Atmungsstillstand deutlicher und schwächen sich bei tiefem Inspirium ab. — Nie darf man vergessen, daß eine Perikarditis auch ganz ohne Geräusche verlaufen kann.

Zur Diagnose des Exsudats genügen die vorhin gegebenen Merkmale   Exsudat
durch die Perkussion, die Vergrößerung der Herzdämpfung, insbesondere das
Verstreichen des Herzleberwinkels, die Schornsteinform, das Aneinanderrücken der absoluten und relativen Dämpfung, die Lage des Spitzenstoßes
nach innen vom Rand der Herzdämpfung. Weniger sicher ist die Verbreiterung der Herzdämpfung nach oben. Auch das oben angegebene sonstige Verhalten des Spitzenstoßes kann zur Diagnose beitragen. Unsicher und hie und
da unmöglich ist die Beurteilung abnorm gelagerter Exsudate, wenn dieselben
sich nur nach einer Seite entwickeln, oder wenn abgekapselte pleuritische
Exsudate vorhanden sind. Die Ergebnisse der Perkussion werden durch das
Röntgenbild bestätigt und gesichert.

Über die Natur des Ergusses gibt nur die Probepunktion sicheren Aufschluß, wenn auch die Art der veranlassenden Erkrankung meist schon einen
Wahrscheinlichkeitsschluß erlaubt. So sind die Exsudate bei Gelenkrheumatis-

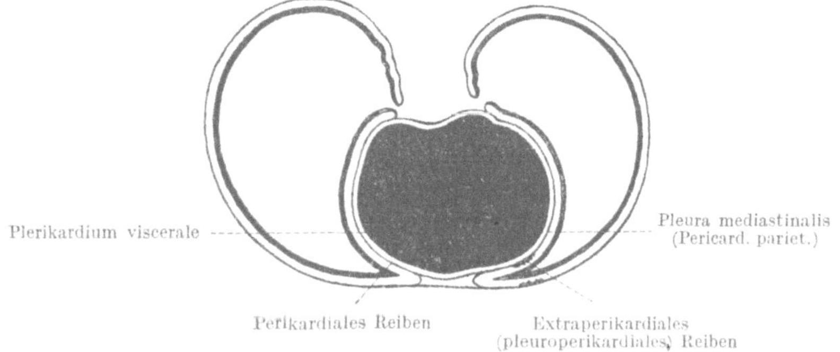

Abb. 70. Perikardiales und extraperikardiales Reiben (nach KÜLBS).

mus, bei Pneumonie und Pleuritis, bei Nephritis meist serofibrinöser Natur,
die tuberkulösen kaum erkennbar oder mäßig hämorrhagisch, die durch Neo-
plasmen bedingten stärker blutig, die pyämischen eiterig.

Von praktischer Wichtigkeit ist die Unterscheidung, ob eine hämatogene
oder eine Begleitperikarditis vorliegt. Meist erlaubt die Grundkrankheit
diese Feststellung.

Endlich muß man in jedem Fall auch versuchen, die Ätiologie der Krankheit festzustellen.

Prognose.

Eine Perikarditis ist immer eine ernste Krankheit. Von ausschlaggeben-   Zustand des Herzens
der Wichtigkeit ist der Zustand des Herzens. Ist dieses von vornherein
nicht intakt, so ist die Prognose sehr ernst. Dagegen verlaufen Perikarditiden
bei Gelenkrheumatismus, bei Pneumonie und Pleuritis, in der Regel günstig,
wenn das Herz vorher gesund war.

Von der Größe des Exsudats ist die Prognose bei sachgemäßer Therapie   Grund-
wenig abhängig. Fälle mit großem Exsudat verlaufen nur wenig ungünstiger   krankheit
als solche mit kleinem. Von größerer prognostischer Bedeutung ist die Art
und Ätiologie der Grundkrankheit: Pyämische Prozesse, maligne Tumoren
und mit Perikarditis komplizierte, chronische Nephritiden geben eine ungünstige Prognose.

Art des
Ergusses Auch nach der Art der Ergüsse läßt sich eine prognostische Stufenleiter aufstellen: serös-fibrinöse Exsudate sind günstiger zu beurteilen als leicht hämorrhagische und diese günstiger als stärker blutige und besonders eiterige und jauchige.

Bei manchen Krankheiten ist auch die Unterscheidung, ob eine hämatogene oder eine Begleitperikarditis vorliegt von ausschlaggebender prognostischer Bedeutung. So verläuft die hämatogene tuberkulöse Perikarditis des Sekundärstadiums in der Regel günstig, die Begleitperikarditis des Tertiärstadiums ungünstig.

Vereinigt man alle diese Kriterien zu einem Gesamtbild, so läßt sich bei der Perikarditis die Prognose mit einem recht hohen Grad von Wahrscheinlichkeit stellen.

Therapie.

Antiphlo-
gistische
Behandlung Für alle Formen der Perikarditis ist Bettruhe selbstverständliches Gebot. Jede Anstrengung und Erkältungsgelegenheit ist streng zu meiden. Bei den akut entzündlichen Formen ist zur Linderung der subjektiven Beschwerden ein Narkotikum, etwa 0,01 Morphium in Tropfenform oder subkutan, oder Pantopon unentbehrlich, ebenso kühle Umschläge am besten eine Eisblase; besonders empfindliche Patienten ertragen noch besser die LEITERschen Kühlröhren. Wo die Pulsfrequenz gering ist, wirken oft auf die Herzgegend aufgelegte heiße Tücher subjektiv erleichternd, wie ja überhaupt Wärme den Entzündungsprozeß günstig zu beeinflussen scheint. Auch die örtliche Anwendung trockener Schröpfköpfe oder bei kräftigen Personen auch einige blutige Schröpfköpfe oder Blutegel wirken mitunter günstig. Der Entzündungsprozeß scheint durch Einreibungen von Schmierseife, Sudian und ähnlichen Präparaten besonders dann günstig beeinflußt zu werden, wenn er durch Tuberkulose bedingt ist. Auch vorsichtig dosierte und allmählich verlängerte Sonnenbestrahlungen scheinen bei diesen Formen günstig zu wirken.

Spezifische
Behandlung Bei den seltenen, auf Lues beruhenden Perikarditiden ist eine spezifische Kur mit Einreibungen von grauer Salbe und innerlicher Jodmedikation einzuleiten. Eine Salvarsankur muß, mit kleinen Dosen beginnend, vorsichtig tastend eingeleitet werden: erste Dosis 0,15 Salvarsannatrium, zweite Dosis 0,3. Die weitere Dosierung hängt davon ab, wie das Mittel ertragen wird. Innerliche Joddarreichung, besonders in Verbindung mit Kalzium, scheint auch bei tuberkulösen Entzündungen günstig zu wirken. Auch dabei ist die Dosis anfangs niedrig zu wählen und erst allmählich zu steigern, etwa:

> Natr. jodat.
> Calc. chlorat. cristall. $\overline{\text{aa}}$. 3,0
> Aq. dest. ad 200,0

MDS. dreimal täglich ein Eßlöffel nach dem Essen zu nehmen.

Jedesmal wenn eine Flasche aufgebraucht ist, wird um $\overline{\text{aa}}$. 1,0 gesteigert.

Salizyl Mit Salizylpräparaten ist wegen der Gefahr der Herzschädigung große Vorsicht geboten; manchmal scheinen sie günstig zu wirken. Man beginne auch hier mit ganz niedrigen Dosen und steigere erst allmählich. Wenn man am ersten Tag nur ein Gramm Natr. salicyl. gibt und, solange das Mittel gut ertragen wird, täglich um ein halbes Gramm steigt, so ist man vor Schädigungen ziemlich sicher.

Sobald die Herzkraft nachläßt, muß man festzustellen suchen, ob daran Herzmuskel eine Behinderung der Diastole durch den Druck des Exsudats oder eine Beteiligung des Herzmuskels schuld ist. Ist letzteres der Fall, so ist der Gebrauch von Digitalis zu empfehlen, wobei man ebenfalls die Wirkung genau beobachten und die Dosierung danach einrichten muß. Bei stärkerer Herzschwäche ist Kampfer und Koffein subkutan angezeigt.

Zur Beförderung der Diurese verbindet man mit der Digitalis noch diure- Diurese tische Mittel, etwa den milden Liq. Kal. acetic. oder die kräftiger wirkenden Diuretin, Theozin oder Agurin.

Wo der Verdacht vorliegt, daß der Druck des Exsudats die Diastole Punktion behindert, warte man nicht zu lange mit der Entleerung durch Punktion. Dies ist nicht etwa nur bei den extrem großen Exsudaten der Fall; doch ist man im allgemeinen nicht häufig gezwungen, zu punktieren. Die Indikation zur Punktion ergibt sich aus dem Verhalten des Herzens. Wo bei Perikarditis eine Herzschwäche dauernd fortbesteht, ohne durch die üblichen Herzmittel behoben zu werden, da ist ein Versuch angezeigt, ob nicht durch eine entlastende Punktion geholfen werden kann. Die Punktion des Perikards ist, wenn reichlich Erguß darin ist, kein schwieriger Eingriff. Seine Schwierigkeiten liegen nicht auf technischem, sondern auf psychologischem Gebiet. Der punktierende Arzt fürchtet eventuelle Gefahren, die mit dem Anstechen des Herzens selbst verbunden sein können. Über die Wahl der Punktionsstelle ist viel gestritten worden. Nach den Untersuchungen von CURSCHMANN muß man wohl, seinem Vorschlag folgend, auf der linken Brustseite extramamillär punktieren. Hier sammelt sich die größte Masse Exsudat an, und die Gefahr, das Herz anzustechen, ist am geringsten. Sollte aber dieses Ereignis doch eintreten, so ist die Dicke gerade des hier vorliegenden linken Ventrikels so groß, daß keine Gefahr damit verbunden ist. Man sticht etwas auswärts von der Mamilla im 5. oder meist besser im 6. Interkostalraum schief nach einwärts entweder direkt oder nach Durchbohrung beider Pleurablätter in den erweiterten Perikardialsack. Der eigentlichen Punktion ist eine Probepunktion mit weiter, langer Kanüle vorauszuschicken. Man entleert nun den Erguß entweder unter Heberwirkung aus der Probepunktionskanüle, was sehr gut geht, oder man stößt unter Lokalanästhesie an der gleichen Stelle einen flachen CURSCHMANNschen Perikardtroikar ein und entleert durch ihn die Flüssigkeit. Unter besonderen Umständen kann auch eine andere Punktionsstelle in Frage kommen. So empfiehlt sich bei sehr großen Ergüssen zuweilen der Einstich vom Rücken aus, nach dem sich der Erguß am meisten vorwölbt. Auch rechts vom Sternum hat besonders A. FRÄNKEL mehrfach mit Glück punktiert. Die Gefahr einer Herzverletzung ist an dieser Stelle größer. MARFAN rät neuerdings, unterhalb des Sternums einzugehen. Zur Verhütung von Verwachsungen der Herzbeutelblätter empfiehlt WENCKEBACH, bei der Punktion Sauerstoff oder Stickstoff in den Herzbeutel einzulassen.

Bei eiterigen Ergüssen muß der Herzbeutel unter Resektion einer Rippe breit eröffnet werden.

Pleura
Bei komplizierender exsudativer Pleuritis ist eine frühzeitig vorgenommene Entleerung des Pleuraexsudats häufig von bester Wirkung für das subjektive Befinden und die Herztätigkeit, wie ZINN mit Recht hervorhebt. Man soll deshalb diese Operation immer vor der Punktion des Herzbeutels ausführen.

2. Pericarditis adhaesiva, obliteratio pericardii, die Herzbeutelverwachsung.

Pathogenese.

Entstehung
Wenn bei der akuten Entzündung des Perikards die Exsudatmassen nicht vollständig resorbiert werden, kommt es zur Organisierung der Granulationen und späterer bindegewebiger Verwachsung beider Herzbeutelblätter. Dieselbe kann entweder eine totale sein, so daß die Höhlung des Perikardialsacks vollkommen verschwindet, oder eine partielle, die sich auf die Verwachsung größerer oder kleinerer Partien der beiden Blätter beschränkt; partielle Verwachsungen sind besonders häufig am linken Herzrand und am rechten Ventrikel.

War die Entzündung des Perikards eine sehr intensive, so greift sie auf die benachbarten Gewebe über, und man findet neben der Herzbeutelschwiele eine Entzündung und Verwachsung mit dem mediastinalen Bindegewebe, mit den angrenzenden Pleurablättern, die dann meist ebenfalls verlötet sind, mit dem Zwerchfell und besonders mit der vorderen Brustwand, dem Sternum und den Rippen.

Chronische Entzündung
Wichtig ist bei diesen Zuständen, zu wissen, daß alle derberen und dickeren Schwarten nicht bloß mechanisch störend wirken, sondern in der Regel ein Zeichen dafür sind, daß der Entzündungsprozeß noch nicht völlig abgeklungen ist. Sie enthalten oft noch virulente Krankheitserreger, und die Schwiele stellt daher nicht das Resultat der Heilung eines akuten Prozesses, sondern das Produkt einer chronischen Entzündung dar. Dies gilt auch für solche Schwielen, in welche sich Kalkplatten eingelagert finden. Solche Kalkeinlagerungen bilden sich an Stellen, an denen Gewebsnekrose eingetreten ist. Sie finden sich in Herzbeutelschwielen nicht bloß bei tuberkulösen, sondern auch bei solchen rheumatischen Entzündungen, deren Ätiologie heute noch nicht sicher gestellt ist. Man darf die Pericarditis adhaesiva nur in den Fällen als Produkt einer wirklichen Heilung ansehen, in denen die Verwachsungen zart und dünn sind.

Myokard
Der Herzmuskel selbst wird von der chronischen Entzündung des Perikards in der Regel direkt nur in den oberflächlichsten Schichten mitergriffen. Finden sich stärkere Veränderungen mehr diffuser Natur im Herzmuskel, so ist es fraglich, ob sie nicht auf eine ältere Myokarditis oder auf die durch die Perikarditis gesetzten Zirkulationsstörungen zurückzuführen sind. Man muß aber immer bedenken, daß die zugrunde liegende Krankheitsursache gleichzeitig Perikarditis und Myokarditis machen kann, und daß bei dicken Perikardschwielen der Entzündungsprozeß noch nicht abgelaufen ist.

Symptome und Verlauf.

Es hängt ganz von dem Umfang, der Beschaffenheit und der Lokalisation der Herzbeutelverwachsung ab, ob und welche Erscheinungen zutage treten. Vollkommene Verwachsung der Perikardialblätter kann völlig symptomlos verlaufen, besonders wenn die eigentliche Entzündung vollständig ausgeheilt ist. Auf der anderen Seite können umschriebene Verwachsungen, wenn sie noch infektiöses Material enthalten, charakteristische Erscheinungen machen.

Wenn die Verwachsung der Perikardialblätter sehr fest und derb ist oder Kalkeinlagerungen enthält, so kann die Arbeit des Herzens mechanisch erheblich erschwert werden. Dazu treten nicht selten Störungen, die durch gleichzeitige Entzündung des Herzmuskels bedingt sind. Es kann sowohl die Systole wie besonders auch die Diastole erheblich behindert werden, so daß auf die Dauer das Bild der Herzinsuffizienz entsteht, bei der nach WENCKEBACH eine besonders starke Schwellung der Leber eintreten soll.

Zuweilen ist diese Erkrankung mit einer chronischen Entzündung des Leberüberzugs (Zuckergußleber) und der Milzkapsel (Zuckergußmilz) verbunden. Auch das übrige Peritoneum beteiligt sich an der chronisch schwieligen Entzündung, und es tritt frühzeitig starker Aszites auf. Analoge chronisch entzündliche Herde finden sich häufig in geringerer oder auch größerer Ausdehnung an der Pleura pulmonalis. Daß diese schwieligen Prozesse stets auf die Perikardadhäsionen zurückzuführen seien, wie PICK behauptet, stimmt für die Mehrzahl der Fälle nicht. Es handelt sich meist um eine Pluriserositis, eine gleichzeitige chronische Entzündung der Serosa am Perikard, dem Peritoneum, mit besonderer Beteiligung des Leber- und Milzüberzugs und zuweilen auch der Pleuren. Manchmal, aber lange nicht in allen Fällen, ist Tuberkulose die Ursache.

Zu diesen Entzündungen der serösen Häute gesellt sich häufig das Bild der Leberzirrose, bei der aber die Milz, wenn ihre Kapsel sehr straff ist, nicht vergrößert zu sein braucht. Im Innern der Milz findet man meist ebenfalls chronisch entzündliche Erscheinungen an den bindegewebigen Elementen.

Im Vordergrund der klinischen Erscheinungen steht der Aszites, der außerordentlich große Dimensionen annehmen kann und sich nach Punktion immer wieder erneuert. Die Leber ist dabei anfangs vergrößert, später neigt sie zur Schrumpfung. Die Milz wird vergrößert, normalgroß, oder sogar abnorm klein gefunden. Wo die Milz vergrößert ist, kann die Unterscheidung von gewöhnlicher Leberzirrose unmöglich sein, wenn die Erscheinungen von seiten des Perikards nicht deutlich sind. Bei Leberzirrosen mit normalgroßer oder kleiner Milz muß man immer an das Zustandsbild der Pluriserositis denken, um so mehr wenn Anhaltspunkte für andere Formen der Leberzirrose — Alkohol, Lues — sich nicht finden lassen.

Für die Obliteration des Herzbeutels sind gewisse Bewegungserscheinungen am Brustkorb, am Puls und an den Venen charakteristisch. Sie sind in der Hauptsache auf die mechanische Wirkung der Verwachsung am Herzen und in seiner Nähe zurückzuführen.

Das wichtigste Zeichen ist die systolische Einziehung an der Herzspitze. Statt der normalen Vorwölbung sieht man während der Systole ein kräftiges Einziehen der Herzspitzengegend. Dasselbe kommt dadurch zustande, daß Verwachsungen an der Basis und an den großen Gefäßen das Herz in seiner Beweglichkeit behindern, und während der Verkleinerung des Herzens die Brustwand in der Gegend der Herzspitze einsinkt. Besonders kräftig und deutlich wird das Symptom, wenn auch noch Verwachsungen der Herzspitze mit der Brustwand vorhanden sind. Indessen sind auch Fälle beschrieben, wo bei einfacher intraperikardialer Verwachsung die Einziehung beobachtet wurde. Sie tritt besonders deutlich hervor, wenn durch Verwachsung der Komplementärräume der Pleuren die inspiratorische Ausdehnung der linken Lunge behindert ist. Die systolische Einziehung kann fehlen, wenn die Herzspitze nicht hinter dem 5. Interkostalraum, sondern hinter der 5. oder 6. Rippe liegt.

Der systolischen Einziehung folgt nicht selten ein sicht- und fühlbares Vorschleudern der Brustwand, das früher als Zurückfedern des vorher eingezogenen Thorax gedeutet wurde. Seitdem indes von Brauer u. A. dieses Symptom auch nach Fortfall der knöchernen Brustwand beobachtet worden ist, muß man es wohl als eine Folge der diastolischen Ausdehnung des Herzens ansehen, der auskultatorisch häufig eine, dem zweiten Ton folgende, kurze Schallerscheinung entspricht. Ähnliches sieht man auch bei manchen Herzhypertrophien, z. B. bei Nephritis.

Wenn Verwachsungen des Herzens in größerer Ausdehnung mit der ganzen vorderen Brustwand bestehen und das Zwerchfell in diese Verwachsungen einbezogen ist, werden sogar manchmal größere Partien des Thorax systolisch eingezogen (Broadbentsches Zeichen).

Die systolische Einziehung der Herzspitzengegend ist im Verhältnis zur Häufigkeit der Herzbeutelverwachsung ein seltenes Symptom. Häufiger ist der Spitzenstoß normal, oder er tritt gar nicht in Erscheinung. Gelegentlich beobachtet man ein exspiratorisches Kleinerwerden des Spitzenstoßes, das dadurch bedingt ist, daß beim Exspirium Verwachsungen angespannt werden, die das Herz von der Brustwand entfernen.

Puls Bei der Prüfung der Gefäße findet man zuweilen einen ausgesprochenen Pulsus paradoxus: der Puls wird bei der Einatmung kleiner oder fast unfühlbar, bei der Ausatmung größer. Nach Wenckebach ist dies einmal durch mediastinoperikardiale Verwachsungen bedingt, die sich während der Einatmung anspannen und die Schlagadern komprimieren, dann durch die Abschwächung der Kraft des Herzens, welches bei der Einatmung nach allen Seiten durch die Verwachsungen gezerrt wird. Charakteristisch soll es sein, wenn der Puls während der Einatmung allmählich kleiner, während der Ausatmung größer und in der Atempause am stärksten wird, in der das Herz ungehindert schlagen kann. Auf eine Kompression durch extraperikardiale Verwachsungen ist auch das inspiratorische Anschwellen der Jugularvenen zurückzuführen.

Von Riess wird ein durch die Herzaktion hervorgerufenes Plätschergeräusch des Magens als für Herzbeutelverwachsung charakteristisch bezeichnet. Es findet sich indes auch unter normalen Verhältnissen.

Bei extraperikardialen Verwachsungen fehlt häufig die Verschieblichkeit des Herzens bei Lageveränderung vollkommen.

Wichtige Aufschlüsse gibt zuweilen die Röntgenaufnahme und Durch- Röntgen-
durch-
leuchtung leuchtung. Hier sind extraperikardiale Verwachsungen durch Unregel- mäßigkeiten am Herzschatten deutlich zu erkennen, den Herz-Leber-Winkel sieht man durch streifige Verwachsungsstränge überbrückt, und man erkennt Stränge, die vom linken Herzrand aus nach der Brustwand und dem Zwerch- fell ziehen. Die extraperikardialen Verwachsungen sind manchmal bei seit- licher und diagonaler Durchleuchtung deutlicher nachweisbar. ACHELIS hat neuerdings gezeigt, daß sich bei einfacher Obliteration durch Orthodiagraphie nachweisen läßt, daß die normalen Verschiebungen des Herzschattens beim Stehen und Liegen vollkommen fehlen.

Der Verlauf der Erkrankung ist davon abhängig, ob die Herzbeutel- Verlauf entzündung vollständig ausgeheilt ist oder nicht, und ob die Funktion des Herz- muskels gestört ist oder nicht. Sind keine Entzündungserscheinungen mehr vorhanden, dann ist bei normal funktionierendem Herzmuskel auch eine totale Obliteration mit einer langen Lebensdauer verträglich.

Diagnose.

Nur in wenigen Fällen ist die Stellung einer richtigen Diagnose möglich. Sie ist auch nicht nötig in all den Fällen, in denen die Entzündung vollständig ausgeheilt ist, ohne Funktionsstörungen zu hinterlassen. Sobald aber greifbare klinische Erscheinungen vorhanden sind, hat man mit Funktions- störungen zu rechnen, und dann läßt sich oft die Diagnose stellen. Man kann eine Herzbeutelverwachsung mit Sicherheit annehmen, wenn die systo- lische Einziehung an der Herzspitze, gefolgt von der diastoli- schen Vorwölbung, deutlich ausgesprochen ist. Man unterscheidet davon das Einsinken der Brustwand neben einem kräftigen Spitzenstoß, das bei nachgiebigem Thorax bei Verwachsungen der angrenzenden Lungenränder und besonders bei Herzhypertrophie manchmal sehr ausgesprochen ist, oft viel mehr als das Vortreten des Spitzenstoßes selbst. Die übrigen Erschei- nungen, der paradoxe Puls und das Anschwellen der Venen, sind daneben für die Diagnose zu verwerten, aber nur wenn sie gemeinsam mit der systolischen Einziehung beobachtet werden. Das Einsinken der Brustwand in der Herzgegend, bei der Inspiration (WENCKEBACH), sowie die Ergebnisse der Röntgenuntersuchung, können die Diagnose stützen. Sie legen häufig besonders das Vorhandensein extraperikardialer Verwachsungen nahe. Ferner ist für die Stellung der Diagnose die Anamnese wichtig, wenn sie Anhalts- punkte dafür gibt, daß eine akute Perikarditis vorausgegangen ist.

Die einfache Perikardverwachsung setzt verhältnismäßig geringe funk- Verwach-
sung oder
chronische
Entzün-
dung? tionelle Störungen, wenn der Herzmuskel gesund und der Entzündungsprozeß am Herzbeutel vollständig ausgeheilt ist. Die Feststellung, ob es sich um ein- fache Obliteration oder um chronisch adhäsive Perikarditis handelt, ist recht schwierig. Manchmal zeigen häufige, regelmäßige Temperaturmessungen, daß zu gewissen Tageszeiten subfebrile Temperaturen vorhanden sind. Wenn sich keine anderen Ursachen für diese leichten Temperatursteigerungen nach- weisen lassen, sprechen sie dafür, daß der Entzündungsprozeß noch weiter wirkt. Auch die mechanischen Folgeerscheinungen lassen sich in dieser Rich- tung bis zu einem gewissen Grad diagnostisch verwerten. Je stärker die mechanisch bedingten Funktionsstörungen in Erscheinung treten, um so eher wird man im allgemeinen annehmen, daß nicht bloß Narben eines abgeheilten Prozesses, sondern aktive, chronisch entzündliche Schwartenbildungen vorliegen. Man muß aber immer bedenken, daß bei manchen, nicht abgeheilten Entzündungsprozessen die mechanisch bedingten Störungen gering und bei abgeheilten, narbigen Prozessen in einzelnen Fällen sehr groß sein können.

Ätiolo-
gische Dia-
gnose Für manche Fälle ist die ätiologische Diagnose von großer praktischer Wichtigkeit. Vor allem gilt dies für die seltenen Fälle, bei denen Lues die Krankheitsursache ist. Fast ebenso wichtig ist die Feststellung, ob der Prozeß tuberkulös bedingt ist oder nicht. Eine weitere ätiologische Differentialdiagnose wird zurzeit in den meisten Fällen nicht möglich sein; doch wird man, wenn andere Organe miterkrankt sind, aus der Art dieser Erkrankung ätiologisch-diagnostische Schlüsse ziehen können.

Prognose.

Die Voraussage hängt von der Art, der Ausdehnung der Verwachsungen, von den vorhandenen Funktionsstörungen und von der Ätiologie der Erkrankung ab. Einfache Herzbeutelverwachsungen ohne chronisch entzündliche Erscheinungen geben eine günstige Vorhersage, wenn keine wesentlichen Störungen der Herzfunktion vorhanden sind. Bestehen die Zeichen einer chronischen Myokarditis, so ist die Prognose zweifelhaft. Bei einer chronischen Entzündung des Perikards muß man immer mit der Neigung zu Reaktivierung der Entzündungsprozesse rechnen; auch wird bei längerer Dauer der Herzmuskel in Mitleidenschaft gezogen. Bei sehr starken mechanischen Funktionsbehinderungen wird man in der Regel noch chronisch entzündliche Prozesse annehmen und mit einem langsam fortschreitenden Charakter der Krankheit zu rechnen haben. Ist Lues als Ätiologie festgestellt, so sind bei spezifischer Behandlung weitestgehende Besserungen, vielleicht sogar Heilung zu erwarten. Auch tuberkulöse Prozesse geben keine ganz schlechte Voraussage, weil sie bei entsprechender Behandlung oft große Neigung zur Besserung haben. Bei den ätiologisch unbekannten, chronischen Entzündungsformen ist die Prognose aus dem Grunde verhältnismäßig ungünstig, weil wir hier eine kausale Therapie noch nicht kennen.

Therapie.

Die Aufgaben, die der Behandlung gestellt sind, richten sich nach der Natur der krankhaften Prozesse. Sind Störungen von seiten des Herzmuskels nachweisbar, so wird man diese behandeln, wie es früher angegeben wurde. Wichtig ist vor allem, daß man von vornherein auf die Zeichen der Herzinsuffizienz achtet.

Verhütung Ob sich Perikardverwachsungen verhüten lassen, wenn man bei akuter Perikarditis nach WENCKEBACHS Vorschlag das Exsudat durch Sauerstoff oder Stickstoff ersetzt, müssen erst weitere Erfahrungen klarstellen. Auf alle Fälle wird der Wert des Verfahrens dadurch stark beeinträchtigt, daß die Verwachsungen an sich in der Regel keine sehr schweren Funktionsstörungen machen, und daß die Methode ein Chronischwerden des Entzündungsprozesses wohl kaum verhüten kann.

Für diejenigen Formen der Pericarditis adhaesiva, bei denen extraperi - Kardiolyse
kardiale Verwachsungen, besonders an der vorderen Brustwand
die Herztätigkeit mechanisch sehr behindern, hat BRAUER die Kardiolyse vorgeschlagen, wobei die dem Herzen anliegenden Rippen reseziert werden. Neben
BRAUER haben noch eine Anzahl anderer Autoren die Herzfunktion nach dieser
Operation erheblich besser werden sehen. Voraussetzung für den Eingriff ist,
daß der Herzmuskel noch bis zu einem gewissen Grad funktionstüchtig ist.

Ehe man aber diesen Eingriff macht, ist zu überlegen, ob nicht chronisch Chronische
Entzün-
dung
entzündliche Schwarten die Ursache der Funktionsbehinderung bilden.
Ist dies der Fall, so ist vorher ein Versuch zu machen, ob die chronische Entzündung sich nicht durch andere Maßnahmen heilen läßt. Die Kardiolyse
käme dann erst zur Beseitigung der Restsymptome in Betracht.

Die chronisch entzündlichen Prozesse werden bei den seltenen Fällen, die
durch Lues verursacht sind, durch Jod und spezifische Behandlung günstig
beeinflußt. Dabei kann man versuchen, die graue Salbe durch Einreiben
in der Herzgegend örtlich einwirken zu lassen. Auch tuberkulöse, chronisch entzündliche Schwarten lassen sich therapeutisch beeinflussen. Hier
gibt uns das Verhalten der Hautnarben nach perforierter, abgeheilter Drüsen-
tuberkulose Fingerzeige. Diese Narben sind so lange noch wulstig, infiltriert,
hyperämisch, derb und auf der Unterlage schlecht verschieblich, als der tuberkulöse Prozeß noch nicht vollständig ausgeheilt ist. Mit der Ausheilung der
Tuberkulose werden sie dünn, zart und reaktionslos. Man muß versuchen,
ob sich dies nicht auch bei der chronisch adhäsiven tuberkulösen Perikarditis
erreichen läßt, dann wäre damit sicher eine Besserung der mechanisch be
dingten Störungen verbunden. Sehr günstig wirken in dieser Richtung allgemeine Bestrahlungen mit natürlicher Sonne und künstlicher Höhensonne,
wobei besonders auf die richtige Dosierung zu achten ist. Auch örtliche
oder allgemeine Einreibungen mit Schmierseife oder Sudian oder
Isapogen sind nützlich, desgleichen örtliche Quarzlampenbestrahlungen der
Herzgegend, bei denen man allmählich bis zu stärkeren Reizwirkungen vor-
geht, Diathermie und Wärmeapplikationen in der Herzgegend in Form von
kleinen elektrischen Wärmekissen oder heißen Sandsäcken. Auch der über
das Bett gestellte elektrische Lichtkasten ist wirksam. Wie bei all diesen
Methoden, so ist auch bei ihm eine genaue Dosierung streng angezeigt.
Man wird ihn zuerst nur über die unteren Extremitäten stellen und die Dauer
und Intensität danach bemessen, wie weit er ohne Beklemmungen, Zirkulationsstörungen und länger dauernde Erhöhung der Körpertemperatur ertragen
wird. Es kommt dabei nicht darauf an, möglichst viel Schweiß zu erzeugen.
Neben diesen Maßnahmen scheint innerlich dargereichtes Jod günstig zu wirken.
Auch hier wird man mit ganz kleinen Dosen beginnen und erst, wenn sie gut
vertragen werden, allmählich bis zu möglichst hohen Dosen steigern. Ob man
diese Fälle mit Tuberkulin behandeln soll oder darf, hängt davon ab, ob der
betreffende Arzt mit der Tuberkulinbehandlung vollkommen vertraut ist und
die Möglichkeiten der Tuberkulinschädigungen genau kennt. Auf alle Fälle
wird man mit niedrigsten Dosen beginnen und unter genauester Beobachtung
ihrer Wirkung vorsichtig steigern. Keinesfalls darf man hier eine Tuberkulinkur ambulant vornehmen.

Die chronisch adhäsiven Perikarditiden unbekannter Ätiologie behandelt man am besten nicht spezifisch mit den eben geschilderten Methoden. Hat man Grund eine Staphylokokkeninfektion anzunehmen, so ist ein vorsichtiger Versuch mit einer Staphylokokkenvakzine erlaubt, bei Infektion mit Gonokokken vielleicht ein Versuch mit Arthigon oder einem entsprechenden Präparat.

3. Pneumoperikard.

Pathogenese.

Eindringen von Luft oder Gas in den Herzbeutel findet bei äußeren Verletzungen, Stich oder Schuß durch die Brustwand, statt, ferner bei Durchbruch krankhafter Prozesse aus der Nachbarschaft in den Herzbeutel. Dies findet besonders bei zerfallenden krankhaften Prozessen des Magens, der Speiseröhre, der Lungen und der Pleura statt. Dabei sammelt sich gleichzeitig Blut oder Eiter im Herzbeutel an. Zuweilen findet bei eitrigen und besonders jauchigen Ergüssen spontan eine Gasentwicklung statt. Die künstliche Herstellung des Pneumoperikards zu therapeutischen Zwecken ist oben erwähnt worden.

Die Symptome

dieses seltenen Zustandsbilds sind sehr charakteristisch: bei reinem Pneumoperikard über dem größten Teil der Herzfläche laut tympanitischer Klopfschall. Ist gleichzeitig Flüssigkeitserguß vorhanden, so ist im Liegen der Befund der gleiche. Beim Aufsitzen grenzt sich eine untere Dämpfung scharf gegen die obere tympanitische Zone mit horizontaler Begrenzungslinie ab.

Die Herztöne haben einen charakteristischen metallischen Beiklang — »Glockengeläut«. Dieses ist häufig schon auf weitere Entfernung hörbar.

Die Röntgenuntersuchung gibt ein sehr auffallendes Bild: neben dem Herzen die allseitig umgebende Luftschicht, die von dem jetzt deutlich sichtbaren Perikard begrenzt wird. Die etwa dabei vorhandene Flüssigkeitsschicht grenzt sich horizontal ab und zeigt dabei synchron mit den Herzbewegungen Wellenschlagen.

Der Verlauf

und damit die Prognose richten sich nach der ursächlichen Erkrankung. Die Luftansammlung an sich ist dabei belanglos. Bei traumatischer Entstehung ist die Affektion sehr gut heilbar, wenn die Wunde nicht infiziert ist. Die infolge Durchbruchs von inneren Organen hervorgerufenen Formen sind meist eitrig oder ·jauchig und haben eine üble Prognose.

Die Behandlung

ist im wesentlichen eine chirurgische und besteht bei den letztgenannten Formen in breiter Eröffnung des Herzbeutels. Bei dem traumatischen Pneumoperikard richtet sich das Vorgehen nach der Art der Verletzung und der begleitenden Entzündung.

4. Hämoperikard.

Von inneren Erkrankungen, die Blutergüsse in den Herzbeutel verursachen, kommen am häufigsten berstende Aneurysmen der großen Gefäße oder der Koronararterien in Betracht, ferner Durchbrüche des Herzens bei Wandinfarkten und Herzaneurysmen, seltener bei sehr tief greifenden endokarditischen Geschwüren.

Bei schnellem und massigem Einströmen des Bluts wird der Herzbeutel plötzlich so stark mit Blut gefüllt, daß die Herztätigkeit bald völlig insuffizient wird und der Tod eintritt, ehe eine genaue Diagnose möglich ist. In einzelnen Fällen gelingt es vielleicht, den Eintritt einer inneren Verblutung mit einem gewissen Grad von Wahrscheinlichkeit festzustellen.

Zuweilen erfolgt der Blutaustritt langsamer, und es mag dann einmal unter günstigen Umständen möglich sein, die sich einstellende Herzschwäche und Anämie und die Veränderung an der Herzdämpfung zur Diagnose einer Herzbeutelblutung zu vereinigen. Im letzteren Fall müßte zu einem chirurgischen Eingriff geraten werden, um den Herzbeutel zu entlasten und die Blutung zu stillen.

5. Hydroperikard.

Bei Stauung infolge von Kreislaufstörungen findet sich fast stets eine gewisse Ansammlung von Flüssigkeit im Herzbeutel. Sie läßt sich hier und da durch Perkussion nachweisen, wenn dies nicht durch beiderseitigen Hydrothorax zu sehr erschwert wird. Die Ergüsse erreichen fast nie eine solche Größe, daß sie die Herztätigkeit mechanisch behindern und sind deshalb auch nicht von besonderer klinischer Bedeutung.

Literatur.

Pericarditis acuta.

Neben den bekannten Lehrbüchern der Herzkrankheiten: BÄUMLER, Behandlung der Erkrankung des Herzbeutels. In PENZOLDT-STINTZINGS Handbuch der Therapie. — BERNERT, R., Zur Klinik der Pericarditis exsudativa. Med. Klinik 1910, Beiheft 4. — CURSCHMANN, Beurteilung und Behandlung größerer Herzbeutelergüsse. Deutsche Klinik, Bd. 4. — DAMSCH, Zur Lage frei beweglicher Ergüsse im Herzbeutel. Zeitschr. f. kl. Med., Bd. 38. — EBSTEIN, Über die Diagnose beginnender Flüssigkeitsansammlungen im Herzbeutel. Virch. Archiv, Bd. 130. — FRÄNKEL, A., Zur Lehre von der Punktion des Herzbeutels. Th. d. G. 1902. — KOLB, K., Die chirurgische Behandlung der Perikarditis. Berl. kl. W. 1913, S. 1070. — MARFAN, H. B., Le diagnostic des épanchements péricardiques et la ponction épigastrique du péricard. Semaine méd. 1913, No. 40. — PAWINSKI, Über den Einfluß der trockenen Perikarditis auf die Entstehung der Stenokardie und des Kardialasthma. D. Arch. f. kl. Med., Bd. 58. — SCHAPOSCHNIKOFF, Zur Frage über Perikarditis. Mitt. a. d. Grenzgeb., Bd. 2. — SCHOTT, TH., Zur Differentialdiagnose zwischen Perikardialexsudat und Herzdilatation. Verh. d. Kongr. f. i. Med. 1891. — SCHRÖTTER, Erkrankungen des Herzbeutels. In NOTHNAGELS Spez. Path. u. Therapie. — SINGER, G., Über seltene Formen der Perikarditis. Med. Klinik 1913. 9. J., Nr. 38. — ZINN, W. Zur Symptomatologie und Punktion der Exsudate des Herzbeutels. Ther. d. Gegenw. 1909, H. 9.

Pericarditis chronica und Obliteratio pericardii.

ACHELIS, Über adhäsive Perikarditis usw. D. Arch. f. kl. Med., Bd. 115 H. 5 u. 6 — BRAUER, Die Kardiolysis und ihre Indikationen. Arch. f. kl. Chir. 71 — Ders., Untersuchungen am Herzen. Verh. d. Kongr. f. i. Med. 1904. — Ders., Die Herzbeutelverwachsung, ihre Erkennung und Behandlung. XIV. internat. Kongr. Budapest 1909. —

Dietlen - Rieder - Rosenthal, Lehrbuch der Röntgenkunde, I. 1913. — Edens u. v. Forster, Zur Diagnose der Herzbeutelverwachsungen. D. Arch. f. kl. Med., Bd. 115, H. 3 u. 4. — Friedreich, Zur Diagnose der Herzbeutelverwachsungen. Virch. Archiv, Bd. 29. — Kussmaul, Über schwielige Mediastino-Perikarditis und den paradoxen Puls. Berl. Kl. W. 1873. — Lehmann u. Schmoll, Pericarditis adhaesiva und Röntgenogramm. Fortschr. a. d. Gebiet d. Röntgenstr., Bd. 9. — Ortner, Über Concretio und Accretio cordis. Med. Klinik 1907; Wien. kl. W. 1908, Nr. 14. — Ders., Zur Genese und Bedeutung echter syst. Spitzenstoßeinziehungen. D. med. W. 1908, Nr. 15. — Riegel, Die Diagnose der Perikardialverwachsung. Volkmanns kl. Vorträge Nr. 177. — Riess, Berl. kl. W. 1878, Nr. 51 u. 1879. Nr. 25. — Schlayer, Über adhäsive Perikardobliteration und Kardiolyse. Münch. med. W. 1910. — Tornai, Beiträge zur Symptomatologie der adhäsiven Perikarditis. Berl. kl. W. 1903, Nr. 39. — Traube, Zur Lehre von der Verwachsung des Herzens mit dem Herzbeutel. Ges. Beiträge, Bd. 2. — Umber, Pericardio-mediastinale Verwachsungen und Kardiolyse. Ther. d. Gegenw. 1905. Ders., Deutsche Klinik am Eingang des 20. Jahrhunderts, Bd. 4. — Vaquez u. Bordet, Archiv. des maladies du cœur etc. 1913. — Dies., Le Cœur et l'Aorte. Baillière et fils, Paris 1913. — Wenckebach, Über path. Beziehungen zwischen Atmung und Kreislauf beim Menschen. Volkmanns klin. Vorträge, Nr. 465/466. — Ders., Zeitschr. f. kl. Med., Bd. 76. — Zinn, W., Zur Symptomatologie und Punktion der Exsudate des Herzbeutels. Ther. d. Gegenw. Sept. 1909.

VII. Erkrankungen der Gefäße.

1. Die Arteriitis.

Pathologische Anatomie und Ätiologie.

Die akute Entzündung der Arterienwand kommt häufig vor; sie ist noch verhältnismäßig ungenügend studiert, hat auch zurzeit noch wenig klinisches Interesse, da sie meist eine Teilerscheinung anderer Krankheiten darstellt und einer exakten Diagnose nur selten zugänglich ist. Die engere Zusammenarbeit des inneren Mediziners mit dem Ophthalmologen und dem pathologischen Anatomen würde wahrscheinlich vieles zu ihrer Erforschung beitragen können.

Sie findet sich zuweilen besonders in der Aorta, von entzündeten Klappen fortgeleitet; ferner werden bei septischen Erkrankungen die Arterienwände entzündet gefunden, entweder vom Lumen aus (Endarteriitis) oder von den Vasa vasorum aus (Mesarteriitis) oder per contiguitatem (Periarteriitis). In den späteren Stadien findet man alle drei Schichten der Arterienwand an der Entzündung beteiligt. Dann gesellen sich oft Thrombosen hinzu. Besonders häufig erkranken Arterien, die in entzündetem Gewebe liegen, per contiguitatem. Im Anschluß an Thrombosen und Embolien entwickelt sich oft eine obliterierende Endarteriitis.

Die von verschiedenen französischen Autoren beschriebene akute Entzündung der Aorta ist möglicherweise als Beginn der Arteriosklerose aufzufassen. Auch über die Entzündung der kleinen Arterien bei akuten Infektionskrankheiten, wie sie besonders von Wiesel beschrieben wurde, sind die Ansichten noch geteilt.

Wichtiger für den Arzt sind die chronischen Entzündungen der Arterien, wie sie bei Syphilis und Tuberkulose vorkommen.

Die Arterienveränderungen bei Tuberkulose haben vorläufig mehr theoretisches als praktisches Interesse. Sie können je nach ihrer Entstehungsart und nach den Stadien der Tuberkulose sehr verschiedenartig aussehen und verlaufen vielfach unter atypischen histologischen Bildern. Große Arterien erkranken seltener als kleine. Die Neigung der Gefäßwandschichten zur Bildung histologischer Tuberkulose ist verschieden. Die großen Intimasolitärtuberkel, die nicht bloß vom Lumen aus entstehen, sondern sich häufiger an Infektionen per contiguitatem oder von den Vasa vasorum aus anschließen, und bei deren Entstehung die Vermehrung der Bazillen in sekundär apponierten Thromben eine große Rolle spielt, können je nach dem Sitz des betroffenen Gefäßes zu örtlicher oder allgemeiner Miliartuberkulose führen. Tuberkulose großer Arterien führt in seltenen Fällen zu Aneurysmabildungen, die durch Perforation und schwere Blutungen plötzlichen Tod im Gefolge haben. Am häufigsten wird dies an Ästen der Lungenarterien in Kavernen beobachtet; aber auch an der Aorta und den größeren Arterien des großen Kreislaufs kommt dies vor. Die Zirkulationsstörungen bei tuberkulöser Erkrankung kleinerer Arterien führen zu hämorrhagischen Infarkten in den verschiedensten Organen. Solche tuberkulöse Infarkte werden in den Lungen, dem Gehirn, dem Herzmuskel, der Milz, den Nieren häufig gefunden, meist in Verbindung mit örtlicher oder allgemeiner Miliartuberkulose. An diesen Vorgang muß man denken, wenn bei Tuberkulösen leichtere Hämoptysen oder intermittierende Hämaturien eintreten. Auch bei Magenblutungen kommt in vereinzelten Fällen diese Entstehungsweise in Betracht. Das klinische Interesse für die tuberkulösen Arterienveränderungen wird wachsen, wenn diese erst genauer erforscht und in ihrer Bedeutung für den Krankheitsablauf erkannt sind.

Die syphilitische Arteriitis.

Etwas mehr wissen wir über die syphilitischen Arterienveränderungen, wenigstens so weit sie dem Tertiärstadium angehören.

Die syphilitische Arteriitis ist am häufigsten in der Aorta lokalisiert. Sie beginnt direkt über den Klappen, hat ihre stärkste Entwicklung im aufsteigenden Teil und nimmt im absteigenden allmählich ab; in der Bauchaorta findet sie sich selten. Dieses Verhalten ist so charakteristisch, daß es bei Autopsien schon makroskopisch die Diagnose ermöglicht, weil die gewöhnliche Arteriosklerose durchaus anders lokalisiert ist. Mit bloßem Auge sieht man die fast glatte Intima durch zahlreiche narbige Vertiefungen von länglicher oder strangförmiger Gestalt unterbrochen, die beim Betasten ganz dünn sind und, wenn man die Arterie gegen das Licht hält, sehr stark durchscheinen. In den reinen Fällen ist die Intima gelblich weiß und fast normal; meist zeigt sie aber stellenweise erhabene Verdickungen. Daß es sich hier um Narbenentwicklung in der Arterienwand handelt, ist augenscheinlich. Dieselbe erstreckt sich in manchen Fällen auch auf die Klappen und kann dadurch zu Insuffizienz und Stenose führen. Ebenso können die Anfänge der Koronararterien mitbetroffen sein, dann sind diese verzerrt und verengt.

Sekundär entwickelt sich recht häufig, besonders bei älteren Leuten, eine stärkere Arteriosklerose, zuweilen in so starkem Grad, daß die Erkennung des ursprünglichen Prozesses makroskopisch sehr erschwert wird.

Histologie　Mikroskopisch sieht man nach Döhle, dem wir die ersten genauen Beschreibungen der Veränderungen verdanken, die ersten Krankheitserscheinungen an Adventitia und Media als kleinzellige Infiltration, die sich vorzugsweise um die Vasa vasorum herum einstellt und zu einer Zerstörung und Nekrose der bindegewebigen und muskulären Elemente der Media führt; später kommt es durch Entwicklung und Schrumpfung von Bindegewebe zu Narbenbildung. Letztere bewirkt dann auch das tiefe Heranziehen der Intima an die Adventitia und die starke Verdünnung der ganzen Gefäßwand. Die Intima wird sekundär beteiligt und verdickt sich stellenweise durch entzündliche Einlagerungen. Eine weitere Folge ist die Nachgiebigkeit der ganzen Gefäßwand, worin die häufigste Ursache der Aneurysmabildung liegt.

Daß die Syphilis die Ursache dieser Veränderungen sei, hatte Döhle aus anatomischen und klinischen Gründen geschlossen. Der absolut sichere Nachweis ist neuerdings durch das Auffinden der Spirochaete pallida in den Veränderungen erbracht worden (Reuther 1906).

Diese Arteriitis luica ist außerordentlich häufig. Die größte Zahl der Erkrankungen fällt in das Alter zwischen dem 30. und 50. Lebensjahr, also in eine Zeit, in der die gewöhnliche Arteriosklerose meist erst beginnt; doch können auch viel spätere Lebensalter befallen werden.

Andere
Gefäße　Der weitaus häufigste Sitz der Erkrankung ist die Aorta. Das ist aber vielleicht nur scheinbar, weil in der Aorta am häufigsten nach Veränderungen gesucht wird. Oft findet man die Erkrankung an den Gehirngefäßen, in denen die Verdickungen der Gefäßwand zu vollkommenem Verschluß führen. Aber auch an den Gefäßen aller übrigen Organe werden die Veränderungen gefunden, um so häufiger, je mehr man danach sucht.

Periarteriitis nodosa　Vielleicht ist auch die Periarteriitis nodosa, eine zuerst von Kussmaul und Maier beschriebene Krankheit, die durch knotige Verdickung vieler kleiner Arterien gekennzeichnet ist, als hierher gehörig anzusehen (Versé).

Symptome und Verlauf.

Subjektive
Störungen　Die Erscheinungen sind zu Anfang sehr gering: mäßige Schmerzen in der Sternalgegend, leichte Beklemmung und Kurzluftigkeit bei Bewegungen sind zuweilen vorhanden und lassen an die Erkrankung denken, wenn sie sich bei verhältnismäßig jugendlichen Individuen finden. Die Anamnese läßt oft im Stich. Selbst unter den positiven Angaben finden sich vereinzelt falsche. Wie wenig auf negative Angaben zu geben ist, weiß jeder erfahrene Praktiker. Die Beschwerden werden stärker und prägnanter, wenn, wie das häufig der Fall ist, ein Herd am Abgang einer Koronararterie sitzt und diese verengt. Dann treten schon frühzeitig und manchmal recht plötzlich die früher beschriebenen Zeichen der Koronarsklerose auf. Ja sogar plötzlicher Herztod ohne vorhergehende gröbere Krankheitserscheinungen ist nicht so selten.

Objektive
Erscheinungen　Relativ früh machen die Fälle, welche die Klappen mitbeteiligen, objektive Erscheinungen, besonders durch das Auftreten eines diastolischen Geräuschs über der Aorta, obschon dieses zu Anfang leicht überhört wird, weil es oft nur vorübergehend vorhanden ist oder zeitweise vollkommen schwindet. Auch systolische Geräusche über der Aorta werden beobachtet.

Man erklärt sich ihre Entstehung durch die Annahme, daß die Aorta erweitert, der Klappenring aber normal weit ist, so daß Wirbelbildungen entstehen können. Die subjektiven Erscheinungen können dann sehr gering sein.

Bei Fortschreiten der Gefäßveränderungen werden besonders durch die sekundäre Erweiterung der Aorta die subjektiven und objektiven Erscheinungen deutlich und stimmen im wesentlichen mit den bei der Arteriosklerose der Aorta beschriebenen überein (s. S. 270).

Der Verlauf der Erkrankung ist ohne Behandlung ein stetig fortschreitender, wenn auch vorübergehende Spontanremissionen vorkommen können. Meist führt die Erkrankung innerhalb von $1-1\frac{1}{3}$ Jahren zum tödlichen Ende (DENEKE). Die unmittelbare Todesursache besteht am häufigsten in zunehmender Kreislaufschwäche, dann in Aneurysmabildung mit Ruptur, ferner in Stenokardie. In einem kleinen Teil der Fälle führen Komplikationen das Ende herbei, besonders durch luische Erkrankung anderer Organe, vor allem des Zentralnervensystems.

Verlauf

Diagnose.

Aufgabe der Diagnose ist zunächst die Feststellung des klinischen Zustandsbilds. Dazu ist vor allem eine genaue physikalische Untersuchung notwendig, die auf Erweiterungen und Verlängerung der Aorta zu achten hat und durch Röntgenuntersuchung zu unterstützen ist.

Klinisches Zustandsbild

Die spezifische Diagnose wird häufig schon durch die Art der Erkrankung bis zu einem gewissen Grad wahrscheinlich gemacht, besonders wenn diese in verhältnismäßig jugendlichem Alter auftritt, obwohl luische Erkrankungen des Spätstadiums auch in höherem Alter gar nicht selten sind. Ferner weist häufig die eigentümlich weißgraue Farbe der Haut, besonders im Gesicht, in dieser Richtung. In der Hälfte bis zwei Drittel der Fälle gibt die Anamnese brauchbare Anhaltspunkte, mit den oben angeführten Vorbehalten, besonders wenn noch andere Zeichen von Spätlues nachweisbar sind. Dagegen läßt das Vorhandensein von Frühsymptomen des syphilitischen Sekundärstadiums eine luische Aortitis fast mit Sicherheit ausschließen. Das sicherste spezifisch diagnostische Zeichen ist die WASSERMANNsche Reaktion, die in mehr als 85% der Fälle positiv ausfällt. Bei negativem Ausfall ist sie 8 Tage nach provokatorischer Injektion von 0,15 Neosalvarsan nochmals anzustellen.

Spezifische Diagnose

Prognose.

Die Vorhersage ist ohne spezifische Behandlung durchweg schlecht, wenn auch vorübergehende Remissionen vorkommen. Daß es Fälle gäbe, bei denen spontan ein längerer Stillstand oder Heilung vorkäme, ist nicht bekannt. Bei frühzeitiger Behandlung können langdauernde Remissionen, vielleicht sogar völlige Heilungen erzielt werden.

Therapie.

Vorn an steht die spezifische Behandlung: eine energische Schmierkur mit täglichem Einreiben von je 5 g grauer Salbe, wenigstens 5—6 Wochen lang, daneben Jodkali oder ein Gemisch von Jodsalzen mit doppelkohlensaurem Natron in steigender Dosis von 3 g täglich bis zu 6—8 g steigend.

Spezifische Behandlung

Außerdem gibt man zweckmäßigerweise Salvarsan in vorsichtiger Dosierung. Ich injiziere, wenigstens bei den nicht ganz vorgeschrittenen Fällen, alle 8 Tage 0,6 Neosalvarsan und habe davon nie irgendwelchen Nachteil gesehen.

Sehr schwierig ist die Frage zu entscheiden, wie intensiv man die spezifische Kur durchführen soll. Im allgemeinen wird angegeben, daß man in einer Kur im ganzen mindestens 4,0 Salvarsan geben soll. Es ist aber noch nicht sichergestellt, daß man dabei echte Heilungen der Spätsyphilis erzielen kann. Da erhebt sich die Frage, in welcher Intensität das Optimum der Behandlung liegt. Vielleicht wird man später dazu kommen, auf eine vollständige Heilung der Syphilis in diesen Spätfällen zu verzichten und nur die Symptome soweit zu beseitigen, daß ein guter stationärer Zustand eintritt. Spätere akute Verschlimmerungen schwersten Grades sieht man sowohl bei intensiv als bei »ungenügend« behandelten Fällen.

Die spezifischen Kuren sind nach mehrmonatiger Pause ein- oder mehrmals zu wiederholen.

Die Erfolge sind in den weniger vorgeschrittenen Fällen recht befriedigend; man sieht häufig weitgehende Besserungen. Bei den Fällen, die trotz spezifischer Behandlung tödlich ausgehen, findet man anatomisch allerschwerste schwielige Veränderungen auch im Herzmuskel, so daß augenscheinlich eine Wiederherstellung vollkommen ausgeschlossen war.

Neben der kausalen Therapie muß nach Bedarf auch symptomatisch behandelt werden, wie das an anderer Stelle auseinandergesetzt wurde.

Literatur.

CHIARI, Über die syphilitischen Aortenerkrankungen. Verh. d. d. path. Gesellsch. 1903. — DENEKE, Über die syphilitische Aortenerkrankung. D. med. W. 1913, S. 441 bis 447. — DÖHLE, Über Aortenerkrankung bei Syphilitischen und deren Beziehungen zur Aneurysmabildung. D. Arch. f. kl. Med., Bd. 53. — EISLER, FR., u. S. KREUZFUCHS, Die Röntgendiagnose der Aortensyphilis. D. med. W. 1913, Bd. 44. — GOLDSCHEIDER, Über die syphilitische Erkrankung der Aorta. Med. Klinik 1912, S. 471—475. — GRAU, Zeitschr. f. kl. Med., Bd. 72, H. 3 u. 4. — HELLER, Aortenaneurysma und Syphilis. Virch. Archiv, Bd. 171. — LIPPMANN, A., u. W. QUIRING, Die Röntgenuntersuchung der Aortenerkrankungen mit spez. Berücksichtigung der Aortenlues. Fortschr. a. d. Geb. d. Röntgenstr. 1912. — MARCHAND, Verhalten der Syphilis und Arteriosklerose zur Entstehung der Aortenaneurysmen. Verh. d. d. path. Gesellsch. 1903, 6. T. — OBERNDORFER, Die syphilitische Aortenerkrankung. Münch. med. W. 1913, S. 505—510. — STADLER, Die Klinik der syphilitischen Aortenerkrankung. Jena, G. Fischer, 1912. WIESEL, Die Erkrankungen arterieller Gefäße im Verlauf akuter Infektionskrankheiten. Zeitschr. f. Heilkunde 1906.

2. Das Aneurysma.

Pathologische Anatomie und Ätiologie.

Formen Als Aneurysma bezeichnen wir die umschriebene Erweiterung einer Arterie. Dieselbe ist meist sackförmig und geht von einem Teil der Arterienwand aus, sie kann aber auch das ganze Arterienrohr an einer Stelle ergreifen und dann eine mehr kugelige oder Spindelform haben. Nicht unter den Begriff des Aneurysma fallen die diffusen Erweiterungen der Arterien, wie sie besonders häufig an der Aorta gefunden werden.

Ursache dieser Erweiterung ist eine örtliche Schwäche und Nachgiebig- ^{Ursache} keit der Arterienwandung, und zwar der Media, während Intima und Adventitia in den meisten Fällen erhalten, nicht selten verdickt sind.

Die Schwäche der Wand mag in einzelnen Fällen ein angeborener Fehler sein, wie man das ja auch bei manchen Divertikeln röhrenförmiger Organe annimmt; in der Regel sind jedoch bestimmte Krankheitsprozesse, die die Media betroffen haben, die Ursache, und zwar in allererster Linie die Arteriitis luica mit ihrer Lokalisation in der Media, in selteneren Fällen mykotische und tuberkulöse Herderkrankungen, sehr selten die Arteriosklerose und endlich das Trauma.

Daß die Zerstörung der Media durch syphilitische Prozesse die häufigste ^{Lues} Ursache des Aneurysma ist, ist heute allgemein anerkannt, während die genannten anderen Ursachen, besonders Arteriosklerose und Trauma, die früher an erster Stelle genannt wurden, viel seltener in Frage kommen. Bei der syphilitischen Erkrankung wird die Media durch die Entzündungsprozesse zum größten Teil zerstört; dies führt zu Zerreißung, besonders der elastischen Fasern, wie MANCHOT nachgewiesen hat. Seltene Ursachen sind mykotische Entzündungsprozesse der Arterienwand bei septischer Endokarditis oder Arrosionen der Arterien durch Entzündungsprozesse in der Nachbarschaft, was besonders bei Lungentuberkulose vorkommt.

Durch Fernwirkung von Traumen entstehen, vor allem wenn die ^{Traumen} Arterienwand schon vorher erkrankt war, Einrisse in den einzelnen Wandschichten. Durch den im Innern der Arterie herrschenden Druck und besonders durch die im Verlauf der Herzkontraktionen sich bildenden Druckschwankungen wird allmählich immer mehr Blut durch die Rißstelle in die Wand eingepreßt, und die Wandschichten allmählich in immer größerer Ausdehnung auseinander gedrängt; dadurch bildet sich ein Aneurysma dissecans von oft sehr großer Längenausdehnung. Dann findet man bei der Autopsie scheinbar zwei Arterienlichtungen nebeneinander, oder es besteht nur eine falsche Lichtung, während das ursprüngliche Lumen vollständig zusammengedrückt ist. In diesem Fall findet meist der Blutstrom weiter abwärts der Einrißstelle durch einen zweiten Einriß wieder den Weg in das Lumen zurück. Ein solches Aneurysma dissecans kann unter günstigen Umständen lange Zeit ertragen werden.

Durch direkte Verletzung von Gefäßen durch Stich oder Schuß entstehen Aneurysmen, die man aus dem Grund, weil bei ihnen die Wand des Sacks nicht durch Gefäßwandschichten gebildet wird, als falsche Aneurysmen bezeichnet hat; doch ist der Unterschied zwischen wahren und falschen Aneurysmen auch anatomisch oft kaum aufrecht zu erhalten. Ist zugleich Arterie und Vene verletzt, so bildet sich eine Kommunikation zwischen beiden und ein arteriovenöses Aneurysma.

Bei den kugeligen und spindelförmigen Aneurysmen muß die ^{Kugelige Aneurysmen} Schwäche der Gefäßwand mehr ringförmig entwickelt sein; die Folge ist eine Ausdehnung in allen Richtungen. Man findet sie weniger an den größeren als an den peripheren Gefäßen. Die kugeligen Aneurysmen beginnen stets mit einer lokalen Nachgiebigkeit der Gefäßwand, die sie langsam immer mehr ausbuchten. Sie können manchmal eine enorme Größe erreichen. Intima und

Adventitia sind in der Regel erhalten, zuweilen sogar stark verdickt; auch nach außen von der Adventitia setzt eine sekundäre Entzündung ein, welche die Wand noch weiter verstärken kann.

Die Kommunikationsöffnung zwischen Gefäßlumen und Aneurysma kann in ihrer Größe sehr verschieden sein. Nicht selten bilden sich in der Ausbuchtung mächtige Thrombenmassen, welche dieselbe ganz verschließen und so zu einer Art Spontanheilung führen.

Das sackförmige Aneurysma kommt bei weitem am häufigsten an den großen Gefäßen, besonders der Aorta vor und führt hier, je nach seiner Lokalisation, durch Druck auf benachbarte, lebenswichtige Organe des Mediastinums zu prägnanten Symptomen.

Vorkommen Die Erkrankung kommt vorzugsweise bei Männern vor, und zwar zwischen dem 40. und 60. Lebensjahr; doch sieht man sie auch nicht so selten schon in den dreißiger Jahren.

Wie es scheint, ist die Häufigkeit in den einzelnen Ländern verschieden; in Deutschland ist sie verhältnismäßig gering, in Rußland und besonders in England wesentlich größer.

Symptome und Verlauf.

Die Erscheinungen, welche das Aneurysma hervorruft, entstehen durch Reizwirkungen infolge der Erkrankung der Gefäßwand, durch die Störungen des Blutumlaufs, besonders aber durch die Druckerscheinungen von seiten benachbarter Organe.

Die Erkrankung der Gefäßwand und die damit verbundene Dehnung und Erweiterung führt in der Regel zu subjektiven Empfindungen des Schmerzes und der Beklemmung, die aber in den einzelnen Fällen sehr verschieden sind, je nach der Lokalisation und der Schnelligkeit des Wachstums.

Puls Durch die Ausweitung des Gefäßlumens wird, besonders wenn dieselbe eine beträchtliche Ausdehnung erreicht, der Blutstrom in den peripheren Arterien beeinflußt. Der Puls kann gegenüber dem Herzstoß deutlich verspätet sein, was übrigens neuerdings in Abrede gestellt wird, und durch den Rückfluß des Bluts in den Hohlraum auch den Charakter der Zelerität erhalten. Wenn die Abgangsstellen der Arterien mit in den Bereich der Erkrankung fallen, wie das bei Aneurysmen des Aortenbogens nicht selten ist, wird der periphere Puls noch erheblicher beeinflußt; er erscheint auf der einen Seite kleiner als auf der anderen. Auch abnorme auskultatorische Erscheinungen treten über großen Aneurysmen auf.

Drucker- Die markantesten Symptome geben aber bei großen Aneurysmen die
scheinun-
gen Druckerscheinungen von seiten der Nachbarorgane, die je nach dem Sitz der Erkrankung sehr verschieden sind und sich während des Wachstums des Aneurysmas verändern können.

Aorta as- **Das Aneurysma der Aorta.** Am häufigsten entsteht das Aneurysma
cendens
an der Aorta ascendens oder am Aortenbogen, seltener an der Aorta descendens. Bei Sitz an der Aorta ascendens bestehen die subjektiven Erscheinungen in schmerzhaftem Druck hinter dem Brustbein und Beklemmungen, besonders bei Bewegungen, ferner in Schmerzen, die in die rechte Schulter, in den rechten Arm, zuweilen auch in einen Interkostalnerven

ausstrahlen. Objektiv findet man, wenn die Erweiterung größere Grade erreicht hat, eine deutliche Dämpfung direkt über dem Herzen, die den rechten Sternalrand überschreitet. Zuweilen gelingt es auch im 3. und 2. Interkostalraum eine deutliche Pulsation zu fühlen und zu sehen. Bei sehr großen Aneurysmen wird sogar die Brustwand vorgewölbt, was man am besten bei seitlicher Betrachtung sieht.

Der auskultatorische Befund kann normal sein; andere Male hört man ein deutliches, systolisches und diastolisches Geräusch über der Dämpfung, welches durch die Wirbelbildungen im Blutstrom hervorgerufen wird. Der Puls in der Peripherie ist bei großen Erweiterungen zuweilen ausgesprochen celer. Druck auf die benachbarte V. cava superior führt zu den bekannten Zeichen der Stauung

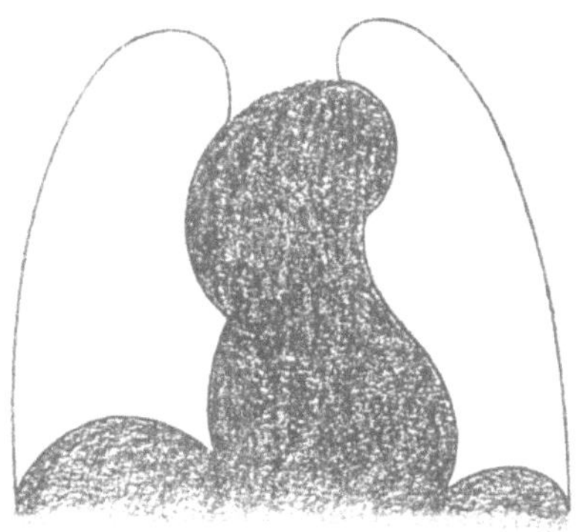

Abb. 71. Aneurysma der aufsteigenden Aorta. (Nach Külbs.)

in ihrem Bereich, während der Rückfluß des Bluts aus der V. cava inferior ganz ungehindert ist: Die Zyanose der oberen Körperhälfte kann ganz außerordentlich hohe Grade erreichen und mit starken

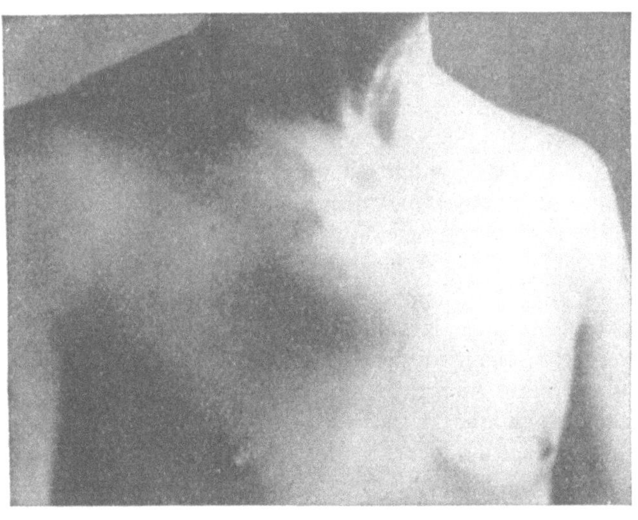

Abb. 72. Aneurysma der Aorta. (Nach Külbs.)

Ödemen verbunden sein. Die Vv. jugulares und ihre Wurzeln springen als dicke Stränge vor, die Augen werden vorgetrieben, auch der Augenhintergrund zeigt die starke venöse Stauung an. Dagegen ist die Zirkulation in der unteren Körperhälfte ganz frei und unbehindert. Die Trachea kann seitlich verschoben werden und der Durchtritt der Speisen durch die Speiseröhre behindert sein. Alle diese Erscheinungen werden durch den Ort der stärksten Entwicklung in ihrem Zusammenwirken und ihrer Reihenfolge modifiziert. Sitzt das Aneurysma beispielsweise an der hinteren Wand, so werden Symptome von seiten der Trachea und der Speiseröhre verhältnismäßig frühzeitig auftreten. Wenn die Erkrankung sehr tief beginnt und Klappen und Koronararterien mitbeteiligt, so treten natürlich noch die Symptome der Aorteninsuffizienz und der Koronarsklerose hinzu.

Das Herz selbst wird durch das Aneurysma direkt nicht wesentlich beeinflußt, doch kann seine stärkere Entwicklung den rechten Ventrikel nach dem Zwerchfell zu drücken und dadurch dem ganzen Herzen eine mehr horizontale Lage geben.

Aortenbogen Das Aneurysma des Aortenbogens führt neben den früher genannten subjektiven Beschwerden relativ früh zu einer Dämpfung über dem oberen Teil des Sternum, zu einer pulsatorischen Bewegung im Jugulum und dem angrenzenden Sternum, bei starker Entwicklung auch zu einer sichtbaren, pulsierenden Geschwulst. Schon bald werden Trachea und Speiseröhre durch Druck in ihrer Funktion gestört, und Atmungs- und Schluckbeschwerden sind die Folge, um so stärker, je größer die Ausdehnung des Tumors ist.

Neben der Trachea leidet auch besonders der linke Hauptbronchus, vor allem wenn das Aneurysma von der unteren Wand ausgeht; man hört dann nicht selten am linken Lungenhilus Stenosenatmen.

Der linke N. recurrens wird durch Druck mitbeteiligt, da er sich um den Arcus aortae herumschlingt, und Lähmung des linken Stimmbands gehört schon zu den frühzeitigen Erscheinungen. Störungen von seiten des Sympathikus sind selten, kommen aber vor.

Ein bekanntes Zeichen ist auch das OLIVER-CARDARELLIsche Symptom: wenn man den Kopf leicht rückwärts biegt und den Kehlkopf zwischen Daumen und Zeigefinger faßt, so fühlt man, wie derselbe bei jeder Herzpulsation nach unten gezogen wird. Das Symptom entsteht durch die enge Verbindung des Aneurysmas mit der Trachea und dem linken Hauptbronchus.

Bei sehr großer Ausdehnung werden auch die anderen Organe des Brustraums zusammengedrückt, besonders die Lungengefäße und die Lungen selber.

Aorta descendens Am seltensten sind die Aneurysmen der Aorta descendens. Sie machen erst etwas später deutliche Krankheitserscheinungen, da die Arterie, durch die Lungen verdeckt, tiefer im Brustraum liegt. Die ersten Symptome sind meist durch die Kompression des linken Hauptbronchus und der Speiseröhre verursacht, auch der linke N. recurrens wird ziemlich frühzeitig beteiligt. Erst bei stärkerer Ausdehnung tritt eine Dämpfung, manchmal auch Pulsation am linken Teil des Sternum hervor. Auch paravertebrale Dämpfungen linkerseits werden hier und da gefunden. Endlich können Kompressionserscheinungen von seiten der Lungen auftreten.

Verlauf Der Verlauf ist meist ein stetig fortschreitender, doch kommen länger dauernde Stillstände vor. Ich habe selbst ausgedehnte Erweiterung jahrelang beobachtet. Die Verlaufsdauer hängt ab von der Art des zugrunde liegenden Krankheitsprozesses, seiner Neigung zum Weiterschreiten, von der Entwicklung von Thromben in dem Sack und dann besonders auch von dem Verhalten der gesamten Zirkulationsorgane und davon, welche Komplikationen sich einstellen. Durch Organisation von Thromben kann bei kleinen Aneurysmen eine Art Heilung zustande kommen. Im allgemeinen schreitet aber das Leiden stetig mehr oder weniger rasch voran.

Den anfänglich rein subjektiven Erscheinungen folgen bald die Druck- *Druck-symptome* symptome, die je nach den betroffenen Organen verschieden sind. Am häufigsten wird im Mediastinum wohl die Trachea komprimiert, was sich zu Anfang durch hartnäckigen Bronchialkatarrh, oft mit unerträglichem Reizhusten, später durch starke Dyspnoe äußert. Meist entsteht, schon äußerlich laut hörbar, ein starker in- und exspiratorischer Stridor, der bei Bewegungen stärker wird. Mit ihm ist stets ein starker Bronchialkatarrh mit mühevoller Exspektoration verbunden. Bei Druck auf einen Hauptbronchus ist die Dyspnoe gering, doch bleibt die betreffende Brustseite bei der Atmung zurück und ergibt ein abgeschwächtes Atmungsgeräusch. Der Druck auf die Speiseröhre verursacht oft hochgradige Erschwerung des Schluckaktes. Bei Kompression eines N. recurrens sind die Beschwerden gering, werden beide bei großen Aneurysmen betroffen, so treten die Erscheinungen der Kehlkopfstenose auf.

Der schließliche **Ausgang** der meisten Aortenaneurysmen ist der Tod *Ausgang* durch Kreislaufschwäche. Seltener wird der Tod durch Perforation herbeigeführt, die entweder plötzlich oder allmählich erfolgen kann. Vereinzelt sieht man sogar Blutungen, die durch Perforation entstanden sind, wieder zum Stillstand kommen; jedoch tritt, wenn die Blutungen sich nicht wiederholen, der Tod innerhalb eines halben Jahres nach der Blutung an Herzschwäche ein.

Die **Durchbruchsstellen** und die Organe, in die der Durchbruch erfolgt, *Durch-bruch* sind verschieden, je nach der Lage des Aneurysmas. Man beobachtet Durchbruch in den Herzbeutel mit schnellem Verblutungstod durch Kompression des Herzens. Der Durchbruch kann in einen Bronchus oder die Trachea erfolgen und führt dann zum schnellen Ende, oder die Blutung zieht sich in kleinen Mengen und intermittierend über längere Zeit hin, ähnlich wie manche Hämoptoe bei Lungentuberkulose. Die Unterscheidung von Lungenblutungen anderer Ursache ist dann manchmal schwierig und erst nach genauer Untersuchung der Lungen möglich. Auch tödliche Blutungen in die Speiseröhre, den Magen, den Darm und in das retroperitoneale Bindegewebe sind beobachtet worden.

Eine weitere **Komplikation** von Aneurysmen ist durch Embolien und Thrombosen möglich. Ein Teil der Aneurysmakranken stirbt durch andere Komplikationen, besonders durch solche des Nervensystems auf luischer Basis.

Diagnose.

Die Diagnose stützt sich auf die eben geschilderten Symptome. Ihr *Röntgen-unter-suchung* bestes Hilfsmittel ist die frühzeitige Röntgendurchleuchtung, die es auch gestattet, die kleinen Aneurysmen zu finden, welche der sonstigen Untersuchung entgehen.

Die Durchleuchtung muß sowohl dorsoventral und ventrodorsal, wie besonders auch in den beiden schrägen Durchmessern vorgenommen werden. Sie ist der Röntgenphotographie in vieler Beziehung überlegen, wird aber durch sie wirksam ergänzt. Man erkennt bei der Durchleuchtung bei Betrachtung von vorn, wenn das Aneurysma seinen Sitz an der Aorta ascendens hat, die rundliche Ausbuchtung der Aorta nach rechts (Abb. 71), die starke systolische Pulsation, welche nur dann fehlt, wenn mächtige thrombotische Ablagerungen den Sack verschlossen halten. Man sieht ferner die Ausdehnung nach dem Herzen und nach oben zu und wird häufig feststellen können, daß diese Aneurysmen sich direkt an das Herz anschließen. Bei der Betrachtung im ersten schrägen Durchmesser ist das sonst helle Mittelfeld je nach der Größe des Sacks verengt, besonders bei den Formen, die von der hinteren Wand ausgehen.

Bei den Aneurysmen des Aortenbogens ergänzen sich sagittale und schräge Durchleuchtung in gleicher Weise. Verschiebungen der Trachea sind leicht erkennbar an der Ausbiegung des ihr entsprechenden hellen Streifens. Das Verhältnis zur Speiseröhre wird am besten klar, wenn man im ersten schrägen Durchmesser das Hinuntergleiten eines Baryumbolus beobachtet. Größe, Ausdehnung und etwaige Pulsationen erscheinen dabei auch am deutlichsten.

Am nützlichsten ist die Durchleuchtung bei den Aneurysmen der Aorta descendens, welche bei geringer Ausdehnung unseren übrigen Untersuchungsmethoden wenig zugänglich sind. Sowohl bei Betrachtung im sagittalen als im zweiten schrägen Durchmesser erscheinen Gestalt und Ausdehnung recht deutlich.

Das Herz selbst ist bei den Aneurysmen, im Gegensatz zur Arteriosklerose, meist von normaler Größe, wenn nicht etwa durch Einbeziehung der Aortenklappen eine Insuffizienz derselben und dadurch die bekannte sekundäre Herzvergrößerung entstanden ist.

Differen-
tialdiagnose
Tumoren

Die wertvollsten Dienste leistet die Durchleuchtung bei der Differentialdiagnose. Am häufigsten kommen hier Tumoren, seltener Abszesse in Betracht, vor allem Lymphosarkome, die von den Bronchiallymphknoten ausgehen, Lungentumoren, große retrosternale Strumen, Geschwülste des Thymus und der Schilddrüse, Geschwülste der Knochen, besonders Osteosarkome. Wenn auch hier das Vorhandensein von Lymphknotenmetastasen, der Blutbefund, das Sputum, die Perkussion, Auskultation und Palpation zuweilen schon Aufschluß geben, so ist ihnen doch durchweg das Röntgenverfahren an Sicherheit überlegen, obwohl selbst dieses nicht immer entscheidet.

Wenn es gelingt, den Übergang der Konturen des Tumors in den Gefäßschatten deutlich zu verfolgen, und wenn man die kräftige, allseitige Pulsation wahrnehmen kann, ist die Entscheidung leicht. Aber ein Aneurysma pulsiert nicht immer, und einem adhärenten Tumor wird zuweilen von der Aorta eine recht deutliche Pulsation mitgeteilt. Auch die äußere Form entscheidet nicht immer: das Aneurysma hat in der Regel scharfe Begrenzung, beim Tumor ist sie meist uneben und höckerig, und dieser ist oft doppelseitig. Bei Tumoren, die nach außen drücken, ist das Venennetz in der Haut stärker entwickelt. Die recht seltenen Dermoide des Mediastinums sind, wenn sie klinische Symptome machen, schon so groß, daß diese scharfkonturierten halbkugeligen Tumoren wohl kaum je mit Aneurysmen verwechselt werden können.

Abszesse

Abszesse, die von den Knochen der Brustwand ausgehen, machen ebenfalls manchmal diagnostische Schwierigkeiten, da sie die Haut nach außen vorwölben wie ein Aneurysma, indes fehlt dabei die allseitige Pulsation des letzteren in der Regel. Auch hier wird die Röntgenuntersuchung am ehesten die Entscheidung geben. Senkungsabszesse bei Spondylitis der Hals- oder Brustwirbelsäule stellen spindelförmige oder sackförmige Schatten dar, die bei dorsoventraler Durchleuchtung größer und weniger scharf, bei ventrodorsaler kleiner und schärfer erscheinen und bei schräger Durchleuchtung meist leicht von dem Gefäßschatten abgrenzbar sind.

Recht große Schwierigkeiten macht die Erkennung des Aneurysma dissecans. Es kann leicht mit diffuser Erweiterung der Aorta verwechselt werden, doch ermöglicht auch hier die Röntgenaufnahme oder Durchleuchtung in den schrägen Durchmessern manchmal die Diagnosenstellung. Aneurysma
dissecans

Die Aneurysmen der übrigen Teile der Aorta sind selten. Ab und zu werden solche an der Abgangsstelle des Tripus Halleri und der Art. mesenterica superior beobachtet. Die ersten Zeichen derselben sind Schmerzen im Epigastrium, wohl hervorgerufen durch Druck oder reaktive Entzündung in der Umgebung; dieselben können sehr heftig sein, paroxysmal auftreten und mit Koliken in den dort benachbarten Organen, Gallenblase, Niere, Pylorus, oder auch mit Interkostalneuralgien verwechselt werden. Objektiv läßt sich manchmal deutlich eine allseitig pulsierende Geschwulst nachweisen, die die darüber liegende Leber heftig erschüttert; bei genügender Größe hört man ein herzsystolisches, zuweilen auch ein diastolisches Geräusch. Bei starkem Wachstum wird in der Regel die Wirbelsäule arrodiert, ohne daß dadurch besondere objektive Symptome entstehen. Übrige
Aorta

Die Diagnose ist in den ersten Stadien gegenüber der diffusen Erweiterung, wie sie bei Arteriosklerose nicht selten ist, sowie gegenüber dem nervösen Klopfen der Aorta sicherzustellen. Die genaue Untersuchung zeigt, daß die Ausweitung bei dem Aneurysma umschrieben ist und allseitig pulsiert, während die arteriosklerotische Erweiterung diffus ist. An das nervöse Klopfen einer sonst normalen Aorta läßt einmal der ganze nervöse Habitus denken, dann aber besonders der Umstand, daß die Erscheinung in ihrer Intensität wechselt. Diffuse Er-
weiterung
der Aorta

Die Aneurysmen an den übrigen großen Arterien, der Art. mesenterica superior, lienalis, renalis und hepatica sind sehr selten. Die Stellung der Diagnose wird nur in vereinzelten Fällen möglich sein.

Etwas häufiger ist das Vorkommen von Aneurysmen der Lungenarterien, die bei größerer Ausdehnung die gleichen Druckerscheinungen auf Bronchien, Speiseröhre und Nerven ausüben wie die Erweiterungen der Aorta. Bei weiterem Wachstum können sie auch in der Gegend des 2. linken Interkostalraums die Brustwand vorwölben. Eine Differentialdiagnose gegenüber den Aortenaneurysmen wird selbst mit dem Röntgenverfahren nur selten möglich sein. Lungen-
arterien

Lungenarterienäste, die durch tuberkulöse Kavernen ziehen, erkranken nicht selten an Tuberkulose; wenn sie nicht thrombosieren, kommt es zur Bildung von Aneurysmen, die klinisch meist erst diagnostiziert werden können, wenn sie zu arterieller Hämoptoe geführt haben. Die Blutung kann direkt den Tod zur Folge haben. Häufiger kommt sie dauernd oder vorübergehend zum Stillstand.

Endlich können·durch Stich oder Schuß Aneurysmen in jeder beliebigen Arterie entstehen. Sie sind Gegenstand chirurgischer Behandlung gleichzeitig mit der verursachenden Verletzung.

Prognose.

Die Vorhersage ist trübe; meist erfolgt der Tod innerhalb von $^1/_2$ bis 2 Jahren nach dem Beginn der ersten Erscheinungen, wenn auch zuweilen länger dauernde Remissionen beobachtet werden. Selbst eine beginnende Aortenruptur kann, wenn sie nicht spätestens innerhalb von 3 Tagen den Tod herbeiführt, wieder zum Stehen kommen, doch ist dann innerhalb weniger Monate das Ende durch erneute Blutung oder durch Herzschwäche zu erwarten.

Therapie.

Unsere Behandlung strebt an, den Blutdruck möglichst niedrig zu halten, die Gerinnung in dem Aneurysmasack zu befördern und die zugrunde liegende Erkrankung der Arterienwand nach Möglichkeit zu beseitigen oder zum Stillstand zu bringen.

Erniedri-
gung des
Blutdrucks
Das erstere erreichen wir durch Verordnung körperlicher und geistiger Ruhe. Am besten läßt man die Patienten einige Monate Bettruhe einnehmen und eine Eisblase auf das Herz oder das Aneurysma auflegen. Ferner schränken wir zu dem gleichen Zweck die Diät möglichst ein; es wird dadurch sowohl Blutmenge wie Blutdruck vermindert. Wir vermeiden aber dabei, daß das Allgemeinbefinden dadurch wesentlich beeinträchtigt wird. Extreme Entziehungskuren waren früher vielfach im Gebrauch; besonders bekannt war die Tuffnellsche Verordnung, die folgende Diät vorschrieb: Frühstück: 60 g Milch oder Kakao mit 60 g Brot und Butter, Mittag: 90 g Fleisch mit 90 g Kartoffeln oder Brot, 120 g Wasser oder Bordeaux, abends: 60 g Milch oder Tee mit Milch, 60 g Brot und Butter, zusammen also 300 g fester und 240 g flüssiger Nahrung. Mit dieser Diät sollen viele gute Erfolge erzielt worden sein. Später hat noch einmal Laache eine Diaeta parca empfohlen, deren Kaloriengehalt immerhin doch 1244 betrug. Wenn wir auch solche strenge Entziehungskuren heute nicht mehr anwenden, so müssen wir doch anerkennen, daß ihnen ein wahres Prinzip zugrunde liegt, und wir werden diesem in unseren diätetischen Vorschriften Rechnung tragen, je mehr bei den Kranken Zeichen von Überernährung festzustellen sind. Sind die Kranken unterernährt, so muß man im Gegenteil versuchen, den Ernährungszustand vorsichtig zu heben.

Beförde-
rung der
Gerinnuug
Die Beförderung der Gerinnung geschieht schon durch die Ruhe und die oben genannten Maßnahmen infolge der dadurch verlangsamten Blutströmung. Einen besonderen Einfluß hat man der Gelatine zugesprochen, die man entweder subkutan oder innerlich anwendet. Zur subkutanen Injektion — am besten in der Glutäalgegend — ist das Gelatinepräparat von Merck brauchbar, das in Glastuben hergestellt wird. Dieselben enthalten 40 ccm einer 10%igen Lösung, die sorgfältigst sterilisiert ist (durch schlecht sterilisierte Gelatine sind schon Tetanuserkrankungen mit Todesfällen entstanden). Zum Gebrauch werden die Tuben bis zur vollständigen Verflüssigung des Inhalts in warmes Wasser gestellt und dann injiziert. Die Injektion ist etwas schmerzhaft, ruft zuweilen auch am folgenden Tag etwas Fieber

hervor, sie ist aber sonst vollkommen harmlos und ist alle 6—8 Tage zu wiederholen. Die Urteile über die Wirkung sind verschieden; ich glaube von dieser Behandlung Gutes gesehen zu haben. Einfacher und vielleicht ebenso wirksam ist es, täglich 30—40 g bester Gelatine in Form verschiedener Nahrungsmittel, Fleischgelee, Puddings u. dgl., per os zu geben.

Man hat ferner zur Beförderung der Gerinnung Fremdkörper, Nadeln, silberne Drähte u. dgl. in den Aneurysmasack eingeführt oder durch Elektrolyse Blutgerinnung in dem Sack zu erzeugen gesucht. In neuerer Zeit werden diese Methoden aber wohl wenig mehr gebraucht.

Bei den syphilitischen Aneurysmen, die bei weitem die Mehrzahl bilden, muß man auch kausal behandeln. Leider ist beim Erscheinen des Aneurysma der Prozeß meist schon in das Narbenstadium getreten, so daß nur ganz selten eine Rückbildung zu erwarten ist; aber immerhin wird man in manchen Fällen wenigstens das weitere Fortschreiten verhüten oder verlangsamen können. Am besten läßt man eine energische Schmierkur machen: 5 g grauer Salbe täglich einzureiben in 6 tägigem Zyklus, mindestens 6 Wochen lang. Daneben gibt man Jodalkalien, wenn sie ertragen werden, in nicht zu kleiner Dosis, steigend von 2—3 g täglich bis auf 8—10 g täglich. Injektionskuren mit löslichen Quecksilbersalzen scheinen weniger wirksam zu sein. Auch eine nachträgliche Behandlung mit ZITTMANNschem Dekokt ist sehr zu empfehlen. Ob Salvarsaneinspritzungen anzuwenden seien, ist noch strittig. EHRLICH selbst hat bekanntlich bei diesen Fällen davon abgeraten, für die Endstadien wohl mit Recht. Sonst steht aber der Anwendung dieses Präparats nichts im Wege. Ich habe in allen Fällen die Schmierkur durch Einspritzungen von 0,6 g Neosalvarsan alle 8 Tage unterstützt und nur gute Erfolge gesehen, wie auch andere Autoren; die Kur muß aber lange fortgesetzt werden.

Bei den Aneurysmen auf arteriosklerotischer Basis wird man sich auf die Darreichung von Jodpräparaten beschränken. Bei den septischen und tuberkulösen Aneurysmen ist die Sepsis und die Tuberkulose entsprechend zu behandeln.

Eine wichtige Rolle spielt die Behandlung der Kreislaufschwäche, die bei Aneurysmen so häufig ist. Man wird sie nach den gewöhnlichen Regeln behandeln, dabei aber plötzliche Blutdrucksteigerungen, wie sie bei intravenöser Digitalistherapie möglicherweise zustandekommen können, zu vermeiden suchen. Bei vorsichtigen Gaben per os braucht man die Folgen einer etwaigen Druckerhöhung durch Digitalis nicht zu fürchten; ich habe nie üble Erfahrungen dabei gemacht, sondern nur Gutes davon gesehen. Von medikomechanischen und gymnastischen Übungen sowie von Kohlensäurebädern wird man ganz absehen müssen.

Große Beschwerden werden häufig durch die Kompression der Trachea verursacht. Der Reizhusten kann so quälend sein, daß man ohne häufige Pinselungen des Kehlkopfes mit Kokain in 10%iger Lösung nicht auskommt. Die Atemnot und Bronchitis wird man nach den gewöhnlichen Regeln behandeln; ist die Stenose sehr hochgradig, wird man sich unter Umständen sogar zur Tracheotomie entschließen müssen, obwohl diese durch Kanülendruck üble Folgen haben kann.

Gegen die Blutungen aus den Luftwegen oder der Speiseröhre, welche häufig längere Zeit andauern, verordnet man Morphium und die blutstillenden Mittel (Gelatine, Ergotin usw.), obschon der Erfolg meist kein großer ist. Bei Durchbruch großer Aneurysmen nach einem inneren Organ ist die Therapie ohnmächtig. Erfolgt derselbe nach außen, dann wird man mit den bekannten Mitteln die Blutung zu stillen suchen, ohne indes nachhaltigen Erfolg zu erzielen.

Literatur.

BÄUMLER, CHR., Behandlung des Aneurysma. In PENZOLDT-STINTZINGS Handbuch, Bd. III. 5. Aufl. 1914; mit ausführlicher Literaturangabe. — BENDA, Aneurysma und Syphilis. Verh. d. d. path. Gesellsch. 1903. — EPPINGER, Pathogenese Aneurysmen. Arch. f. kl. Chir., Bd. 35. — GAER, MAX, Über die Todesursache beim Aortenaneurysma. Frankf. Zeitschr. f. Pathol. 1912. — HAMPELN, Über Lungenblutung bei perforierten Aortenaneurysmen. D. med. W. 1913, Nr. 18. — HELLER, Über die syphilitische Aortitis und ihre Bedeutung für die Entstehung der Aneurysmen. Verh. d. d. path. Gesellsch. 1889. — HIS, Über das sackförmige Aortenaneurysma. Deutsche Klinik 1907, Bd. 4. — HÖSSLIN, R. v., Ein neues Symptom des Aneurysmas der Aorta. Münch. med. W. 1912. — LAACHE, Diaeta parca in der Behandlung der Aortenaneurysmen. Ther. d. Gegenw. 1899. — LANCERAUX et PAULESCO, Traitement des anévrysmes par la gélatine en injection sous-cutanés. Gaz. des hôpitaux 1901. — ORTNER, N., Die stoßweise Exspiration bei Aneurysma aort. Münch. med. W. 1912. — SCHMIDT, Verh. d. Kongr. f. i. Med. 1899. — STADLER, Arb. med. Klinik Leipz., H. 1. Januar 1912. — WEITZ, Beiträge zur Kenntnis der Aortenaneurysmen. D. Arch. f. kl. Med., Bd. 104.

3. Arteriosklerose.

Pathologische Anatomie und Ätiologie.

Intimaver-
änderungen

Die ersten und wesentlichsten Veränderungen spielen sich, wie wir heute durch die grundlegenden Arbeiten von MARCHAND und JORES wissen, in der Intima ab, und zwar handelt es sich um Wucherungsprozesse in den tieferen Schichten derselben, die zu einer Vermehrung der bindegewebigen und elastischen Elemente führen. Zugleich treten degenerative Erscheinungen auf, besonders schon zu Anfang Verfettungen, nachher bei Fortschreiten des Prozesses hyaline, schleimige Entartungen, Verkalkungen und breiiger Zerfall, der dann zur Entstehung der atheromatösen Geschwüre führt. Veränderungen in der Media und Adventitia gehören nicht zum Wesen des Prozesses, wie wir heute im Gegensatz zu früheren Anschauungen annehmen.

Die Media zeigt bei stärkerer Entwicklung der Intimaerkrankung einen Schwund ihrer Elemente, die Adventitia spärliche kleinzellige Infiltration. Ablagerungen von Kalk in der Media, besonders in den kleinen Gefäßen, werden indes von den meisten Autoren noch zur Arteriosklerose gerechnet, während andere sie davon abtrennen wollen.

Die arteriosklerotischen Veränderungen können entweder umschrieben (A. nodosa) oder diffus auftreten; letzteres pflegt in den kleineren Arterien, ersteres mehr in den großen Gefäßen, besonders der Aorta, der Fall zu sein. Es bilden sich dann große, umschriebene, beetartige Erhebungen, die später die degenerativen Veränderungen, besonders die Verfettung, die Verkalkung und den geschwürigen Zerfall am stärksten zeigen; ausgedehnte Kalkplatten oder große, tiefe Geschwüre sind keine Seltenheiten. Der damit

verbundene Schwund der bindegewebigen und muskulären Elemente der Media
führt zu Nachgiebigkeit der ganzen Arterienwand, die dadurch häufig
eine allgemeine, zuweilen auch eine umschriebene Erweiterung zeigt. In den
kleinen Gefäßen wiegt meist die reine Wucherung der Intima vor, die nicht
selten zu einer erheblichen Verengerung und auch zu Schlängelung des ganzen
Gefäßes führt. Das Gefäß verliert dadurch seine Dehnbarkeit und Elastizität.

Nicht in das Gebiet der eigentlichen Arteriosklerose gehören
nach der Meinung mancher Autoren die starken Verkalkungen, welche sich
häufiger in den Extremitätenarterien zeigen. Sie stellen meist primäre
Kalkablagerungen in der Media dar und führen sekundär auch zu Veränderungen der Intima. Andere Forscher, z. B. auch MARCHAND, rechnen sie noch
zur Arteriosklerose. Überhaupt spielen sich an Arterien noch manche Erkrankungen ab, die wohl der Arteriosklerose nahestehen, ihr auch vielfach
zugerechnet werden, aber die echten histologischen Kriterien nicht zeigen
(LUBARSCH). *(Mediaver-kalkungen)*

Die Ursache der Arteriosklerose wird von den meisten Autoren wesent-
lich in mechanischen Momenten, in einer übergroßen Beanspruchung des
Gefäßrohrs gesucht, wie sie in erster Linie durch starke körperliche oder geistige
Überanstrengung herbeigeführt wird. Daß tatsächlich schwere körperliche
Arbeit allein Arteriosklerose herbeiführt, wird durch die Fälle wahrscheinlich
gemacht, wo nur die Arterien der Extremität erkranken, die schwere
Arbeit zu leisten hat. Auch das vorwiegende Auftreten an den Gehirnarterien
bei Männern, die angestrengt geistig tätig waren, ist eine gesicherte Tatsache.
Bei Fettleibigen kann das Auftreten der Arteriosklerose im Splanchnikusgebiet durch wiederholte Überlastung des Verdauungsapparats erklärt werden.
Sie kann aber auch andere Gefäßgebiete ergreifen, weil durch die Fettleibigkeit
alle Bewegungen erschwert werden, obschon dabei sicher noch andere, gleich
zu erwähnende Ursachen mitspielen. Der hohe Druck bei der Schrumpfniere läßt die Entartung der Gefäße leicht erklären. *(Ursachen Abnutzung)*

Strittig ist noch die Frage, ob infektiöse und toxische Momente
eine wesentliche ätiologische Rolle spielen. Während manche
Autoren nach Infektionskrankheiten nicht selten Arteriosklerose beobachteten,
sind andere nicht geneigt, eine ursächliche Bedeutung derselben anzuerkennen
(JORES). Neuere experimentelle Forschungen (SALTYKOW) scheinen doch in
ersterem Sinne zu sprechen. *(Infektionen)*

Auf eine direkte Giftwirkung führen manche Forscher den Einfluß
des Alkohols, des Tabaks, Tees und Kaffees zurück, während andere den durch
diese Genußmittel hervorgerufenen Schwankungen des Blutdrucks eine Rolle
beimessen. *(Toxische Einflüsse)*

Alimentäre Schädigungen der Gefäßwand sind neuerdings besonders hervorgehoben worden. Die Beobachtung, daß schon sehr frühzeitig
in den entarteten Gefäßpartien Verfettung durch Lipoide, und besonders
durch Cholestearinester eintritt, hat den Gedanken nahegelegt, daß eine
Cholestearinämie zu Arteriosklerose führen könne. Tatsächlich hat sich bei
dieser Krankheit nicht selten ein erhöhter Cholestearingehalt des Bluts nachweisen lassen; auch sind durch reichliche Verfütterung von Cholestearin der
Arteriosklerose nahestehende Veränderungen an den Gefäßen erzeugt worden

(WACKER und HAACK), so daß manches für die Bedeutung der Cholestearinämie spricht.

Auch LUBARSCH und seinen Schülern ist es gelungen, durch Verfütterung von Leber, Nieren und Nebennieren bei Tieren an den Gefäßen Veränderungen zu erzeugen, die sich allerdings zumeist in der Media abspielen, aber auch die Intima stark beteiligen. Ebenso konnte LOEB durch Verfütterung von Milchsäure bei Hunden der Arteriosklerose sehr nahestehende Veränderungen erzeugen. Wenn derartige Versuche bei Tieren auch die Verhältnisse beim Menschen nicht restlos erklären können, so geben sie immerhin für die Entstehung der Arteriosklerose durch toxische Einflüsse gewichtige Anhaltspunkte. — Die bekannten Veränderungen durch Adrenalineinspritzungen sind lediglich Nekrosen der Media und nicht in das Gebiet der Arteriosklerose zu rechnen.

Meines Erachtens dürften bei der Entstehung der Arteriosklerose alle drei genannten Ursachen, die mechanischen, infektiösen und toxischen Momente, mitspielen, wenn auch die ersteren sicher im Vordergrund stehen. Tatsächlich findet man fast stets, daß mehrere Ursachen gleichzeitig eingewirkt haben.

Heredität Nicht zu vergessen ist dann noch der Einfluß der Heredität: man sieht häufig Familien, in denen besonders der männliche Teil fast durchweg in ziemlich frühem Alter befallen wird.

Symptome und Verlauf.

Aorta Die Störungen des Kreislaufs durch die Arteriosklerose sind in den einzelnen Gefäßprovinzen verschieden: In der Aorta findet sich meist die nodöse Form der Arteriosklerose, manchmal allerdings so reichlich, daß die Erkrankung fast diffus erscheint. Die Folge davon ist in erster Linie eine Verminderung der Dehnbarkeit und der Elastizität. Der Verlust der ersteren Eigenschaft zwingt das Herz zu stärkerer Anstrengung, um seinen Inhalt in die wenig nachgiebige Aorta zu entleeren; die Folge für den Kreislauf ist eine Drucksteigerung in der Aorta, also hoher Maximaldruck, dem schnell ein starkes Absinken folgt, das zu relativ geringem Minimaldruck führt. Beide Störungen erreichen meist keine sehr hohen Grade, weil die Erweiterung der Aorta im Sinne einer Abdämpfung wirkt. Die Geschwindigkeit der Pulswelle wird, wie auch klinisch nachgewiesen ist, erhöht; durch den Elastizitätsverlust der Aorta wird die Fortbewegung des Bluts erschwert.

Kleinere Arterien In den kleineren Arterien ist die Behinderung des Blutstroms durch die Verengung des Lumens infolge der Intimawucherung bewirkt, ebenso wie durch das Starrwerden der Arterienwand. Dazu kommt dann noch, daß hier das Spiel der Vasomotoren und die damit verbundene Eigenschaft gerade der kleinen Arterien, ihr Lumen den wechselnden Anforderungen der Organe anzupassen, anscheinend schon in frühen Zeiten der Arteriosklerose gestört sein kann (ROMBERG). Endlich werden häufig noch durch Krampfzustände der Wandmuskulatur zeitweilig stärkere Zirkulationshindernisse gesetzt (Dyspraxia angiosclerotica usw.).

Kreislaufschädigung Die Größe dieser Kreislaufschädigung richtet sich nach Ausdehnung, Stärke und Lokalisation der Arteriosklerose. Wären die gesamten Arterien gleichzeitig erkrankt, dann würde daraus eine erhebliche Behinderung der gesamten Blutströmung folgen; durch die herabgesetzte Dehnbarkeit und durch die Verengung des Lumens würde das Herz das Blut nur mit erheblicher Mehranstrengung unter bedeutend verstärktem Druck fortbewegen können. Die Folge wäre eine dauernde, hochgradige Mehrbelastung des Herzens, die zu Hypertrophie führen müßte: erhöhter Blutdruck bei verschlechterter Blutversorgung der einzelnen Organe.

Praktisch kommt dieses Ereignis wohl kaum vor, sondern es werden durchweg nur eine oder mehrere Gefäßprovinzen von der Erkrankung in erheblichem Grade betroffen. Daher kommt es auch, daß Herzhypertrophie und Blutdruckserhöhung sich nur in einem Teil der Fälle finden. Manchmal tritt dieselbe schon ganz zu Beginn der Erkrankung auf, und HUCHARD behauptet sogar, daß fast stets ein präsklerotisches Stadium mit erhöhtem Druck dem Ausbruch der Erkrankung vorausgehe, was aber sicher nicht zutrifft, da tatsächlich nicht alle Arterien erkrankt sind. HASENFELD und HIRSCH glauben, daß die Erkrankung der Arterien im Splanchnikusgebiet leichter eine Drucksteigerung bewirke, indes wird auch dies von anderer Seite bestritten. Am häufigsten findet man bei stärkerer Erhöhung des Blutdrucks eine Erkrankung der Nieren als Folge der Arteriosklerose. Für die übrigen Fälle ist zurzeit eine sichere Ursache noch nicht festgestellt; wo präsklerotische Druckerhöhung nachgewiesen ist, nehmen manche Autoren eine toxische Ursache an.

Weit häufiger und charakteristischer als die allgemeinen Kreislaufstörungen sind die Erscheinungen, welche die behinderte Blutzufuhr an den einzelnen Organen hervorbringt. Am häufigsten werden von den Organarterien diejenigen des Herzens befallen. Ihnen folgen die Arterien des Gehirns, der Nieren, der Eingeweide und der Sinnesorgane. Die Sklerose der Extremitätenarterien macht erst verhältnismäßig spät Funktionsstörungen.

Die Arteriosklerose beeinflußt die Tätigkeit des Herzens durch die Veränderungen, welche sie an den Koronargefäßen, an den Klappen und an den peripheren Arterien setzt. Schon aus dieser Mannigfaltigkeit der Erkrankungen läßt sich schließen, daß Störungen der Herzfunktion außerordentlich leicht und häufig und in großer Vielgestaltigkeit sich einstellen können, was auch mit der ärztlichen Beobachtung übereinstimmt. Am häufigsten sehen wir wohl die Folgen der Koronarsklerose, die zu den prägnanten Erscheinungen der Angina pectoris oder des kardialen Asthma führt, die wir oben (S. 182) ausführlich geschildert haben. Die Klappenerkrankungen zeigen sich am häufigsten an den Aortenklappen und sind in der Regel mit gleichzeitiger Erkrankung der Aorta selbst, nicht selten auch der Koronararterien verbunden, so daß neben den Symptomen des Ventildefekts auch solche der erkrankten Aorta und der Koronargefäße sich finden.

Die Arteriosklerose der peripheren Gefäße erschwert die Tätigkeit des Herzens entweder durch die mangelnde Anpassungsfähigkeit an die jeweiligen Erfordernisse der Blutversorgung der einzelnen Organe oder durch die Erhöhung des Blutdrucks; das Herz selbst zeigt bei diesen Störungen, wenigstens zu Anfang, die geringsten Veränderungen. Deshalb ist die richtige Beurteilung recht schwierig, wie das S. 184 genauer ausgeführt worden ist.

Aorta   Die aufsteigende Aorta wird relativ häufig von Arteriosklerose befallen, die manchmal eine große Ausdehnung zeigt. Die anatomischen Folgen sind außer der Verdickung der Intima mit Kalkeinlagerungen in der Wand eine Erweiterung des ganzen Rohres, die sich indes meist in mäßigen Grenzen hält und am Arkus am stärksten auftritt. Die Aorta wird dabei stärker gestreckt, der Aortenbogen tritt höher bis fast zum Jugulum; wie durch diese Veränderungen die Herzarbeit erschwert wird, ist früher auseinandergesetzt.

Die Diagnose ist bei mäßigem Grade der Erkrankung nicht leicht: häufig ist der erste Ton über der Aorta von einem Geräusch begleitet, wohl bedingt durch die Veränderungen der Gefäßwand. Der zweite Ton ist manchmal klingend, was durch eine verstärkte Resonanz der starren Aortenwand erklärt wird. Wenn die Klappen selbst sekundär durch Übergreifen der Aortensklerose verändert sind, treten natürlich noch die Klappengeräusche dazu; perkutorisch kann man zuweilen eine bandförmige Dämpfung auf dem Sternum und längs dem rechten Rande desselben nachweisen; bei starker Verlängerung fühlt man die Pulsation des Arcus aortae im Jugulum deutlich.

Bei hochgradiger Erkrankung, die mit stärkerer zylindrischer Erweiterung einhergeht, ist besonders der perkutorische Nachweis der erweiterten Aorta leicht durch das Auftreten einer ausgesprochenen Sternaldämpfung; auch fühlt und sieht man die Pulsationen zuweilen deutlich. Die von dem Bogen ausgehenden großen Gefäße, die Anonyma, Karotis und Subklavia werden hie und da durch die Intimaveränderungen teilweise oder ganz obturiert, was zu leicht erkennbaren Erscheinungen in den peripheren Arterien (Kleinerwerden oder Fehlen des Pulses) Veranlassung gibt. Derartige sehr ausgesprochene Grade sind indes nicht so häufig durch Arteriosklerose bedingt, viel mehr gibt die luische Erkrankung der Aorta Veranlassung dazu.

Am leichtesten und schnellsten orientiert uns über den Zustand der Aorta die Durchleuchtung: man sieht die Verbreitung und Verlängerung des aufsteigenden Teils und besonders charakteristisch die starke Ausladung des Aortenbogens, während der absteigende Teil meist wenig verändert ist; dazu die durch Hypertrophie vergrößerte Herzkontur; besonders bei der Betrachtung eines schrägen Durchmessers kann man diese Verhältnisse genau übersehen. Nur selten gelingt es, in der Aortenwand, besonders des Bogens, auch die Ablagerung von Kalk nachzuweisen.

Die Verlängerung uud Streckung der Aorta führt oft zu einer Änderung der Lage des Herzens, so daß das ganze Herz mehr horizontal gelagert wird und die Spitze nach auswärts rückt. Auffällig ist dabei die große Verschieblichkeit desselben bei Lagewechsel.

Schrumpf-
niere   Eine wichtige und häufige Komplikation der Arteriosklerose ist die arteriosklerotische Schrumpfniere, um deren Erforschung sich besonders JORES, FAHR und VOLHARD verdient gemacht haben. Man findet nach JORES dabei in den kleinen Arterien der Nieren eine hyperplastische Verdickung der Intima und in den kleinsten Arterien eine starke Intimaverfettung, in der Niere selbst herdweise Entwicklung von Bindegewebe mit Verödung der Kapillaren, Schrumpfung der Glomeruli und Zugrundegehen der Harnkanälchen. In manchen Fällen treten dazu noch parenchymatöse Veränderungen an den Epithelien der Harnkanälchen und der Glomeruli.

Über den Zusammenhang dieser Nierenerkrankungen mit der Arteriosklerose sind die Meinungen noch geteilt. Während manche Autoren die Nephritis als die primäre Erkrankung und die Arteriosklerose als Folge derselben ansehen, glauben JORES und VOLHARD und FAHR, daß für die meisten Fälle die Gefäßveränderungen das wesentlichste und primäre Moment sind. Eine dritte Meinung geht dahin, daß beide Erkrankungen gleichberechtigte Folgezustände einer gemeinsamen Krankheitsursache sind. Praktisch kommen wohl alle diese Möglichkeiten vor, wenn auch in vielen Fällen besonders der arteriosklerotischen Schrumpfniere, die Arterienerkrankung sicher das primäre ist.

Diese Nierenerkrankungen sind deshalb besonders wichtig, weil sie höchst wahrscheinlich in den meisten Fällen die Ursache der starken Blutdruckssteigerung, der damit einhergehenden Herzhypertrophie und der Veränderungen an den übrigen Arterien sind.

Die Diagnose ist zu Anfang nicht immer leicht, weil sich im Urin Eiweiß zeitweise überhaupt nicht, andere Male in so geringen Mengen findet, daß sie leicht übersehen werden können. Auch korpuskuläre Elemente zeigen sich in den Anfangsstadien entweder gar nicht oder nur vereinzelt. Man muß aber trotzdem immer an diese Komplikation denken, wenn der Blutdruck dauernd 170 mm Hg überschreitet, das Herz hypertrophisch und der zweite Aortenton klingend ist. Leichtere Formen dieser Nephritis können jahrelang bestehen, dann treten aber in der Regel die Zeichen schwerer Nierenerkrankung, erhöhter Eiweißgehalt, zahlreiche Formelemente und die übrigen Symptome der Niereninsuffizienz auf. Der ursprünglich schleichende Verlauf kann plötzlich einer akuten Verschlimmerung Platz machen, die dann unaufhaltsam zum Ende führt.

Das Nervensystem, besonders das Gehirn kann in leichterer und schwe-^{Nerven-}rerer Form durch die Arteriosklerose seiner Gefäße leiden. Die größten diagnostischen Schwierigkeiten bieten die ersteren Fälle, während die schweren Folgezustände mit Erweichungen und Blutungen an dieser Stelle kaum einer ausführlichen Darstellung bedürfen.

Die ersten Äußerungen der zerebralen Arteriosklerose gleichen vollkommen denen der Neurasthenie und äußern sich als Kopfdruck, Gefühl von Schwere und Gebundenheit im Kopf, Unlust und Unfähigkeit zu intensiver geistiger Arbeit. Bald macht sich eine sehr leicht eintretende allgemeine Ermüdbarkeit geltend, ferner Nachlaß des Gedächtnisses, besonders für Zahlen, Personennamen und Ereignisse der letzten Zeit. Danach stellen sich leichte psychische Veränderungen ein: Verstimmung, Reizbarkeit, manchmal auch scheinbare Euphorie oder Depression, überhaupt eine auffallende Affektlabilität. Deutlicher werden die Erscheinungen, wenn Schwindel, Unsicherheit des Ganges oder leichte Spracherschwerungen auftreten.

Bei manchen Kranken stellen sich schwerere Geistesstörungen ein, meist depressiver und hypochondrischer Natur. Vereinzelt können die Krankheitsbilder auch an hysterische Zustände erinnern, besonders wenn die psychomotorischen Rindenzentren betroffen sind, und die Erscheinungen der zentralbedingten Dyspraxie auftreten.

Die meisten der vorstehend kurz angeführten Symptome kommen auch bei rein funktionellen Erkrankungen vor. Aus diesem Grund ist die Differentialdiagnose manchmal recht schwierig. Sie muß besonders berücksichtigen, ob nervöse Veranlagung vorliegt, oder ob das Alter beim Eintritt der Erscheinungen dem der Arteriosklerose entspricht, die ja meist zwischen dem 40. und 50. Lebensjahr beginnt.

Wenn die leichteren Erscheinungen allein vorhanden sind, ist bei geeignetem Verhalten eine fast vollständige Heilung möglich. Dies ist ein Zeichen dafür, daß noch keine stärkeren anatomischen Veränderungen sich ausgebildet haben. Die schwereren Erkrankungen pflegen wohl stets einen mehr oder weniger schnell fortschreitenden Verlauf zu nehmen.

Daß Epilepsie durch Arteriosklerose hervorgerufen werden kann, habe ich bei einem 25 jährigen Mann, der später zur Obduktion kam, wahrscheinlich gemacht. Auf die nahen Beziehungen beider Krankheiten zueinander hat besonders NAUNYN hingewiesen.

Augen   An den Augen verursacht die Arteriosklerose charakteristische Veränderungen, besonders Blutungen in die Retina. Oft suchen die Kranken zuerst den Augenarzt auf, dessen Befund dann schon eine schlechte Prognose stellen läßt. Besonders ungünstig ist die Thrombose der Arteria centralis retinae zu bewerten. Es besteht gewöhnlich ein Parallelismus zwischen den Gefäßveränderungen im Augenhintergrund und den Erkrankungen der Gehirngefäße. Geringere Veränderungen an den Arterien des Augenhintergrunds lassen sich besonders schön mit dem GULLSTRANDschen Ophthalmoskop erkennen. Genaue Beobachtungen mit diesem Apparat werden vielleicht noch weitgehende Aufschlüsse über die Störungen der örtlichen Zirkulation bei Arteriosklerose erlauben.

Ohren   Die Arteriosklerose der Ohrgefäße ruft das Gefühl von Summen und Sausen im Ohr hervor. Oft besteht eine große Überempfindlichkeit gegen Geräusche. Das Vermögen, tiefste Töne zu unterscheiden, nimmt ab. Bei einseitiger Sklerose der Ohrarterien kann die äußerst quälende Erscheinung auftreten, daß einzelne Töne auf beiden Ohren in verschiedener Höhe wahrgenommen werden. Zu der Verschlechterung des Gehörs können sich Gleichgewichtsstörungen und Schwindel hinzugesellen, die durch Labyrinthschädigungen bedingt sind.

Im Rückenmark kann die Erkrankung der Gefäße zu umschriebenen Erweichungen und zu sklerotischen Prozessen führen, die je nach ihrer Lokalisation verschiedene Folgen haben. Arteriosklerotische Schädigungen der peripheren Nerven werden nur selten beobachtet.

Darm   Erscheinungen von Seiten des Darmkanals sind selten. Sie äußern sich als kolikartig auftretende Schmerzen, die oft mit allgemeiner oder auch örtlicher Auftreibung des Darms, bisweilen auch mit Ileuserscheinungen einhergehen. Sie bilden sich in der Regel bald zurück (Dyspraxia intermittens angiosclerotica intestinalis [ORTNER]). Daß dieselben die Einleitung zu einer Darmgangrän bilden können, habe ich selbst beobachtet.

Nach FLEINER und HOPPE-SEYLER soll die Arteriosklerose der Pankreasarterien zu Diabetes führen.

Die **Extremitätenarteriosklerose**, kenntlich an der fühlbaren Derb- Extremi-
täten
heit und Schlängelung des Arterienrohrs, macht häufig trotz großer Ausdehnung keine Erscheinungen. Es ist das wohl ein Zeichen dafür, daß zum
Hervortreten der letzteren noch ein weiteres Moment notwendig ist, das ver-
mutlich in Krampfzuständen der Gefäße zu suchen ist. Dafür zeugt auch das
Vorkommen der sogenannten **vasomotorischen Neurosen gerade bei
Arteriosklerotikern.** Die Akroparästhesie, die Erythromelalgie und die
RAYNAUDsche Erkrankung sehen wir hier sehr häufig. Dahin gehört auch
das zuerst von CHARCOT beschriebene **intermittierende Hinken,** welches
sich fast ausschließlich bei Arteriosklerose findet. Es beginnt mit Taubsein
und Kribbeln oder Kältegefühl in den unteren Extremitäten und wird ausgelöst oder steigert sich bei Bewegung und bei äußerer Kälteeinwirkung. Dazu
tritt dann häufig Zyanose und heftige Spannung in den Muskeln und später
eine Schwäche derselben, die zum Hinken mit einem Bein führt. Bei Ruhe
und Wärmeeinwirkung schwinden die Erscheinungen bald, um bei Wiederholung der Anstrengung oder des Kältereizes aufs neue aufzutreten. Die
Untersuchung ergibt fast ausnahmslos eine ausgesprochene Sklerose der Arterien
der betreffenden Extremität, zuweilen mit völligem Verschwinden des Pulses.
Indes braucht, wie ERB hervorhebt, ein völliger Verschluß in der Arterie nicht
vorhanden zu sein. Dadurch wird die Annahme bestärkt, daß vasomotorische
Störungen mitspielen. Ähnliche Erscheinungen können an den oberen Extremitäten auftreten, obwohl dies seltener beobachtet wird.

Zuweilen ist das intermittierende Hinken der erste Vorbote der schwersten
Störungen der Arteriosklerose, der **Gangrän.** Diese entwickelt sich durch
Verschluß der Arterie im Anschluß an eine geringfügige Entzündung, beson-
ders wenn noch sonstige schwächende Momente vorliegen, unter denen der
Diabetes das häufigste ist. Die ersten Erscheinungen sind sensibler Natur,
Kribbeln, Kältegefühl, Unempfindlichkeit, an die sich dann heftige Schmer-
zen und Blaßwerden der betreffenden Hautpartien anschließen. Später wird
die Haut bläulich, ganz kalt und zuletzt nekrotisch, der Puls verschwindet.
Tiefe und Intensität der Nekrose richtet sich nach der Größe der verschlos-
senen Arterie.

So ist die Arteriosklerose imstande je nach ihrer speziellen Lokalisation
eine Störung in fast sämtlichen Organen und dadurch die **mannigfaltigsten Krankheitsbilder** hervorzurufen.

Der **Verlauf** derselben ist je nach dem befallenen Organ und nach der Verlauf
Intensität der Erkrankung ein sehr verschiedener. Wohl beobachtet man
langdauernde Stillstände, auch vorübergehende Besserungen, aber
schließlich schreitet die Erkrankung doch immer mehr fort.

Daß die Arteriosklerose als **Abnutzungskrankheit** vorzugsweise in Frühes
Auftreten
höherem Alter vorkommt, war früher die allgemeine Meinung. Neuere Er-
fahrungen haben gezeigt, daß ihr Auftreten auch in den dreißiger und vierziger
Jahren gar keine Seltenheit ist. Strittig ist noch die Häufigkeit der **juvenilen
Arteriosklerose.** Man hat diese besonders auf Grund fühlbarer harter
Arterien eine Zeitlang für häufig gehalten. Aber neuere Untersuchungen aus der
ROMBERGschen Schule (SCHLAYER und FISCHER, LANDÉ) haben erwiesen, daß
diese Schlüsse irrig waren und die juvenile Arteriosklerose sehr selten ist.

Diagnose.

Über die Diagnose ist bei der Erörterung der Erscheinungen schon das Nötige gesagt worden. Hier sei nochmals hervorgehoben, daß die Konstatierung einer Arteriosklerose noch lange nicht auch das Vorhandensein von Krankheitserscheinungen beweist, und ferner, daß man sich hüten soll aus einer vorhandenen Extremitätenarteriosklerose auf eine solche der inneren Organe zu schließen. Das darf nur geschehen, wenn deutliche, dahingehende Organsymptome vorliegen. Auch ist es falsch, wie schon oben hervorgehoben wurde, nur auf den Palpationsbefund einer harten, derben Arterie allein schon die Diagnose Arteriosklerose zu stellen. LANDÉ hat letzthin nachgewiesen, daß solchen harten Arterien häufig nur einfache Mediaverdickungen und überhaupt keine sichtbaren anatomischen Erkrankungen zugrunde liegen. Sie verdanken höchstwahrscheinlich ihre Entstehung einer funktionellen Änderung im Tonus.

Röntgenuntersuchung Auf die Wichtigkeit der Röntgenuntersuchung für die Erkennung der Arteriosklerose sei nochmals hingewiesen. Sie läßt nicht nur Erweiterungen und Verlängerungen der Aorta, sondern auch die Kalkeinlagerungen in den peripheren Arterien feststellen.

Prognose.

Die Stellung der Prognose, besonders zu Beginn der Erkrankung, ist sehr schwierig, weil der Verlauf so verschiedenartig ist. Es gibt akut verlaufende Fälle, aber auch solche mit langdauernden Remissionen. Von größtem Einfluß ist vor allem die Lebensweise, durch deren Regelung man selbst bei den vorgeschrittenen Formen eine erhebliche Verlängerung des Lebens erzielen kann.

Therapie.

Die Behandlung hat in erster Linie die Aufgabe alle die Schädlichkeiten, welche die Entstehung und das Fortschreiten der Arteriosklerose bedingen, nach Möglichkeit zu beseitigen oder wenigstens einzuschränken, ferner das gesamte Kreislaufsystem zu kräftigen und zu stärken und endlich die einzelnen Symptome günstig zu beeinflussen.

Beseitigung von Schädlichkeiten Zuerst wird man deshalb durch eine sorgfältige Anamnese die Ursachen der Erkrankung festzustellen suchen, um sie womöglich zu beseitigen. Da körperliche oder geistige Überanstrengung bei weitem am häufigsten die einwirkenden Schädlichkeiten sind, wird man diese so einschränken, daß sie der noch vorhandenen Kraft der Gefäße und des Herzens entsprechen. In sehr schweren Fällen wird man völlige Enthaltung von jeder Tätigkeit anordnen müssen. Es ist aber nicht richtig, diese Forderung auch bei den weniger schweren Formen schon in ganzer Schärfe durchzuführen. Denn einmal kann eine entsprechende Arbeit einem geschwächten Herzen noch zuträglich sein, und dann ertragen viele Arteriosklerotiker die völlige Entfernung aus langgewohnter Tätigkeit körperlich und seelisch sehr schlecht. Hier ist es viel zweckmäßiger eine richtige Mäßigung der Arbeit durchzusetzen, die man zudem auch viel eher und schneller erreicht als eine völlige Enthaltung, die dem Kranken aus anderen Gründen — z. B. pekuniären — gar nicht möglich ist.

Die Abstellung anderer Schädlichkeiten, vor allem des übermäßigen Genusses von Alkohol, Tabak, Tee und Kaffee ist in der Regel leichter zu erreichen. Auch hier ist es besonders in Rücksicht auf die Psyche nicht zweckmäßig völlige Abstinenz zu verlangen. In vielen Fällen kann man einen mäßigen Gebrauch dieser Genußmittel zulassen, an die die Kranken meist jahrzehntelang gewöhnt sind.

Schwieriger ist die Entfernung der Schädlichkeiten, welche durch Gicht, Diabetes oder Nephritis bedingt sind. Hier wird man durch eine geeignete Behandlung dieser Erkrankungen möglichst günstig einzuwirken suchen, was allerdings nicht immer leicht ist, weil z. B. die diätetischen Vorschriften beim Diabetes denen bei der Arteriosklerose in manchen Punkten entgegengesetzt sind.

Über die zweckmäßigste Ernährung bei der Arteriosklerose hat man *Diät* vielfach gestritten. HUCHARD hat besonders eine länger dauernde Milchkur empfohlen, die gewiß bei manchen Schwächezuständen des Herzens oder bei Nephritis, unter Umständen auch bei Fettleibigkeit, gute Dienste leisten wird. Aber eine Beeinflussung des arteriosklerotischen Prozesses findet dadurch nicht statt. Ebensowenig hat die von STUMPF empfohlene kalkarme Diät den Beifall der Ärzte gefunden.

Eine gemischte, wenig reizende Kost, in der Eiweißstoffe nicht allzu sehr vorwiegen, wird für die meisten Arteriosklerotiker am passendsten sein. Wo besondere Indikationen vorliegen, wie bei Nephritis, bei Fettleibigkeit, bei Diabetes, wird man diesen Zuständen durch entsprechende Abänderung der Vorschriften Rechnung tragen.

Manche Autoren haben, um den Blutdruck herabzusetzen, einer Flüssigkeitsbeschränkung das Wort geredet. Bei besonderen Krankheitszuständen, Herzschwäche, Nephritis oder Fettleibigkeit mag man vorübergehend einmal die Flüssigkeitszufuhr einschränken. Sonst ist das im allgemeinen nicht zu empfehlen, und ich rate in der Regel nicht unter 1500 ccm im Tag herunterzugehen.

Von großer Wichtigkeit ist eine entsprechende psychische Beeinflussung bei den Arteriosklerotikern, von denen viele an nervöser Erregbarkeit *Psychotherapie* leiden. Ganz besonders ist das am Platz, wenn durch die Diagnose »Aderverkalkung« Beunruhigung eingetreten ist, weil die Kranken ein baldiges tödliches Ende befürchten. Hier kann eine zweckmäßige Darstellung des Leidens die Befürchtungen zerstreuen und dadurch die Leiden der Kranken außerordentlich lindern. Das Wort Verkalkung, das für den Laien eine so ominöse Bedeutung hat, sollte überhaupt gemieden werden.

Vorzüglich eignen sich zur Allgemeinbehandlung milde hydriatische und gymnastische Prozeduren. Schon einfache Abreibungen mit abwech- *Hydrotherapie* selnd kaltem und warmem Wasser sind von gutem Einfluß. Ferner milde Kochsalz- und kohlensaure Bäder, deren Wirkung aber stets ärztlich genau kontrolliert werden muß. Die Neigung der Arteriosklerotiker zu Gefäßspasmen wird am besten durch Wärmeprozeduren bekämpft. Besonders günstig wirkt der über das Bett gestellte elektrische Lichtkasten, dessen Anwendung genau dosiert werden muß; am besten beginnt man mit einer nur 10 Minuten dauernden Applikation über den Unterschenkeln und steigert all-

mählich die Zeit und die Größe der bestrahlten Hautpartie. Wo bei dem
Kranken selber ein starkes Wärmebedürfnis vorhanden ist, nehme man darauf
Rücksicht, indem man Wärmekrüge oder heiße Sandsäcke an den Extremitäten
in längerer Dauer anwendet. Im Winter und in den Übergangsmonaten sind
die Wärmeapplikationen am Platz, während im Sommer, vor allem bei
Kranken, die unter der Hitze leiden, vorsichtige lauwarme und kühle Prozeduren ratsam sind.

Manche Kranke fühlen sich besonders wohl in warmem südlichem Klima.
Man muß ihnen aber raten, den Kopf gegen zu intensive Sonnenstrahlen zu
schützen. Wenn die Einwirkung des Sonnenlichtes richtig dosiert und allmählich gesteigert wird, kann sie auf das Allgemeinbefinden und auf die
Arteriosklerose günstigen Einfluß haben, ebenso die vorsichtig angewandte
künstliche Höhensonne.

Gymnastik
Massage
Auch eine leichte Widerstandsgymnastik sowie Massage können zweifellos günstige Wirkung hervorrufen. Bei all diesen Maßnahmen muß durch genaue
ärztliche Überwachung eine Überdosierung verhütet werden.

Jod
Ein Medikament zur Heilung der Arteriosklerose kennen wir
nicht, doch ist durch vielfältige Erfahrung festgestellt, daß Jodpräparate
häufig von günstigem Einfluß sind. Ob dieser durch Verminderung der Blut-
viskosität (ROMBERG) oder durch andere Einflüsse zu erklären ist, ist noch
strittig. Im allgemeinen kommt man mit kleinen Dosen aus, man beginnt
mit dreimal 0,1 und steigt bis dreimal täglich 0,5 Jodkalium oder besser Jodnatrium, das man am besten nach der Mahlzeit in etwas Milch oder Mineral-
wasser gibt. Wo das Mittel gut ertragen wird, kann man die Dosis auch weiter
steigern. Ich lasse das Mittel einen Monat nehmen, dann 14 Tage aussetzen, dann wieder einen Monat nehmen usw. Die Kur soll 1 Jahr lang
und länger fortgesetzt werden. Leichtere Jodbeschwerden machen ein Aussetzen nicht nötig, doch muß die Kur unterbrochen werden, wenn sich
stärkere unangenehme Wirkungen auf das Allgemeinbefinden und auf den
Ernährungszustand bemerkbar machen. Auch bei Nephritis sei man mit
dem Jod vorsichtig, weil es hier oft ungenügend ausgeschieden
wird und zu Wasserretention und Ödemen führen kann.

Nitrite
Neben dem Jod sind noch andere Mittel empfohlen worden, die auf den
Blutdruck einwirken sollen, weil derselbe nach der Meinung einzelner Autoren
(HUCHARD) schon im Beginn der Erkrankung erhöht sei. Es sind das vorzugsweise die Nitrite: Nitroglyzerin, Natrium nitrosum, Amylnitrit und Salpeter;
ferner das Vasotonin. Zur Allgemeinbehandlung der Arteriosklerose können
sie indes meines Erachtens nicht empfohlen werden, da ihre gute Wirkung
sich wesentlich nur bei einzelnen Krankheitszuständen des Herzens auf arteriosklerotischer Basis beobachten läßt. Von der Anwendung des Blutdruck
erniedrigenden Vasotonin ist man wieder abgekommen.

Telatuten
In neuester Zeit hat HEILNER ein Extrakt aus Gefäßwänden (»Telatuten«)
empfohlen, dessen Wirkung auf dem »örtlichen Gewebschutz« beruhen
soll. Das Mittel ist bei vielfachem Gebrauch unschädlich. Bei manchen
Fällen, besonders wo Gefäßspasmen mitwirken, hat man den Eindruck einer
günstigen Wirkung. Man wird aber natürlich nicht erwarten dürfen, daß
alte abgeschlossene Prozesse im Narbenstadium mit Kalkeinlagerungen da-

durch rückgängig gemacht werden. Es wird intravenös eingespritzt, zwei
Einspritzungen in der Woche. Als erste Einspritzung gibt man am besten
eine viertel Ampulle, als zweite eine halbe, von der dritten Einspritzung ab
je eine ganze Ampulle, zwanzig Einspritzungen hintereinander. Nach einem
Vierteljahr kann die Kur wiederholt werden.

Schließlich hat man zur Behandlung der Arteriosklerose noch die Elek- Elektrizität
trizität empfohlen, und zwar das hydroelektrische Bad und die Hochfrequenzströme nach ARSONVAL. Die Arsonvalisation soll den Blutdruck erheblich und
auf längere Zeit herabsetzen. Nach meinen Erfahrungen kann ich das nicht
bestätigen und muß mich den Autoren anschließen, die in der Anwendung der
Hochfrequenzströme kein wirksames Mittel für diese Erkrankung sehen.

Neben der Allgemeinbehandlung kommt noch die Behandlung der ein- Organ-
zelnen Organstörungen in Betracht, die wir hier nur kurz zu berühren störungen
brauchen, da sie an anderen Orten ausführlicher besprochen wird.

Für die Behandlung der so häufig sich einstellenden Herzinsuffizienz Herzin-
ist auch hier die Digitalis das zuverlässigste Mittel. Die noch vielfach ver- suffizienz
breitete Furcht, daß eine dadurch hervorgerufene Steigerung des Blutdrucks
den erkrankten Gefäßen gefährlich werden könnte, besteht bei vorsichtiger
Dosierung nicht zu Recht. Ich verwende in der Regel Pulv. fol. digit. und
Chin. sulf. aa 1,5 auf 30 Pillen und lasse davon dreimal täglich eine Pille
nehmen. Die Kombination mit Chinin hat sich mir sehr bewährt. Man kann
aber auch andere Digitalispräparate mit Nutzen anwenden. Bei dem langsamen und langwierigen Verlauf der Erkrankung ist die chronische Darreichung der Digitalis häufig am Platz. Man gibt dann 0,05—0,1 täglich.
Ich habe dieselbe monate- und selbst jahrelang mit einzelnen Unterbrechungen
mit Erfolg gebrauchen lassen.

Auch die Koffeinpräparate sind häufig nützlich: Das Coffeinonatrium
salicylicum und besonders das Diuretin (dreimal 0,5) in all den Fällen, in denen
stenokardische Anfälle auftreten. Zur Behandlung derselben eignen sich
besonders die Nitrite, vor allem das Nitroglyzerin in einprozentiger alkoholischer Lösung 3—5 Tropfen. Es kann ruhig mehrmals am Tag gegeben
werden, weil seine Wirkung flüchtig ist. Zu Beginn des Anfalls gegeben schnei-
det es denselben häufig prompt ab. Weniger zuverlässig wirkt das Präparat
in Tablettenform. Andere gebrauchen das Natrium nitrosum 1,0—2,0: 150, drei-
bis viermal ein Eßlöffel oder die Inhalation von Amylnitrit. Indes ist der Erfolg geringer. Von manchen wird die LANDER-BRUNTONsche Salpetermedi-
kation empfohlen: Kal. carbonic. 1,8 Kal. nitr. 1,2, Natr. nitr. 0,03 auf ein
viertel bis ein halb Liter kühlen Wassers im Lauf einer Stunde zu trinken.
Bei starker Dyspnoe hilft auch zuweilen Oxaphor, dreimal 20 Tropfen. Daß
man neben diesen Mitteln von dem übrigen Heilapparat, der uns zur Behandlung der Herzinsuffizienz zu Gebote steht, ausgiebigen Gebrauch macht, ist
selbstverständlich.

Bei Arteriosklerose und Fettleibigkeit wird man bei der Behand- Fettleibig-
lung der letzteren mit größter Vorsicht verfahren und besonders allzu energi- keit
sche Entfettungskuren vermeiden müssen, da diese leicht das Herz gefährden.
Immerhin habe ich von einer leichten Diätkur sowie von vorsichtigem Schwitzen
zuweilen guten Nutzen gesehn.

Schrumpf-
niere

Bei der Behandlung der Schrumpfniere auf arteriosklerotischer Basis ist zeitweilig salzarme Diät zu verordnen. Man hüte sich aber davor sie länger als 3—4 Wochen hintereinander streng durchzuführen. Daneben ist von einer mäßigen Beschränkung der Flüssigkeitszufuhr und je nach der Indikation von herztonischen und diuretischen Mitteln Gebrauch zu machen.

Die starke Blutdruckserhöhung, welche ein Teil dieser Fälle zeigt, hat manche Autoren bewogen, hier blutdruckherabsetzende Mittel anzuwenden. FELLNER empfiehlt im Jahr ein- bis zweimal je 20—30 Injektionen von 0,06 Vasotonin mit 0,01 Johimbin zu machen. Ich selber habe von dem Mittel wenig Erfolg gesehen, während FELLNER und STAEHELIN es für wirksam halten. Vorübergehend wird der Blutdruck durch einen nicht zu kleinen Aderlaß von 200—500 ccm herabgesetzt. Dieser ist besonders dann angezeigt, wenn man den Eintritt einer Apoplexie fürchtet. Er wirkt auch günstig gegen die durch den hohen Blutdruck bedingten Beengungsgefühle auf der Brust und die Neigung zu Schwindel.

Auch das Papaverin soll blutdruckherabsetzend wirken. Auf alle Fälle erreicht man, wenn man mehrere Wochen lang jeden Abend 0,03 Papaverin nehmen läßt, häufig eine gute Beruhigung für die Nacht und länger dauernde subjektive Besserung.

Zentral-
nerven-
system

Die zerebrale Arteriosklerose erfordert vor allem eine Einschränkung der geistigen Arbeit und ausreichende Erholung. Längere Ausspannung in schöner, waldreicher, nicht zu hochgelegener Gegend — nicht über 1000 m — wirkt manchmal recht durchgreifend. In den Anfängen hat Jod recht gute Wirkung, neben dem ich stets je nach den Umständen Brom oder Baldrian verordne.

Sehr wichtig, aber manchmal schwierig zu erreichen, ist die Erzielung genügenden Schlafes. Warme Teil- und Vollbäder, Ganzpackung von bis zu 30 Minuten Dauer, auch gelinde Massage sind in leichteren Fällen ausreichend. Meist muß man jedoch ab und zu von einem der bekannten Schlafmittel Gebrauch machen: Veronal, Trional, Luminal, Bromural oder Adalin. Wo neuralgische Beschwerden vorhanden sind, ist Codeonal nützlich.

Verdau-
ungsorgane

Störungen der Verdauungsorgane auf arteriosklerotischer Basis sind im ganzen selten Gegenstand unserer Behandlung. Die durch Gefäßkrämpfe im Bereich der Bauchorgane bedingten Schmerzanfälle wird man ähnlich behandeln wie die Angina pectoris. Auf alle Fälle ist bei Arteriosklerotikern auf die Regelung des Stuhlgangs zu achten. Meist genügen dazu Rhabarber- oder Cascaratabletten oder ein anderes der bekannten Abführmittel bei entsprechender Kost.

Diabetes

Die durch Arteriosklerose bedingte Form des Diabetes wird man nach den bekannten Prinzipien behandeln, man muß aber mit der Anwendung einer längeren Eiweißfettdiät recht vorsichtig sein.

Bronchitis

Die bei Arteriosklerotikern manchmal vorhandene chronische Bronchitis bessert sich häufig, wenn es gelingt, die Herzinsuffizienz und die Stauung zu beseitigen.

Intermit-
tierendes
Hinken

Von den Folgen der peripheren Arteriosklerose wird das intermittierende Hinken am häufigsten Gegenstand unserer Behandlung sein. Es empfehlen sich hier alle Methoden, die eine bessere Durchblutung der er-

krankten Extremität bewirken, vor allem warme Fußbäder mit Zusatz von
Salz oder Senfmehl, warme Wickel, Frottieren mit spirituösen Lösungen,
das Vierzellenbad, ferner eine vorsichtige Anwendung der Heizkästen, entweder der von BIER angegebenen oder der elektrischen. Auch die Anwendung
einer kunstgerechten, vorsichtigen Massage dürfte zu empfehlen sein, da
OBERNDORFER festgestellt hat, daß die Arteriosklerose in den Gelenkbeugen
am wenigsten entwickelt ist, also dort, wo durch die häufigen Beugungen und
Streckungen eine natürliche Massage bewirkt wird.

So bietet die Arteriosklerose die mannigfaltigsten therapeutischen Aufgaben,
die häufig dadurch erschwert werden, daß mehrere Organgebiete gleichzeitig
befallen sind. Für den Behandlungsplan muß daher eine ganze Reihe von
Gesichtspunkten maßgebend sein.

Zum Schluß sei darauf hingewiesen, daß nicht jede Arteriosklerose
der Behandlung bedarf, sondern nur diejenige, die wirklich Symptome
macht. Es ist ja bekannt, wie stark die Veränderungen, besonders an den
peripheren Arterien ausgesprochen sein können, ohne daß der Kranke Beschwerden hat. Hier wäre eine symptomatische Behandlung zwecklos und
wir haben nur einem Weiterschreiten der Arteriosklerose vorzubeugen.

Literatur.

ALZHEIMER, Die Seelenstörungen auf arteriosklerotischer Grundlage. Zentralbl.
f. Nervenheilkunde 1902. — ASCHOFF, L., Über Arteriosklerose und andere Sklerosen
des Gefäßsystems. Med. Klinik 1901, Beiheft 1. — v. BASCH, Die Herzkrankheiten bei
Arteriosklerose. Berlin 1901. — BÄUMLER, Über Arteriosklerose und Arteriitis. Münch.
med. W. 1898, Nr. 5. — BINSWANGER, Die Abgrenzung der allg. prog. Paralyse. Berl.
kl. W. 1894, Nr. 49—52. — BITTORF, Zur Symptomatologie der Aortensklerose. D. Arch.
f. kl. Med., Bd. 81. — EDGREN, Die Arteriosklerose. Leipzig 1898. — ERB, Über Dys-
basia angiosclerotica. Verh. d. Kongr. f. i. Med. 1904. — FABER, A., Die Arteriosklerose.
Jena 1912. — Ders., Wachstumshypertrophie und juvenile Sklerose. D. Arch., Bd. 105.
— FORSTER u. SCHLAYER, Palpabilität und Arteriosklerose. D. Arch. f. kl. Med., Bd. 8.
— FRÄNKEL, A., Die Behandlung der Arteriosklerose. Berl. kl. W. 1913, Nr. 17. —
HASENFELD, Über die Herzhypertrophie bei Arteriosklerose. D. Arch. f. kl. Med., Bd. 59.
— HIRSCH, C., u. O. THORSPEKEN, Experimentelle Untersuchungen zur Lehre von der
Arteriosklerose. D. Arch. f. kl. Med., Bd. 107. — HIRSCH, C., u. O. LOEB, Über Arterio-
sklerose. D. med. W. 1913, Nr. 38. — HOCHHAUS, H., Die Behandlung der Arteriosklerose.
D. med. W. 1912, Nr. 38. — HOMBURGER, Einige Verlaufsformen der Arteriosklerose
des Gehirns und Rückenmarks. Med. Klinik 1906, Nr. 8. — JORES, Wesen und Entwick-
lung der Arteriosklerose. Wiesbaden 1903. — Ders., Anatomische Grundlagen wichtiger
Krankheiten. Berlin 1913. — LANDÉ, Über die Palpabilität der Arterien. D. Arch. f.
kl. Med., Bd. 116. — LUBARSCH, Über alimentäre Schlagaderverkalkung. Münch. med.
W. 1910, Nr. 30. — MARCHAND, Über Arteriosklerose. Verh. d. Kongr. f. i. Med. 1904. —
MÖNCKEBERG, Über die reine Mediaverkalkung der Extremitätenarterien usw. Virch.
Archiv, Bd. 171. — MÜLLER, OTFRIED, u. INADA, Zur Kenntnis der Jodwirkung bei
Arteriosklerose. D. med. W. 1904. — MUNK, FRITZ, Röntgendiagnostik innerer Krank-
heiten. Berlin 1914. — NAUNYN, Über „senile Epilepsie" Ztschr. f. kl. Med. Bd. 28. —
ORTNER, Zur Klinik der Angiosklerose der Darmarterien. Volkmanns Samml. klin. Vortr.
N. F., Nr. 408. — PAWINSKY, Einfluß der Gemütsbewegung und geistiger Überanstren-
gung auf das Herz; insbesondere auf die Entstehung der Arteriosklerose. Zeitschr. f.
kl. Med., Bd. 79. — ROMBERG, Über Arteriosklerose. Verh. d. Kongr. f. i. Med. 1904. —
SAWADA, Blutdruckmessungen bei Arteriosklerose. D. med. W. 1904. — SCHNEIDER, H.,
Über Erblichkeit der Atherome. Münch. med. W. 1913. — STEINBISS, W., Über experimentelle alimentäre Atherosklerose. Virch. Archiv, Bd. 212. — STRABEL, Die Therapie

der Arteriosklerose. D. med. W. 1912, Nr. 38. — STRASBURGER, Die Elastizität der
Aorta bei beginnender Arteriosklerose. Münch. Med. W. 1907, Nr. 15. — THOMA, Zahl-
reiche Arbeiten in Virch. Archiv usw. — WACKER u. HUECK, Über Atherosklerose und
Cholesterinämie. Münch. med. W. 1913, Nr. 38.

4. Die Thrombose und Embolie der Arterien.

Pathologische Anatomie und Ätiologie.

Begriffsbe-stimmung   Als Thrombose bezeichnet man die intravitale Gerinnung des Bluts in
den Gefäßen, als Embolie die Wegschwemmung eines solchen Gerinnsels
nach einem anderen Teil der Blutbahn.

Ursachen   Die Ursache dieses Vorgangs sieht man heute vorwiegend in mechanischen
Momenten, während früher Infektionen in erster Linie dafür verantwortlich
gemacht wurden. Verlangsamung des Blutstroms, Wirbelbildungen, Alteration
des Bluts und der Gefäßwand sind am meisten anzuschuldigen.

Die chemischen und physikalischen Vorgänge sind im einzelnen
noch umstritten. Man nimmt an, daß das im Blut enthaltene Fibrinogen
durch ein Ferment in Fibrin übergeführt wird. Das letztere entsteht durch
das im Blutserum vorhandene Thrombogen und die in den zelligen Elementen
und besonders in den Blutplättchen enthaltene Thrombokinase. Die Blutplättchen spielen jedenfalls auch im Bau des Thrombus eine bedeutende Rolle,
da jede Thrombenbildung mit der Ablagerung von Blutplättchen beginnt, an
die sich dann die Ablagerung von Fibrin, von weißen und eventuell roten
Blutkörperchen anschließt. Je nach der Zusammensetzung unterscheidet
man weiße, rote und gemischte Thromben, wobei gewöhnlich der zuerst
abgelagerte Teil einen weißen Thrombus darstellt.

Thrombus   Der Thrombus kann entweder nur wandständig sein oder die Lichtung
vollständig ausfüllen. Das weitere Verhalten ist verschieden. Entweder
wird der Pfropf durch Wucherung von der Gefäßwand aus organisiert, oder
er zerfällt durch einfache Erweichung oder durch infektiöse Entzündung und
Vereiterung. Nur ganz kleine Thromben können gelegentlich spontan schwinden.

Embolie   Solche Thromben geben häufig Gelegenheit zu Embolie durch Abreißen
einzelner Stücke, gelegentlich auch durch Wegschwemmung des ganzen Pfropfs.

Meist sind es Thromben im Herzen oder in den großen Schenkel- und
Beckenvenen, die zu Embolie Veranlassung geben. Am häufigsten werden
davon die Lungen betroffen; ihnen folgen der Häufigkeit nach die Nieren,
die Milz, das Gehirn, der Darm, der Herzmuskel, die Extremitäten.

Folgen   Die Folgen einer Thrombose oder Embolie sind abhängig von der Größe
des verschließenden Pfropfs, von der Natur des Thrombus oder
des Embolus und von der Gefäßversorgung des betroffenen Organs.

Ist die Gefäßlichtung nur zum Teil verschlossen, so treten häufig
merkbare Folgen überhaupt nicht auf. Diese machen sich erst geltend, wenn
die Blutzufuhr ganz oder fast ganz abgeschnitten ist. Eine beachtenswerte
Rolle spielt indes dabei das Verhalten des Herzens und der Gefäße. Bei bestehender Kreislaufschwäche und dadurch bedingter Stauung können auch
nur teilweise verschließende Thromben oder Emboli schwere Symptome
machen. Ist das betroffene Gefäß nur klein, dann sind auch die Folgen
kaum merklich. Bei größeren Gefäßen hängt die Wirkung davon ab, ob der

betreffende Organteil durch Verbindung seines Gefäßsystems mit benachbarten Gefäßen noch in der Lage ist, genügend Blut zu erhalten. Das hängt von dem Vorhandensein von Anastomosen mit anderen Gebieten und auch von gewissen funktionellen Eigenschaften der Kapillaren ab, besonders ob sie die Fähigkeit besitzen, sich genügend zu erweitern und Blut anzusaugen, wie das BIER vor allem hervorgehoben hat.

An den inneren Organen pflegt Thrombose oder Embolie eines Gefäßes Infarkt fast stets zu Nekrose des betreffenden Organbezirks zu führen (anämischer Infarkt oder anämische Nekrose). Wird der befallene Bezirk durch Blutzufluß von den Kollateralen oder durch Rückfluß aus den Kapillaren nachträglich mit Blut gefüllt, so kommt es zum sogenannten hämorrhagischen Infarkt. Das nekrotische Gewebe wird mit der Zeit resorbiert und durch Narbengewebe ersetzt. War jedoch der Thrombus oder Embolus infektiöser Natur, so schließt sich an die Nekrose eine eitrige oder septische Entzündung mit ihren Folgen an. Im einzelnen gestalten sich die Erscheinungen je nach dem von der Thrombose oder Embolie betroffenen Organ.

Klinisch am häufigsten und wichtigsten sind die Embolien und Thrombosen Lungen der **Lungenarterien.** Die Ursache sind meist Thromben im rechten Herzen, besonders im rechten Herzohr, wie wir sie bei Mitralstenose finden, ferner Thrombosen in den großen Schenkel- oder Beckenvenen.

In erster Linie werden die Unterlappen betroffen, seltener der rechte Mittellappen oder die Oberlappen. Die Meinung von KRETZ, der auf Grund experimenteller Beobachtung behauptet hatte, daß bei Sitz der Thrombose im Gebiet der Vena cava inferior der Embolus im Unterlappen, dagegen bei Lokalisation des Thrombus in der Vena cava superior derselbe im Oberlappen sich vorwiegend finde, hat einer Prüfung durch Obduktionsbefunde nicht standgehalten.

Die anatomischen Folgen des vollständigen Verschlusses sind, Anatomie wie oben erwähnt, hämorrhagische Infarkte, die günstigsten Falls zu völliger Vernarbung führen können. Häufig schließt sich direkt an den Infarkt eine stärkere reaktive Entzündung an, die zuweilen größere Lungenpartien umfaßt. Auch pleuritische Reizung mit folgendem Erguß ist nicht selten. Dabei ist das Exsudat häufig sehr stark mit Blut untermengt und erneuert sich auffallend rasch nach der Entleerung durch Punktion. Ist der Embolus infektiöser oder septischer Natur, dann sind eitrige Entzündungen mit Einschmelzung und Gangrän und eitrige Pleuritiden, mitunter auch Pyopneumothorax die Folgen.

Die klinischen Erscheinungen richten sich nach der Größe des be- Symptome troffenen Gefäßes, der Schnelligkeit und dem Umfang des Verschlusses. Wird eine Lungenarterie ganz oder größtenteils plötzlich verschlossen, so ist nicht selten rascher Tod unter den Erscheinungen heftigster Oppression und Atmungsinsuffizienz die Folge. Bei Verstopfung eines Astes empfindet der Betroffene zuerst eine heftige Beklemmung auf der Brust, hat das Gefühl der Ohnmacht und heftigsten Luftmangels. Dann tritt Husten ein, und es wird reines Blut oder ein hellblutiges, schaumiges Sputum ausgeworfen.

Objektiv läßt sich häufig in einem der Unterlappen an umschriebener Stelle tympanitische Dämpfung mit abgeschwächtem Bläschenatem und inspiratorischem, feuchtem Rasseln nachweisen. Der Puls ist meist klein, frequent, zuweilen auch unregelmäßig, die Atmungsfrequenz sehr erhöht. Diese schockartige Wirkung dauert einige Tage, dann läßt bei günstigem Verlauf die Beklemmung und Atemnot nach, der Auswurf wird geringer, die Blutbeimengung vermindert sich, und der Puls wird kräftiger. Fieber ist in der Regel nur in geringem Grad zu Anfang vorhanden. Treten Komplikationen auf — stärkere reaktive Entzündungen oder begleitende Pleuritis —, oder wird das in der Regel nicht ganz intakte Herz von stärkerer Schwäche befallen, so kann der Verlauf auch bei wenig umfangreicher Embolie ein ungünstiger werden. Bei infektiösen und septischen Embolien ist das sogar die Regel.

Verlauf Schließlich wird auch bei günstigem Verlauf des einzelnen Anfalls die Prognose dadurch getrübt, daß bei der Natur des Grundleidens — meist Herzfehler — Wiederholungen sich häufiger einstellen und dadurch größere Teile des Lungengewebes für die Atmung unbrauchbar gemacht werden.

Diagnose Die Diagnose ist in den typischen Fällen leicht: Das plötzliche Auftreten der Atemnot und Beklemmung, mit dem blutigen, bei begleitendem Lungenödem auch hellroten schaumigen Auswurf, der Nachweis einer plötzlich entstandenen Verdichtung, dazu die Natur des bestehenden Grundleidens lassen an dem Wesen der Komplikation keinen Zweifel. Schwieriger ist die Diagnose in den Fällen, wo eines der charakteristischen Symptome, z. B. das blutige Sputum ausbleibt, wie ich das selbst bei umfangreichem Infarkt gesehen habe. Aber auch hier wird die genaue Beachtung der einzelnen Erscheinungen bald die richtige Diagnose stellen lassen. Bei den sehr schweren Fällen mit plötzlich eintretendem Tod ist natürlich die richtige Beurteilung nur dann mit Sicherheit möglich, wenn die Grundkrankheit bekannt war. Bei den geringen Graden des Infarkts, die kein charakteristisches Sputum und keine umschriebene Infiltration nachweisen lassen, ist eine Verwechslung mit kardialem Asthma naheliegend.

Behandlung Ruhe Behandlung. In erster Linie ist absolute Ruhe notwendig, sowohl körperlich als geistig. Zur Linderung der Atemnot und Beklemmung gibt man Narkotika in mäßigen Dosen, entweder Codeïn. phosph. 0,01—0,03 mehrmals täglich oder Morphium 0,005—0,01 in Lösung innerlich oder auch subkutan oder Pantopon 0,02 pro dosi. Auch Dionin zu 0,01 bis 0,02 ist wirksam. Bei sehr frequenter Herztätigkeit wirkt eine Eisblase oder Umschläge mit kaltem Wasser auf das Herz günstig. Die örtliche Zirkulationsstörung wird häufig durch Wärme gebessert, die am besten in Form eines elektrischen Heizkissens oder eines heißen Sandsacks dem Kranken unter den Rücken gelegt wird. Wo die Wärmezufuhr die Beklemmung steigert, muß sie unterbleiben. Die Atemnot wird durch erhöhte Lagerung des Oberkörpers, die zugleich die Wirkung der Atmungshilfsmuskulatur erleichtert, wesentlich gebessert. Ist Lungenödem vorhanden, so kann ein Aderlaß von 200—400 ccm nötig werden. Außerdem unterstützt man die Atmung durch leichten exspiratorischen Druck der auf den Brustkorb aufgelegten Hände. Wenn die Extremitäten kühl werden, muß ihnen durch Wärmflaschen oder heiße Krüge Wärme zugeführt werden. Bei stärkster Atemnot lasse man Sauerstoff einatmen.

Wenn die Herzkraft genügend ist, kann man von weiteren Stärkungs- *Herz*
mitteln absehen. Ist das aber nicht der Fall — und das ist die Regel — dann
muß man entsprechende Herzreizmittel anwenden, entweder Kampher oder
Coffeinonatr. benzoic., am besten durch subkutane Injektion. Hebt sich die
Herzkraft nicht bald, so habe ich auch stets Digitalis in vorsichtiger Form
angewendet. Die Gefahr, daß durch Verbesserung der Herztätigkeit neue
Embolien verursacht werden, tritt bei diesen schwersten Fällen gegenüber
der direkt vorliegenden Lebensgefahr zurück; man vermeidet aber zweckmäßigerweise plötzliche Blutdrucksteigerungen, wie sie bei intravenöser Anwendung von Herzmitteln auftreten können, nach Möglichkeit. Auch Diuretin
0,5—1,0 bis zu dreimal täglich wirkt auf die Atmung günstig ein.

Wenn die ersten, gefährlichen Tage vorüber sind, muß der Kranke noch
immer möglichste Ruhe einhalten und jede unnütze Bewegung vermeiden.
Erst nach einigen Wochen wird man ihm mäßige Bewegung und noch später
erst das Aufstehen erlauben. In dieser Zeit muß besonders darauf geachtet
werden, ob begleitende Pleuraexsudate vorhanden sind; wo diese die Atmung
wesentlich behindern, sind sie durch Punktion zu entleeren. Da sie sich oft
sehr rasch wieder erneuern, sind manchmal häufigere Wiederholungen der
Punktion notwendig.

Die Nahrung wird in der ersten Zeit eine einfache, vorzugsweise flüssige *Diät*
sein, und ist nicht zu reichlich zu bemessen. Besonderen Wert hat man
auf leichte Stuhlentleerung zu legen und wird zu diesem Zweck Klystiere
und auch milde Abführmittel anwenden. Bei Lungenödem kann es sogar
zweckmäßig sein, Durchfall auszulösen. Sonstige Komplikationen werden
nach den entsprechenden Vorschriften behandelt.

Die Thrombose und Embolie der **Aorta** ist selten und wird meist *Aorta*
nur in der Aorta descendens nach dem Abgang der großen Baucharterien beobachtet, in der Regel kurz vor dem Abgang der Arteriae iliacae. Höher hinauf
entsteht die Thrombose durch Fortsetzung eines Thrombus in kleineren Gefäßen in die Aorta. Die Emboli sitzen nicht selten reitend auf der Teilungsstelle der Aa. iliacae und führen auch hier erst durch sekundäre Anlagerungen
zu völligem Verschluß.

Die Symptome sind bekannt durch den STENSONschen Versuch: zuerst
heftige Schmerzen in den Beinen mit nachfolgender motorischer und sensibler
Lähmung, dazu der fehlende Puls der Beinarterien, die Blässe und Kühle der
Haut und später die Gangrän. Sind die Nieren- oder Mesenterialgefäße mitbetroffen, so treten die entsprechenden Erscheinungen hinzu, wie sie weiter
unten besprochen werden.

Die Therapie war früher wesentlich symptomatisch: narkotische Mittel
zur Linderung der Schmerzen, Wärmeanwendung in Form von warmen Tüchern,
heißen Sandsäcken, Krügen oder Umschlägen und Hitzkästen, um genügend
Blut in die Gefäße zu führen, schließlich Amputation bei abgestorbenen Gliedern. Heute wird man in allen frühzeitig diagnostizierten Fällen die Heraus-
nahme des Pfropfs durch Eröffnung der Aorta versuchen. Die Operation ist bereits mit Erfolg ausgeführt worden.

Die Thrombose und Embolie der **Hirnarterien** ist relativ häufig, erstere *Hirn-*
infolge der hier nicht gerade seltenen Arteriosklerose, letztere bei Endo- *arterien*

karditis, Thromben im Herzen und in den Gefäßen. Die Folgen einer Verstopfung machen sich gerade im Gehirn besonders geltend, weil die Arterien nur wenig Anastomosen besitzen. Sie führt zu einer Erweiterung der zugehörigen Venen, in die von rückwärts Blut einströmt, und sekundär zu Austritt von Flüssigkeit und hat umschriebenes Ödem und Erweichung zur Folge. Die Erscheinungen sind verschieden je nach dem Sitz der Erkrankung. Embolien finden sich in der Karotis und ihren Zweigen, links etwas häufiger als rechts, bei kleineren Pfröpfen werden meist die die innere Kapsel versorgenden Arterien betroffen; dies führt zu den bekannten Symptomen der Hemiplegie. In manchen Fällen wird die Diagnose durch die Feststellung einer Thrombose oder Embolie der Arteria centralis retinae wesentlich erleichtert.

Eingeweidearterien

Thrombose und Embolie der **Eingeweidearterien:** Verlegung der Arteria coeliaca durch Thrombose ist selten, durch Embolie kaum beobachtet. Von ihren Ästen wird die Arteria hepatica und die linke Kranzschlagader des Magens auch nur höchst selten einmal durch Embolie verstopft, etwas häufiger der dritte Ast, die Milzschlagader. Die Symptome sind bei genügender Größe des entstandenen Infarkts heftige Schmerzen in der Milzgegend, zuweilen ein hör- und fühlbares Reiben und Vergrößerung der Milz, die recht beträchtlich sein und rasch wieder zurückgehen kann. Manchmal führt die Infarzierung statt zu Vernarbung zur Bildung eines Abszesses mit nachfolgender Peritonitis.

Bei den Darmarterien führt die Verlegung der A. mesenterica inferior wegen der reichlichen Anastomosen meist nur zu geringen Folgeerscheinungen; dagegen ist die Verlegung der A. mesenterica superior oder eines ihrer größeren Äste trotz der zahlreichen vorhandenen Anastomosen meist von ausgesprochenen Veränderungen am Darm und dementsprechend von schweren klinischen Symptomen gefolgt. Es fehlt, wie schon früher angedeutet wurde, den Arterien des Darms im Gegensatz zu denen der Extremitäten an der genügenden Erweiterungsfähigkeit.

Die anatomische Folge eines totalen Verschlusses ist die hämorrhagische Infarzierung des von der Arterie versorgten Darmbezirks und des zugehörigen Mesenteriums. Der Darm wird blaurot, quillt auf, nach einer Zeit verstärkter Kontraktionen wird er gelähmt, und in seine Lichtung ergießt sich reichliche, blutig seröse Flüssigkeit. Dann tritt Gangrän des Darms und Mesenteriums und daran anschließend Peritonitis ein. Nur bei Verschluß kleinerer Arterien bleibt die Infarzierung auf kleine Darmpartien bzw. auf deren Schleimhaut beschränkt und führt zur Bildung von Geschwüren, die auch ausheilen können.

Symptome

Die klinischen Symptome des Darminfarkts sind heftiger Schmerz, meist an umschriebener Stelle, Auftreibung des Leibes, Erbrechen und Entleerung blutig flüssiger Massen durch den Darm. Dann schließen sich die Erscheinungen des paralytischen Ileus oder der Perforationsperitonitis an.

Diagnose

Die Diagnose ist nicht immer leicht, besonders die Unterscheidung von Ileus und Perforationsperitonitis anderer Art. Man wird aber stets daran denken müssen, wenn bei Leuten mit Herzfehlern oder Arteriosklerose explosionsartig oder innerhalb kurzer Zeit die oben genannten Symptome und besonders die blutigen Diarrhöen auftreten, welche bei Ileus und Peritonitis aus anderer Ursache fehlen.

Die Therapie wird bei frühzeitiger Diagnose stets in einer Probelaparatomie bestehen müssen. Bei vorhandener Thrombose oder Embolie versucht man den Pfropf zu entfernen; derartige Operationen sind bereits mit Erfolg ausgeführt worden (s. o. S. 285). Etwa vorhandene brandige Darmabschnitte müssen reseziert werden. Im übrigen ist die Behandlung eine symptomatische mit Opium, Pantopon oder Morphium und mit Exzitantien. Größtes Gewicht ist auf eine Beschränkung der Diät zu legen; bei Zeichen von Ileus oder Peritonitis gebe man vom Mund aus nur Eisstückchen und suche die Ernährung durch Nährklystiere einigermaßen aufrecht zu erhalten. Auch bei weniger schweren Fällen darf nur reizlose flüssige Kost in geringen Mengen gegeben werden. *Therapie*

Die Thrombose und Embolie betrifft bei den **Nierenarterien** meist nur kleinere Zweige. Sie führen in der Regel zur Bildung von Infarkten, die unter Narbenbildung heilen. Sie machen häufig keine Symptome. Bei plötzlichem embolischem Verschluß größerer Nierenarterien sind die Erscheinungen ähnlich denen einer leichten Nierensteinkolik: heftige Schmerzen in der Nierengegend, blutiger Urin, in dem mikroskopisch viele Blutzellen und Blutzylinder enthalten sind. Nach einigen Tagen verschwinden die Erscheinungen. *Nierenarterien*

Die therapeutischen Eingriffe beschränken sich auf die Darreichung narkotischer Mittel zur Milderung der Schmerzen und auf die örtliche Wärmeanwendung, um die Bildung von Kollateralen möglichst zu befördern. In den nicht seltenen Fällen, wo die Infarktbildung auf der Basis einer Tuberkulose entsteht (G. LIEBERMEISTER), empfiehlt sich eine vorsichtig eingeleitete und lang genug durchgeführte Tuberkulinkur. *Therapie*

Thrombose und Embolie in den **Extremitätenarterien** kommen an der unteren Extremität nicht so selten vor. Die Folgen eines vollkommenen Verschlusses, den wir etwas häufiger bei Embolie sehen, bestehen zuerst in äußerst heftigem Schmerz, der sich in dem ganzen Bezirk, der von der Arterie versorgten Haut geltend macht. Bald nachher wird die Haut kalt und blaß; in den Muskeln tritt Schwäche ein, später rötet sich die Haut. Wird die Zirkulation nicht wieder hergestellt, so bleibt die Schmerzhaftigkeit bestehen, die Haut wird dunkelblau, schwillt leicht an, die Muskeln werden paretisch, und schließlich folgt das volle Bild der Gangrän: Anästhesie der Haut, die dunkelblau wird und zuweilen mit blutiger Flüssigkeit gefüllte Blasen zeigt, völlige Lähmung der Muskulatur, endlich geschwüriger Zerfall. Bei langsamer Entwicklung der Verstopfung ist das Krankheitsbild dem ähnlich, wie es bei der Arteriosklerose beschrieben wurde. *Extremitätenarterien*

Therapeutisch wird man bei plötzlich auftretenden, heftigen Erscheinungen heute immer zuerst den Versuch machen, den Embolus operativ zu entfernen, was zuweilen gelingt. Sonst wird man versuchen, durch warme Umschläge, Breiumschläge, heiße Sandsäcke, Thermophore oder durch den BIERschen Heißluftkasten die Bildung des Kollateralkreislaufs zu begünstigen. Nicht selten sieht man danach ausgesprochene Erscheinungen noch zurückgehen; außerdem wird man symptomatisch bei den heftigen Schmerzen Narkotika und bei Kreislaufschwäche die bekannten Mittel zur Kräftigung der Herztätigkeit anwenden. *Therapie*

5. Die Venenentzündung, Phlebitis.

Ätiologie und pathologische Anatomie.

Infektion Fast stets handelt es sich um eine durch Infektion hervorgerufene Entzündung, welche entweder von außen oder von der Lichtung her die Venenwand ergreift.

Ursprung Von einem nahe gelegenen Entzündungsherd greift die Erkrankung zuerst auf die Adventitia über, befällt dann die Media und schließlich die Intima. Häufig kommt es zur Bildung einer sekundären Thrombose, die zentralwärts ständig zunimmt. Wenn die Entzündungserreger zuerst die Intima ergreifen, geht der Prozeß umgekehrt vor sich. Wir sehen am häufigsten die Vena poplitea oder saphena erkranken bei Wunden und Geschwüren der Beine, die Venae uterinae bei Erkrankungen des Uterus, die Venae haemorrhoidales bei Entzündung des Mastdarms, die Hirnvenen bei Vereiterungen der Schädelknochen oder der Kopfschwarte, die Lungenvenen bei Entzündungsherden in den Lungen usw. Außerdem kommen diese Entzündungen auch bei manchen Infektionskrankheiten durch Festsetzen der Erreger in der Intima zustande. Auch nach Salvarsaninjektionen sieht man in vereinzelten Fällen, wie es scheint, ohne daß technische Fehler vorliegen, Venenentzündungen mit Thrombose auftreten.

Intensität Die Intensität der Entzündung kann je nach Art und Virulenz der Erreger verschieden sein. In leichteren Fällen kommt es zur Abscheidung eines wenig zellreichen, flüssigen Exsudats mit Auseinanderdrängung, Quellung und wohl auch Zerstörung der einzelnen Wandelemente. Die Wand wird dann verdickt, starr und klafft wie eine Arterie, wenn sie angeschnitten wird. Schließlich kann dieser Prozeß sich zurückbilden, der Thrombus wird organisiert, kann auch für den Blutstrom wieder durchgängig werden, und es bleibt eine mäßige Verdickung der Venenwand zurück. Bei kleineren Venen kommt es zu vollständiger Obliteration, häufig ohne ernstere Folgen.

Sepsis In schwereren Fällen ist das Exsudat eitrig und kann dann zu völliger Zerstörung der Wand, zu Vereiterung und unter Umständen zu Nekrose der Wand und des Thrombus führen, ein Umstand, der durch Fortschleppung des eitrigen Materials nicht selten zu allgemeiner Sepsis führt.

Mechanische Momente Für die Entstehung der Thrombophlebitis sind außer den infektiösen und chemischen Momenten auch mechanische Ursachen von Wichtigkeit. Daraus erklärt sich das vorwiegende Befallensein der Venen an den Beinen und im kleinen Becken, besonders wenn, wie im Puerperium und bei langdauernden Krankheiten, durch längere Bettruhe eine relative Verlangsamung der Blutströmung eingetreten ist.

Erreger Als Erreger kommen vor allem die Eiterkokken in Betracht, aber auch Pneumokokken, Gonokokken, Bacterium coli, Typhusbazillen u. a. können Thrombophlebitis machen. Ferner ist eine Phlebitis migrans syphilitica beschrieben worden, und endlich kommt es bei Tuberkulose zu den verschiedenartigsten Veränderungen der Venenwand, die zum Teil den Bau echter histologischer Tuberkulose, zu einem großen Teil aber atypische, chronisch entzündliche Veränderungen aufweisen, obwohl sie tiervirulente Tuberkelbazillen enthalten.

Symptome.

Örtlicher Schmerz und Fieber sind die ersten Erscheinungen, welche in Allgemeine und Lokalsymptome ihrer Stärke sehr verschieden sein können. Der Schmerz ist durchweg nicht umschrieben, sondern erstreckt sich auf einen größeren Bezirk, nicht bloß der erkrankten Vene, sondern auch der benachbarten Gewebe, besonders der Haut, die oft in größerer Ausdehnung außerordentlich empfindlich ist. Die Erscheinung rührt daher, daß die Entzündung sich nicht bloß auf die Adventitia der Gefäße, sondern auch auf die benachbarten Lymphspalten und Lymphgefäße in größerer Ausdehnung erstreckt. So kommt es, daß der lokale Befund meist eine größere diffuse Infiltration der erkrankten Vene und ein Ödem aufweist, das sich nicht bloß peripher von der Entzündung, sondern auch weiter zentralwärts erstreckt. Erst nach Ablauf der akuten Entzündungserscheinungen gelingt es meist, die erkrankte Vene als derben Strang von wechselnder Empfindlichkeit durchzutasten.

Das Fieber richtet sich nach der Art der Infektionserreger. Manchmal Fieber ist es sehr hoch, oft intermittierend, wobei jeder neue Anstieg durch einen Schüttelfrost eingeleitet werden kann. Andere Male ist das Fieber so gering, daß es leicht übersehen wird.

Die Gefahr der Erkrankung beruht weniger auf der örtlichen Entzündung Emboliegefahr als auf der Möglichkeit der von den gelösten Thromben ausgehenden Embolien.

Die Thromben der Vena saphena und der Beckenvenen führen häufig zu tödlicher Lungenembolie, oft aus scheinbar vollkommener Gesundheit heraus, z. B. im Puerperium oder in der Rekonvaleszenz nach einer schweren Krankheit. Bei Phlebitis der Lungenvenen kommt es zu Embolien in den Arterien des großen Kreislaufs, besonders im Gehirn und den Nieren. Sind die Thromben infektiöser, eitriger Natur, so ist eine allgemeine Sepsis nicht selten die Folge.

Der Verlauf der Erkrankung ist in jedem Fall ein sehr langwieriger. Verlauf Wochen und Monate lang dauert es häufig, bis der Prozeß langsam ausheilt, und wenn Komplikationen sich einstellen, Lungenembolien, Endokarditiden, so kann ein Krankenlager von $1/_2$—1 Jahr die Folge sein. Nicht selten sind auch Rezidive der Erkrankung, entweder an der gleichen Stelle, oder an einem anderen Teil des Venensystems (Phlebitis migrans).

Die **Diagnose** ist bei den peripheren Phlebitiden leicht: der örtliche Diagnose Schmerz, die Röte und Schwellung, das Fieber lassen die Krankheit bald erkennen. Sehr schwierig, ja kaum möglich ist die Diagnose bei Phlebitiden der inneren Organe. Hier gibt das Auftreten von Embolien häufig den ersten diagnostischen Fingerzeig.

Die **Prognose** hängt von der Art und Virulenz der Entzündungserreger Prognose und von der Natur der Entzündung ab. Sie ist bei der eitrigen Form sehr ernst. Wenn Embolien auch in jedem Fall, wenn er noch so leicht zu sein scheint, auftreten können, so sind sie natürlich bei den eitrigen Formen sehr viel gefährlicher. Man muß mit dem Aussprechen einer bestimmten Prognose sehr vorsichtig sein. Dies gilt sowohl hinsichtlich der Dauer der Erkrankung, als der Frage der Lebensgefahr.

Die **Behandlung** besteht in absoluter Ruhigstellung und leichter, bequemer Hochlagerung der befallenen Extremitäten. Wo starke Schmerzen vorhanden sind, leistet eine Eisblase auf die erkrankte Partie manchmal gute Dienste, ebenso kühle Bleiwasser- oder Alkoholumschläge. Ist in späteren Stadien der Schmerz geringer, so kann man durch Wärmeanwendung die Abheilung der Phlebitis und die Organisation der Thromben wesentlich befördern. Oder man kann längs der erkrankten Venen einen Leinenlappen, auf dem graue Salbe oder Unguentum CREDÉ dick aufgestrichen ist, auflegen. Die Resorption geht dann manchmal schneller von statten. Streng zu meiden ist dagegen Massage der Glieder.

Die Allgemeinbehandlung muß ähnlich wie bei septischer Endokarditis eingerichtet werden. Besonders ist auch auf eine leichte, mühelose Darmentleerung zu achten, die, wenn es nötig ist, durch milde Abführmittel herbeigeführt wird, selbstverständlich stets auf untergeschobenem Stechbecken.

In manchen Fällen haben sich dem Herausgeber Kollargoleinläufe bewährt. Sie werden am besten so verabfolgt, daß man nach vorherigem Reinigungsklystier das Darmrohr möglichst hoch in den Darm hinaufschiebt und dann, ähnlich wie beim Kochsalztropfklystier, eine $1/2$%ige Kollargollösung tropfenweise einfließen läßt. Auf diese Weise gelingt es, im Laufe von 1 bis 3 Stunden $1/2$ Liter dieser Lösung in den Darm einfließen zu lassen; sie wird oft sehr lange Zeit, bis zu 24 Stunden im Darm behalten und zum größten Teil resorbiert. Der Einlauf kann mehrere Tage lang täglich gegeben werden; zeigen sich Erscheinungen von Darmreizung, so muß einige Tage ausgesetzt werden; in dieser Zeit kann man Kollargol oder Trypaflavin intravenös täglich geben.

Bewegungen mit den erkrankten Extremitäten dürfen erst einige Wochen nach dem Aufhören des Fiebers und der Schmerzen ausgeführt werden; nach der doppelten Zeit darf der Kranke aufstehen, und dann sollen zu Anfang die erkrankten Glieder noch mit Binden umwickelt werden.

Im Anschluß an die akute Phlebitis entwickelt sich zuweilen eine chronische Entzündung der Venenwand; dieselbe kann auch primär auftreten. Am häufigsten findet man sie an den Unterschenkelvenen, wenn die Haut darüber durch chronisches Ekzem oder Ulcus cruris einen dauernden Reizzustand aufweist. Die Erscheinungen sind ähnlich wie bei der akuten Entzündung, nur entsprechend milder; zuweilen treten akute Nachschübe auf.

Die Behandlung besteht in der Anwendung von Wärme, durch warme Bäder, warme Moor-, Fango- oder Breiumschläge, ferner in kunstgerechter Behandlung des Ekzems oder des Beingeschwürs, besonders durch gutsitzende Verbände. Auf diese Weise lassen sich wesentliche Besserungen, wenn auch selten Heilung erzielen.

Die syphilitischen Erkrankungen der Venen werden am häufigsten beim Neugeborenen beobachtet, besonders an der Pfortader und der Nabelstrangvene. Sie gehen entweder von der Adventitia oder von der Intima aus. In neuerer Zeit sind auch mehrfach bei Erwachsenen ausgedehnte luische Venenerkrankungen beschrieben (Phlebitis migrans syphilitica mit »springenden Thrombosen«). Häufig ist die Erkrankung am Zentralnervensystem lokalisiert; dann macht die klinische Diagnose Schwierigkeiten.

Tuberkulöse Venenentzündungen sind außerordentlich häufig. In *Tuberku-löse Phlebitis* tuberkulösen Herden greift die Erkrankung auf die Adventitia der Venen über, die kleinsten Venen obliterieren und verschwinden rasch in der Verkäsung. An den größeren Venen wandert die Erkrankung durch die Media zur Intima. Wenn sich große polypenartige Intimatuberkel ohne Thrombose bilden, kann es zur Allgemeintuberkulose kommen. Meist thrombosieren die Venen und die Erkrankung bleibt dadurch örtlich beschränkt. Auch in weiterer Entfernung von tuberkulösen Herden kommen chronische Venenentzündungen vor, die unter dem Bild der Phlebitis obliterans ohne Turberkelbildung verlaufen und häufig tiervirulenté Tuberkelbazillen enthalten. Klinisch kann das Bild der tuberkulösen Phlebitis obliterans der syphilitischen Venenentzündung außerordentlich ähnlich sein. Die tuberkulösen Venenentzündungen gehören so sehr zum Bild der tuberkulösen Erkrankungen, daß sie eine spezielle Behandlung nicht nötig machen. Sie können aber auch als verhältnismäßig selbständige Teilerscheinung auftreten und in manchen Fällen eine Frühdiagnose der Tuberkulose anbahnen (G. LIEBERMEISTER).

Als Phlebosklerose bezeichnet man eine diffuse Verdickung der gesamten Venenwand, die meist mit einer beträchtlichen Erweiterung des *Phlebo-sklerose* Lumens einhergeht. Nach der Meinung einzelner Autoren beginnt dieselbe mit einer Wucherung der Intima, an die sich die der übrigen Wandschichten anschließt, so daß die Erkrankung mit der Arteriosklerose in Analogie zu setzen ist. Am häufigsten findet man die Phlebosklerose dort, wo die Venen dauernd unter einem hohen Druck stehen, also in den Hohlvenen bei Kreislaufschwäche, in der Pfortader bei Leberzirrose, aber auch bei vielen gesunden, körperlich stark arbeitenden Menschen an den Extremitätenvenen. Klinische Symptome macht diese Venenveränderung nicht; sie ist daher auch nicht Objekt unserer Behandlung.

6. Die Thrombose und Embolie der Venen.

Ursache der Thrombose

ist entweder eine Phlebitis oder eine Verlangsamung des Blutstroms, eine *Maran-tische Thrombose* Veränderung der Venenwand und eine Alteration der Blutzusammensetzung, wie wir sie am häufigsten bei Herzkranken, bei Kachektischen, bei Chlorotischen und Anämischen und nach den verschiedensten Infektionskrankheiten beobachten. Man bezeichnet diese Erkrankung auch als marantische Thrombose, und von dieser soll hier vorzugsweise gesprochen werden, da die entzündliche Thrombose schon oben behandelt worden ist. Ob allerdings hier nur die oben genannten Momente allein maßgebend sind, wird von einzelnen Autoren bezweifelt; so läßt sich nach BÄUMLER u. A. die Mitwirkung von Infektionserregern doch nicht immer ausschließen.

Am häufigsten bilden sich die marantischen Thromben in den Beinvenen, auch in den Beckenvenen, seltener in den Venen des Gehirns, der Baucheingeweide und den Armvenen. Den häufigsten Sitz bilden die Ansatzstellen der Klappen oder die Einmündungsstellen kleinerer Venen in die größeren.

Symptome.

Meist, aber durchaus nicht immer, ist der Schmerz das erste Zeichen, besonders bei Thrombose der Extremitäten- und der Darmvenen. Bei der Verstopfung der übrigen Venen führen erst die Folgen zu markanteren Erscheinungen, die im einzelnen je nach den betroffenen Venengebieten verschieden sind.

V. cava inferior — Bei Thrombose der unteren Hohlvene tritt Ödem der ganzen unteren Körperhälfte auf, das im Gegensatz zu dem Ödem bei allgemeiner Stauung nach oben ziemlich scharf abschneidet. Aszites ist nur vorhanden, wenn die Pfortader mitbeteiligt ist. Bei Thrombose der Nierenvenen tritt eine Verminderung der Urinmenge mit Beimischung von Blut und Eiweiß auf. Thrombose der Milzvene führt zu starkem Milztumor. Wird der Pfortaderstamm verschlossen, so stellt sich Aszites ein, der bei vollständigem Verschluß bald sehr mächtig wird und sich nach Entleerung durch Punktion immer wieder rasch erneuert. Schnelle und vollständige Thrombose der Darmvenen führt zu ähnlichen Erscheinungen wie der Verschluß der Arterien. Die Thrombose der Oberschenkelvenen führt zu starkem Ödem der unteren Extremitäten, das nach oben ziemlich scharf abschneidet.

V. cava superior — Die Thrombose der oberen Hohlvene ist selten. Sie kommt am ehesten bei Kompression durch Tumoren im Mediastinum und durch Aortenaneurysmen zustande. Die Erscheinungen sind bei völligem Verschluß sehr charakteristisch: stärkste Stauung in der oberen Körperhälfte; die Haut der oberen Brustregion, des Gesichts und der Arme schwillt enorm an, die Venen sind stark gefüllt und treten als mächtige Stränge hervor. Im Gegensatz dazu fehlen an der unteren Körperhälfte alle Zeichen der Stauung. Bei genügend langer Dauer kann sich ein Kollateralkreislauf entwickeln durch die oberflächlichen Venen der Haut, die starke Schlängelung zeigen und sich mächtig erweitern, und ein Teil des Bluts kann durch die Vena azygos und die Vena cava inferior zum Herzen geführt werden.

Hirnvenen — Die marantische Thrombose der Hirnvenen entwickelt sich zuweilen bei der Chlorose; die Erscheinungen sind Kopfschmerzen, Hemiplegien, Schwindel, Erbrechen und mäßiges Fieber. Reflexsteigerung und Pupillenstarre ist dabei beobachtet worden, häufig auch Thrombose der Vena centralis retinae. Der Tod erfolgt rasch. Eine Diagnose ist in seltenen Fällen möglich, am ehesten durch Untersuchung des Augenhintergrunds. Die Obduktion zeigt außer der marantischen Thrombose rote Erweichung im Bereich der verstopften Vene.

Der Verlauf

der marantischen Thrombose ist gegenüber der infektiösen insofern günstiger, als die Verstopfung wohl nicht immer eine totale ist, Embolien seltener auftreten und eine größere Neigung zur Organisation besteht.

Die Behandlung

hat dieselben Maßnahmen wie bei der phlebitischen Thrombose zu beachten und muß vor allem für vollkommene Ruhe sorgen. Außerdem muß durch Kräftigung des Allgemeinzustands und durch die Behandlung des primären

Leidens der Wiederholung von Thrombosierung nach Möglichkeit vorgebeugt werden.

Die Embolie der Venen, die entgegen dem Blutstrom erfolgen müßte,
ist aus dem Tierexperiment wohl bekannt, aber beim Menschen noch nicht
sicher beobachtet.

7. Die Venenerweiterung, Krampfadern, Varizen.

Am häufigsten sind länger dauernde Stauungen in den Venen die Ursache
Ursache, mögen dieselben lokaler oder allgemeiner Natur sein. Für die Entstehung von Erweiterungen kommt daneben eine angeborene oder erwor-
bene Schwäche der Venenwand in Betracht, wie man letztere besonders häufig
nach Entzündungen in der Nachbarschaft beobachtet.

Die Vene kann dabei entweder eine diffuse oder mehr umschriebene Anatomie
Erweiterung aufweisen. Bei längerer Dauer wird sie in der Regel verlängert
und stark geschlängelt. Die Wand selbst ist meist verdickt und durch chronische Entzündung derb, kann aber auch an einzelnen Stellen stark verdünnt
sein. Liegen sackartige Erweiterungen nebeneinander, so tritt häufig eine
Kommunikation derselben auf.

Die Varizen kommen am häufigsten im Gebiet der Vena saphena magna Sitz
an der Innenseite des Ober- und Unterschenkels vor, hervorgerufen durch
Druck auf die großen Venen im Becken, wie er bei der Schwangerschaft
die Regel ist, oder durch unzweckmäßige Umschnürung der Beine durch
Strumpfbänder, oder aber durch langdauerndes Stehen. Die Venen können
verschieden stark erweitert sein; es gibt alle Übergänge von einer mäßigen
diffusen Erweiterung der Vene, bis zu einer manchmal außerordentlichen Entwicklung von großen Varizen, die die ganze Innenseite der Beine einnehmen.
Sekundär schließen sich an diese dann ödematöse Schwellung und chronische
Entzündung des Unterhautzellgewebes und der Haut an, in letzterer auch
chronische Geschwüre und Ekzeme.

Ebenso häufig sind die Varizen der Hämorrhoidalvenen infolge von
Stauung in den Rektalvenen, wie sie durch Druck der Kotmassen bei Verstopfung, durch unzweckmäßige Lebensweise und durch chronische Entzündung
der Schleimhaut herbeigeführt wird.

Stärkere Varizen finden sich beim Mann auch häufiger in den Venen des
Samenstrangs, bei der Frau im Plexus uterovaginalis.

Eine auffallende Erweiterung kollateraler Bahnen sehen wir zuweilen bei
Verstopfung der Pfortader sich an den Venen der Bauchhaut entwickeln.
Man sieht dann große und zahlreiche Bündel auffallend starker, geschlängelter
Venen zum Nabel konvergierend verlaufen (Caput medusae). Ähnliche Er-
weiterungen und Neubildungen von Kollateralen finden sich gelegentlich an
anderen Körperstellen nach Verschluß größerer Venen.

Symptome

machen am stärksten die Venektasien der Beine, subjektiv zuerst Gefühl Beinvenen
der Schwere und Müdigkeit in den Beinen und Jucken in der Haut, objektiv
leichte oder auch stärkere Anschwellungen, besonders abends, Rötung und vereinzelte kleine Blutpunkte. Die erweiterten Venen sieht man besonders am

stehenden Kranken prall gefüllt hervortreten. Bei längerer Dauer wird die Haut verdickt, durch das häufige Kratzen gereizt, und es entwickelt sich ein chonisches Ekzem oder ein Ulcus cruris. Selten entstehen auch durch Perforation eines Varix starke Blutungen. Die Beschwerden durch die chronischen Entzündungen sind manchmal recht erheblich. Starke Schmerzen entstehen durch akut rezidivierende Entzündungen und Knotenbildungen in den Varizen. Die Thromben sind dann als derbe verhärtete Stränge fühlbar, sie können unter Umständen verkalken (Phlebolithen).

Hämor-rhoiden Die Varizen der Hämorrhoidalvenen können zu ausgedehnten Blutungen führen, belästigen die Kranken aber am meisten durch sekundäre Entzündungen und Einklemmung, die mit erheblichen Schmerzen und Beschwerden einhergehen können. Sie kommen manchmal durch Thrombose, durch Vereiterung und Durchbruch nach außen zur Heilung.

Therapie.

Vorbeugung Wichtig ist bei Beginn der Varixentwicklung die prophylaktische Behandlung, vor allem bei den Krampfadern der Beine Entfernung jedes beengenden Kleidungsstücks, bei Leuten, die viel stehen, häufige horizontale Lagerung der Beine, damit das Blut sich besser entleeren kann, ferner systematische Muskelbewegungen, die den venösen Blutlauf befördern, endlich Umwicklung der Beine mit elastischen Binden oder gutsitzende Gummistrümpfe.

Wichtig ist natürlich die Verhütung von Ekzemen und Geschwüren durch peinliche Sauberkeit der Beine und exakte Behandlung besonders der ersten Hautveränderungen. Sind Ekzeme oder Ulcera ausgebildet, so müssen sie kunstgerecht durch entsprechende Verbände behandelt werden.

Exzision Eine vollkommene Beseitigung der Beschwerden ist an den Beinen zuweilen durch eine Exzision der Venen erreichbar, wie sie TRENDELENBURG vorgeschlagen hat. Ein Erfolg ist aber nur in den Fällen zu erhoffen, wo nach Leerstreichung der Vena saphena magna in der Horizontallage die Füllung im Stehen erst dann wieder eintritt, wenn die proximale Kompression aufgehoben wird.

Sublimat-injektion Einfacher und oft ebenso wirksam ist das neuerdings von LINSER angegebene Verfahren der Verödung der Varizen durch Injektion von je 1 ccm 1%iger Sublimatlösung in die Varizen. Man hat es dabei in der Hand, welche Varixgebiete man zur Verödung bringen will. Durch die Einspritzung wird eine aseptische örtliche Thrombophlebitis mit dauernder Verlegung der Lichtung erzeugt.

Über die Behandlung der Hämorrhoiden ist in den einschlägigen Lehrbüchern nachzulesen.

Literatur.

Embolie und Thrombose der Arterien.

ASCHOFF, L., Über den Aufbau der Thrombose. D. med. W. 1912. — Ders., DE LA CAMP, v. BECK, B. KRÖNIG, Beiträge zur Thrombosefrage. Leipzig, F. C. W. Vogel, 1912. — BAUER, FRITZ, Fall von Embolus aortae abdominalis. Operation, Heilung. Zentralbl. f. Chir. 1913, S. 1945—46. — BENEKE, R., Die Thrombose und Embolie. In Handb. d. allg. Path. v. KREHL u. MARCHAND. 2. Abt. Mit vollständiger Literaturangabe usw.

Leipzig 1913. — BIER, Über die Entstehung des Kollateralkreislaufs. Virch. Archiv, Bd. 147 u. 153. — DAUS, S., Über traumatische Thrombose. D. Arch. f. kl. Med., Bd. 112. — GEORGI, WALTER, Experimentelle Untersuchungen zur Embolielokalisation in der Lunge. Beitr. z. path. Anat. u. z. allg. Path. 1912, 401—414. — KRÄMER, Zur Frage der prämonitorischen Symptome der Thrombose und Embolie. D. med. W. 1912, S. 1328 bis 1330. — KRETZ, R., Zur Kenntnis der Gesetze der embolischen Verschleppung. Verh. d. d. path. Gesellsch. 1912, S. 273—283. — REICH, ANTON, Embolie und Thrombose der Mesenterialgefäße. Ergeb. d. Chir. u. Orthop., Bd. 7. Sehr vollständige Literatur. — RIBBERT, B., Über den Aufbau der Thromben. D. med. W. 1912, 1577—79.

Phlebitis — Thrombose und Embolie der Venen — Varizen.

Außer den bekannten Lehrbüchern der pathologischen Anatomie und der inneren Medizin: BAJOWSKY, V. G., Phlébosclérose. Sem. méd. 1909, No. 6. — FÖRSTERLING, K., Entzündliche Thrombose fast des gesamten peripheren Venensystems. Mitt. a. d. Grenz-gebieten, Bd. 19. — GLASER, Über Venenthrombose bei Herzkranken. Med. Klinik 1913, Nr. 42. — GOLDMANN, G., Zur Kasuistik der Milzvenen- und Pfortaderthrombose. D. med. W. 1913, Nr. 32. — KAYN, R., Über die Phlebosklerose. Virch. Archiv, Bd. 189. — LIEBERMEISTER, G., Virch. Archiv, Bd. 197. — Ders. Tuberkulose. Berlin, Julius Springer, 1921. — Ders. Gefäßtuberkulose in LÖWENSTEINS Handb. d. Tuberkulose. Berlin u. Wien. Im Druck. — LINSER, Med. Kl. 1916, Nr. 34. — MOHR, TH., Thrombose von Armvenen durch Blutdruckuntersuchungen. Münch. med. W. 1912. — ROSEN-THAL, J. W., Über Thrombose an der oberen Extremität nach Anstrengung. D. Z. f. Chir. 1912, 405—424. — SACK, ERNST, Über Phlebosklerose und ihre Beziehungen zur Arteriosklerose. Virch. Archiv, Bd. 112. — STAENGER, L., Thrombophlebitis migrans der oberflächlichen Venen bei Thrombomyositis obliterans. Mitt. a. d. Grenzgebieten, Bd. 21, S. 253. — TRENDELENBURG, Über die Unterbindung der Vena saphena magna bei Unterschenkelvarizen. Beitr. z. kl. Chir. 1891. — Ders., Zur Operation der Embolie der Pulmonalarterie. D. med. W. 1908, Nr. 27. — VERSÉ, MAX, Über Phlebitis syph. cerebrospinalis. Zieglers Beitr. z. path. Anat. u. allg. Path., Bd. 56.

Sachverzeichnis.